疑难病症诊治能力提升工程项目
（心血管方向）

名院名医 超声疑难病例解析

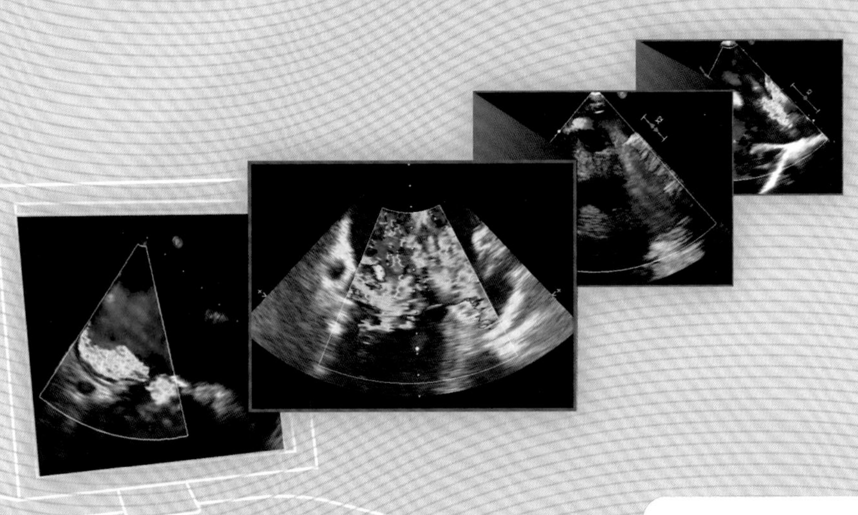

心血管
超声疑难病例解析

尹立雪 左明良 ◎ 主编

科学技术文献出版社
SCIENTIFIC AND TECHNICAL DOCUMENTATION PRESS
·北京·

图书在版编目（CIP）数据

心血管超声疑难病例解析 / 尹立雪，左明良主编. —北京：科学技术文献出版社，2023.2

（名院名医超声疑难病例解析）

ISBN 978-7-5189-9907-1

Ⅰ. ①心… Ⅱ. ①尹… ②左… Ⅲ. ①心脏血管疾病—超声波诊断—疑难病—病案—分析 Ⅳ. ① R540.4

中国版本图书馆 CIP 数据核字（2022）第 239746 号

心血管超声疑难病例解析

策划编辑：张　蓉　责任编辑：张　蓉　危文慧　责任校对：王瑞瑞　责任出版：张志平

出 版 者　科学技术文献出版社

地　　址　北京市复兴路15号　　邮编　100038

编 务 部　（010）58882938，58882087（传真）

发 行 部　（010）58882868，58882870（传真）

邮 购 部　（010）58882873

官方网址　www.stdp.com.cn

发 行 者　科学技术文献出版社发行　全国各地新华书店经销

印 刷 者　北京地大彩印有限公司

版　　次　2023 年 2 月第 1 版　2023 年 2 月第 1 次印刷

开　　本　787 × 1092　1/16

字　　数　574千

印　　张　25

书　　号　ISBN 978-7-5189-9907-1

定　　价　258.00元

主编简介

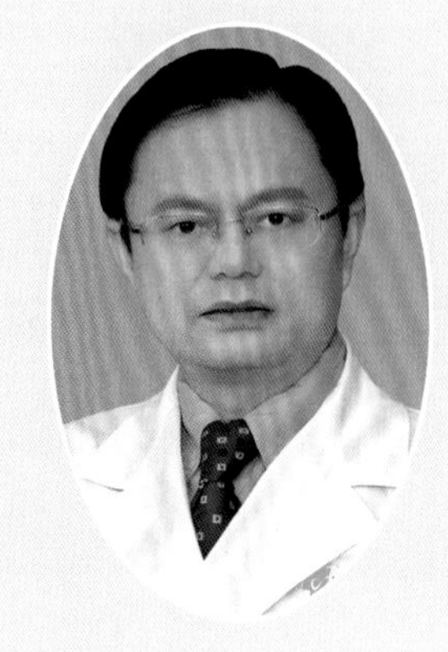

尹立雪

教授，主任医师，研究员，四川省医学科学院·四川省人民医院（电子科技大学附属医院）心血管超声及心功能科主任兼超声医学研究所所长、心脏中心执行主任，博士研究生和博士后导师

专业特长

主要从事可视化环境中的心血管疾病诊断治疗工作，尤其擅长应用先进的超声医学技术进行心血管疾病的精确诊断和治疗。

社会任职

现任四川省心血管疾病临床医学研究中心（国家心血管疾病临床医学研究中心分中心）主任，超声心脏电生理学与生物力学四川省重点实验室主任，四川省超声医学质量控制中心业务主任，中华医学会理事，中华医学会超声医学分会顾问，中华医学会心血管病学分会医学影像学组委员，中国医药教育协会常务理事，中国医药教育协会超声医学专业委员会主任委员，第一届中国医疗保健国际交流促进会超声医学分会副会长，四川省医学会常务理事，四川省医学会超声医学专业委员会主任委员，四川省医师协会常务理事，亚太超声心动图协会创会理事和执行委员，中国超声心动图学会联合创始人和候任主席。曾任美国Mayo诊所心血管科研究员，第七届、第八届和第九届中华医学会超声医学分会副主任委员（心脏组组长），第一届和第二届中国医师协会超声医师分会副会长，中国医师协会心血管内科医师分会超声心动图工作委员会副主任委员，美国*Circulation: Cardiovascular Interventions*杂志中文版副主编，《中华超声影像学杂志》前副总编。

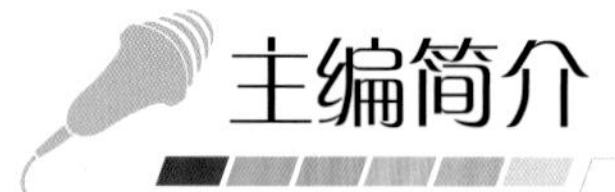

主编简介

学术成果

承担多项国家自然科学基金重点项目和面上项目及国家重点研发计划项目。作为主编出版学术型专著2部（《超声心脏电生理学》《超声心脏力学》）、实用型专著10余部；主持翻译学术型专著2部；参编国内外学术型专著和教材共20余部。发表国内外学术论文300余篇，其中50余篇在*Journal of the American College of Cardiology*、*Pacing and Clinical Electrophysiology*等SCI和EI收录的杂志发表。获国家发明专利和实用新型专利授权共12项、计算机软件著作权登记2项。

荣誉称号

获卫生部有突出贡献的中青年专家、享受国务院政府特殊津贴专家、四川省学术和技术带头人、四川省卫生计生首席专家、中国杰出超声医师、天府名医等称号。

所获奖项

相关成果获四川省科学技术进步奖一等奖3项、二等奖1项、三等奖4项，中华医学科学技术奖三等奖2项，成都市科学技术进步奖三等奖2项。

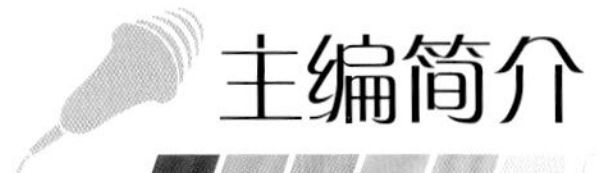

主编简介

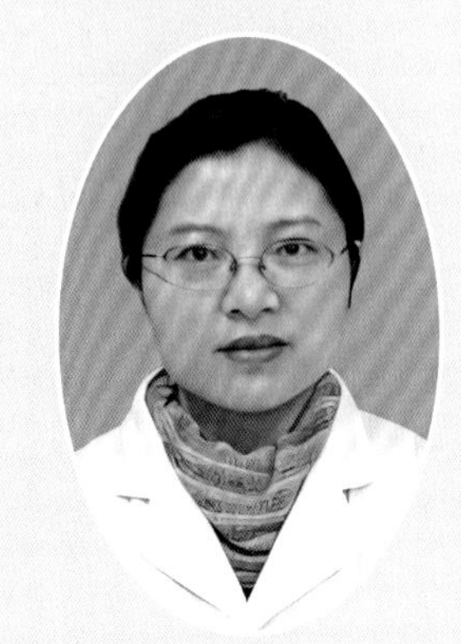

左明良

主任医师，四川省医学科学院·四川省人民医院（电子科技大学附属医院）

专业特长

擅长围手术期超声心动图精细化评估，全超声引导微创先天性心脏病封堵，术中监测经外周及经心尖主动脉瓣置换，辅助左心室辅助装置植入，心肌病精准医学研究。

社会任职

亚太基层卫生协会心脏超声专业委员会常务委员，四川省医学会超声医学专业委员会第二届青年委员会副主任委员，四川省医学会第十届超声医学专业委员会委员兼秘书，“心血管病高危人群早期筛查与综合干预项目”四川省技术指导专家。

学术成果

主持及参与省部级课题、国家自然科学基金、国家重点研发项目等多项；参编专业类专著4部；发表国内外学术论文60余篇。

荣誉称号

获四川省临床技能名师（第二届），四川省卫生健康委员会学术技术带头人（第十四批）等称号。

所获奖项

相关成果获省部级科技进步奖一等奖及中华医学科技奖三等奖。

编委会名单

主　编　尹立雪　左明良

副主编　邓　燕　李春梅　向　波

编　者（按姓氏拼音排序）

白　芳　四川省医学科学院·四川省人民医院（电子科技大学附属医院）

陈　佳　四川省医学科学院·四川省人民医院（电子科技大学附属医院）

陈玲玲　四川省医学科学院·四川省人民医院（电子科技大学附属医院）

陈秋佚　四川省医学科学院·四川省人民医院（电子科技大学附属医院）

付　锴　四川省医学科学院·四川省人民医院（电子科技大学附属医院）

黄栎为　四川省医学科学院·四川省人民医院（电子科技大学附属医院）

李　华　四川省医学科学院·四川省人民医院（电子科技大学附属医院）

李　爽　四川省医学科学院·四川省人民医院（电子科技大学附属医院）

李春梅　四川省医学科学院·四川省人民医院（电子科技大学附属医院）

李天龙　四川省医学科学院·四川省人民医院（电子科技大学附属医院）

李文华　四川省医学科学院·四川省人民医院（电子科技大学附属医院）

李赵欢　四川省医学科学院·四川省人民医院（电子科技大学附属医院）

林燕青　四川省医学科学院·四川省人民医院（电子科技大学附属医院）

刘洪涛　四川省医学科学院·四川省人民医院（电子科技大学附属医院）

刘学兵　四川省医学科学院·四川省人民医院（电子科技大学附属医院）

陆　景　四川省医学科学院·四川省人民医院（电子科技大学附属医院）

罗　玲　四川省医学科学院·四川省人民医院（电子科技大学附属医院）

罗　贤　四川省医学科学院·四川省人民医院（电子科技大学附属医院）

孟庆国　四川省医学科学院·四川省人民医院（电子科技大学附属医院）

编委会名单

彭盛坤　四川省医学科学院・四川省人民医院（电子科技大学附属医院）
石　岚　四川省医学科学院・四川省人民医院（电子科技大学附属医院）
舒庆兰　四川省医学科学院・四川省人民医院（电子科技大学附属医院）
王　珊　四川省医学科学院・四川省人民医院（电子科技大学附属医院）
王文艳　四川省医学科学院・四川省人民医院（电子科技大学附属医院）
王　胰　四川省医学科学院・四川省人民医院（电子科技大学附属医院）
王正阳　四川省医学科学院・四川省人民医院（电子科技大学附属医院）
伍　丹　四川省医学科学院・四川省人民医院（电子科技大学附属医院）
向　波　四川省医学科学院・四川省人民医院（电子科技大学附属医院）
向艏博　四川大学华西医院华西临床医学院
徐　芸　四川省医学科学院・四川省人民医院（电子科技大学附属医院）
颜　艳　四川省自贡市第四人民医院
叶露薇　四川省医学科学院・四川省人民医院（电子科技大学附属医院）
于　涛　四川省医学科学院・四川省人民医院（电子科技大学附属医院）
袁小媚　四川省医学科学院・四川省人民医院（电子科技大学附属医院）
张红梅　四川省医学科学院・四川省人民医院（电子科技大学附属医院）
张清凤　四川省医学科学院・四川省人民医院（电子科技大学附属医院）
张　文　四川省凉山州会理市人民医院
左明良　四川省医学科学院・四川省人民医院（电子科技大学附属医院）

前言

“宝剑锋从磨砺出，梅花香自苦寒来”，历经多年努力，由四川省医学科学院·四川省人民医院（电子科技大学附属医院）心血管超声及心功能科团队完成的《心血管超声疑难病例解析》终得面世。本书汇集了近年来四川省医学科学院·四川省人民医院（电子科技大学附属医院）心血管超声及心功能科的100余例经典病例，力图从不同角度全面展示心血管超声专家和心血管临床专家在心血管疾病诊断治疗过程中的诊断思路、主要诊断依据和治疗随访结果。

我国心血管超声的临床应用并不充分，提升临床医师对心血管超声的认知及应用能力是本书编写的初衷和主要目的。

全书共分为六章，内容包括心脏瓣膜疾病、先天性心脏病、心肌病、心脏占位性疾病、心包疾病、大血管疾病等方面的诊治；每个病例依照“病史”“辅助检查”“超声心动图”“术中所见”“鉴别诊断”“最终诊断”“分析讨论”“经验/教训”“病例启示”的顺序进行编写。本书可读性强、实用价值高、内容较全面、符合临床实际，所呈现的100余例疑难或少见病例，不仅可以帮助临床心血管超声医师和心血管内外科医师对疑难和少见心血管疾病的超声诊断进行快速理解和把握，还可供放射科医师、急诊科医师参考，对其他临床医师也具有一定的参考价值，可增强医师对疑难少见病例的识别，提升个人能力。全书最后由林燕青医师、王正阳医师、向波医师、左明良医师统稿，邓燕教授校稿。

正值我院获批国家“疑难病症诊治能力提升工程项目（心血管方向）”第三年，希望本书能提升医师对心血管疾病的综合诊治能力，切实满足广大疑难杂症患者的就医需求。

《心血管超声疑难病例解析》涉及多个学科，这为编撰本书增添了难度；除此之外，笔者水平及能力有限，对心血管疾病的诊治存在认识不全面、不深刻的地方，虽几经改稿，但书中的错误和疏漏之处在所难免，敬请广大读者不吝赐教。

目录
Contents

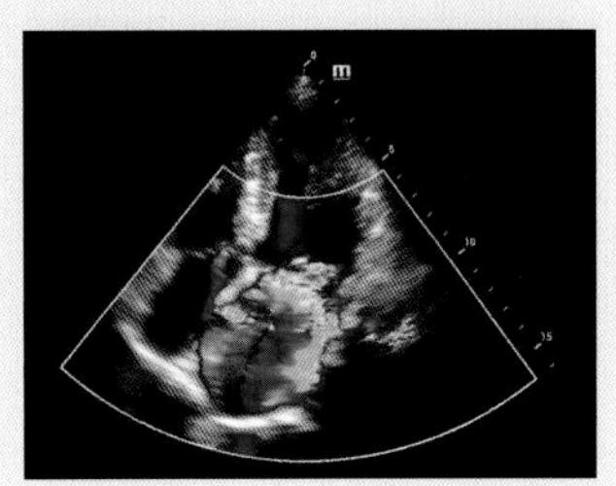

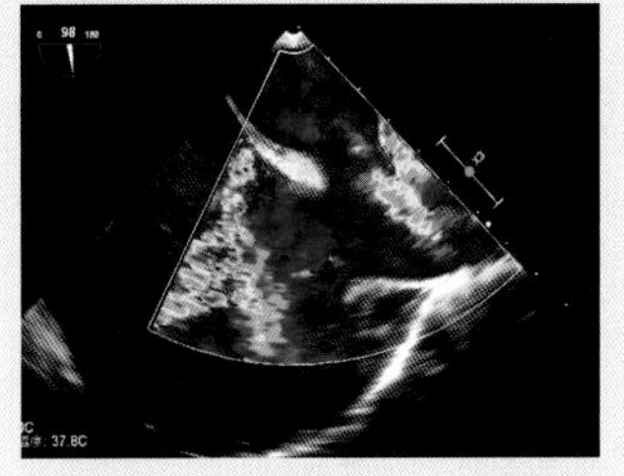

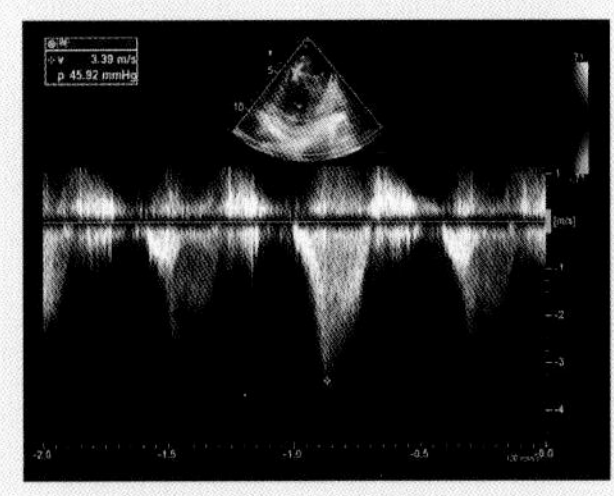

目录

Contents

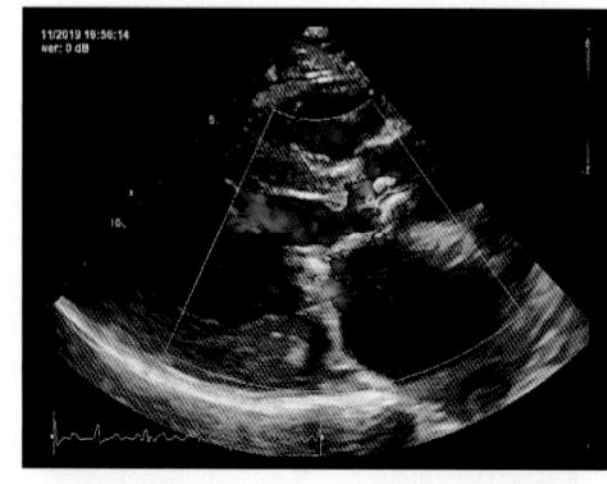

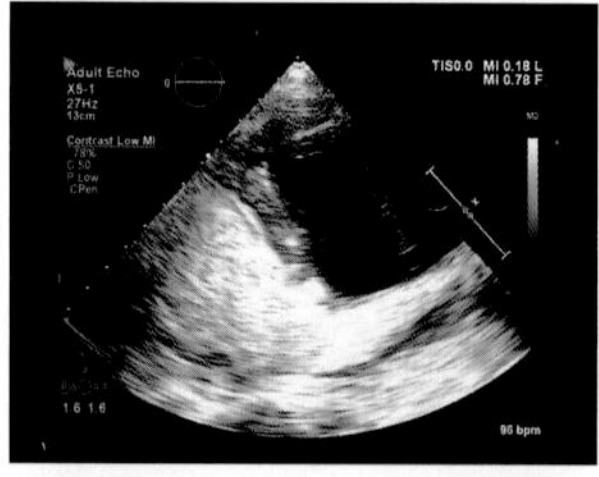

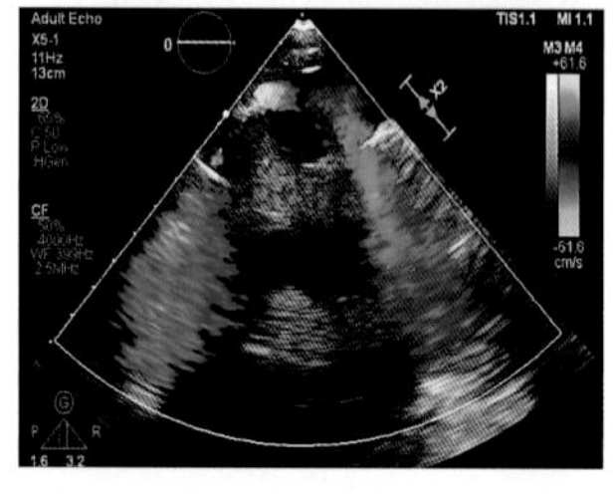

第一章 心脏瓣膜疾病

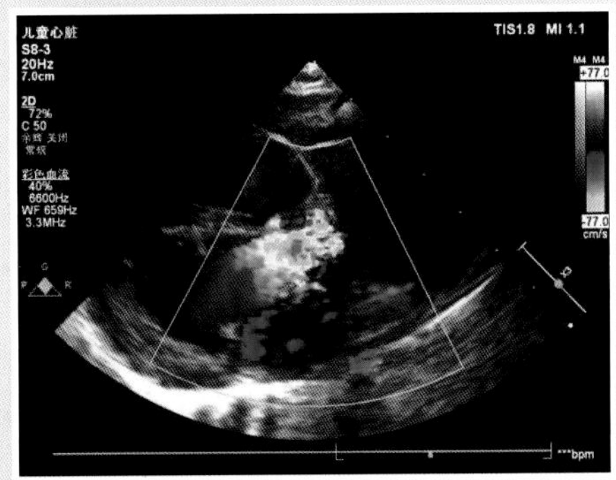

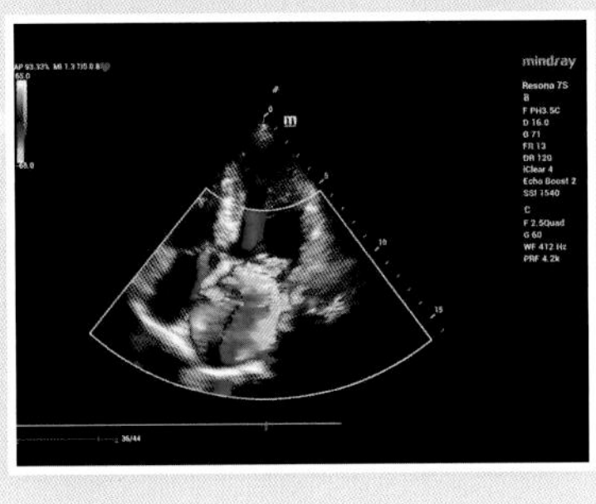

第一节　先天性心脏瓣膜病

Shone’s综合征

病史

患儿男性，2个月，因“心前区杂音”于小儿内科门诊就诊。

体格检查

胸骨左缘可触及震颤，胸骨左缘第二肋间可闻及收缩期杂音。

超声心动图

胸骨旁左心室长轴切面：主动脉瓣回声增强、增厚；彩色多普勒血流成像（color Doppler flow imaging，CDFI）可见收缩期主动脉瓣探及花色血流（图1–1–1）。

胸骨旁大动脉短轴切面：主动脉瓣回声增强、增厚，呈二叶式，右前左后排列，左后叶中份可探及一嵴状强回声（图1–1–2）。

心尖四腔心切面：二尖瓣回声稍增强、增厚，舒张期呈一偏心开口，开口径约6 mm，瓣下腱索附着于同一组乳头肌；CDFI可见舒张期二尖瓣前向血流偏快（图1–1–3）。

胸骨上窝切面：右位主动脉弓，其上可探及3支分支发出，主动脉弓内径约6 mm；升主动脉远端内径约6 mm；降主动脉起始段走行迂曲，内径约4 mm。CDFI可见升主动脉远端至降主动脉起始处均可探及花色血流，血流速度最快者位于降主动脉起始处，V_{max}约3.1 m/s（图1–1–4 ~ 图1–1–7）。

综合以上超声心动图检查，患者主要异常表现为二叶式主动脉瓣畸形伴轻度狭窄、降落伞样二尖瓣畸形伴轻度狭窄、右位主动脉弓及主动脉缩窄（coarctation of aorta，CoA）。

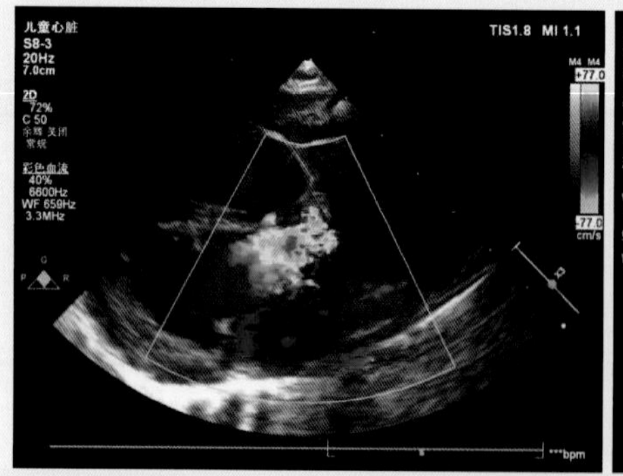

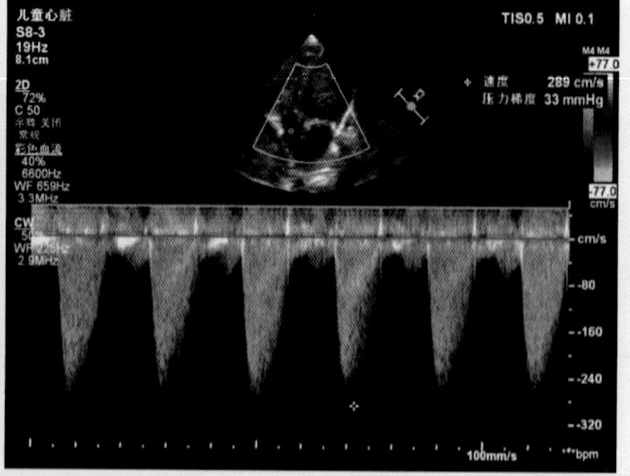

胸骨旁左心室长轴切面及心尖五腔心切面见收缩期主动脉瓣花色血流，V_{max} 约 2.9 m/s。

图 1–1–1　主动脉瓣轻度狭窄

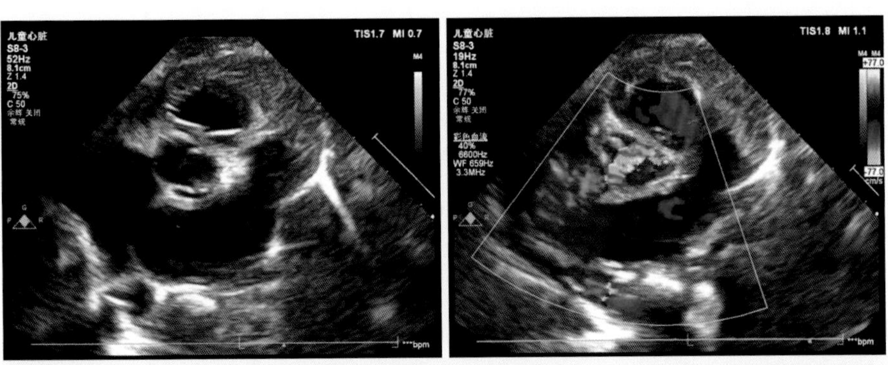

胸骨旁大动脉短轴切面见主动脉瓣回声增强、增厚，呈二叶式，右前左后排列，左后叶中份可探及一嵴状强回声。

图 1-1-2　二叶式主动脉瓣畸形

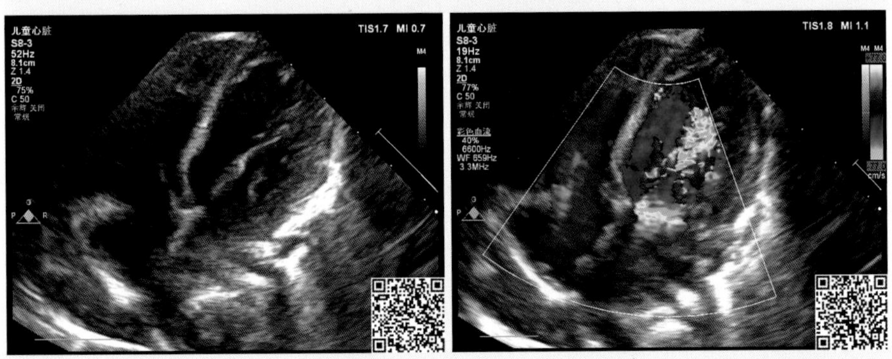

心尖四腔心切面见二尖瓣回声稍增强、增厚，舒张期呈一偏心开口，开口径约 6 mm，瓣下腱索附着于同一组乳头肌；CDFI：舒张期二尖瓣前向血流加速。

图 1-1-3　降落伞样二尖瓣畸形伴轻度狭窄（动态）

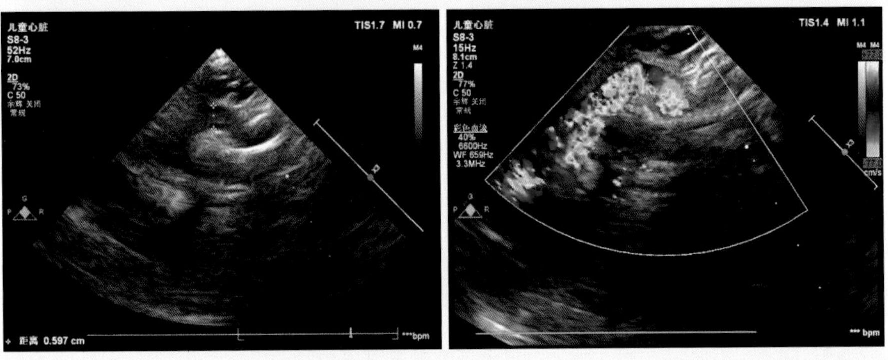

胸骨上窝切面见右位主动脉弓，其上可探及 3 支分支发出，主动脉弓内径约 6 mm；CDFI：前向血流加速。

图 1-1-4　右位主动脉弓

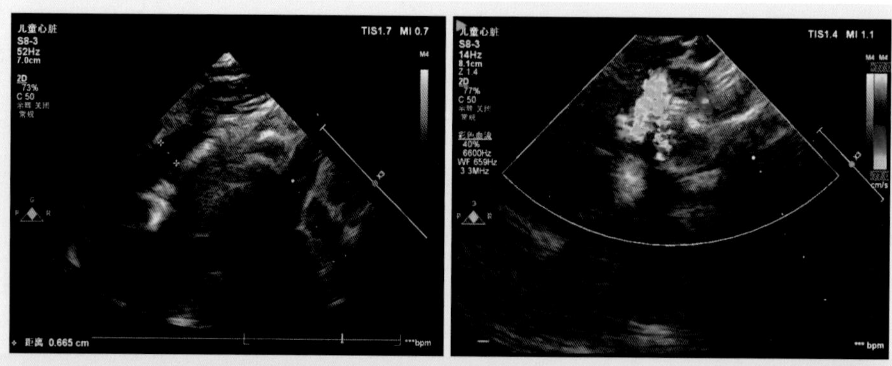

胸骨上窝切面见升主动脉远端内径约 6 mm，前向血流加速。

图 1-1-5　升主动脉偏窄

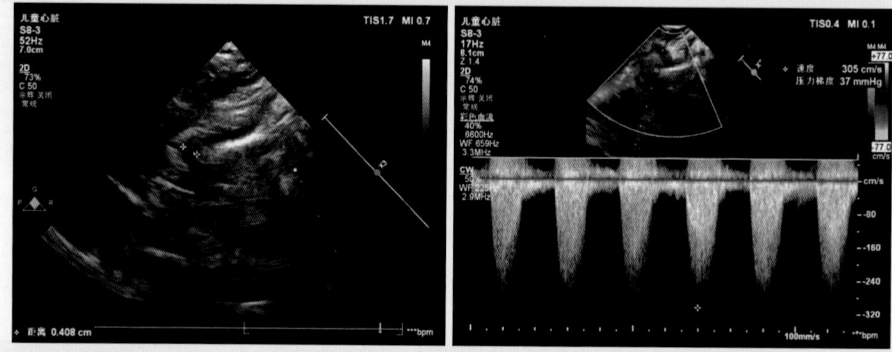

胸骨上窝切面见降主动脉起始段走行迂曲，内径约 4 mm，脉冲波多普勒显示前向血流加速。

图 1-1-6　主动脉缩窄

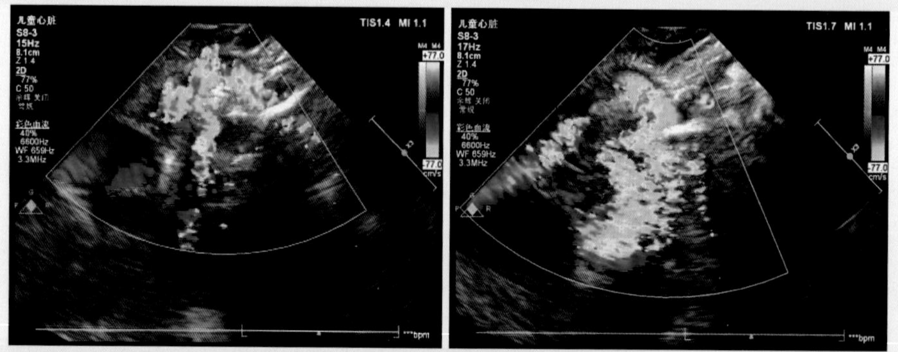

胸骨上窝切面见右位主动脉弓，其上可探及 3 支分支发出；降主动脉起始段走行迂曲，前向血流加速。

图 1-1-7　右位主动脉弓与主动脉缩窄

超声提示先天性心脏病（congenital heart disease，CHD）：二叶式主动脉瓣畸形伴轻度狭窄；降落伞样二尖瓣畸形伴轻度狭窄；右位主动脉弓，主动脉缩窄。

鉴别诊断

降落伞样二尖瓣畸形伴轻度狭窄需与单纯先天性二尖瓣狭窄进行鉴别。

单纯先天性二尖瓣狭窄：一般以二尖瓣装置广泛、不同程度的畸形为特征，包括二尖瓣瓣叶增厚、纤维化及结节状改变，交界处粘连、退化或缺失，腱索融合及乳头肌纤维化等，可使二尖瓣形成增厚的漏斗状、平台样或隔膜样结构，妨碍左心房血流进入左心室。本例患儿二尖瓣瓣叶仅表现为稍增强、增厚，且瓣叶开口呈偏心性，瓣下腱索附着于一组乳头肌，可予以鉴别。

最终诊断

先天性心脏病：Shone's综合征（主动脉缩窄；二叶式主动脉瓣畸形伴轻度狭窄；降落伞样二尖瓣畸形伴轻度狭窄）；右位主动脉弓。

分析讨论

Shone's综合征是Shone等首次描述的一种奇怪且罕见的先天性心脏病组合，包括降落伞样二尖瓣畸形、二尖瓣上环、主动脉瓣下狭窄和主动脉缩窄。这4种畸形均来自左心系统，前两个为流入道发育畸形，后两个为流出道发育畸形，由于找不到合适的名称来总结这类畸形，故将此类心脏畸形称为Shone's综合征。但从Shone等总结的8例Shone's综合征患者的资料来看，真正同时包含了4种典型畸形的患者仅有2例，其余6例只包含了2种或3种畸形。因此，之后Shone's综合征的定义被广义化为多发的左心系统发育畸形。Shone's综合征形态学组合有多种类型，可分为流入道畸形和流出道畸形两种。流入道畸形最常见的是二尖瓣上环，其中瓣上环可引起或不引起二尖瓣入口狭窄。除此之外，流入道畸形还包括二尖瓣本身的畸形，其中最典型的是降落伞样二尖瓣畸形，主要特点为二尖瓣下只有单组乳头肌，大多因前乳头肌缺失，导致前后瓣叶均连接于一组乳头肌，从而形成降落伞形状；另外还一种降落伞样二尖瓣畸形，尽管瓣下有两组乳头肌，但两组乳头肌间有异常的腱索相连，使其在功能上相当于单组乳头肌。除了降落伞样二尖瓣畸形外，传统、典型的二尖瓣狭窄也不少见，包括瓣环发育不良、瓣叶增厚、交界粘连、腱索缩短、乳头肌融合等，其导致的血流动力学改变与降落伞样二尖瓣畸形类似。流出道畸形主要包括主动脉瓣口狭窄和主动脉缩窄两种。主动脉瓣口狭窄可为隔膜型，也可为肌型狭窄或二叶式主动脉瓣畸形，其共同特点是引起左心室流出道压差增大，血流受阻。

Shone's综合征在血流动力学方面主要表现为流入道和流出道的梗阻，所引起的临床症状也与此相关。文献报道Shone's 综合征多发现于新生儿和婴幼儿，梗阻轻者无症状，可生存至较大年龄，梗阻严重者在出生早期即可出现充血性心力衰竭、肺动脉高压（pulmonary arterial hypertension，PAH），表现为喂养困难、进食少、下呼吸道反复感染、呼吸困难等，有的甚至可进展为心源性休克，另外，部分病例可有严重主动脉缩窄导致的上肢血压高于下肢、下肢缺血、无搏动、少尿等表现，体格检查多无特异度体征。Shone's综合征一经诊断，大多需要手术矫正，是否需行紧急手术，则视流入道和流出道的梗阻程度而定。

本例患者存在主动脉缩窄、二叶式主动脉瓣畸形伴轻度狭窄、降落伞样二尖瓣畸形伴轻度狭窄，前两个为流出道狭窄，第三个为流入道狭窄，符合广义上的Shone's综合征定义。

经验 / 教训

先天性二尖瓣病变少见，临床上占先天性心脏病的0.21%～0.42%，常伴有其他复杂心内畸形，因此针对先天性二尖瓣畸形的患者，应仔细探查是否伴有其他先天畸形。可导致先天性二尖瓣狭窄的畸形包括降落伞样二尖瓣、双孔型二尖瓣及单纯先天性二尖瓣狭窄，应仔细探查，予以鉴别。最初未对本例患儿的二尖瓣狭窄原因进行深入探查，在二次探查时才发现为降落伞样二尖瓣畸形。

病例启示

左心室多发畸形的先天性心脏病极其罕见，当遇到此类患者时，应注意归纳总结并查找资料，或许能有意想不到的发现。本例患儿的多发畸形最初并未引起重视，经查找资料后才发现此种复合畸形已被前人归纳总结，并非偶然存在。

（李赵欢）

二尖瓣前叶裂伴脱垂

病史

患者女性，10岁，因“检查发现二尖瓣关闭不全1月余”入院。1个月前，患者因“感冒”行心脏超声检查：二尖瓣中-重度关闭不全。无心累、气紧，无畏寒、发热，无咳嗽、咳痰，无双下肢水肿等不适。为进一步诊治来我院，门诊以“非风湿性二尖瓣反流”收入院。患者起病以来，精神、食欲、胃纳可，夜间睡眠欠佳，二便正常，体重无明显变化。

患者既往体质“较好”，否认高血压、糖尿病病史，否认肝炎、结核、伤寒等传染病史，无重大手术外伤史，按当地卫生防疫部门要求预防接种，具体不详。

体格检查

T 36.2 ℃，P 93次/分，R 20次/分，BP 107/86 mmHg，神志清楚，查体合作。心尖搏动正常，位于左锁骨中线内侧，心前区无隆起或凹陷，双侧语音震颤正常，无胸膜摩擦音，心前区未触及抬举样搏动，无心包摩擦音，未扪及震颤；双肺呼吸音清。心界扩大，HR 93次/分，心律齐，二尖瓣区可闻及收缩期吹风样杂音4/6级，余瓣膜听诊区未闻及明显病理性杂音，双下肢无水肿。

辅助检查

实验室检查：血常规提示中性粒细胞率35.6%（降低），余正常。

肝肾功能：肌酐36.5 μmol/L（降低），血清总蛋白及血清白蛋白轻度降低。

胸部X线片：双肺纹理清晰，双肺未见确切斑片影，心影饱满。

超声心动图

左心房、左心室内径增大，二尖瓣前叶（A2、A3交界区）可探及回声中断（宽约7 mm），收缩期二尖瓣前叶（A2区）脱入左心房，超过瓣缘连线；收缩期二尖瓣可探及反流Ⅲ～Ⅳ级，起源于A2区，有效反流口面积约0.22 cm^2；收缩期三尖瓣可探及轻度反流信号，余瓣膜未见明显异常血流信号（图1-1-8）。

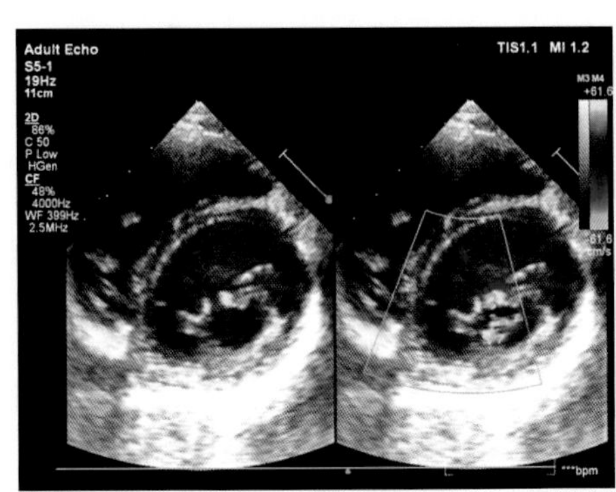

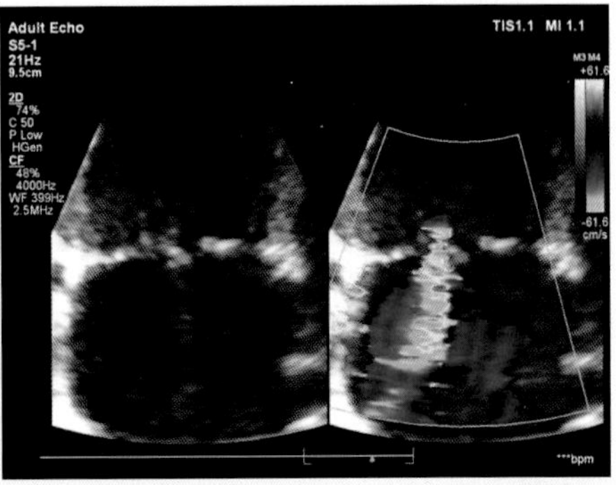

二尖瓣前叶（A2、A3 交界区）可探及回声中断，收缩期二尖瓣前叶（A2 区）脱入左心房，收缩期可见明显偏心性反流信号，起源于 A2 区。

图 1-1-8 二尖瓣前叶裂伴脱垂

超声提示：二尖瓣前叶裂（A2、A3交界区）伴前叶（A2区）脱垂；二尖瓣中-重度关闭不全；左心房、左心室增大；三尖瓣轻度关闭不全。

术中所见

心脏增大，左心房及左心耳未见血栓附着；二尖瓣前瓣A2处可见瓣叶纵行裂隙直达瓣环处，裂隙处瓣叶边缘增厚，二尖瓣中-重度关闭不全；在全身麻醉（简称全麻）体外循环下行二尖瓣成形术、临时起搏导线安置术。

术后复查经胸超声心动图（transthoracic echocardiography，TTE）：二尖瓣成形术后，二尖瓣轻度关闭不全。半个月后痊愈出院。

鉴别诊断

二尖瓣退行性病变伴反流：二尖瓣退行性病变是发达国家二尖瓣反流的主要原因，其机制被认为与动脉粥样硬化的炎性反应过程相似，导致心脏瓣膜纤维层退行性病变及钙盐沉积。二维超声显示瓣膜增厚、钙化等解剖结构改变，结合易患因素如年龄、高血压等不难诊断。

最终诊断

二尖瓣前叶裂伴脱垂。

分析讨论

二尖瓣叶裂不伴心内膜垫缺损（房室间隔缺损）型，也称为单纯性二尖瓣叶裂（isolated anterior mitral cleft，IAMC），是一种罕见先天性二尖瓣关闭不全的原因。胚胎时期，心内膜垫封闭二尖瓣前叶的两部分发育异常可导致前叶裂，侧方心内膜垫发育缺陷会导致后叶裂。单纯性二尖瓣前叶裂会伴随腱索与乳头肌的发育异常。经病理学研究证实，根据这一点可鉴别先天性与后天性单纯性二尖瓣前叶裂。本例患者不伴有腱索与乳头肌的发育异常，这尤为罕见。单纯性二尖瓣前叶裂可发生于2个联合处，也可发生于瓣膜中部，根据它延伸到二尖瓣瓣环的位置，瓣叶裂可分为完全性和部分性。

二尖瓣反流的程度与瓣叶裂的大小并不成正比。在老年患者中，二尖瓣叶裂产生的反流程度更为严重，随着年龄的增长，瓣叶裂周边的腱索会受到血流冲击而导致断裂，再加上瓣叶裂周边的瓣叶失去组织支持作用，二尖瓣前叶裂常常并发脱垂，加重二尖瓣关闭不全；在较年轻的患者中，若瓣叶裂较小，二尖瓣反流程度较轻，容易被误认为是生理性或相对性反流而导致漏诊。二尖瓣前叶裂引起二尖瓣中–重度关闭不全，导致左心容量负荷增加，继而使左心房、左心室扩大。即使是轻–中度二尖瓣关闭不全，也需要定期复查。

经验 / 教训

二尖瓣叶裂是一种罕见的疾病，既往研究发现，在二尖瓣中–重度反流患者中三维超声检测结果显示约3.3%的患者是二尖瓣叶裂所致。其中，前叶裂约2.5%，后叶裂约0.8%并多见于P2区。二尖瓣叶裂通常与先天性原发孔型房间隔缺损有关，或与其他情况如二尖瓣脱垂、黏液样变性、马方综合征（Marfan syndrome，MS）、乳头肌旋转不良有关，在没有先天性心脏病的情况下，孤立性前叶裂或后叶裂很少被确诊。

先天性二尖瓣发育异常患者既往可有四叶二尖瓣合并原发孔型房间隔缺损伴重度反流。本病例二尖瓣病变较为复杂，包括A2、A3裂和A2脱垂，通过二维TTE及CDFI即可确诊，短轴是最常见切面。术前精确评估对二尖瓣修复尤其重要。二尖瓣成形术是治疗二尖瓣关闭不全的重要手段，直接缝闭裂口，辅以瓣环植入抑或经MitraClip装置成形。

病例启示

单纯性二尖瓣前叶裂十分少见，是不同于与心内膜垫缺损相关的裂，且容易被漏诊。本病例不伴随瓣下结构发育不良，若伴随瓣下结构异常，往往腱索附着在室间隔或左心室流出道而导致梗阻或相关症状。二尖瓣明显反流的原因主要是风湿性心脏病、退行性病变或缺血性心脏病，应仔细寻找病因。三维经食管超声心动图（trans-esophageal echocardiography，TEE）较二维超声可显著提高诊断率。

（石　岚　李　华）

黄瘤病合并主动脉瓣上狭窄

病史

患者女性，30岁，胸痛气紧3年余，加重1年。近1年来患者运动耐量明显降低，心力衰竭症状加重，心功能从NYHA Ⅱ级迅速发展为Ⅲ ~ Ⅳ级，同时存在劳力性心绞痛症状。

体格检查

BP 105/63 mmHg，T 36 ℃，HR 65次/分。胸骨右缘可闻及粗糙、响亮的喷射性收缩期杂音，并放射到颈部。患者臀部有多个黄色瘤样隆起。

辅助检查

实验室检查：总胆固醇21.05 mmol/L，低密度脂蛋白15.86 mmol/L，高密度脂蛋白2.53 mmol/L，甘油三酯4.51 mmol/L。

超声心动图

胸骨旁长轴切面：主动脉根部内径约1.1 cm，主动脉窦部内径约2.1 cm，升主动脉内径约2.6 cm（图1-1-9）。

心尖四腔切面：CDFI测量主动脉瓣上前向血流速度最快约4.9 m/s，估测狭窄处平均压差约94 mmHg（图1-1-10）。

血管内超声成像显示双侧颈动脉、双侧下肢动脉、腹主动脉管腔内弥漫性斑块形成（图1-1-11，图1-1-12）。

综合超声心动图及血管内超声成像：该患者主要异常表现为主动脉根部和升主动脉狭窄，以及全身大动脉管腔内弥漫性斑块形成。

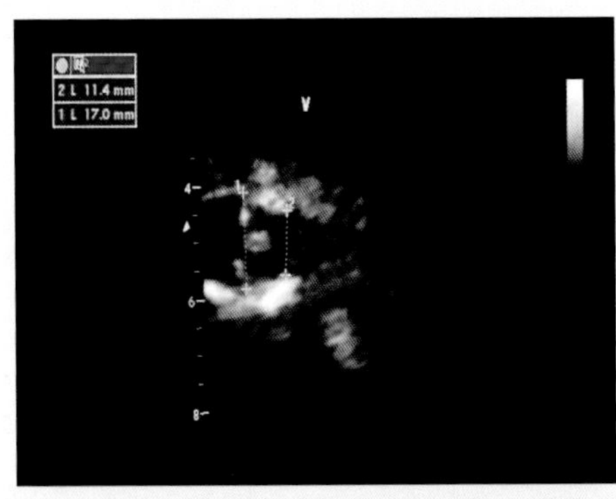

胸骨旁长轴切面可见主动脉根部内径 1.1 cm。

图 1-1-9　主动脉根部狭窄

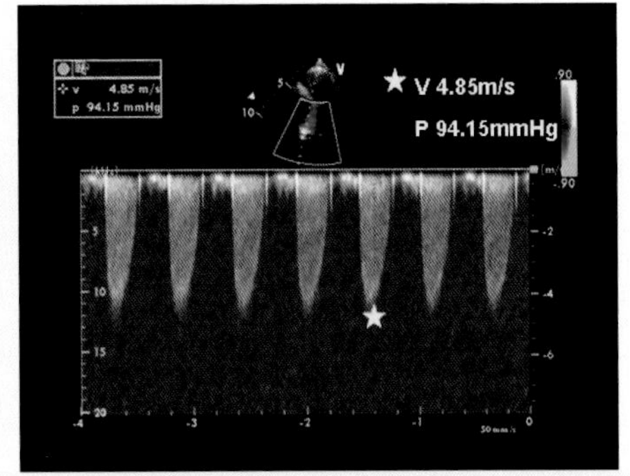

心尖四腔切面测量主动脉瓣上前向血流速度最快约 4.9 m/s。

图 1-1-10　主动脉狭窄

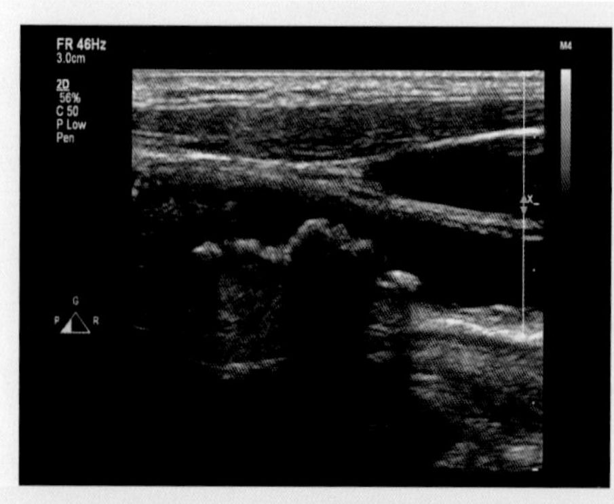

颈动脉超声可见颈总动脉弥漫性不均质回声斑块形成。

图 1-1-11　颈总动脉弥漫性斑块形成

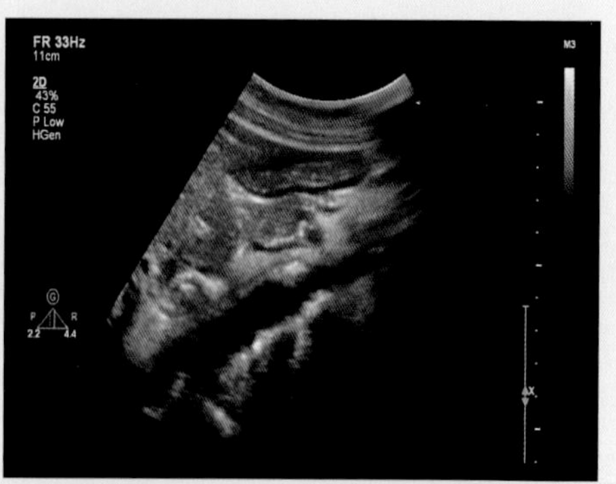

腹主动脉长轴切面可见腹主动脉弥漫性不均质回声斑块形成。

图 1-1-12　腹主动脉弥漫性斑块形成

超声提示：主动脉瓣上狭窄；双侧颈动脉、双侧下肢动脉、腹主动脉动脉粥样硬化伴弥漫性斑块形成。

病理学诊断

活体组织检查（简称活检）发现真皮内有弥漫性浸润的泡沫细胞，符合黄瘤病的病理学改变（图1-1-13）。

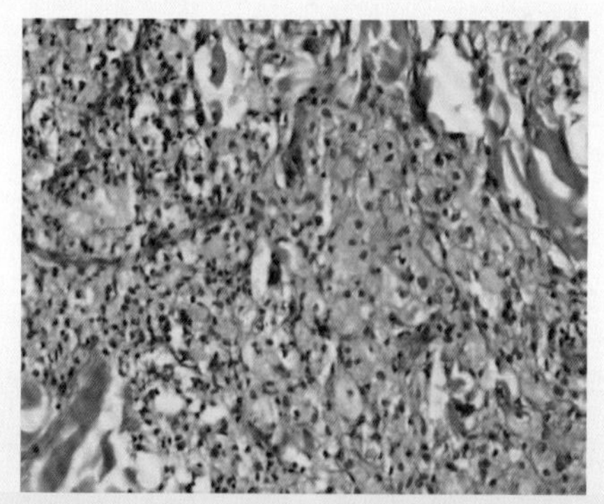

可见真皮内有弥漫性浸润的泡沫细胞（HE 染色，×200）。

图 1-1-13　病理学活检

术中所见

患者行主动脉瓣上狭窄矫治术，术中见升主动脉直径约2 cm，窦管交界处狭窄直径约1.4 cm，主动脉根部广泛钙化斑形成，行升主动脉及主动脉瓣置换术，此外术中还发现患者右冠状动脉开口处钙化明显，管腔明显狭窄，遂同时行升主动脉-右冠状动脉搭桥。术后告知患者需长期坚持服用大剂量阿托伐他汀。

随访

1年后患者到我院复诊，此时患者的心力衰竭及心绞痛症状已明显减轻。

复查血生化显示总胆固醇20.09 mmol/L，低密度脂蛋白14.74 mmol/L，高密度脂蛋白2.41 mmol/L，甘油三酯4.39 mmol/L。

复查心脏CDFI：胸骨旁左心室长轴切面可见主动脉根部无明显狭窄；胸骨上窝切面可见主动脉弓降部新发狭窄，最窄处内径仅0.6 cm，狭窄处血流速度约2.2 m/s（图1–1–14）。

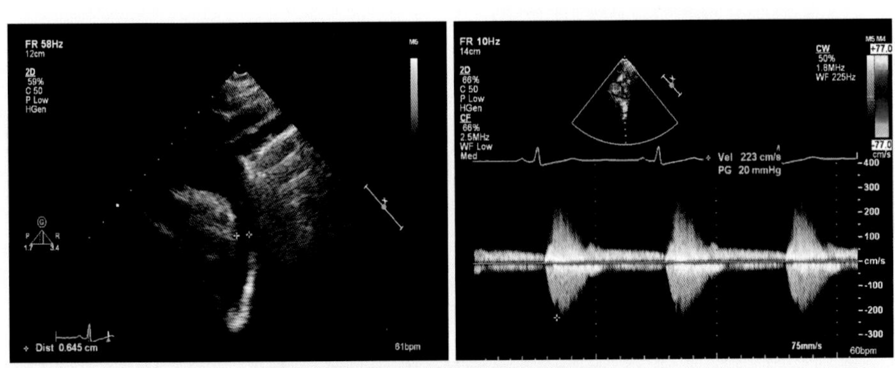

胸骨上窝切面显示主动脉弓降部最窄处内径仅 0.6 cm，狭窄处血流速度约 2.2 m/s。

图 1–1–14 主动脉弓降部新发狭窄

鉴别诊断

主动脉瓣狭窄：主动脉瓣回声增强、增厚，活动受限，瓣口开放面积变小；主动脉瓣口收缩期出现高速血流信号，并可探及瓣口两侧存在压差。

主动脉瓣下狭窄：主动脉瓣下可见一纤维隔膜或一较厚的纤维肌性环突入左心室流出道，致使左心室流出道狭窄，加上长期高速射流的冲击，可引起主动脉瓣增厚，易被误认为主动脉瓣狭窄。

最终诊断

黄瘤病；动脉粥样硬化伴弥漫性斑块形成；主动脉瓣上狭窄矫治术后新发狭窄。

分析讨论

家族性高胆固醇血症（familial hypercholesterolemia，FH）是常染色体显性遗传性疾病，因低密度脂蛋白胆固醇代谢异常，导致总胆固醇和低密度脂蛋白胆固醇水平升高，临床表现为高胆固醇血症、黄瘤病及心绞痛三联征，主动脉瓣上狭窄及冠状动脉粥样硬化性心脏病（简称冠心病）是其特征性病理学改变。黄瘤病是由于含有脂质的组织细胞即泡沫细胞局限性聚集于皮肤、肌腱等处，形成黄色丘疹、结节或斑块的一组皮肤病，常伴有全身性脂质代谢性紊乱。多数家族性高胆固醇血症患者无须手术，除非主动脉狭窄进展到引起显著血流动力学改变及临床症状时，在术后短期内其血流动力学指标可明显改善，但鲜有研究进行长期随访。在本案例中，对患者进行术后1年多随访时发现了新的主动脉狭窄部位，经询问得知患者术后在服用阿托伐他汀1个月后自行停药。

经验 / 教训

家族性高胆固醇血症合并主动脉瓣上狭窄患者在临床较少见，可行超声进一步检查患者心脏的其他结构、大血管是否有狭窄，以免漏诊。在目前缺乏大量循证医学证据的情况下，应要求家族性高胆固醇血症患者长期坚持服用大剂量阿托伐他汀并定期复查超声心动图。

病例启示

超声心动图是诊断主动脉瓣上狭窄的重要方法，该患者为家族性高胆固醇血症合并主动脉瓣上狭窄，但行矫治术后未坚持服药，术后随访复查超声心动图时，应仔细探查主动脉全程有无复发其他部位的狭窄及其他异常改变。

（黄栎为）

先天性二尖瓣狭窄

病史

患者男性，50岁，因“无明显原因出现胸闷、心累、气促20天余”入院。患者诉上述症状在活动后明显，不伴头晕、头痛、黑矇、晕厥，无心前区不适及肩背部放射痛。当地医院诊断为二尖瓣重度狭窄。冠状动脉造影提示左冠状动脉前降支中段心肌桥，收缩期压缩50%，回旋支中段狭窄50%，右冠状动脉近段狭窄50%。既往无高血压、糖尿病病史。临床初步诊断：风湿性心脏病，二尖瓣重度狭窄伴轻–中度关闭不全，左心房增大，冠状动脉粥样硬化性狭窄。

体格检查

T 36.5 ℃，P 93次/分。无心前区隆起，心尖搏动正常，心界增大，HR 93次/分，心律齐，心尖区闻及收缩期杂音，无心包摩擦音。双下肢无水肿。

辅助检查

实验室检查：白细胞21.29×10^9/L，中性粒细胞率82.5%；超敏C-反应蛋白180.15 mg/L；降钙素原0.29 ng/mL；脑钠肽456.8 pg/mL。

超声心动图

胸骨旁左心室长轴切面：左心房增大，二尖瓣回声增厚、增强，未见明显穹窿样改变，舒张期最大开口径约9 mm（图1–1–15）。

胸骨旁左心室短轴切面二尖瓣瓣口水平：二尖瓣回声明显增厚、增强，最厚约7 mm，动度降低（图1-1-16）。

心尖四腔心切面：CDFI显示二尖瓣前向血流速度增快，呈中度狭窄，收缩期二尖瓣可探及中度反流信号。

综合以上超声心动图检查结果，患者二尖瓣回声增厚、动度降低，表现为二尖瓣轻度狭窄及中度关闭不全，提示风湿性心脏病。

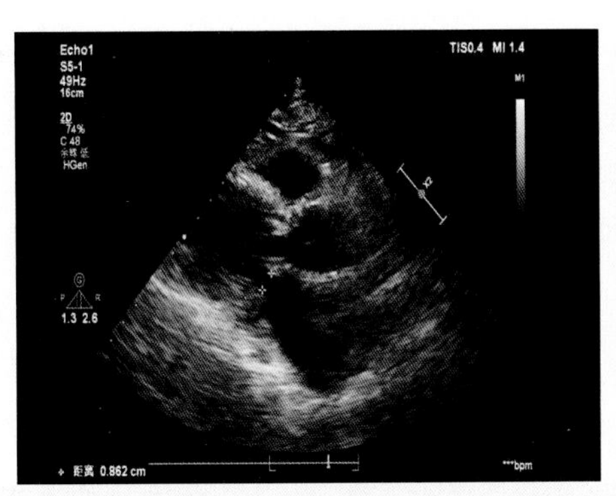

左心房增大，二尖瓣回声增厚、增强，舒张期开口径变小。

图 1-1-15　胸骨旁左心室长轴切面

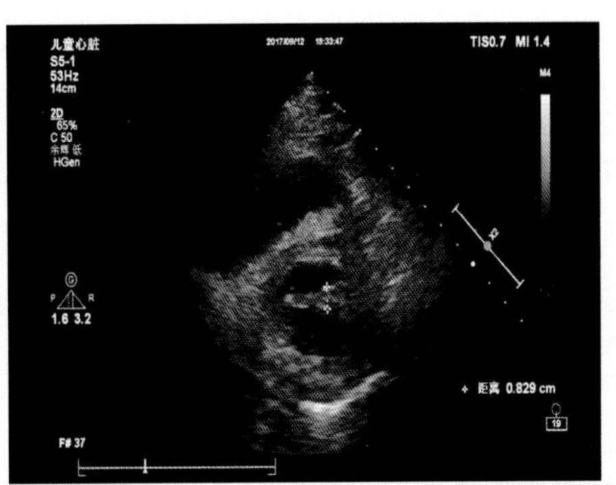

二尖瓣瓣口水平见二尖瓣回声明显增厚、增强，最厚约 7 mm，动度降低。

图 1-1-16　胸骨旁左心室短轴切面

超声提示风湿性心脏病：二尖瓣轻度狭窄及中度关闭不全。

术中所见

二尖瓣瓣叶明显增厚，乳头肌和腱索发育不良，腱索粗大，与乳头肌界限不清，双侧乳头肌发育尚可。予以二尖瓣机械瓣置换手术，患者术后恢复好，痊愈出院（图1-1-17）。

鉴别诊断

风湿性二尖瓣狭窄：典型表现为前后叶同时受累，病变由瓣膜边缘逐渐向体部及基底部

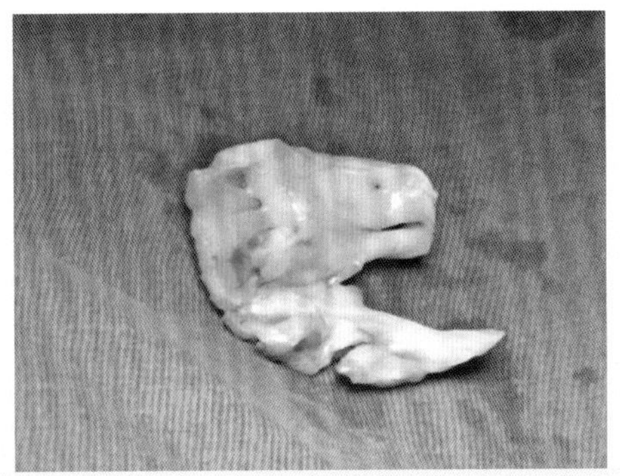

瓣叶增厚明显，乳头肌和腱索发育不良，腱索粗大，与乳头肌界限不清。

图 1-1-17　二尖瓣发育不良术中所见

扩展，表现为瓣叶呈不同程度的增厚、回声增强及瓣膜联合处粘连、融合，舒张期开放活动受限。病变程度严重者的腱索及乳头肌发生变形、增粗或缩短。

最终诊断

先天性二尖瓣发育畸形，二尖瓣轻度狭窄伴中度关闭不全。

分析讨论

先天性二尖瓣发育畸形较少见，占二尖瓣病变尸检的0.6%，占临床的0.21%～0.42%，先天性二尖瓣发育畸形可导致二尖瓣狭窄或关闭不全。先天性的二尖瓣狭窄一般以二尖瓣装置广泛、不同程度的畸形为特征，包括二尖瓣增厚、纤维化及结节状改变、交界处粘连、退化或缺失、腱索融合、乳头肌纤维化，使二尖瓣形成增厚的漏斗状、平台样或隔膜样结构，妨碍左心房血液进入左心室。

在本例患者行超声心动图检查时，一直有个疑问萦绕在笔者心头，为何患者瓣膜增厚如此明显，但动度尚可，舒张期最大开口径也相对尚可。根据超声报告，外科医师考虑该患者风湿性瓣膜病变较轻，拟定行二尖瓣修复术，但术中见二尖瓣瓣膜虽明显增厚，却无明显僵硬，活动度尚可，交界稍粘连。瓣下腱索稍增粗，未见明显融合、缩短。术中几次尝试剥离二尖瓣表面增厚组织失败，最终转为二尖瓣机械瓣置换术。术后与术者交流，术者认为此例患者的术中所见不符合风湿性心脏病的表现，更像是先天性畸形所致。二尖瓣的后天性病变往往易造成比先天性病变更严重的狭窄，同时后天性原因使瓣膜瘢痕组织形成，因此瓣叶瘢痕化更为明显、僵硬程度更严重，相应的瓣下结构也会随之改变。本例患者在瓣叶如此明显增厚的情况下，瓣叶活动度及瓣下结构变化不明显，狭窄程度仅为轻度，故仍考虑先天性瓣膜病变。

一般在孩童时行心脏超声检查就可发现先天性二尖瓣发育畸形。可惜的是，该患者此前从未做过心脏超声检查，先天性发育畸形的怀疑得不到证实。先天性二尖瓣狭窄是指二尖瓣瓣叶、瓣环、腱索和乳头肌等二尖瓣结构出现先天性病变，导致二尖瓣开放受限所引起的功能障碍，多由降落伞样二尖瓣畸形、单乳头肌或一侧乳头肌发育不良引起，少数由瓣叶本身狭窄引起。

经验 / 教训

心脏超声检查结果对外科医师术前制定手术方案至关重要，很遗憾本例是一个反面教材。

经分析，原因涉及多个方面，首先是术前制定手术方案时，超声医师与外科医师缺乏有效的沟通。超声医师没有充分了解外科医师制定某种手术方案所需的各项参数，外科医师术前也没有充分理解超声医师在超声报告中强调患者瓣膜明显增厚的用心，以及超声医师心存的疑问。二尖瓣狭窄，若是风湿性心瓣膜改变，仅存在瓣膜增厚，瓣叶动度良好，狭窄不严重，对外科医师来说确实应首选二尖瓣削薄成形术。在该例患者中，虽然术中临时决定将瓣膜成形改为瓣膜置换对患者影响不大（术前应充分告知患者，有出现瓣膜成形术失败而改为瓣膜置换术的可能），但是，区分瓣叶先天性发育增厚和后天性风湿性增厚对外科医师的手术方式选择及心理建设可起到较大的辅助作用。同时，术前精准地评估、有效地沟通，共同制定手术方案，是一个成熟的心脏手术团队必须具备的重要条件。其次，超声医师在超声报告中诊断二尖瓣狭窄的病例时，存在一定的思维定式，往往想到的是最常见的病因。可是，当观测数据不能很好解释常见病因时，超声医师不应该放过蛛丝马迹而应该发散考虑某些罕见的病因。

病例启示

在超声医师进行疾病诊断时，病因诊断很重要，一方面可验证观测到的数据的合理性；另一方面也可为外科医师在手术方式的选择上提供有力的支持。病因诊断的思维应更加广阔、全面。

（左明良　向　波）

四叶主动脉瓣

病史

患者女性，63岁，反复胸闷、心悸5年余，胸痛2年余，复发加重1月余。无胸痛、头晕、端坐呼吸等。当地医院诊断“扩张型心肌病，心脏扩大；心律失常，频发室性期前收缩；急性支气管炎”，给予抗感染、营养心肌等对症治疗后，无明显好转。否认高血压、糖尿病史。临床初步诊断为“扩张型心肌病”。

体格检查

BP 121/60 mmHg，颈静脉充盈，肝颈静脉回流征阳性。心尖搏动增强，心脏相对浊音界增大，HR 62次/分，心律齐，偶可闻及期前收缩。心尖区可闻及收缩期杂音。

辅助检查

实验室检查：高敏肌钙蛋白I轻微升高，脑钠肽升高（933.9 pg/mL）。

胸部及腹部计算机体层血管成像（computed tomography angiography，CTA）：胸主动脉及腹主动脉的主干和分支显示清楚，未见血管病变，未见局部狭窄及膨隆改变，未见主动脉夹层（dissection of aorta，AD）征象。心脏增大，以左心房及左心室增大为主。

心脏磁共振成像（magnetic resonance imaging，MRI）：考虑系扩张型心肌病（dilated cardiomyopathy，DCM）的可能大，主动脉瓣重度反流。不除外瓣膜性心脏病可能。

超声心动图

胸骨旁左心室长轴切面：左心房、左心室增大（舒张末期内径约85 mm）；CDFI提示舒张期主动脉瓣探及重度反流，收缩期二尖瓣探及中度反流（图1–1–18）。

心尖四腔切面：左心室明显增大，左心室上下径约98 mm；右心内径偏小，右心室上下径约58 mm，基底径约18 mm。

胸骨旁左心室短轴切面：室间隔、左心室后壁厚度正常，运动幅度降低，左心室下后壁运动相对稍好。

大动脉短轴切面：主动脉瓣回声增强、增厚，瓣叶数目二维超声显示不清（图像质量差）。

TEE：左心室长轴二维切面及大动脉短轴三维切面显示主动脉瓣回声增强、增厚，以瓣尖为著，呈四叶排列（图1–1–19），舒张期可探及关闭裂隙及重度反流信号。

主动脉短轴切面：主动脉瓣回声增强、增厚，呈四叶排列，舒张期可探及关闭裂隙，关闭裂隙处探及反流信号（图1–1–20）。

综合以上超声心动图检查结果，该患者的左心增大，左心室收缩功能降低，主动脉瓣呈四叶畸形伴重度关闭不全，二尖瓣中度关闭不全，三尖瓣轻度关闭不全，主要异常表现为四叶式主动脉瓣畸形伴重度关闭不全。

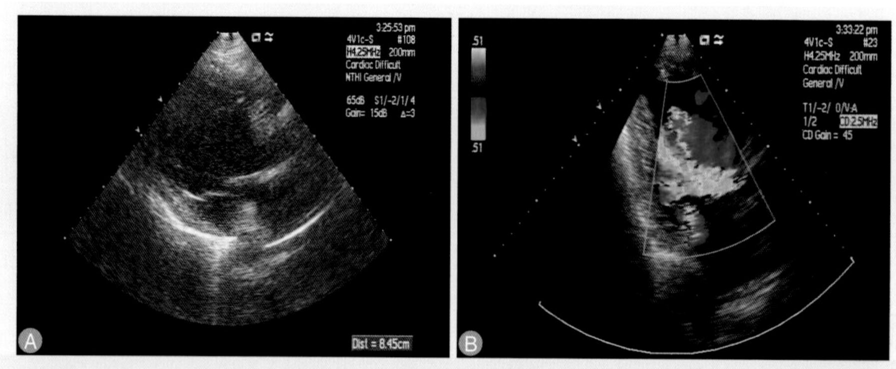

A. 胸骨旁左心室长轴切面测量左心室舒张末期内径约 85 mm；B. 胸骨旁左心室长轴切面显示舒张期主动脉瓣重度反流。

图 1–1–18　左心室明显增大

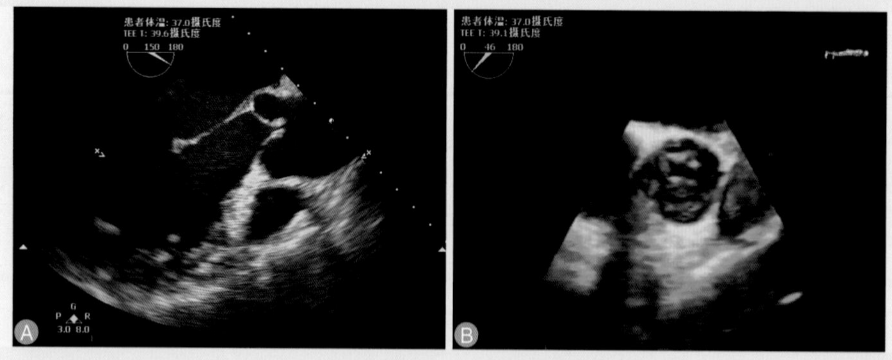

A. 左心室长轴二维切面；B. 大动脉短轴三维切面。主动脉瓣回声增强、增厚，呈四叶排列。

图 1–1–19　TEE 检查

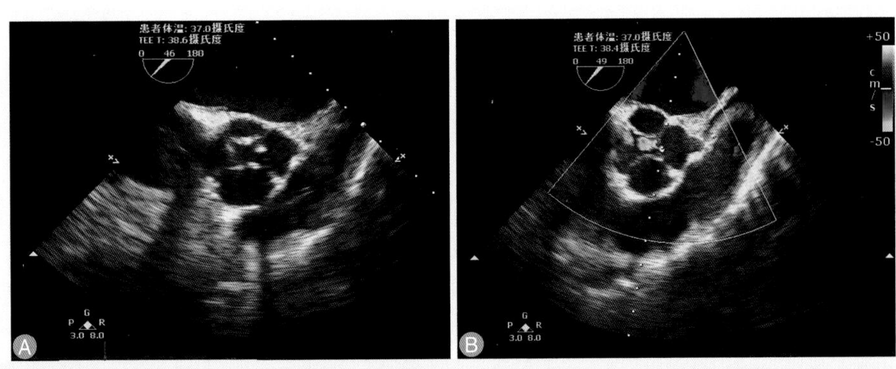

A. 主动脉短轴切面见主动脉瓣回声增强、增厚，呈四叶排列，舒张期可探及关闭裂隙；B. 关闭裂隙处探及反流信号。

图 1-1-20 TEE 检查

超声提示先天四叶式主动脉瓣畸形伴重度关闭不全。

术中所见

主动脉瓣叶为四叶，瓣叶明显增厚，瓣叶交界处可见粘连（图1-1-21）。主动脉瓣呈重度关闭不全。主动脉壁变薄，内壁未见明显钙化斑块；主动脉窦部未见明显扩张，左右冠状动脉开口及位置正常，未见明显钙化斑块。二尖瓣发育可，瓣叶对合稍差，瓣叶及瓣下腱索未见明显增粗，瓣环稍增大，关闭时瓣叶呈中度反流；三尖瓣发育可，瓣叶质量尚可，瓣叶未见明显增厚，瓣下腱索未见明显增粗，瓣环约3.5指，关闭时瓣叶呈轻度反流。在全麻体外循环下行主动脉瓣机械瓣置换术+二尖瓣成形术+三尖瓣成形术，术后恢复好。

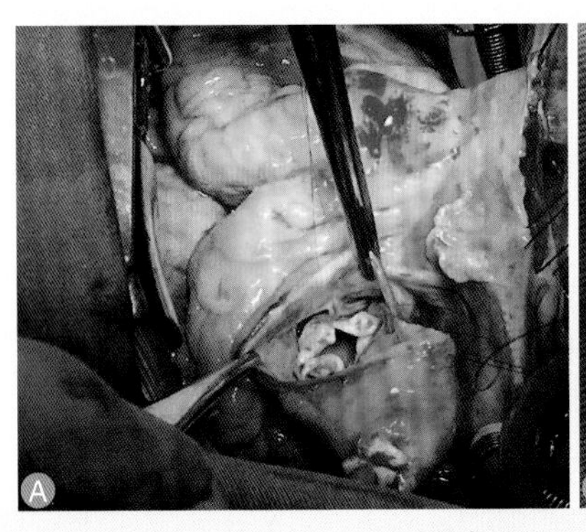
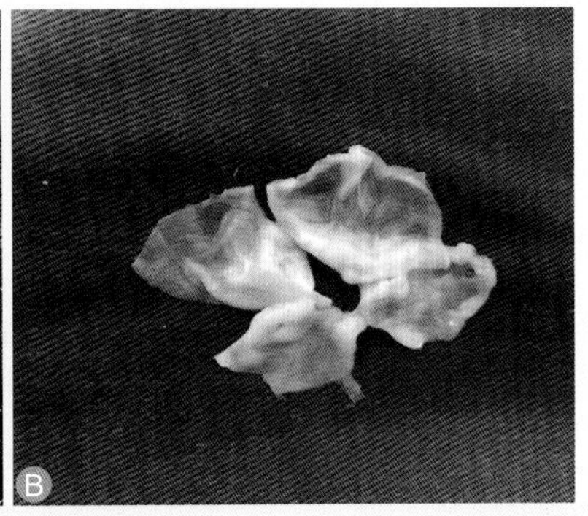

A. 术中所见；B. 术后标本。

图 1-1-21 四叶主动脉瓣

鉴别诊断

风湿性心脏病：二者的临床表现比较相似，可根据超声心动图上的表现来进行鉴别诊断。风湿性心脏病主要表现为瓣膜狭窄；四叶式主动脉瓣畸形主要表现为瓣膜反流，狭窄比较少见。

扩张型心肌病：扩张型心肌病患者主要表现为心腔增大、心肌收缩力降低，由心脏增大引起瓣环扩大，可导致各瓣膜反流，但多表现为较重的二尖瓣反流，主动脉瓣反流常较轻，引起主动脉瓣重度反流者少见。

最终诊断

先天四叶式主动脉瓣畸形伴重度关闭不全。

分析讨论

先天四叶式主动脉瓣畸形是一种非常罕见的主动脉瓣先天性畸形，其形成机制尚不清楚，胚胎学认为很可能是在动脉干分隔早期，由于动脉干内膜隆起发育不良导致正常主动脉瓣瓣叶的3个间质原基之一分裂产生第四个瓣叶，主动脉瓣瓣叶出现数目异常及异常瓣叶的增生。主动脉瓣尸检率为0.008%～0.033%，TTE检出率为0.013%～0.65%，主动脉瓣置换外科手术检出率为0.55%～1.46%。目前对四叶式主动脉瓣畸形有两种分型方式，一种是Hurwitz & Roberts分型，分为7型（A型～G型），Vali 等增加了第8种类型H型（图1-1-22）。

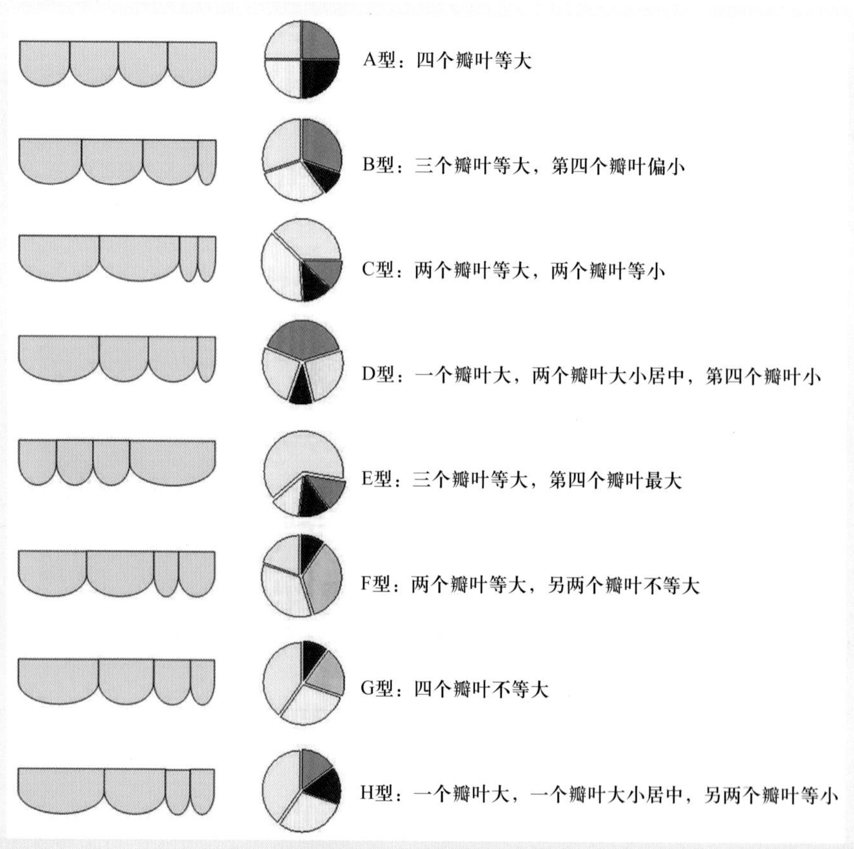

图 1-1-22　Hurwitz & Roberts 分型

［来源：HURWITZ L E，ROBERTS W C.Quadricuspid semilunar valve. Am J Cardiol，1973，31（5）：623-626］

另一种即为Nakamura等设计的一个简单分型（图1–1–23），分成Ⅰ～Ⅳ四型，Ⅰ型：第四个瓣叶位于左冠瓣与右冠瓣之间；Ⅱ型：第四个瓣叶位于右冠瓣与无冠瓣之间；Ⅲ型：第四个瓣叶位于左冠瓣与无冠瓣之间；Ⅳ型：出现两个等大的无冠瓣。

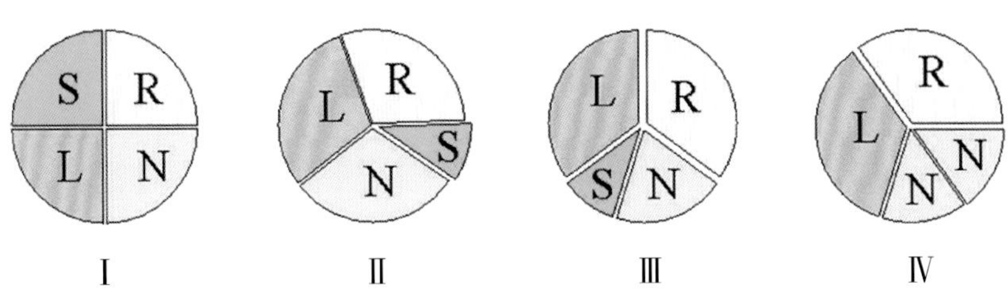

L：左冠瓣；N：无冠瓣；R：右冠瓣；S：第四个瓣叶。

图 1–1–23　Nakamura 等关于四叶式主动脉瓣的分型

［来源：NAKAMURA Y，TANIGUCHI I，SAIKI M，et al. Quadricuspid aortic valve associated with aortic stenosis and regurgitation.Jpn J Thorac Cardiovasc Surg，2001，49（12）：714-716］

四叶式主动脉瓣畸形常单独发生，但是18%～32%会伴发其他心血管畸形出现，包括冠状动脉起源异常、房间隔缺损、室间隔缺损、动脉导管未闭等，而冠状动脉及开口异常是最常见的并发症。目前，TTE或TEE是诊断四叶式主动脉瓣畸形的主要检查方法。主动脉瓣反流是主要超声表现，而主动脉瓣狭窄的出现相对较少。过去的研究表明瓣叶大小与瓣膜功能有一定的关系，在四叶等大的瓣膜中反流相对较轻，而四叶不等大的瓣膜中反流常呈中度以上，这是因为四叶等大时，瓣叶承受的跨瓣压力分布会比较均衡，而瓣叶不等大时，瓣叶承受的跨瓣压力分布不均匀，长期不均衡的血流冲击会加重瓣叶结构的损伤，导致主动脉瓣反流程度逐渐加重。

经验 / 教训

TTE是诊断主动脉瓣瓣叶畸形的首选方法。当遇到瓣膜反流严重或瓣膜狭窄的患者时，需多切面观察瓣膜数目、瓣膜开放情况，注意有无异物附着，必要时行TEE协助诊断。

病例启示

当遇到主动脉瓣反流较重时，需要警惕是否存在瓣叶畸形，要注意观察瓣膜数目、瓣膜交界是否存在异常。

（叶露薇　陈秋佚）

左心室-左心房通道伴瓣膜功能不全

病史

患者女性，54岁，因“胸闷心悸10年余”入院，10年前，患者因受凉感冒后出现胸闷、心悸，偶伴颜面部水肿及双下肢水肿，无畏寒、发热等不适。于当地医院治疗后症状缓解出院。出院后上述症状反复，均以口服药物对症治疗。今患者为求进一步诊治来我院，门诊遂以“风湿性心脏病”收入我科。

体格检查

生命体征平稳，无心前区隆起，心尖搏动位于左锁骨中线与第六肋交界外侧0.5 cm，心尖区可闻及3/4级收缩期杂音，向腋下传导。

辅助检查

实验室检查：血常规白细胞正常，感染指标正常。

心电图、心肌酶谱等均未见明显异常。

超声心动图

对患者行TTE检查。

心尖三腔心切面：左心增大，二尖瓣回声增强、增厚，以瓣尖为著，后叶近瓣根处可探及约0.4 cm裂隙，收缩期前叶稍脱入左心房内，二尖瓣对合错位；CDFI提示收缩期二尖瓣探及大量反流，反流呈两束，一束来源于瓣口（偏向左心房后外侧壁），一束来源于后瓣瓣体（图1-1-24）。

右心室流入道切面：三尖瓣可探及轻度反流，反流速度V_{max}=3.0 m/s。

超声提示二尖瓣重度关闭不全，二尖瓣后叶裂或穿孔，左心增大；三尖瓣轻度关闭不

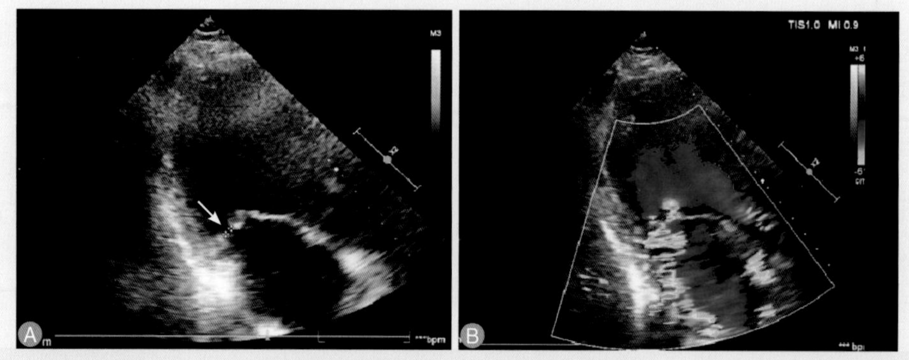

A. 二尖瓣后瓣近瓣根处裂缝约 0.4 cm（箭头）; B. 收缩期二尖瓣探及大量反流，反流呈两束，一束来源于瓣口，一束来源于后瓣近瓣根处。

图 1-1-24　心尖三腔心切面显示左心室 – 左心房通道及瓣膜反流

全，肺动脉收缩压增高。

术中TEE：左心内径增大，二尖瓣前瓣瓣尖增厚，后瓣P2、P3区增厚，瓣下腱索稍融合，瓣环下后壁外探及无回声区，连通左心室和左心房，其心房侧通道内径约2.0 cm，左心室侧通道内径约0.4 cm，该处未发现赘生物、血栓或其他显著的结构异常；收缩期二尖瓣对合稍错位；CDFI提示收缩期二尖瓣探及大量反流，反流呈两束，一束来源于瓣口（偏向左心房后外侧壁），一束来源于上述异常通道；三尖瓣可探及轻度反流（图1–1–25）。

超声提示左心室–左心房异常通道，二尖瓣重度关闭不全（偏心性），左心增大；三尖瓣轻度关闭不全。

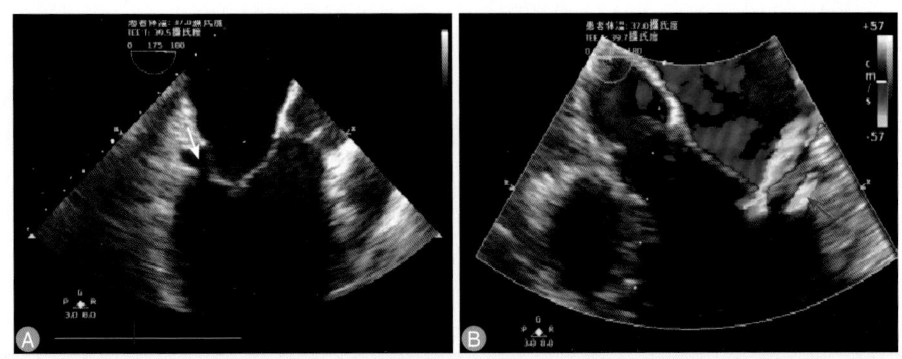

A. 食管中段 TEE 长轴及五腔心切面见左心室 – 左心房通道（箭头）；B.CDFI 见收缩期血流从左心室经通道反流入左心房（箭头）。

图 1–1–25　左心室 – 左心房通道

术中所见

术中病理学检查：二尖瓣瓣环扩大，前叶发育良好，后叶短小，瓣叶增厚，后叶P2区有一异常通道，宽约2.0 cm，连通左心室和左心房；后瓣瓣下腱索部分融合（图1–1–26）。行左心室–左心房异常通道缝闭术及房室瓣成形术。

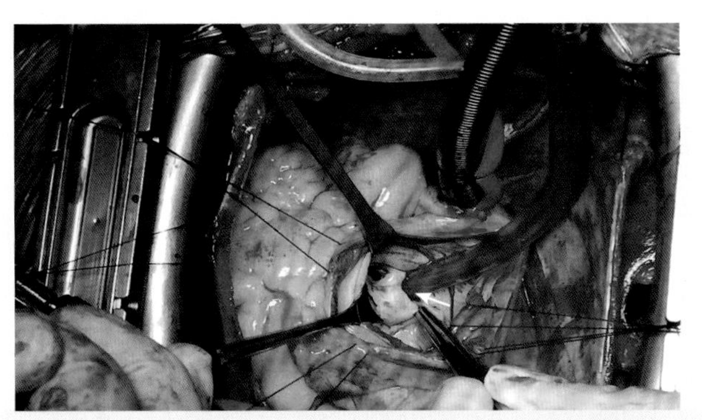

二尖瓣后瓣瓣环处宽约 2 cm 的左心室 – 左心房异常通道（箭头）。

图 1–1–26　术中图片

术后TEE复查：二尖瓣瓣环外未见确切无回声区，二尖瓣探及强回声环，收缩期二尖瓣轻度反流，收缩期三尖瓣微量反流。患者术后无并发症，痊愈出院。

鉴别诊断

左心室–左心房异常通道的左心室面开口在超声心动图的某些切面上仅表现为近瓣环处的回声中断，需与二尖瓣瓣叶裂鉴别：二尖瓣瓣叶裂超声所见回声中断处位于瓣叶上，常继发于感染性心内膜炎瓣周脓肿形成时，其中先天性二尖瓣前叶裂者常伴发于心内膜垫缺损。本例患者最初TTE检查即误诊为二尖瓣后叶裂，TEE探查发现回声中断处位于二尖瓣瓣环外，并可见无回声区连通左心室与左心房。

在病因学上，左心室–左心房异常通道需与慢性感染性心内膜炎进行鉴别，某些二尖瓣瓣环脓肿破溃可形成左心室–左心房异常通道，Chandra S曾报道一例因二尖瓣前瓣环脓肿溃破而形成左心室流出道–左心房瘘，最终导致血流经二尖瓣周腔隙反流入左心房的患者。本例患者无长期发热病史，炎症指标在正常范围内，且术中病例学检查见二尖瓣瓣叶仅增厚，未发现赘生物，故考虑为先天性。另外，先天性患者还需与心脏外科术后形成左心室–左心房异常通道者鉴别，Slim A M曾报道一例主动脉瓣置换术后8年，且曾行主动脉后瓣瓣环扩大术的患者，经TEE检查发现该患者左心室流出道与左心房之间存在7.5 mm交通。本例患者此前未曾行心脏外科手术可资鉴别。Guerreiro R A等报道一例左心室假性动脉瘤通过左心房室通道引起左心房壁夹层的病例，本例患者左心房壁完整，可予以鉴别。

分析讨论

左心室–左心房异常通道是一种罕见的心脏病变，以左心房与左心室之间存在瓣周异常交通为特点，收缩期左心室血流经异常通道反流入左心房，此病甚为少见，容易漏诊和误诊。本例在行TTE检查时，将左心房室异常通道左心室侧开口误诊为二尖瓣后瓣瓣体的裂缝，分析原因如下：反流颈和反流束特点与其观察到的裂缝相吻合；未发现确切的左心房侧通道开口。行术中TEE检查时，二尖瓣后瓣瓣环外左心房室通道显示清晰，血液经异常通道反流入左心房，诊断左心室–左心房异常通道明确，与术中病理学检查所见吻合。TEE可避免肥胖、肋骨影及肺气干扰等多因素的影响，由后向前扫查能更细致清晰地显示处于声束近场的心脏后部结构（如肺静脉、二尖瓣等）的图像。

经验 / 教训

超声心动图观察瓣膜反流时，不仅要对反流做出定量、准确的评估，还要根据反流束的起源和方向，尽可能做病因学上的分析。尤其是做出瓣叶裂的诊断时，需要考虑瓣叶裂形成的原因与患者临床表现是否相符。

病例启示

本病例启示TTE在诊断心脏瓣膜精细病变方面敏感度较低，TEE可显著提高敏感度和特异度，与既往研究结果类似，且怀疑瓣周脓肿者为Ⅰ类TEE指征。因此当TTE不能做出准确诊断时，建议行TEE来证实。

综上所述，左心室–左心房异常通道是一种少见的心脏畸形，行TTE检查时应注意和瓣叶裂的鉴别诊断，必要时行TEE进一步明确诊断。TEE监测对于心脏瓣膜手术前再次评价瓣膜情况，以及术后即刻评估手术效果具有重要的临床意义。

（陈秋佚　罗　玲）

三尖瓣下移畸形合并双孔三尖瓣

病史

患者男性，50岁，胸闷、气紧7月余，加重1月余。无心前区疼痛、咯血及双下肢水肿。当地医院考虑“先天性心脏病（具体不详）”，建议转上级医院行手术治疗。我院超声心动图提示先天性心脏病，三尖瓣下移畸形（Ebstein 畸形）伴轻度关闭不全；右心室增大；房间隔缺损（继发孔型），房水平左向右分流；肺动脉平均压增高。既往无特殊病史。

体格检查

T 36 ℃，P 73次/分，R 19次/分，BP 146/98 mmHg。颈静脉充盈，双肺呼吸音清，无明显湿啰音，心前区无隆起，心尖搏动正常，心界增大，心律齐，胸骨左缘第二至第四肋间闻及收缩期杂音，三尖瓣区闻及收缩期杂音，无心包摩擦音。

辅助检查

心电图：完全性右束支传导阻滞。

胸部X线：心影增大，以右心房增大为主。

腹部超声：左肾囊肿、前列腺增大，余无特殊。

生化检查：未见明显异常。

超声心动图

TTE检查：右心增大，三尖瓣前瓣宽大、冗长，隔瓣短小、明显下移，收缩期三尖瓣少量反流；房间隔中上份近上腔静脉处回声中断，宽约11 mm，该处见双期左向右分流（图1–1–27 ~ 图1–1–30）。

术前TEE：右心增大，双孔三尖瓣，前瓣宽大、冗长，隔瓣短小、明显下移约3.0 cm，后瓣亦明显下移约4.5 cm，收缩期三尖瓣大孔大量反流（图1–1–31），反流速度V_{max}=2.8 m/s，小孔少量反流；房间隔缺损同TTE所见。

术后TEE：三尖瓣回声尚可，隔瓣、后瓣稍上移，三尖瓣探及强回声环，收缩期大孔少量反流；舒张期双孔三尖瓣前向血流未见加速；房水平未见确切残余分流（图1–1–32）。

超声提示先天性心脏病：三尖瓣下移畸形（Ebstein 畸形）伴双孔型三尖瓣，三尖瓣重度关闭不全；房间隔缺损（继发孔型）：房水平左向右分流。

术中所见

心脏增大，以右心增大明显，肺动脉高压；三尖瓣隔瓣及后瓣明显下移约4 cm，房化右

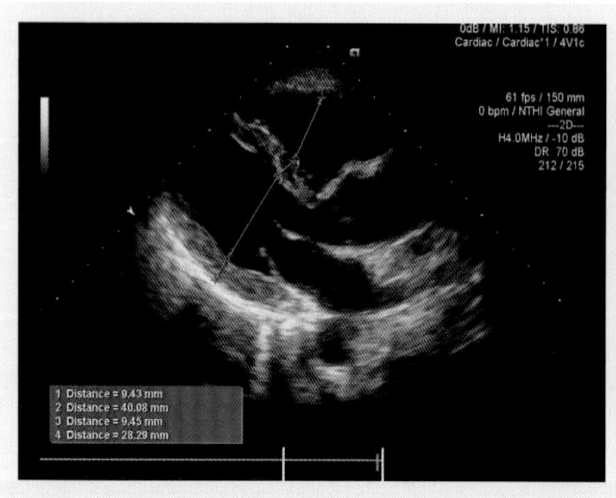

右心室增大。

图 1–1–27　左心室长轴切面

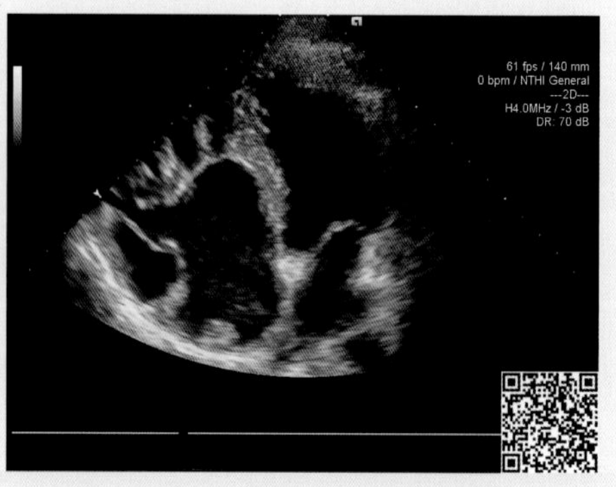

三尖瓣前瓣宽大、冗长，隔瓣下移（动态）。

图 1–1–28　心尖四腔心切面（二维）

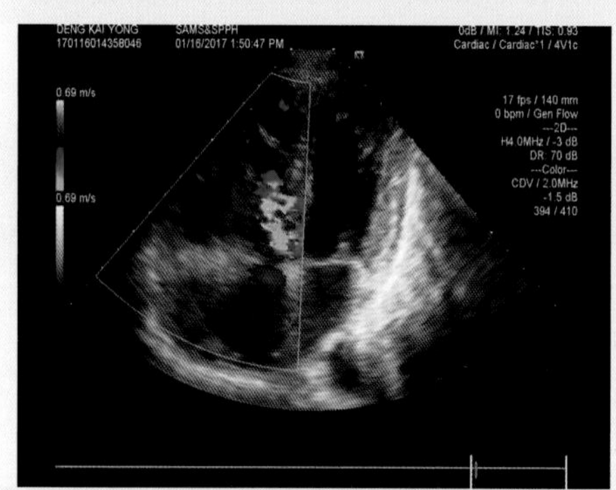

三尖瓣少量反流，起源位置较低。

图 1–1–29　心尖四腔心切面（CDFI）

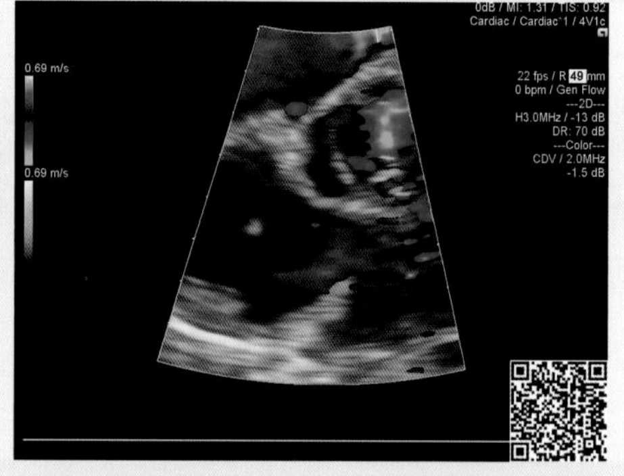

房间隔缺损处左向右分流。

图 1–1–30　胸骨旁大动脉短轴切面（动态）

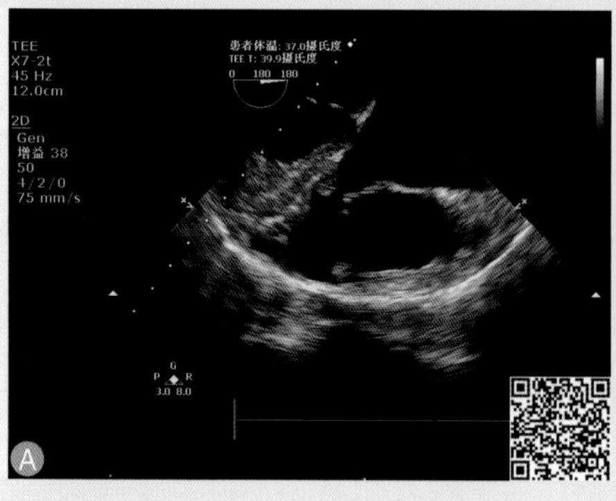

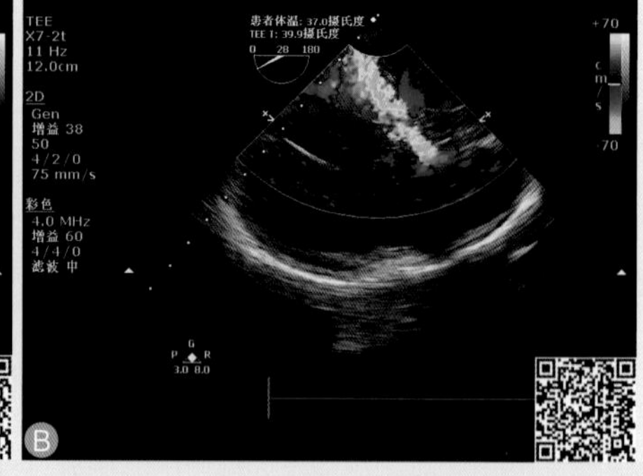

A. 双孔三尖瓣，前瓣宽大、冗长，隔瓣短小、明显下移；B. 双孔三尖瓣之血流，收缩期大孔大量反流。

图 1–1–31　术前 TEE（动态）

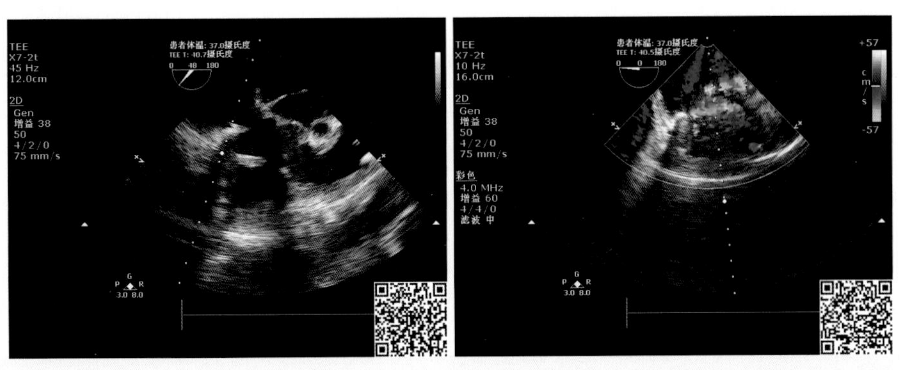

三尖瓣探及强回声环；三尖瓣大孔轻度反流。

图 1-1-32 术后 TEE（动态）

心室明显，右心室被室内肌束分隔成两个心腔且三尖瓣瓣口被分隔成两个瓣口，较小的一个瓣口位于后瓣对应的位置，其下方为较小的右心室腔，两个右心室腔间有一直径约1 cm的通道；三尖瓣瓣环扩张，瓣口大量反流；双孔有独自的腱索及乳头肌。房间隔上份见一大小约10 mm × 15 mm的缺损；4支肺静脉内的血液均回流至左心房。对患者行Ebstein 畸形矫正术+三尖瓣成形术+三尖瓣流入道疏通术+房间隔缺损修补术，术后恢复良好。

鉴别诊断

三尖瓣下移畸形伴双孔型三尖瓣需同三尖瓣瓣叶裂及右心房增大的疾病相鉴别。

三尖瓣瓣叶裂：瓣叶裂，裂缺在瓣叶上，没有相对独立的腱索及乳头肌，多为原发孔型房间隔缺损的并发症。

右心房增大的疾病：大多数有原发疾病，如肺源性心脏病、高原性心脏病、右心室心肌病等，此类疾病多继发于肺动脉高压或右心室功能不全，继而引起右心房增大。

最终诊断

先天性心脏病：三尖瓣下移畸形（Ebstein畸形）伴双孔型三尖瓣，三尖瓣重度关闭不全；房间隔缺损（继发孔型）：房水平左向右分流。

分析讨论

三尖瓣下移畸形，又称Ebstein畸形（Ebstein anomaly），是累及三尖瓣、腱索、乳头肌和心肌（可表现为心肌致密化不全）的一组广泛性病变，主要解剖特点为隔瓣和（或）后瓣及其腱索附着位置下移，瓣膜发育不全、增厚、缺如；前瓣位置一般正常，少数因前瓣叶根部与右心室壁粘连而下移，瓣叶宽大、冗长，呈帆状，且伴有瓣环扩大及房化心室。发病率占先天性心脏病的1%，常合并房间隔缺损、室间隔缺损、肺动脉狭窄及法洛四联症等。该病由胚胎发育早期原始瓣膜内结缔组织和肌肉组织发育障碍所致，既往研究认为与母亲孕早期接触有害化学物质、遗传、既往流产史有关。

临床主要表现为劳累后气急乏力、心悸、发绀和心力衰竭。心电图特点：右心房增大，右束支传导阻滞，房室传导阻滞，V1导联R′波电压低，右胸导联出现Q波伴T波倒置，预激综合征，阵发性心动过速。超声直接征象：隔瓣和（或）后瓣下移，与前瓣附着点间的距离增大，成年人距离>1.5 cm；后瓣下移附于右心室壁上，距瓣环多>2 cm；前叶位于瓣环处，瓣叶冗长，呈帆状，活动幅度增大；对儿童采用隔瓣下移距离（mm）/体表面积（m^2）的指数进行判断，若指数>8 mm/m^2，有诊断价值；胎儿期的诊断标准为中孕期隔瓣和（或）后瓣下移>3 mm，晚孕期下移>5 mm。超声间接征象：明显增大的右心房与房化右心室形成一大房腔，功能右心室减小；CDFI显示三尖瓣反流束起源位置较低；房化右心室内血流紊乱；合并卵圆孔未闭或房间隔缺损时，可见心房水平分流。目前该疾病的治疗主要采用三尖瓣锥形重建术（Cone重建），同时，需加固三尖瓣瓣环，加固瓣环可通过间断缝合或应用成形环，近期及远期疗效较好。预后差异较大，轻者发病较晚，临床症状轻，通过手术治疗预后好，而重者多在胎儿期流产或引产，出生后约80%的患儿在10岁左右死亡。

双孔三尖瓣：一个房室瓣被分为两个相似的功能单位，被称为瓣膜装置重复或双孔瓣膜。重复瓣膜常见于二尖瓣，三尖瓣罕见。三尖瓣畸形很少孤立出现，多与其他畸形合并存在，如心内膜垫缺损、肺动脉瓣畸形、Ebstein畸形、法洛四联症、大动脉转位、二尖瓣畸形、双孔二尖瓣等，其中以心内膜垫缺损最为常见，且心脏畸形决定了患者的预后。该病发病率不清，常规TTE极易漏诊，大多数病例在术中或尸检时被偶然发现。未引起血流动力学改变者的临床症状表现不明显，且不需要特殊处理；反之，若瓣口明显狭窄或关闭不全时，需行手术处理。

经验 / 教训

三尖瓣下移畸形及双孔三尖瓣多合并心脏其他畸形，医师需要观察：①瓣叶的形态、数量、附着部位，确定有无下移及下移程度，四腔心切面可观察前瓣及隔瓣，右心室流入道切面可观察前瓣及后瓣；②瓣口的数量、位置及组成情况；③瓣下装置（如腱索、乳头肌）的数量、位置等；④瓣叶、瓣口及瓣下装置的相互关系；⑤右心房、右心室、房化右心室及功能右心室的大小及发育情况；⑥合并的心脏畸形。双孔三尖瓣是一种罕见的异常，如果对其没有相关认识，极易漏诊，因此，建议当发现房室瓣膜很小或很大的时候，有必要扫查附属瓣口，尤其在调整的胸骨旁短轴及剑突下冠状面扫查。三维超声及TEE有助于提高诊断，尤其是三维TEE的应用对疾病的诊断及手术治疗决策的选择具有重要作用。此外，需将双孔型三尖瓣与三尖瓣瓣叶裂相鉴别。

面对一些解剖结构较复杂的病例时，有必要借助其他影像学检查，如CT、MRI及造影等，以达到准确诊断疾病的目的。

病例启示

扫查先天性心脏病时，尤其是少见的病例，力求全面、仔细，必要时辅以新技术来提高诊断的准确性，从而提高疾病的诊治率。

（陈　佳　左明良）

肺动脉瓣二叶畸形伴重度狭窄

病史

患者女性，34岁，因“反复胸背部疼痛2月余”入院。2个月前无明显诱因出现胸背部疼痛，疼痛较轻微，休息后可缓解，不伴胸闷、气促、心悸等不适。遂于我院就诊，门诊行心脏CDFI提示肺动脉瓣重度狭窄、右心房增大、右心室收缩压增高。建议其接受手术治疗。今患者为求进一步治疗，遂来我院，门诊以“肺动脉瓣重度狭窄”收入我科。

体格检查

T 36.5 ℃，P 76次/分，R 20次/分，BP 123/81 mmHg。HR 76次/分，心律齐，胸骨右缘第二肋间可闻及收缩期喷射样杂音。

超声心动图

左心内径正常，右心比例偏大，右心室偏厚；大动脉短轴切面肺动脉瓣回声偏厚，瓣膜动度稍差，瓣环径为20 mm，瓣上探及隔膜样回声长约1.2 cm，前向血流速度明显增快，平均压差约42 mmHg（图1–1–33）；肺动脉分叉处扩张；收缩期三尖瓣轻度反流，速度约3.2 m/s。

超声提示肺动脉重度狭窄，瓣上隔膜样结构；右心偏大，三尖瓣轻度关闭不全，肺动脉分叉扩张。

术中所见

术中病理学检查所见：心包无粘连增厚，心包腔内可见少量淡黄色清亮液体；心脏正

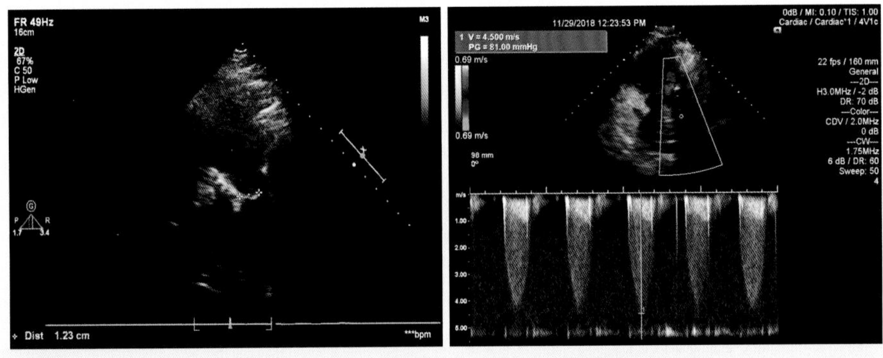

大动脉短轴切面肺动脉瓣回声偏厚，瓣膜动度稍差，瓣上探及隔膜样回声长约 1.2 cm，肺动脉瓣前向血流速度明显增快。

图 1–1–33　肺动脉瓣上隔膜伴重度狭窄

位，心脏增大，以右心房、右心室增大为主，左心室收缩功能尚可。升主动脉未扩张，外径约2.5 cm，肺动脉干及左右肺动脉形态走行正常，主肺动脉可见狭窄后扩张；上下腔静脉外径未见明显扩张。未见动脉导管未闭、永存左上腔静脉、肺静脉异位引流（anomalous pulmonary venous connection，APVC）等。心内探查：肺动脉瓣为二叶瓣，左右排列，交界粘连，瓣上可见隔膜样结构，肺动脉瓣呈重度狭窄，肺动脉瓣下肌束稍增厚，右心室流出道未见明显狭窄。

予以全麻体外循环下行肺动脉瓣狭窄矫治术，术后患者痊愈出院。

鉴别诊断

室间隔缺损：室间隔缺损患者可在心脏左缘第三、第四肋间闻及收缩期杂音，部分患者可伴有震颤。医师将查体结果与心脏超声检查结果相结合可明确诊断。

房间隔缺损：胸骨左缘第二、第三肋间闻及2/3级收缩期吹风样杂音，伴有P_2亢进和固定分裂，收缩期杂音为肺动脉瓣血流速度增快所致，少数患者还可扪及收缩期震颤。心脏超声检查可明确诊断。

最终诊断

先天性心脏病：肺动脉瓣二叶畸形伴重度狭窄，窦性心律，心功能Ⅰ～Ⅱ级。

分析讨论

肺动脉瓣狭窄是先天性心脏病较常见的一种，其发病率约占先天性心脏病发病率的8%～10%。肺动脉瓣狭窄是由肺动脉瓣先天发育不全引起，肺动脉瓣可为三叶瓣，亦可为二叶瓣，可单独存在，也可合并其他心内畸形。有相关研究表明，超声心动图采用肺动脉瓣跨瓣压差评估肺动脉瓣狭窄，与心导管结果高度相关。超声心动图可准确诊断肺动脉瓣狭窄，但由于受个体差异及超声医师经验的影响，在部分患者中超声心动图显示的肺动脉瓣图像并不理想。

该例患者术前超声诊断肺动脉瓣重度狭窄明确，并未提示肺动脉瓣膜异常，术中探查时才发现肺动脉瓣为二叶畸形。术前可能由于超声质量较差或未仔细探查肺动脉瓣膜情况，导致肺动脉瓣叶情况被漏报。

经验 / 教训

在行超声检查发现肺动脉瓣狭窄时，瓣叶增厚粘连、回声增强，此时如能扫查到肺动脉瓣的短轴切面，应注意准确分辨瓣叶的数目及位置；如对图像仍不满意，可结合实时三维超声，以立体直观地显示瓣叶结构。

病例启示

在日常的诊疗工作中，当明确一个诊断时，医师应该进一步将支撑诊断的细节了解清楚，这样才能避免出现不必要的遗漏。

（向 波 陈秋佚）

第二节 退行性及黏液样变心脏瓣膜病

主动脉瓣关闭不全特殊病例

病史

患者男性，71岁，因“反复心悸伴头晕2月余，加重1周”入院。2个月前患者自感胸前区不适，性质不明，无明显活动后心累、气紧，伴有头晕，无黑矇、视物旋转，无明显咳嗽、咳痰，无恶心、呕吐，无胸痛等不适，患者未予以重视。1周前患者上述症状加重，出现夜间阵发性呼吸困难，端坐数分钟后缓解，到当地卫生院住院治疗，心脏CDFI：右心室21 mm，左心室80 mm，左心房40 mm，右心房49 mm × 34 mm，射血分数48%，左心增大，室间隔增厚，主动脉内径增宽，二尖瓣中–重度反流，三尖瓣少量反流，主动脉瓣轻度狭窄伴重度反流，肺动脉中度反流。予以输液治疗（具体不详）后患者自觉症状无明显缓解，遂到我院门诊就诊，门诊以“心功能不全，扩张型心肌病”收入住院。

既往发现血压升高10年余，最高血压180/? mmHg（舒张压具体不详），长期口服“硝苯地平30 mg qd，厄贝沙坦75 mg qn”以控制血压，自诉血压控制可；7年前因冠心病在当地医院行冠状动脉造影及支架植入术（自诉植入3个支架），长期口服“硫酸氢氯吡格雷片50 mg qd，阿托伐他汀钙片20 mg qn”。否认糖尿病、高脂血症、传染病等病史。

体格检查

T 36.5 ℃，P 80次/分，R 19 次/分，BP 144/70 mmHg。颈静脉怒张，肝颈静脉回流征阳性；双肺呼吸音粗，未闻及明显干湿啰音；心尖搏动明显，心律齐，心界增大，各瓣膜区未闻及明显病理性杂音；全腹触软，无压痛、反跳痛，肝脾肋下未触及，移动性浊音阴性。双下肢无水肿。

辅助检查

实验室检查：血常规基本正常，全血超敏C-反应蛋白为1.96 mg/L（–）；肝肾功能（–）；脑钠肽1287 pg/mL。

血培养及鉴定：需氧和厌氧培养5天，无细菌生长

床旁心电图：临界区域Q波，Ⅱ、Ⅲ、aVF，逆时针旋转。

超声心动图

入院后行TTE：左心房、左心室内径增大（图1–2–1）；室间隔、左心室后壁增厚；主动脉窦部内径约42 mm，主动脉窦管交界处内径约39 mm，升主动脉内径增宽，主动脉弓内径约29 mm，降主动脉内径约24 mm，管壁回声增强，搏动僵硬，可视管腔内未探及确切异常回声；主动脉瓣叶增厚，舒张期对合不良，可探及一长约12 mm的条索状强回声附着于主动脉无冠瓣左心室面近瓣根部，随心动周期摆动明显（图1–2–1）。主动脉瓣瓣环径约22 mm；收缩期二尖瓣可探及反流Ⅱ～Ⅲ级；收缩期主动脉瓣前向血流速度稍增快；舒张期主动脉瓣可探及反流Ⅳ级，反流束偏向二尖瓣前叶（图1–2–2）。术中TEE显示，主动脉无冠瓣上一条索状结构长约12 mm，随心动周期往返于主动脉和左心室流出道（图1–2–3）；余同TTE。

超声提示：主动脉瓣增厚伴赘生物形成（感染性心内膜炎？）；主动脉瓣重度关闭不全；二尖瓣轻–中度关闭不全；左心室肥大，左心室舒张功能降低；左心房增大；主动脉窦部、窦管交界部及升主动脉增宽；主动脉硬化。

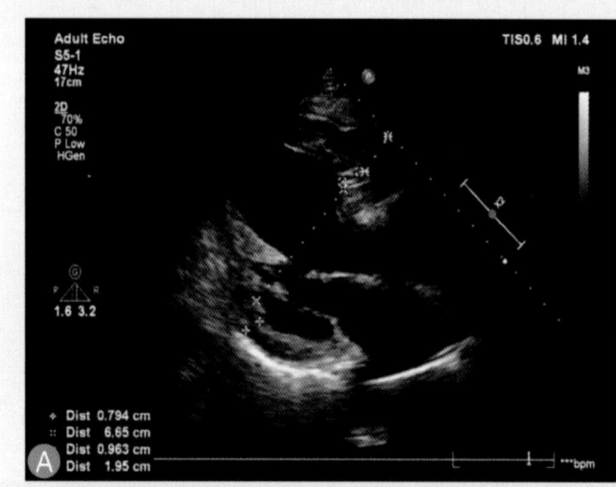

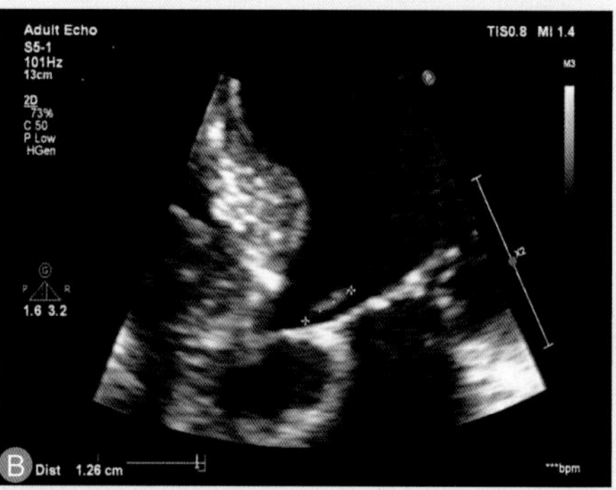

A. 左心室长轴切面显示左心房、左心室内径增大；B. 附着于主动脉无冠瓣左心室面近瓣根部的条索状强回声。

图 1–2–1　入院 TTE 检查

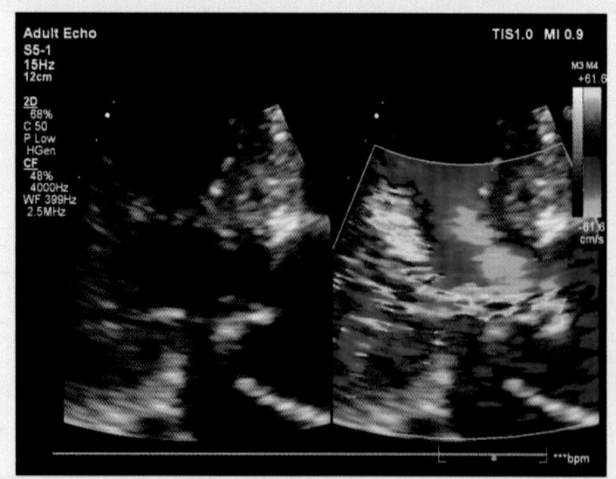

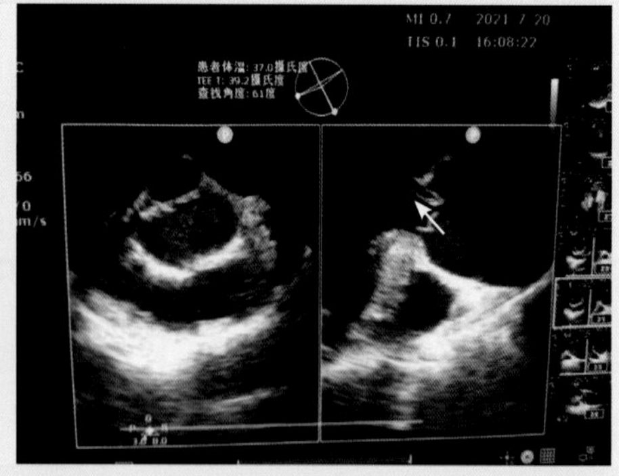

可见舒张期主动脉瓣大量反流，反流束偏向二尖瓣前叶。

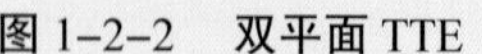

图 1–2–2　双平面 TTE

双平面 TEE 显示主动脉无冠瓣上一条索状结构（箭头）。

图 1–2–3　术中 TEE

术中所见

心内探查：主动脉瓣呈三叶，瓣叶稍增大，瓣环扩张，无冠瓣瓣缘撕脱，仅少部分与瓣叶相连，呈重度关闭不全（图1–2–4）。主动脉壁变薄，内壁可见钙化斑块；左、右冠状动脉开口及位置正常，未见明显钙化斑块。在全麻低温体外循环下行主动脉瓣生物瓣置换+左心房减容+临时起搏导线植入术。术后痊愈出院。

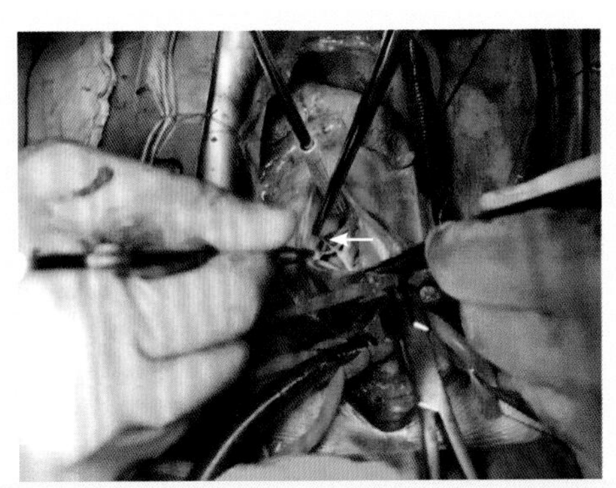

无冠瓣瓣缘撕脱（箭头），仅少部分与瓣叶相连。

图 1–2–4 主动脉瓣关闭不全术中探查所见

鉴别诊断

感染性心内膜炎：该患者主动脉瓣上一条索状结构随心动周期摆动，应与感染性心内膜炎进行鉴别。感染性心内膜炎是由于微生物进入人体心内膜并在心内膜中进行复制，进而发生的炎症反应。瓣膜是感染性心内膜炎患者最容易受损的部分，人体心内膜组织在发生炎症反应后，易出现纤维蛋白、血细胞及细菌等微生物在瓣膜周围的聚集附着，最终形成赘生物，而赘生物形成会导致瓣膜穿孔、断裂及溃疡、脓肿等。该患者无发热、白细胞升高等感染的表现，且血培养为阴性等，可资鉴别。

侵入性瓣膜损害：有侵入性操作的病史，瓣膜可出现穿孔或撕裂等表现。

最终诊断

心脏瓣膜病［Fenestration（开窗）］；主动脉瓣重度关闭不全。

分析讨论

心脏瓣膜病主动脉瓣关闭不全较为常见，病因多以瓣膜退行性病变、风湿为主，而此例病患的病因较为特殊，其是在主动脉瓣退行性变的基础上，由高血压引起高血流动力状态，主动脉瓣受的冲击力较正常者大，因长时间累积效应，主动脉瓣边缘不耐受，出现撕裂，犹如主动脉瓣开窗一样，使主动脉瓣关闭不全，这种类型的心脏瓣膜病，称为Fenestration（开窗）。

这种病例较为少见，一般有瓣膜薄弱的基础病变，可以是先天性，也可以是后天性，如此例患者，有高血压导致的高血流动力状态，也可以是医源性侵入性操作所致的主动脉瓣穿孔、开窗。先天性心脏瓣膜病难以鉴别；后天性心脏瓣膜病如果有易患因素，并出现主动脉瓣关闭不全，就要考虑此种病例的可能性。

如果瓣膜开窗后进一步发展，可能出现瓣膜边缘一端撕脱，另一端固定，撕脱的瓣膜组织会随着心动周期在主动脉管腔内飘动，甚至掉入左心室流出道（主动脉瓣反流严重时）。超声心动图表现为在主动脉瓣附近出现的一条索状稍强回声，一端与主动脉瓣相连，另一端可活动，和心内膜炎的赘生物极其相似，很难区分。从病史来看，该病例没有感染病史，血培养为阴性，因此感染性心内膜炎所致赘生物可能性小。

该病例有主动脉瓣退行性变的易患因素，有高血压的基础疾病所致的高血流动力学，临床出现主动脉瓣关闭不全的表现，超声心动图发现主动脉瓣附近有条索状稍强回声，高度怀疑开窗的可能性，可经手术证实，诊断明确。

经验 / 教训

若主动脉瓣附近出现条索状稍强回声，当一端与主动脉瓣相连，另一端游离时，不能仅考虑感染性心内膜炎赘生物，还需结合病史，综合判断。如果患者为老年，瓣膜有退行性变，加之有高动力血流的因素，要想到Fenestration这种病例的可能性。

病例启示

主动脉瓣关闭不全病因多见，所有导致瓣膜结构发生改变的情况都有可能导致其出现。检查者需具备充足的知识储备和较完善的评价思维，不能先入为主。

（刘洪涛）

巴洛综合征

病史

患者男性，51岁，无明显诱因出现活动后心累、气紧，休息后好转，伴头晕、头痛，无恶心、呕吐、全身乏力等不适，无明显畏寒、寒战等不适，于当地医院就诊，心脏CDFI提示左心扩大、右心房扩大、二尖瓣脱垂伴反流（中度）、心包积液。否认高血压、糖尿病、冠心病等病史。

体格检查

T 36.9 ℃，R 16次/分，BP 119/68 mmHg，HR 86次/分，心律齐。神志清楚，慢性病容，颈静脉无充盈、无怒张，双肺呼吸音清，干湿啰音不明显，二尖瓣区闻及3/6级收缩期吹风样杂音。

辅助检查

血清学检查：除白细胞计数稍微偏高（$11.19 \times 10^9/L$），其余血清学检查均未见明显异常。

心电图：窦性心律。

冠状动脉造影：未见明显狭窄。

超声心动图

胸骨旁左心室长轴切面：二尖瓣回声增厚、冗长，后瓣明显，前瓣A2长约35 mm，后瓣P2长约23 mm，瓣下腱索延长，未见确切腱索断端，收缩期前后瓣脱向左心房，瓣环前后径约42 mm，左右径约47 mm（图1–2–5）。

心尖四腔心切面：左心房、右心房明显扩大，收缩期二尖瓣可探及大量反流，约Ⅳ级（图1–2–6）。

超声提示：二尖瓣黏液样变伴脱垂，重度关闭不全。

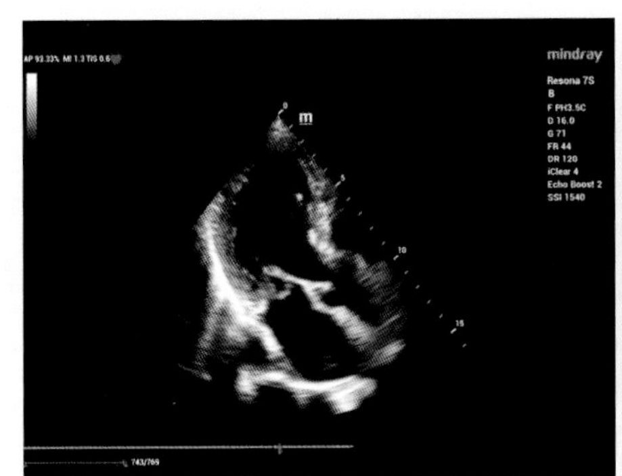

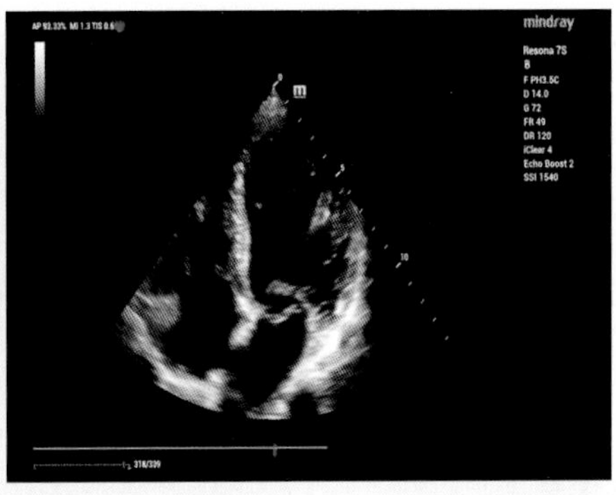

二尖瓣前后瓣冗长，脱向左心房侧。

图 1–2–5 胸骨旁左心室长轴切面

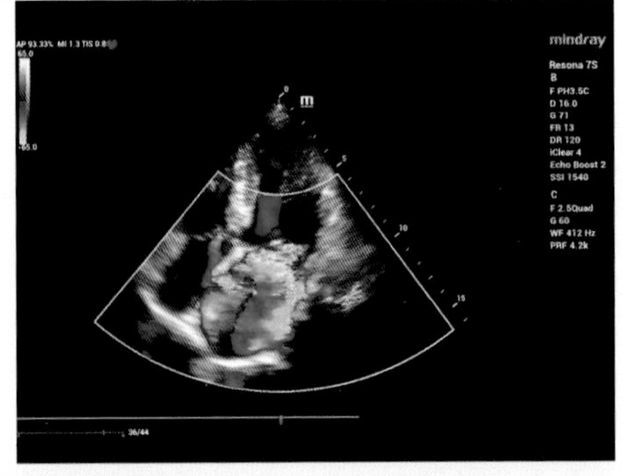

收缩期二尖瓣可探及大量反流。

图 1–2–6 心尖四腔心切面

术中所见

心脏增大，以左右心房增大为主，肺动脉压力升高，三尖瓣瓣环轻微扩大，二尖瓣瓣环明显扩大，瓣叶冗长，部分增厚、卷曲，交界处无粘连，后叶A1、A2处瓣叶卷曲明显，局部腱索缩短，瓣叶、腱索及乳头肌和左心室后壁粘连、钙化，后瓣宽大、冗长，开口重度关闭不全，行二尖瓣机械瓣置换+三尖瓣成形术，术后恢复好（图1–2–7）。

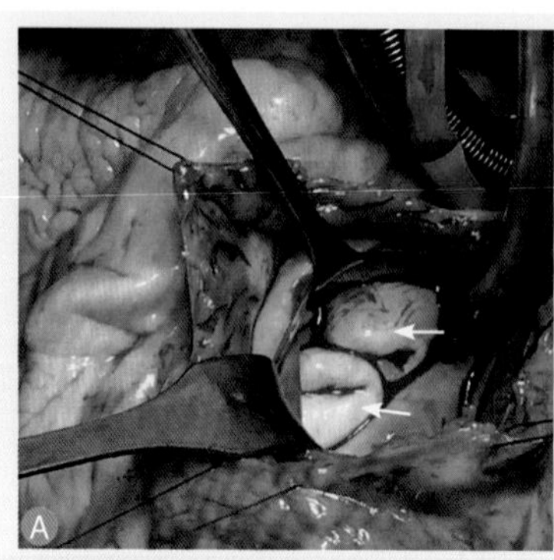

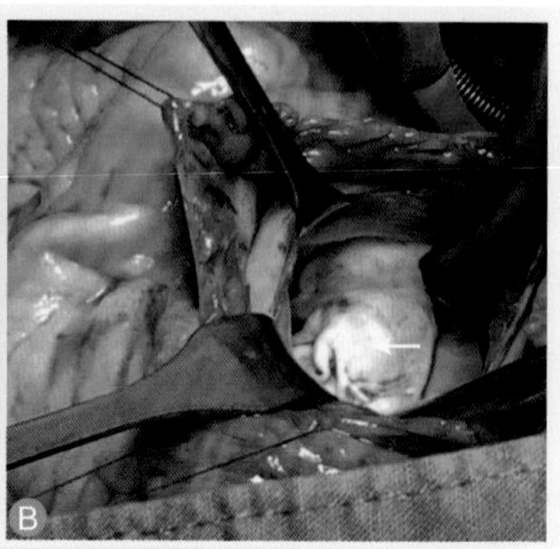

A. 前瓣冗长，部分增厚、卷曲（箭头）；B. 后瓣宽大、冗长（箭头）。

图 1–2–7　二尖瓣前后瓣病变术中所见

鉴别诊断

巴洛综合征（Barlow syndrome）又称原发性二尖瓣脱垂，主要与以下继发性二尖瓣脱垂的病因相鉴别。

（1）遗传性结缔组织病，如马方综合征、黏多糖贮积症等。

马方综合征常见表现：①特殊骨骼变化，即管状骨细长，尤以指、掌骨为著，骨皮质变薄、纤细，呈蜘蛛指样改变；②眼部症状；③家族史，可与之鉴别。

黏多糖贮积症常见症状：①粗糙面容；②角膜混浊；③关节僵硬；④身材矮小；⑤肝脾增大；⑥智力落后等。可根据尿液黏多糖定量和电泳结果与巴洛综合征相鉴别。

（2）风湿性疾病：系统性红斑狼疮（systemic lupus erythematosus，SLE）、结节性多动脉炎等，可根据血清学免疫因子鉴别，SLE常有发热、关节炎、面部蝶形红斑、脱发、光过敏及口腔溃疡等表现，结节性多动脉炎的动脉炎性病变可与之鉴别。

（3）风湿性心脏病：常伴有瓣膜增厚、交界处粘连等改变，较少单独出现二尖瓣关闭不全的表现，可与之鉴别。

（4）冠心病（乳头肌综合征、乳头肌或腱索断裂）：常伴有乳头肌功能失调或者乳头肌断裂，仔细观察乳头肌结构，以及结合患者有无冠心病病史可以鉴别，本例患者冠状动脉造影未见异常，可以排除该诊断。

最终诊断

巴洛综合征。

分析讨论

巴洛综合征，即原发性二尖瓣膨隆和脱垂，是指由于二尖瓣叶、瓣环和腱索等结构发生黏液样变性，瓣叶增厚、松软伴有冗赘组织，导致二尖瓣叶在心室收缩时向左心房膨隆和脱垂。该病患者大部分为散发性（非家族性），少数呈家族性发病，似属于常染色体显性遗传。巴洛综合征在青年人中女性比男性多见（2∶1），但在中年和老年患者中男女的发病率相似。本病大多见于成年患者，少见于儿童。巴洛综合征患者绝大多数的预后良好，患者可患病多年而无自觉症状，临床表现可无变化。少数病例可因各种并发症以致预后不良。

本例患者有明显的临床症状，超声扫查发现二尖瓣脱垂非常明显，对二尖瓣脱垂的病因，在排除了其他继发性二尖瓣脱垂的病因后方可诊断。

经验 / 教训

本例患者体检发现二尖瓣脱垂伴反流，临床无其他可导致二尖瓣脱垂疾病的相应症状，超声心动图诊断时应注意寻找导致二尖瓣脱垂伴大量反流的原因并予以鉴别，找到其最终的病因。

病例启示

超声心动图对二尖瓣脱垂有很大的诊断价值。将本例患者诊断为二尖瓣脱垂很明确，但二尖瓣脱垂的病因却需要结合多种指标综合判断，对一个病例一定要追根究底，挖掘其产生的深层次病因，才能更好地帮助我们理解这个疾病。

（王　腆　左明良）

第三节　感染性心内膜炎、心肌炎

二尖瓣脓肿伴穿孔

病史

患者男性，56岁，因“反复发热3个月”入院。3个月前开始出现发热，体温常在下午5点升高，波动在37～38.8 ℃。以“上呼吸道感染”在门诊治疗2月余疗效不佳，体重减轻10 kg。入院前3天体温高达39 ℃，伴右踝关节肿痛，血常规提示白细胞总数和中性粒细胞总数升高。无胸痛、咯血及双下肢水肿。既往无高血压、冠心病等病史。入院后第4天和第10天的两次血培养结果均提示解没食子酸链球菌巴氏亚种阳性。

体格检查

入院时T 37.3 ℃，P 77次/分，R 20次/分，BP 117/62 mmHg。心脏听诊未闻及病理性杂音，双肺呼吸音正常，未闻及干湿啰音。

超声心动图

- 第一次超声心动图

入院第8天行TTE检查：左心室舒张末期内径为47 mm；左心房稍大，左心房前后径为39 mm；升主动脉增宽，内径为39 mm。胸骨旁心底短轴切面：主动脉瓣叶呈前后二叶式排例，瓣叶增厚。心尖二、三、四腔切面：二尖瓣A2区及A3区增厚。CDFI：主动脉瓣中量反流；二尖瓣少量反流。超声提示二叶式主动脉瓣畸形伴主动脉瓣中度关闭不全；二尖瓣局部增厚伴轻度关闭不全。考虑感染性心内膜炎可能性大，建议进一步行TEE检查协助诊断。

- 第二次超声心动图

入院第15天行TTE和TEE检查。

TTE：左心室增大，左心室舒张末期内径为60 mm；左心房增大，其大小约40 mm × 57 mm × 54 mm；主动脉窦部增宽，前后径为44 mm；升主动脉增宽，内径为43 mm。心尖四腔切面：二尖瓣前叶明显增厚（图1–3–1A）。心底短轴切面：主动脉瓣叶呈前后二叶式排列，瓣叶增厚（图1–3–1B）。

TEE：二尖瓣前叶明显增厚，向上累及主动脉窦部后壁，其内可见两处直径约8 mm的类圆形无回声区；二尖瓣轻度关闭不全；主动脉瓣叶呈二叶式，瓣叶明显增厚，收缩期瓣叶开放稍受限，舒张期主动脉瓣前、后叶对合错位。

CDFI：主动脉瓣中度关闭不全，收缩期可见反流束起源于主动脉瓣前后叶对合错位处，明显偏向二尖瓣前叶根部后再向心尖部位折返，部分切面酷似主动脉瓣后瓣瓣根部穿孔（图1–3–2）。以减慢速度回放分析存储的动态图像后发现：位于增厚的二尖瓣前叶内的两

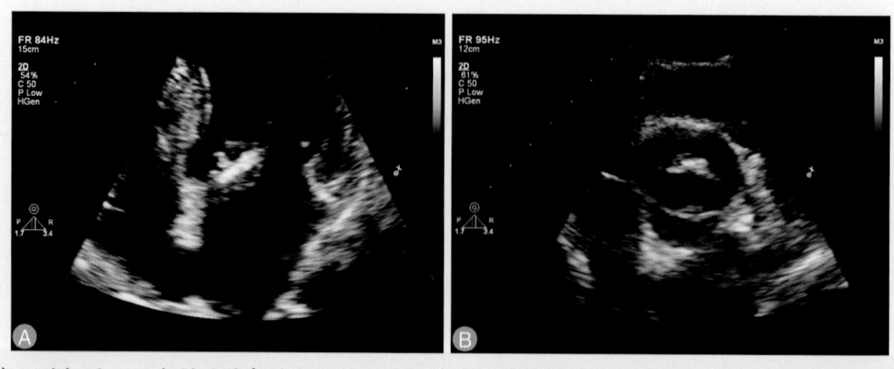

A. 心尖四腔切面：二尖瓣区局部放大显示二尖瓣前叶显著增厚；B. 心底短轴切面：主动脉瓣叶区域局部放大显示主动脉瓣呈前、后二叶式，瓣叶增厚。

图 1–3–1　第 2 次 TTE 检查（入院第 15 天）

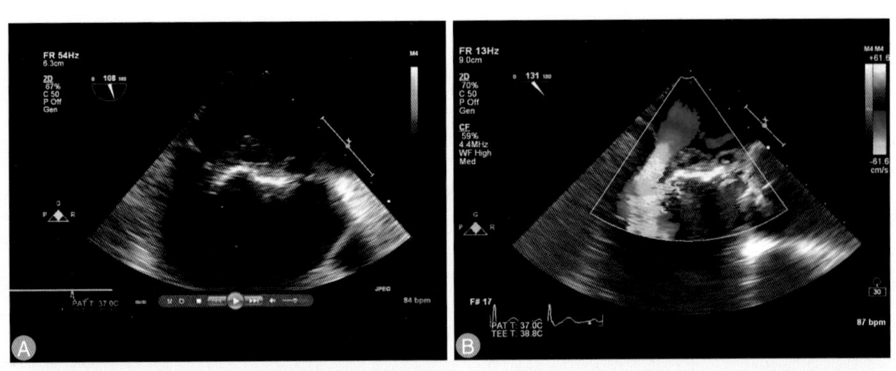

A. 二尖瓣前叶明显增厚，其内可见类圆形无回声区；B.CDFI 显示增厚的二尖瓣前叶内的两处无回声区均有血流信号。

图 1-3-2 TEE 检查（入院第 15 天）

处类圆形无回声区均有来自左心室的血液灌注（图1-3-2）。

超声提示感染性心内膜炎：二叶式主动脉瓣畸形伴主动脉瓣中度关闭不全及轻度狭窄；二尖瓣前叶脓肿伴二尖瓣轻度关闭不全。

- 第三次超声心动图

入院第31天头颅CT检查提示有蛛网膜下腔出血，暂缓手术，并持续抗感染治疗。入院第51天复查TTE：左心室增大，舒张末期内径为60 mm；左心房增大，大小约59 mm × 39 mm × 36 mm；升主动脉增宽，内径为37 mm。心底短轴切面：二叶式主动脉瓣畸形。胸骨旁左心室长轴切面及短轴切面：二尖瓣前叶夹层。CDFI：主动脉瓣中量反流；二尖瓣大量反流。

超声提示感染性心内膜炎：二叶式主动脉瓣畸形伴主动脉瓣中度关闭不全；二尖瓣前叶夹层伴二尖瓣重度关闭不全。

- 术中超声心动图

入院第52天行手术治疗。术中超声心动图：与入院第15天的TEE比较，二尖瓣前叶内的两处类圆形无回声区明显增大，二尖瓣前叶形态酷似夹层，且心室收缩期可见明显的二尖瓣前叶穿孔；二尖瓣前后叶对合不良；主动脉瓣叶启闭稍受限。CDFI：二尖瓣大量反流；主动脉瓣中量反流。术中探查后进行二尖瓣及主动脉瓣人工机械瓣置换术。

超声提示：二尖瓣前叶脓肿、穿孔伴夹层形成，二尖瓣重度关闭不全；先天性二叶式主动脉瓣畸形，主动脉瓣轻度狭窄伴中度关闭不全；升主动脉增宽；左心增大。

术中所见

二尖瓣前叶增厚、穿孔，经穿孔处探查发现二尖瓣前叶夹层形成，前后叶脓肿形成、穿孔，表面可见多个直径约2 mm大小的粟粒状赘生物附着（图1-3-3A）；主动脉瓣呈二叶式，瓣叶增厚，未见赘生物附着及穿孔（图1-3-3B）；升主动脉稍增粗；左心增大。行二尖瓣及主动脉瓣人工机械瓣置换术。病理学检查报告：送检二尖瓣组织玻璃样变、黏液变性；送检主动脉瓣组织玻璃样变、黏液变性、灶性钙化。

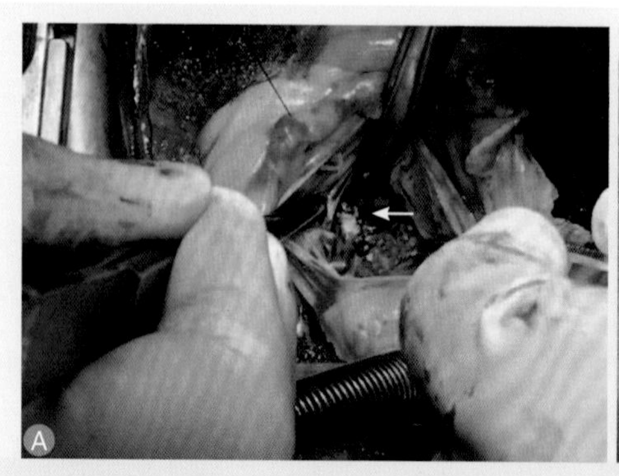

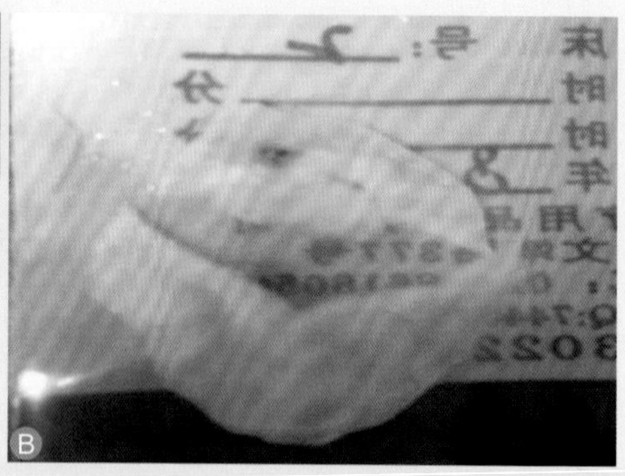

A. 二尖瓣前瓣脓肿、穿孔形成及表面粟粒状细小赘生物（箭头）; B. 手术切除的二叶式主动脉瓣。

图 1-3-3　二尖瓣脓肿伴穿孔术中所见及标本

鉴别诊断

二尖瓣瘤（mitral valve aneurysm，MVA）：1729年Morand 首次描述了这种病变。二尖瓣瘤是二尖瓣瓣叶组织向左心房一侧的袋状突起，通过瓣叶上的开口与左心室交通，收缩期因充盈而膨起，舒张期因排血而塌陷。绝大多数位于二尖瓣前叶，偶见于后叶，常与主动脉瓣关闭不全同时存在。

二尖瓣主动脉瓣瓣间纤维假性动脉瘤：该病变在1966年由Waldhausen等首次描述，常见于感染性心内膜炎患者。二尖瓣主动脉瓣瓣间纤维是隔离主动脉根后部与二尖瓣前叶基底部之间的薄层纤维组织，连接主动脉无冠瓣和相邻左冠瓣的1/3、二尖瓣前叶，其后外侧界为左心房，下界为左心室流出道，上界为心包。该区域易被破坏而引起严重并发症，如脓肿、动脉瘤等。特征性超声表现：二尖瓣主动脉瓣瓣间纤维假性动脉瘤位于二尖瓣前瓣与主动脉无冠瓣瓣下之间，囊体随心动周期均有明显的膨胀与收缩，CDFI显示囊内见大量花色湍流。

最终诊断

感染性心内膜炎：二尖瓣赘生物形成伴二尖瓣穿孔，二尖瓣前叶夹层形成；二叶式主动脉瓣畸形伴主动脉瓣轻度狭窄及中度关闭不全。

分析讨论

感染性心内膜炎累及二尖瓣的病理学基础往往是存在二尖瓣病理性损伤。很明显本例患者二尖瓣病变的祸根是先天性二叶式主动脉瓣畸形合并的偏心性高速反流对二尖瓣前叶根部左心室面的机械性损伤。在近5个月的发热病程中，二尖瓣前叶随着感染的进展从增厚、左心室面穿孔，到二尖瓣前叶局部囊变并逐渐被细菌“掏空”，最终在血流的冲刷下形成夹层及左心房与左心室之间的贯穿性穿孔。整个病程较长，二尖瓣也经历了复杂的病理形态学变化。

经验 / 教训

先天性二叶式主动脉瓣畸形是心脏科的常见病变。本例患者的二叶式主动脉瓣瓣叶明显增厚，瓣缘对合错位，导致显著的偏心性主动脉瓣反流。这一偏心性反流在抵达二尖瓣前叶根部时呈90°向左心室腔折返，极易被误认为是主动脉瓣的瓣根部穿孔。行TEE检查时需要慢速动态回放声像图，仔细观察和鉴别。

本患者的二尖瓣前叶囊性病变区域内早期有来自左心室腔的血液灌注，但在快速的心脏跳动下很容易遗漏这一重要发现。在观察心脏囊性病变时要实时调节CDFI的速度标尺以针对性地显示可能存在的低速血流信号，并一帧一帧回放进行仔细观察。

病例启示

本例患者二尖瓣严重感染的诱因之一为先天性二叶式主动脉瓣畸形合并的高速偏心性湍流对二尖瓣前叶的冲击损伤。病变初期二尖瓣前叶因感染出现增厚，左心室面局部出现穿孔。随着病情发展，二尖瓣叶的病变坏死液化区逐渐扩大，在血液的冲刷下逐步形成二尖瓣囊肿及夹层，并出现二尖瓣前叶的贯穿性穿孔及严重的二尖瓣关闭不全。尽管应用了TEE，仍然难以发现瓣膜上的细小赘生物。二尖瓣脓肿的超声诊断结论需基于典型的超声心动图特征，并密切结合患者的临床表现和血培养结果。

（陆 景 左明良 付 锴）

人工机械瓣置换术后感染性心内膜炎瓣周漏

病史

患者男性，51岁，主动脉瓣、二尖瓣置换术后6年发现二尖瓣机械瓣瓣周漏3月余，心累、气紧1月余。否认肝炎、结核等传染病及糖尿病病史。既往有高血压病史，最高血压为160/80 mmHg。

体格检查

T 36.2 ℃，P 77次/分，R 18次/分，BP 105/58 mmHg，一般发育正常，胸部正中见长约15 cm手术疤痕。心尖搏动正常，无震颤。无心包摩擦感，可闻及机械瓣开瓣音，四肢无水肿。

辅助检查

血常规：白细胞及中性粒细胞比例增高。

C-反应蛋白升高、红细胞沉降率增快。

肝肾功能检查：轻度受损。

超声心动图

左心室长轴切面：二尖瓣、主动脉瓣瓣位人工机械瓣置换，左心房增大。CDFI：二尖瓣人工机械瓣瓣架（原后叶瓣环）外侧收缩期探及明显的反流信号。左心室短轴切面：瓣架外2点钟位置可见大量反流信号（图1-3-4，图1-3-5）。

超声提示：二尖瓣、主动脉瓣瓣位人工机械瓣置换术后，二尖瓣瓣位人工机械瓣瓣周漏。

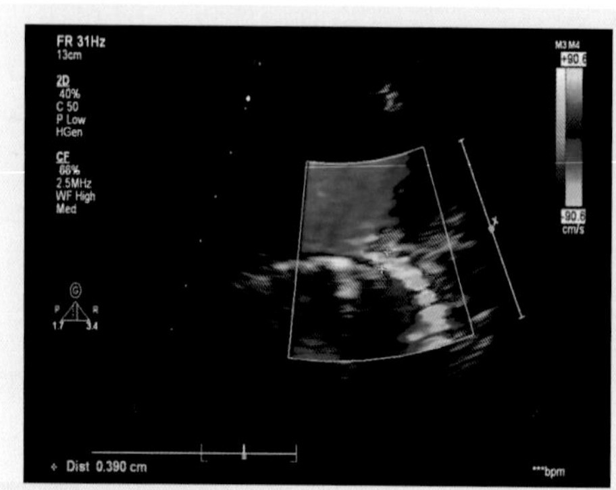

二尖瓣人工机械瓣瓣架（原后叶瓣环）外侧收缩期探及明显的反流信号。

图 1-3-4　左心室长轴切面

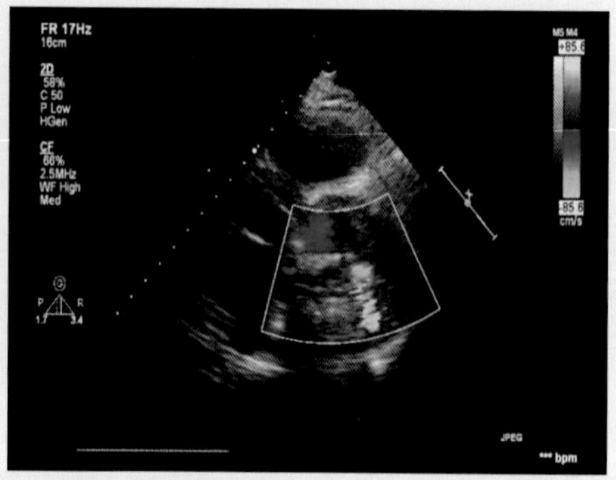

瓣架外 2 点钟位置可见大量反流信号。

图 1-3-5　左心室短轴切面

二维TEE CDFI：二尖瓣人工机械瓣瓣架外靠近主动脉瓣处探及大量瓣周反流信号（图1-3-6A）。双平面：除二尖瓣-主动脉瓣间瓣周漏外，二尖瓣瓣位人工机械瓣前瓣外侧靠近右心室流出道探及反流信号（图1-3-6B）。

三维TEE显示二尖瓣人工瓣瓣架外两处回声中断。

术中所见

二尖瓣人工瓣瓣架外多处回声中断，共计范围宽8 mm，周围组织灰白、质脆，未见确切

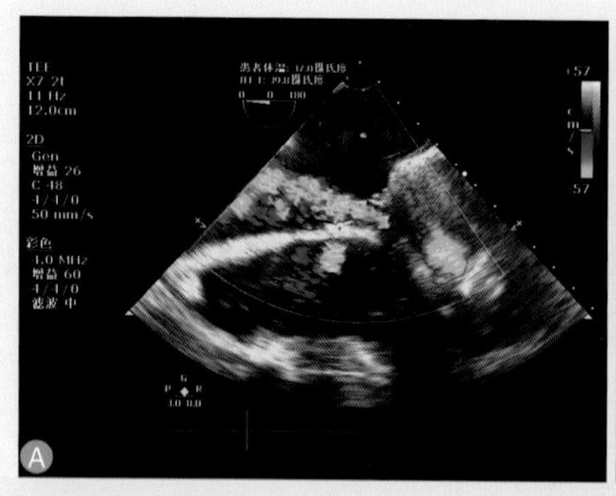

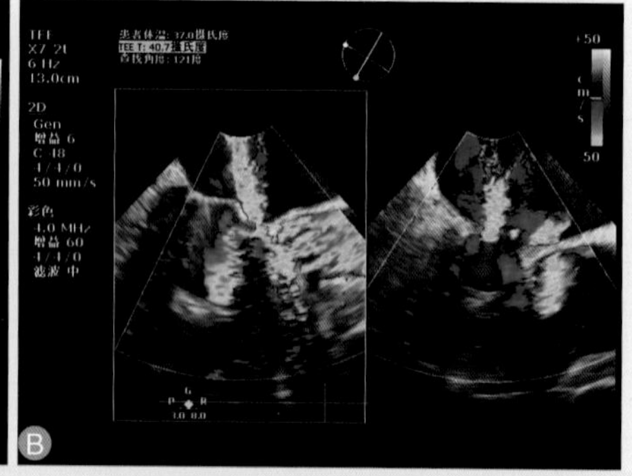

A. 二尖瓣人工机械瓣瓣架外靠近主动脉瓣处探及大量瓣周反流信号；B. 双平面显示除二尖瓣 - 主动脉瓣间瓣周漏外，二尖瓣瓣位人工机械瓣前瓣外侧靠近右心室流出道探及反流信号。

图 1-3-6　人工机械瓣瓣周异常血流信号

赘生物结构。

鉴别诊断

将人工机械瓣瓣架内反流与瓣周漏相鉴别。

人工机械瓣瓣架内反流：一般反流时间很短，彩色血流色彩单一、深暗，不易显示，通常易与异常反流相鉴别。

最终诊断

二尖瓣、主动脉瓣瓣位人工机械瓣置换术后，二尖瓣人工机械瓣多处瓣周漏，大量反流。

分析讨论

据文献报道，瓣周漏的发生率为2%~17%，60%的瓣周漏发生在第一次瓣膜置换术后的1年内。瓣周漏的高危因素：瓣环钙化、感染、缝合技术及瓣膜的大小和形状等。本例患者感染指标增高，术中见瓣周组织灰白、质脆，考虑感染所致瓣周漏。与第一次心脏手术相比，再次心脏瓣膜置换术已不是影响病死率的独立危险因素。手术时机的抉择更重要。关于人工瓣膜瓣周漏的处理，文献报道尚有不同意见。一般认为大多数瓣周漏因漏口较小，为良性无症状或仅有少量反流，没有明显的血细胞破坏和血流动力学改变，可进行严密的随访观察。约10%的漏口较大，有临床表现，如合并溶血性贫血，应及时手术。然而，瓣周漏患者易合并人工瓣膜心内膜炎，因此，也有人主张一旦确诊瓣周漏，均应行手术治疗。

经验／教训

本例患者是瓣膜置换术后较为常见的并发症之一：瓣周漏。确诊对于超声医师来说不是难点，关键在于对多处瓣周漏位点的发现及病变位置的准确判断，所以，超声医师对TEE图像的准确把握和描述在外科手术监测中尤为重要。

病例启示

TEE在外科手术监测和术后即刻评估中发挥着极其重要的作用。实时三维TEE能够实时动态再现心脏立体解剖结构，有助于对病变的同步观察和术后是否存在瓣周漏的评估，尤其是对于病变准确位置的评估更有助于外科手术者的把握，所以，对于超声医师来说，把超声图像与外科医师的视野所见准确吻合至关重要。

（孟庆国）

心肌炎合并二尖瓣反流

病史

患者女性，35岁，因“双下肢及面部水肿1月余”入院。患者于1个月前感冒后出现双下肢及面部水肿，伴咳嗽、咳痰，咳白色泡沫痰，伴活动后气紧，休息后缓解，到当地医院就诊，心脏CDFI显示“风湿性心脏病：二尖瓣中–重度关闭不全，主动脉瓣反流，三尖瓣反流”。治疗缓解后出院，现为求进一步诊治到我院门诊就诊，以“风湿性心脏病”收入院。

既往史：10年前患骨结核、阑尾炎，否认高血压、冠心病、糖尿病等慢性疾病史。无烟酒等不良嗜好，家族中无类似疾病史。

体格检查

T 36 ℃，P 63次/分，R 20次/分，BP 88/54 mmHg，颈静脉无怒张，双肺呼吸音清，未闻及明显干湿啰音，无心前区隆起，心尖搏动正常，心界增大，HR 63次/分，心律齐，心尖区闻及连续性杂音，无心包摩擦音。双下肢无明显水肿。

辅助检查

实验室检查：抗链球菌溶血素、类风湿因子、心肌酶谱、心肌损伤标志物未见明显异常；脑钠肽轻度升高（291.2 pg/mL）。

冠状动脉造影：冠状动脉呈左优势型；左主干、左前降支、回旋支、右冠状动脉均未见明显狭窄。

心脏MRI：左心增大，左心室、左心房四腔心最大层面分别约77 mm×55 mm、63 mm×64 mm；左心室各壁运动幅度降低，以左心室基底段最明显（图1–3–7）；心肌变薄，首过灌注未见异常，延迟增强扫描心尖及左心室侧壁基底段见片状延迟强化（左心室侧壁基底段明显）（图1–3–8）；二尖瓣、三尖瓣收缩期见反流低信号束达整个心房；心包未见明显增厚及积液；心脏上述改变，综合考虑不除外心肌炎？或扩张型心肌病改变？请结合临床及相关检查并随访复查。

动态心电图：最慢心率为48次/分，房性期前收缩14次，14次均为单发，多源性室性期前收缩14 080次，其中单发室性期前收缩13 788次，成对室性期前收缩133次，阵室性心动过速6阵，二联律1059阵，三联律359阵；ST-T未见明显异常；心率变异性正常。

超声心动图

左心室长轴切面：左心房、左心室内径明显增大；二尖瓣回声稍增强、增厚，瓣尖明显，舒张期二尖瓣可见中–重度反流（图1–3–9）。

左心室短轴切面：左心室各壁运动幅度偏低（图1–3–10）。

心尖四腔心切面：二尖瓣中–重度反流，三尖瓣轻度反流（图1–3–11）；射血分数52%

第一章　心脏瓣膜疾病

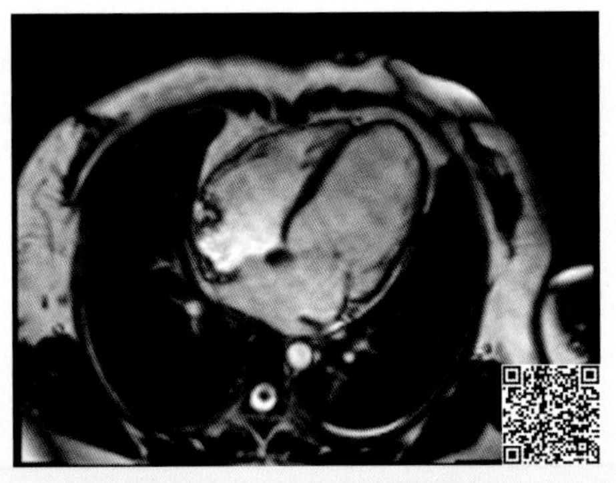

左心房、左心室均增大，心肌变薄，左心室运动幅度减低，以左心室基底段最明显。

图 1–3–7　四腔心切面 MRI（动态）

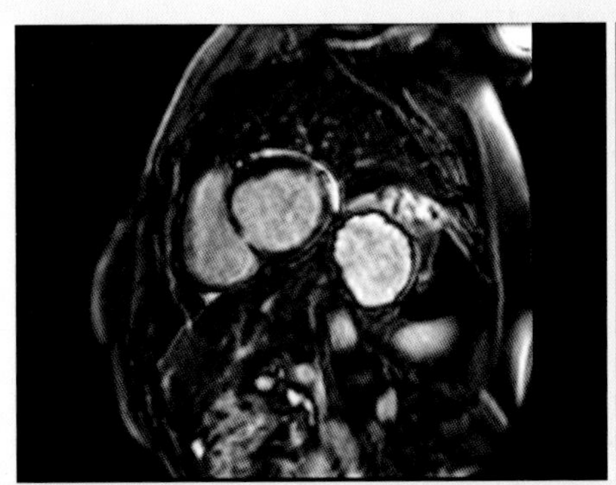

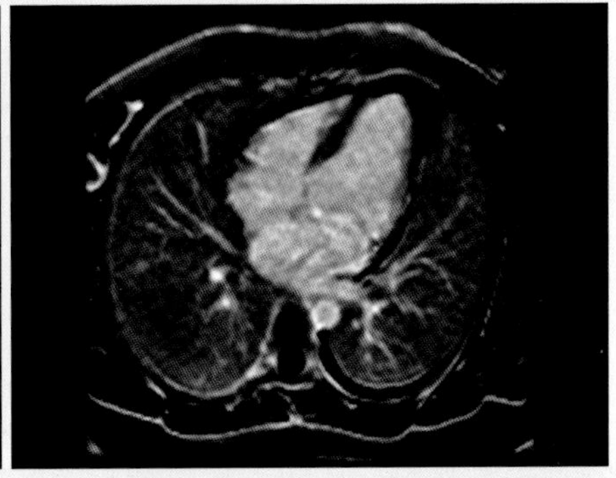

心尖及左心室侧壁基底段见片状延迟强化（左心室侧壁基底段明显）。

图 1–3–8　延迟增强扫描

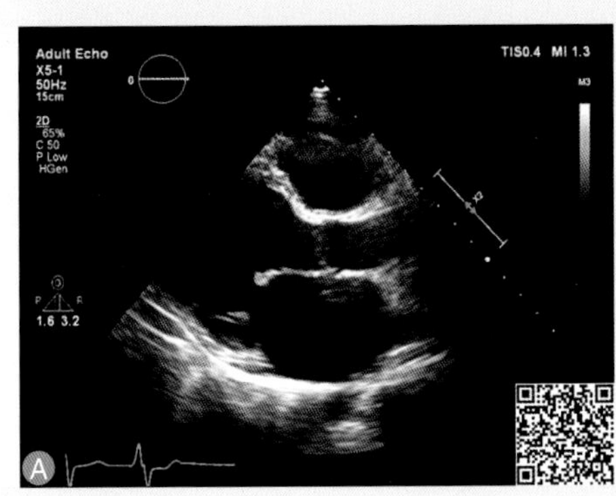

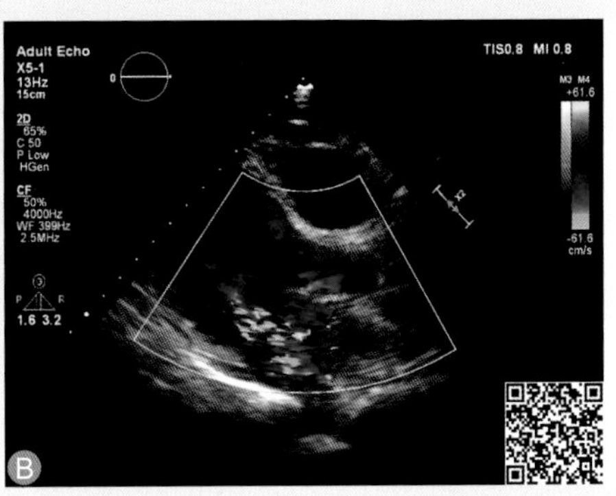

A. 左心房、左心室明显增大，二尖瓣瓣尖回声增强，室间隔及左心室后壁搏动幅度明显减低；B. 舒张期，二尖瓣上可见中－重度反流。

图 1–3–9　左心室长轴切面（动态）

（Simpson法）。二尖瓣前向血流频谱：E=1.1 m/s，A=0.85 m/s（图1–3–12）。

综合以上超声心动图检查结果，患者左心房、左心室增大伴左心室弥漫性运动幅度减低，同时合并多瓣膜关闭不全，病因学诊断更倾向于继发于左心功能不全的继发性瓣膜反流。

超声提示：左心房、左心室增大；左心室收缩功能为正常低限；二尖瓣中–重度关闭不

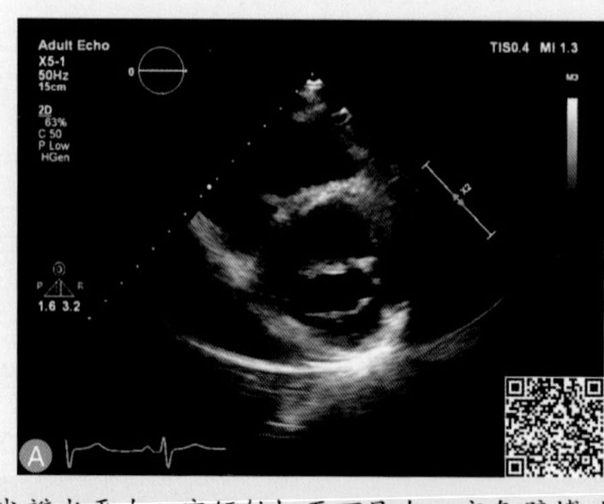

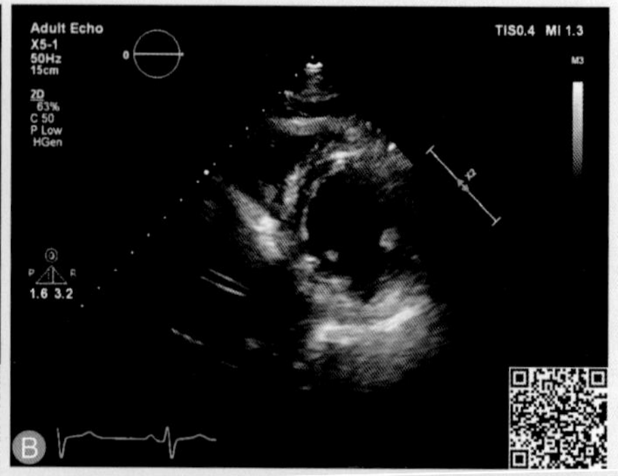

A. 二尖瓣水平左心室短轴切面可见左心室各壁搏动幅度减低；B. 乳头肌水平左心室短轴切面，左心室各壁运动幅度减低。

图 1-3-10　左心室短轴切面（动态）

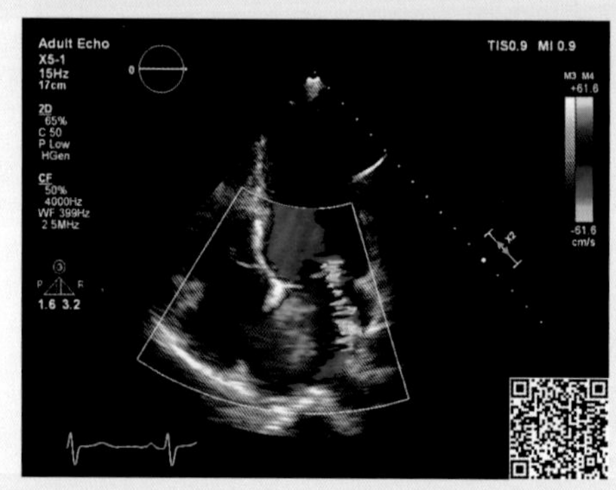

可见二尖瓣偏心性中 - 重度反流，反流束偏向左心房后外侧壁。

图 1-3-11　四腔心切面（动态）

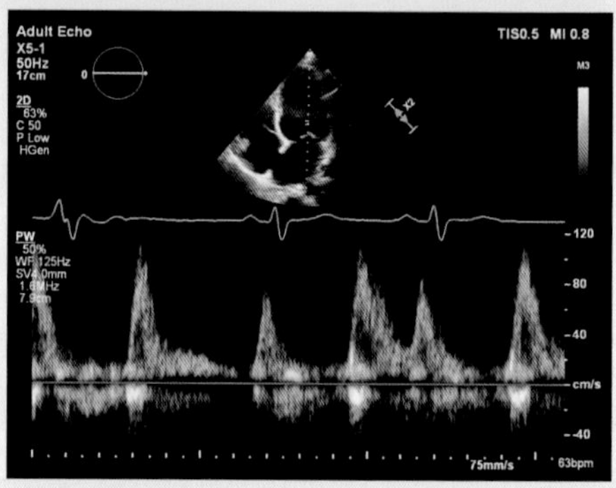

仍为双峰，但节律不齐，E > A。

图 1-3-12　二尖瓣前向血流频谱

全，三尖瓣轻度关闭不全。

鉴别诊断

临床上需将本病例与风湿性心脏病、缺血性心脏病、扩张型心肌病和心肌炎等疾病相鉴别。

风湿性心脏病：本例患者瓣膜病变不重，且不典型，二维超声显示没有瓣尖的明显粘连，二尖瓣前向血流速度不快，以瓣膜关闭不全为主而非狭窄，可以排除瓣膜性心脏病。

缺血性心脏病：冠状动脉造影显示所有冠状动脉均正常，未见明显狭窄，且本例患者没有冠状动脉疾病风险因素，故可排除。

扩张型心肌病：本例患者左心房、左心室增大，左心室运动幅度弥漫性减低，二尖瓣关闭不全，虽然二尖瓣有增厚，但可能为长期瓣膜反流冲击造成。若不能排除该诊断，需借助MRI检查。

心肌炎：心肌炎患者常有“感冒”等前驱症状，轻症者心脏无任何表现，重症者可有心包积液、心脏扩大、瓣膜关闭不全等，心脏MRI可提供一定的诊断价值。

最终诊断

本例患者为心肌炎。

分析讨论

心肌炎常被认为是由各种感染性致病因子、心脏毒素等造成的一系列高敏反应及自身免疫异常所引起，其中病毒感染被认为是其重要致病因素。其临床症状也多种多样：可无任何特殊表现，亦可有胸痛、心律失常、心源性休克，甚至猝死。由于其是青年患者心源性猝死的重要原因之一，而且亦是扩张型心肌病的重要致病因素之一，因此早期诊断至关重要。

病史、实验室检查（炎性标志物、心肌酶谱）、心电图均缺乏特异度表现。心内膜活检被认为是诊断金标准，但由于其为侵入性检查，且不一定能夹取病变心肌组织（心肌炎的局灶性），对炎症累及范围不可知，因此相关指南只推荐用于高度怀疑特发性巨细胞性心肌炎或有明显心力衰竭症状的患者。

非侵入性检查中，心脏MRI具有一定的特征：出现心外膜下异常延迟强化（91%），特别是左心室侧壁，可与缺血性心肌病鉴别（常为心内膜强化）但有报道认为在95%经活检证实为出现延迟强化的活动性心肌炎病例中，只有约40%在愈合期出现延迟强化。

TTE：室壁运动异常（35%），常出现在下后壁。

心肌炎病程差异较大，可完全自愈，也可出现心源性猝死，约30%的心肌炎可发展为扩张型心肌病。

经验 / 教训

当心脏瓣膜出现增厚、轻微粘连时，很容易做出瓣膜疾病的诊断，但该瓣膜疾病是原发还是继发直接决定了患者的治疗方案。心肌炎在超声表现上缺乏一定的特异度，需结合患者病史、心脏MRI等检查综合判断。

病例启示

超声心动图对心肌炎导致的心脏功能改变、继发性瓣膜反流评估具有重要价值，但对心肌炎的病因学诊断缺乏一定特异度，需结合病史、心脏MRI、心肌酶谱等检查综合判断。

（王　朕）

小儿先天性主动脉瓣发育畸形伴感染性心内膜炎行主动脉瓣置换术

病史

患儿男性，8岁，因“反复发热伴嗜睡3个月”入院。入院诊断：感染性心内膜炎，主动脉瓣赘生物形成，主动脉瓣重度狭窄伴反流。由于患儿幼小，主动脉瓣瓣环径仅为14 mm，小于目前市面上最小的人工瓣膜瓣环径（17 mm）。经过多种治疗方案的设计、考虑，最终给予患儿抗感染治疗，以求患儿主动脉瓣瓣环径能勉强达标（19 mm），通过一次性手术解决治疗问题。因此，在患儿首次入院时，给予其正规抗感染治疗8周，希望能够控制急性感染。在抗感染治疗过程中，患儿未出现发热等症状，监测血常规正常，抗感染治疗结束后又住院观察两周，无异常后出院。出院后1个月，患儿活动后出现右下肢急性疼痛，行血管内超声成像发现为赘生物栓塞股动脉所致，再次入我院。

体格检查

T 36.5 ℃，BP 92/40 mmHg。心前区无隆起，心尖搏动位置正常，无震颤，无心包摩擦音，心界向左下扩大，HR 115次/分，心律齐，主动脉瓣听诊区可闻及收缩期及舒张期3/6级杂音。

辅助检查

实验室检查：白细胞12.3×10^9/L，血红蛋白94 g/L，红细胞压积0.299，人血白蛋白36.6 g/L，纤维蛋白原4.41 g/L，纤维蛋白原降解产物6.2 μg/mL，D-二聚体72 mg/L。

胸部X线片：双肺呈肺瘀血样改变，未见确切斑片影，心影明显增大。

心电图：窦性心动过速，左心室高电压，广泛ST-T改变。

腹部B型超声：脾大。

血培养鉴定：毗邻颗粒链菌。

超声心动图

胸骨旁左心室长轴切面：胸骨旁左心室长轴切面可见主动脉瓣瓣周回声增强，开放僵硬，左心室可见室壁肥厚及液性暗区，主动脉瓣后瓣瓣环似有通道样结构与左心室流出道相通，CDFI探及血流信号与左心室流出道相通，提示主动脉–左心室通道形成可能（图1–3–13）。

大动脉短轴切面提示二叶式主动脉瓣畸形伴赘生物及脓肿形成：大动脉短轴切面见主动脉瓣呈左前右后二叶式排列，后瓣及瓣周探及多个强回声团块，后瓣瓣周探及无回声区，大小约28 mm × 11 mm（图1–3–14）。

胸骨旁左心室长轴切面：左心室壁增厚，主动脉回声增强、增厚，主动脉瓣瓣环径约14 mm，左心室后壁外探及液性暗区；乳头肌短轴切面：可见左心室壁肥厚及液性暗区。心尖五腔心切面：可见舒张期主动脉瓣明显反流束（图1–3–15，图1–3–16）。

综合以上超声心动图检查结果，患者左心室肥厚明显，主动脉瓣呈二叶发育畸形伴重度狭窄、中度关闭不全，少量心包积液，异常表现主要为瓣膜左心室面絮状回声、无冠瓣瓣周低回声区并与主动脉窦相通。提示：主动脉瓣发育畸形，二叶式主动脉瓣畸形伴赘生物形成，瓣周脓肿形成。

超声提示：主动脉瓣发育畸形伴重度狭窄并中度关闭不全，主动脉瓣赘生物、瓣周脓肿形成。

术中所见

升主动脉直径3 cm，主动脉窦管交界上方2 cm处的右前壁可见直径1.5 cm的陈旧脓肿，即将穿孔（图1–3–17），肺动脉压力不高，二叶式主动脉瓣畸形，瓣叶严重毁损呈豆腐渣

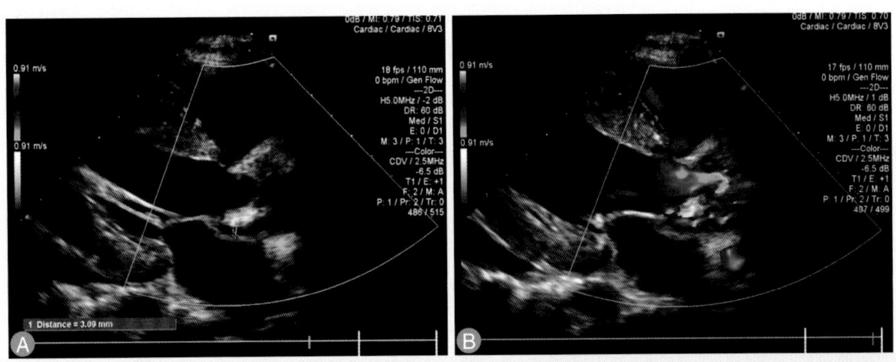

A. 胸骨旁左心室长轴切面：主动脉瓣后瓣瓣环似有通道样结构与左心室流出道相通；B.CDFI 探及血流信号与左心室流出道相通，提示主动脉 – 左心室通道形成可能。

图 1–3–13　主动脉 – 左心室通道

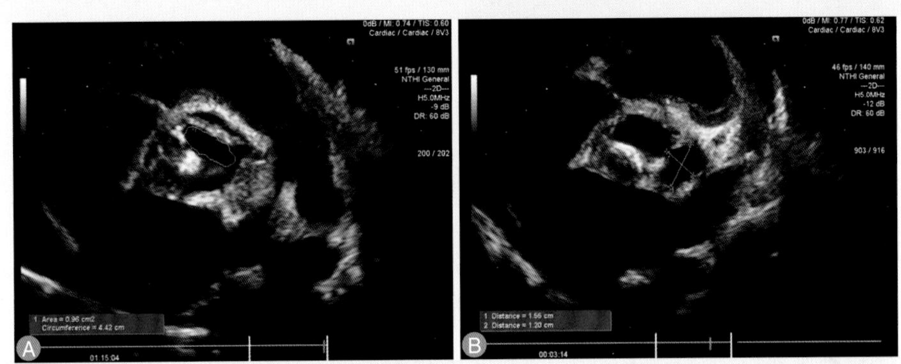

A. 大动脉短轴切面见主动脉瓣呈左前右后二叶式排列，解剖口面积减小，后瓣及瓣周探及多个强回声团块；B. 主动脉瓣后瓣瓣周探及无回声区，大小约 28 mm × 11 mm。

图 1–3–14　二叶式主动脉瓣畸形伴赘生物及脓肿

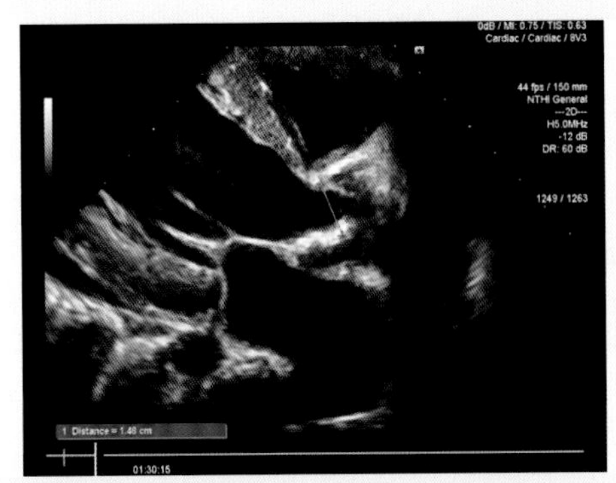

可见左心室壁增厚，主动脉回声增强、增厚，主动脉瓣瓣环径约 14 mm，左心室后壁外探及液性暗区。

图 1–3–15　胸骨旁左心室长轴切面

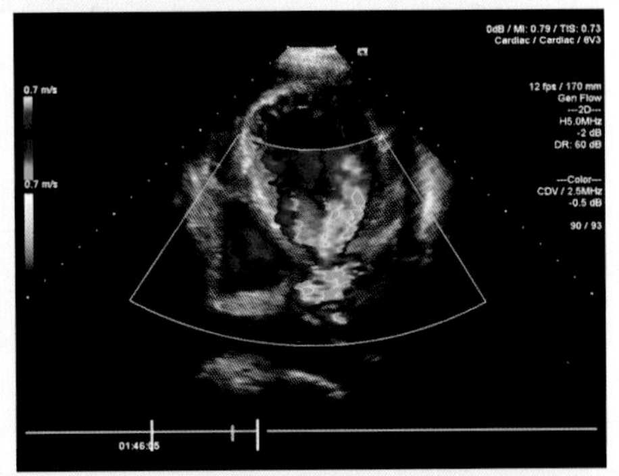

可见舒张期主动脉瓣明显反流束。

图 1–3–16　心尖五腔心切面

样，广泛赘生物较易脱落，在停跳状态下，部分赘生物进入左心室流出道，左冠开口下方有一憩室，主动脉瓣呈中度狭窄伴重度关闭不全，瓣环非常小，17 mm测瓣器无法通过，主动脉脓肿内膜面见两个微小筛孔，二尖瓣和三尖瓣瓣环都扩大。

手术方式：主动脉瓣周脓肿清除，主动脉无冠窦补片重建+无冠窦拓宽+左右冠交界切开拓宽，Bentall（左右冠开口呈纽扣状游离，自制19 mm主瓣+21 mm人工血管形成带瓣管道）（图1–3–18），术后恢复好。

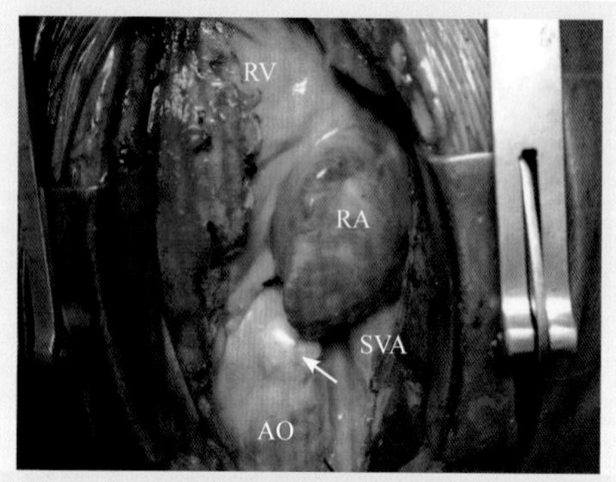

升主动脉前壁偏右侧可见脓肿形成（箭头），动脉壁薄，即将穿孔。AO：升主动脉；SVC：上腔静脉；RA：右心房；RV：右心室。

图 1–3–17　陈旧脓肿术中所见

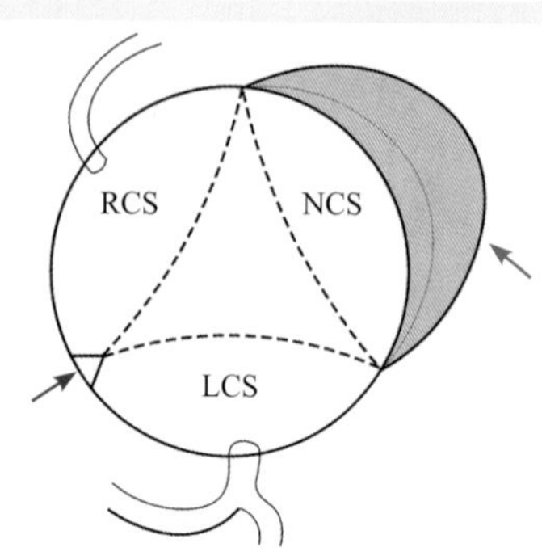

左、右冠瓣交界瓣环切开拓宽（红箭头）；无冠瓣瓣环补片拓宽（蓝箭头）。LCS：左冠窦；RCS：右冠窦；NCS：无冠窦。

图 1–3–18　手术示意

鉴别诊断

风湿性心脏病：风湿热活动累及心脏瓣膜而造成的瓣膜病，多发生在20～40岁的青壮年，女性稍多，临床以单纯的二尖瓣病变最常见，本例为儿童患者，较易鉴别。

老年患者瓣膜纤维化、钙化形成的小结节：感染性心内膜炎超声诊断有赖于心内赘生物的检出，有些不典型的赘生物易与风湿性心脏病及老年患者瓣膜纤维化、钙化形成的小结节混淆，但本例为儿童患者，不会发生老年性瓣膜病变，可以鉴别。

最终诊断

二叶式主动脉瓣畸形；主动脉瓣发育畸形伴重度狭窄并中度关闭不全；主动脉瓣赘生物、瓣周脓肿形成；二尖瓣、三尖瓣轻度关闭不全；右下肢股动脉赘生物栓塞。

分析讨论

感染性心内膜炎是指心内膜表面存在微生物感染，特征性病变为心内膜表面赘生物形成，常见的致病微生物为链球菌、葡萄球菌和肠球菌。感染性心内膜炎患者多有易感的器质性心脏病基础，75%～90%儿童患者多伴有先天性心脏病，成年患者则多继发于风湿性心脏病、瓣膜退行性病变、心血管内装置及人工瓣膜，静脉毒品滥用者感染性心内膜炎的发病率也逐年增高。感染性心内膜炎临床表现主要为反复发热，可能发生各种并发症，引发心脏乃至全身的各种改变，心脏内的主要并发症为瓣膜的破坏与穿孔，可导致急性血流动力学异常，甚至急性心力衰竭，也可能在心脏各个部位并发脓肿，脓肿穿破心脏组织甚至能导致化脓性心包炎，左心系统的赘生物可能因脱落而引起全身器官的栓塞，比如脑栓塞、肠系膜动脉栓塞、四肢动脉栓塞等，并出现相应临床症状。

感染性心内膜炎的诊断有赖于超声心动图对赘生物及并发症的检出。据报告，TTE探查瓣膜赘生物、诊断感染性心内膜的敏感度和特异度为90%和58%，TEE则为100%和63%。TEE能显示微小的病变，提高了敏感度，尤其是在人工瓣膜表面赘生物检出方面具有独到的作用。

经验 / 教训

本例患儿主要症状为反复发热，术前TTE诊断感染性心内膜炎是明确的，但在使用超声心动图诊断感染性心内膜炎时不应仅限于探查瓣膜是否有赘生物，还应探查赘生物大小、瓣膜损坏严重程度，以及瓣膜、心腔内是否并发脓肿形成等情况，为感染的严重程度行进一步评估。除此之外，超声评估时也应精确测量瓣环径、主动脉根部内径和升主动脉内径，为手术指征的把握及术式的确立提供最重要的依据。

本例患者起初测量主动脉瓣瓣环径为20 mm，后发现瓣周有脓肿形成，除外脓肿部分，患者实际瓣环径仅为15 mm。若测量值为最初的20 mm，外科医师可施行限期手术，术中选用19 mm的机械瓣可满足患儿终身使用；但患儿瓣环的实际测量值为15 mm（复测后），若发病初期行主动脉根部扩大瓣膜置换手术，因存在感染、组织水肿，术中出血的风险将非常大。若采用自体肺动脉瓣移植或同种带瓣管道移植也将无法避免再次手术的可能。因此，术前通过超声准确评估感染的严重程度，以及瓣膜质量、瓣环大小等在感染性心内膜炎的术前评估上有着至关重要的意义。

病例启示

感染性心内膜炎儿童患者多数存在心脏结构异常，其中75%～90%为先天性心脏病，并且，感染性心内膜炎形成的赘生物和瓣周脓肿常常掩盖原发的心脏结构异常，因此在诊断儿童感染性心内膜炎时，应注重探查是否存在先天性心脏结构的异常。本例患儿的感染性心内膜炎便是继发于先天性二叶式主动脉瓣畸形。另外，应注重对瓣环径的精确测量，为临床评估手术指征及术式提供更准确的信息。

（左明良　向　波）

生物瓣置换术后经导管再次生物瓣置换

病史

患者男性，67岁，因“主动脉瓣生物瓣置换术后2年余，发现瓣膜狭窄1年余”入院。2年前患者因“主动脉重度反流”行主动脉瓣生物瓣置换，术后恢复可，出院后华法林抗凝治疗6个月。1年前，患者复查心脏CDFI提示：主动脉生物瓣狭窄。为进一步诊治入院，门诊以“主动脉置换术后”收入我院。自患病以来，患者无心累气紧症状。既往有高血压、糖尿病病史，有吸烟、饮酒史，未戒烟酒。

体格检查

T 36.5 ℃，P 77次/分，R 19次/分，BP 144/74 mmHg。双肺呼吸音稍粗，未闻及干、湿啰音。心前区未闻及心包摩擦音，心律齐，主动脉瓣听诊区闻及收缩期Ⅲ/Ⅳ级杂音。双下肢无明显水肿。

辅助检查

实验室检查：红细胞沉降率120 mm/h；凝血酶原国际标准化比值（international normalized ratio，INR）1.56，凝血酶原时间17.8秒；超敏C-反应蛋白、脑钠肽及其他血清学检查指标均在正常参考值范围内。

CTA：主动脉人工生物瓣低衰减，瓣叶增厚，右冠瓣瓣底增厚3.7 mm，无冠瓣瓣底增厚5.1 mm，右冠瓣瓣底增厚5.5 mm；主动脉瓣的3个瓣叶运动均受限（图1-3-19）。

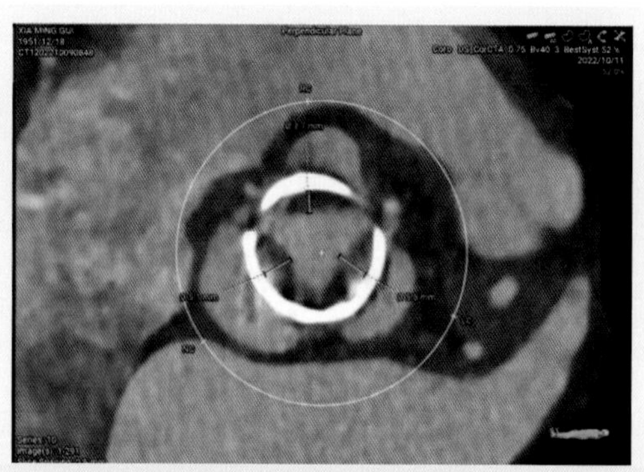

主动脉生物瓣根部不均匀增厚。

图 1-3-19　CTA 检查

超声心动图

左心房内径增大；室间隔基底段增厚；升主动脉增宽；主动脉瓣瓣位可见人工生物瓣，瓣架稳定，瓣叶活动偏低，瓣交界处回声增厚，以右冠瓣与无冠瓣交界处明显，厚约7 mm；舒张期主动脉瓣位人工瓣口可探及微量反流；收缩期主动脉瓣位人工生物瓣前向血流速度明显增快，平均跨瓣压差约48 mmHg，多普勒速度指数为0.20；收缩期左室流出道前向血流速约1.3 m/s；收缩期二尖瓣可探及反流Ⅱ级；收缩期三尖瓣可探及反流Ⅰ级。

超声提示：主动脉瓣瓣位人工生物瓣置换术后2年余，主动脉瓣位人工生物瓣重度狭窄。

术中所见

经外周TAVI：术前造影压差40 mmHg，送入22F球囊跨瓣，并在起搏状态下扩张，再

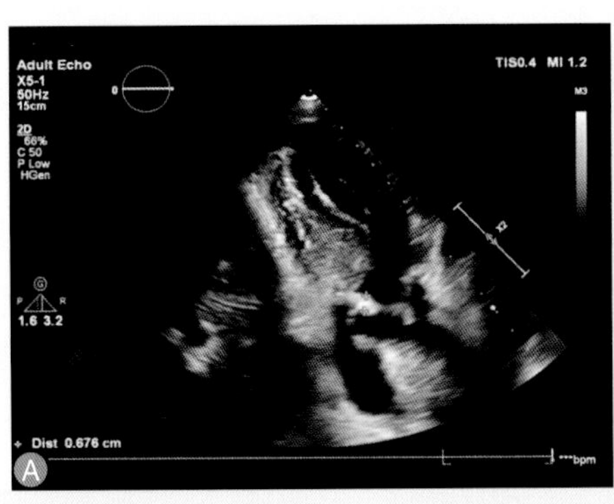
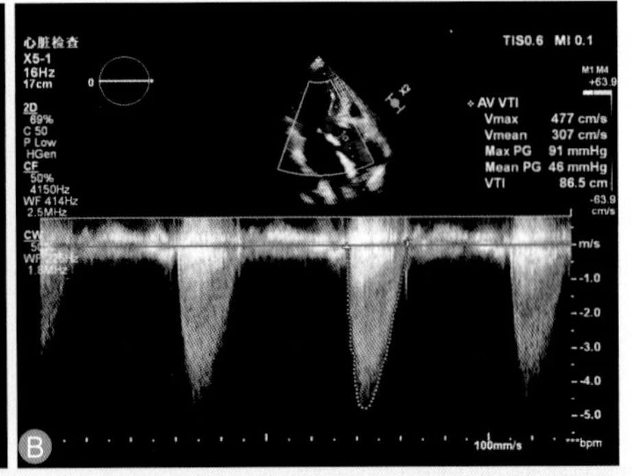

A. 二维灰阶超声提示主动脉人工生物瓣根部回声增厚约 7mm；B. CDFI 提示主动脉人工生物瓣前向血流明显增快，平均压差约 48 mmHg。

图 1–3–20　主动脉瓣生物瓣根部增厚伴狭窄

送入23 mm自膨胀生物瓣膜，起搏状态下顺利释放；释放之后瓣膜位置良好，未影响冠状动脉，未见反流和瓣周漏，复测压力，平均压差10 mmHg。

鉴别诊断

生物瓣退行性变：该例患者术后1年余发现人工主动脉瓣前向血流平均压差逐渐增加，由出院时的12 mmHg增长至29 mmHg，入院时更高达47 mmHg，且根部增厚、运动降低，CTA未发现瓣膜钙化，需与生物瓣退行性变进行鉴别。生物瓣退行性变一般发生在手术10年后，5年以内罕见。然而，血栓形成和退行性变可能是同一疾病不同时间点的表现。血栓形成和退行性变之间的精确鉴别较为困难。

最终诊断

主动脉瓣位人工生物瓣置换术后2年余：主动脉瓣位人工生物瓣重度狭窄，考虑亚急性血栓所致。

分析讨论

生物瓣血栓形成被认为是人工生物瓣置换术较为罕见且可危及生命的并发症，发病率为0.1%~6%，随着TAVI的开展，其越来越受到关注。其特征为跨瓣梯度明显增加，尽管适当使用了抗血栓药物治疗，但仍有这种情况出现。目前该疾病高分辨CT的主要影像学特征是不同程度的低衰减瓣叶增厚（hypo-attenuated leaflet thickening，HALT）和瓣叶运动降低。

关于TTE是否足够用于诊断生物瓣血栓形成，最近一项研究提出了一种结合3种超声心动图预测指标的诊断模型：①在无高心排血量状态的情况下，手术5年内平均跨瓣梯度较基线增加50%；②瓣膜厚度增加（>2 mm），特别是在瓣膜下游；③瓣膜运动异常。研究者将这个简单的模型应用到其研究中的138例患者中，灵敏性、特异度、阳性预测率和阴性预测率分别为72%、90%、78%和87%。

经验 / 教训

尽管传统上认为人工生物瓣置换是避免抗凝治疗的一种更好的选择，但最近的分析表明，与生物瓣相关血栓形成的发生率很高，但以前未被发现，常发生在置换1～2年内，是急性或慢性生物瓣功能障碍的主要原因，通常表现难以捉摸，导致识别和治疗延迟。虽然亚临床血栓形成多数情况下无症状，但当患者有相关危险因素（如糖尿病、吸烟等）、超声心动图显示血流速度逐渐增加、平均跨瓣压差超过置换时的50%，以及出现瓣膜增厚、运动降低时，结合置换时间，可诊断亚急性生物瓣血栓形成。但同时需要与血管翳形成、瓣膜不匹配、高心输出量状态进行鉴别。

此外，由于亚临床血栓的形成往往无临床症状，多在常规随访中行超声心动图或心脏CT检查时发现。因此，提高检测亚急性血栓的意识至关重要，行植入术前的前2年需每年例行超声心动图检查，并需在个体化风险评估的基础上，决定是否需要抗凝治疗。

病例启示

在临床实践中，生物瓣血栓形成的诊断仍然具有挑战性。超声心动图在瓣膜血流动力学评价方面较为优秀，但在区分生物瓣血栓形成方面并不完美，这方面CT明显优于超声心动图。因为，约7%的患者CT上可能存在生物瓣血栓形成，而平均梯度和面积在正常范围。

对于血流动力学改变和影像学特征高度怀疑瓣膜血栓形成患者，应抗凝治疗后观察血流动力学和影像学表现是否改善，并结合CT检查及早做出诊断。

（向艏博　左明良）

疑似主动脉瓣脱垂的感染性心内膜炎

病史

患者男性，61岁，因“咳嗽、咳痰伴心累、气紧2个月，加重10天”入院。自述发热伴大汗，门诊CT提示“肺炎、双侧胸腔积液”。自服“阿莫西林”后效果不佳，并出现胸痛不适，吸气时明显，夜间端坐呼吸，伴发热。临床初步诊断为“肺炎、双侧胸腔积液”

既往史：高血压病史2年，收缩压最高达220 mmHg，脑梗死病史。

体格检查

T 36.6 ℃，BP 112/56 mmHg，双肺呼吸音减低，右侧为著，双肺闻及少量湿啰音。心界增大，无心包摩擦音，HR 85次/分，心律齐，$A_2>P_2$，心尖区3/6级收缩期吹风样杂音，主动脉瓣区闻及舒张期低调隆隆样杂音。双下肢无水肿。

辅助检查

实验室检查：白细胞计数、血红蛋白、超敏C-反应蛋白、降钙素原、心肌损伤标志物等正常；红细胞沉降率偏高（6 mm/h），脑钠肽偏高（717 pg/mL）；血培养未见细菌生长。

超声心动图

• 第一次超声心动图

TTE：胸骨旁左心室长轴切面似可探及主动脉瓣的一个瓣叶（无冠瓣）舒张期脱向左心室流出道；CDFI：舒张期主动脉瓣探及重度反流，反流束充满整个左心室流出道（图1–3–21）。胸骨旁左心室短轴切面：主动脉瓣舒张期探及关闭裂隙约5.6 mm（图1–3–22）。心尖五腔心切面：似可探及主动脉瓣的一个瓣叶在舒张期脱向左心室流出道（图1–3–23）。

• 第二次超声心动图

胸骨旁左心室短轴双平面成像：心尖四腔、五腔心切面似可探及主动脉瓣的一个瓣叶在舒张期脱向左心室流出道。心尖四腔心切面：舒张期二尖瓣可探及重度反流。左冠瓣与右冠瓣瓣缘联合处似乎未见明显异常，无冠瓣与右冠瓣瓣缘联合处似探及脱垂的无冠瓣（图1–3–24）。

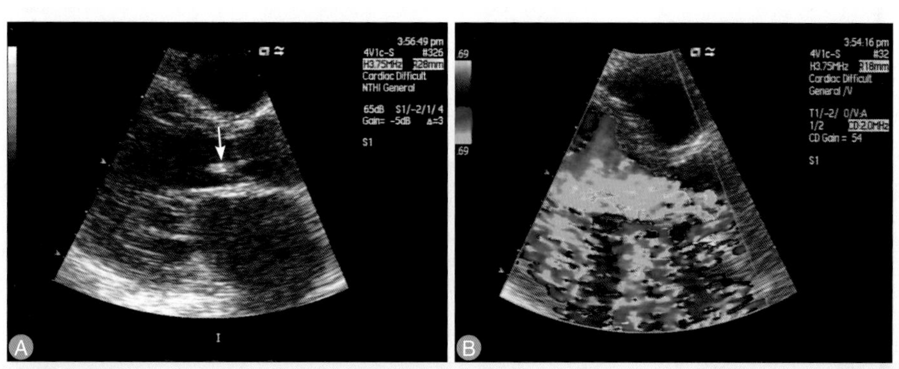

A. 胸骨旁左心室长轴切面似可探及主动脉瓣的一个瓣叶舒张期脱向左心室流出道；B. 胸骨旁左心室长轴切面见舒张期主动脉瓣重度反流，反流束充满整个左心室流出道。

图 1–3–21　疑似主动脉瓣脱垂

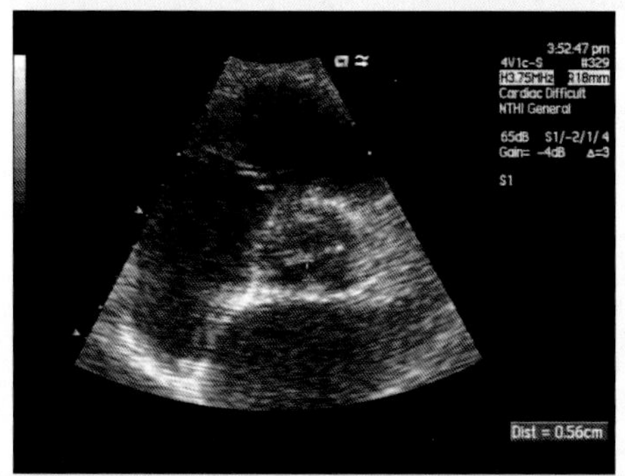

胸骨旁左心室短轴切面见主动脉瓣舒张期关闭裂隙约 5.6 mm。

图 1–3–22　主动脉瓣关闭裂隙

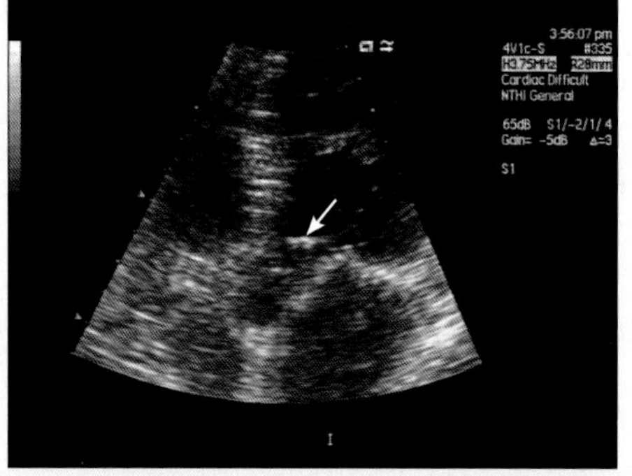

心尖五腔心切面似可探及主动脉瓣的一个瓣叶脱向左心室流出道（箭头）。

图 1–3–23　疑似主动脉瓣脱垂

• 术中超声心动图

左心室长轴切面：左冠瓣上探及条带状赘生物，舒张期脱入左心室流出道，收缩期回到主动脉内。左心室短轴切面：左冠瓣上探及条带状赘生物，舒张期堵塞瓣口，收缩期离开瓣口（图1–3–25）。

超声提示：主动脉瓣脱垂？赘生物形成？主动脉瓣重度关闭不全；二尖瓣重度关闭不全。

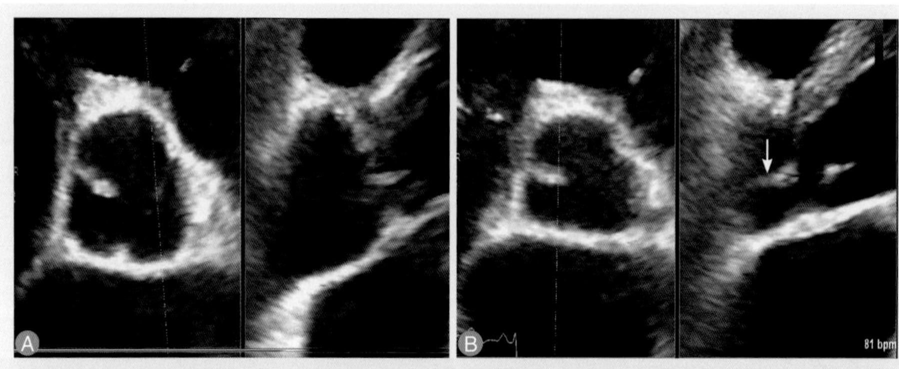

A. 胸骨旁左心室短轴双平面成像，左冠瓣与右冠瓣瓣缘联合处似乎未见明显异常；B. 胸骨旁左心室短轴双平面成像，无冠瓣与右冠瓣瓣缘联合处似探及脱垂的无冠瓣（箭头）。

图 1–3–24　疑似主动脉瓣脱垂

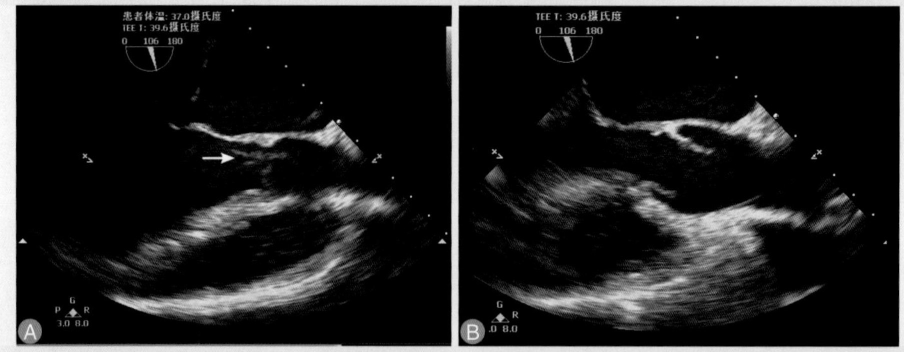

A. 左心室长轴切面：无冠瓣赘生物在舒张期脱入左心室流出道（箭头）；B. 收缩期回到主动脉内。

图 1–3–25　术中 TEE 检查

术中所见

主动脉瓣呈三瓣，瓣叶无明显增厚，交界处无粘连，主动脉瓣无冠瓣可见赘生物形成，约绿豆大小，瓣叶中份近瓣环处有穿孔，直径为3 mm，瓣环轻度扩大，瓣叶呈重度关闭不全状，二尖瓣无确切赘生物形成。对患者行主动脉瓣赘生物清除+主动脉瓣生物瓣置换+二尖瓣成形术，术后恢复好。

鉴别诊断

此例患者的主动脉瓣赘生物呈条带状，随瓣叶活动往返于左心室流出道与主动脉内，需与主动脉瓣脱垂鉴别。

主动脉瓣脱垂：在超声心动图上表现为主动脉瓣在舒张期超过主动脉瓣瓣环连线并脱入左心室流出道，结合点偏移，脱垂的瓣叶大部分呈吊床样，瓣叶活动度增强，脱垂的原因可为瓣叶冗长、瓣叶撕裂、瓣叶组织损坏，或瓣叶本身黏液样变性导致瓣膜粗大、冗长、褶皱。感染性心内膜炎也可导致瓣叶撕裂而出现脱垂，但比较少见。

最终诊断

感染性心内膜炎：主动脉瓣赘生物形成伴重度关闭不全；二尖瓣重度关闭不全。

分析讨论

主动脉瓣脱垂的超声诊断包括：主动脉瓣在舒张期超过主动脉瓣瓣环连线并脱入左心室流出道，结合点偏移，脱垂的瓣叶大部分呈吊床样，瓣叶活动度增强，长轴切面显示朝向脱垂瓣膜相反方向的偏心性反流，短轴切面显示反流束沿着脱垂瓣缘联合；另外，识别布鲁斯带也有助于脱垂瓣膜的定位，对无冠瓣或左冠瓣脱垂用处最大。

本例患者主动脉瓣赘生物呈条带状附着于左冠瓣上，随瓣叶活动往返于左心室流出道与主动脉内，临床缺乏反复发热、血培养阳性等证据支持，极易被误诊为主动脉瓣脱垂，但若仔细思考可发现，患者的主动脉反流呈中心性，与主动脉瓣脱垂的偏心性反流明显不同，另外赘生物呈条带状，也与瓣膜脱垂的吊床样不同，再者短轴切面发现主动脉瓣的3个瓣叶回声尚可，无褶皱、冗长等表现。

经验 / 教训

偏心性反流在诊断主动脉瓣脱垂方面的敏感度达92%，特异度达96%，因此超声心动图检查怀疑主动脉瓣脱垂，而反流呈中心性时，应高度怀疑诊断的准确性。TTE不能明确时应进一步行TEE。

病例启示

主动脉瓣赘生物形成伴大量反流时极易与单纯主动脉瓣脱垂相混淆，两者的临床治疗方法差异很大，明确诊断对临床治疗极为重要，因此需超声医师多方位、多手段探查以明确诊断。

（左明良　林燕青）

主动脉-左心室通道误诊为主动脉瓣反流

病史

患者男性，51岁，反复发热2月余，四肢酸痛，右踝关节肿痛近1个月，伴咳嗽、咳痰，伴头晕、头痛、咽痛，伴全身乏力，无呼吸困难，无寒战、关节疼痛，无腹痛、腹泻等不适。1个月前伴心前区隐痛、心悸，四肢酸痛，右踝关节肿痛，在当地医院检查尿常规提示白细胞、细菌数增多，心脏CDFI提示“左心增大、主动脉增宽、主动脉瓣重度反流”。考虑“尿路感染、扩张型心肌病”。否认高血压、糖尿病、冠心病等慢性病史。临床初步诊断“感染性心内膜炎、主动脉瓣重度关闭不全、升主动脉瘤样扩张”。

体格检查

T 36.6 ℃，BP 112/52 mmHg；下腹部可见片状皮下出血，关节无肿胀，颈静脉无怒张，双肺呼吸音清，心前区无隆起，心尖搏动位于左侧乳头肌外侧第六肋间，心界增大，HR 97次/分，心律齐，主动脉瓣区可闻及舒张期杂音，无心包摩擦音。双下肢无水肿。

辅助检查

实验室检查：血红蛋白121 g/L，超敏C-反应蛋白20.45 mg/L；红细胞沉降率53 mm/h；脑钠肽26.5 pg/mL；降钙素原检测<0.05 ng/mL。

超声心动图

TTE显示左心室长轴切面：左心内径增大；主动脉内径增宽，窦管交界约36 mm，窦部内径约48 mm。心尖四腔心切面：左心室左右径约65 mm，长径约95 mm。左心室长轴切面及大动脉短轴切面：主动脉瓣左右冠瓣联合处左心室面探及絮状回声约5 mm × 8 mm，其瓣周见无回声区12 mm × 10 mm，并通过一宽约8 mm瘘口与左心室流出道相通（图1–3–26A）。

二尖瓣前瓣因血流影响受压而突向左心房侧，主动脉瓣周无回声区探及收缩期和舒张期血流信号，通过一瘘口与左心室流出道相通，自瘘口处可见大量舒张期血流朝向二尖瓣前瓣（图1–3–26B）。

术中TEE：主动脉瓣周脓肿伴主动脉–左心室流出道通道形成，提示主动脉瓣赘生物形成。主动脉增宽；左心增大，左心室明显增大；左心室舒张功能降低。

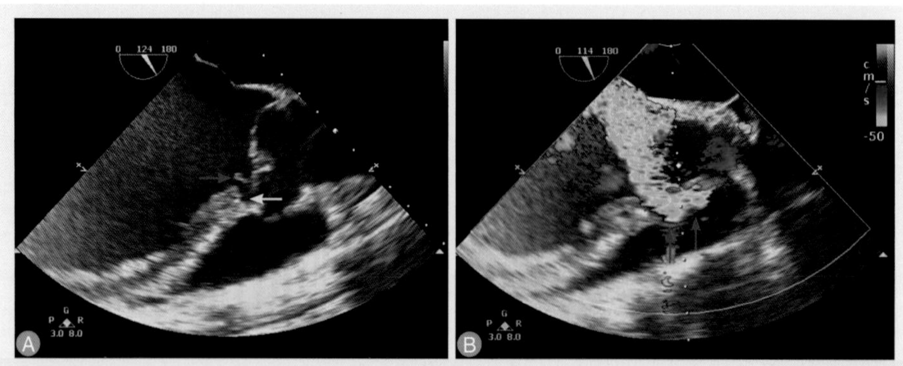

A. 主动脉瓣左心室面絮状回声约 5 mm × 8 mm（红箭头），主动脉瓣周通过一宽约 8 mm 的瘘口与左心室流出道相通（黄箭头）；B. 舒张期大量反向血流自主动脉瓣周通过一宽约 8 mm 的瘘口与左心室流出道相通（箭头），血流朝向二尖瓣前瓣。

图 1–3–26　左心室长轴切面及大动脉短轴切面

术中所见

主动脉瓣叶呈三瓣，瓣缘轻微增厚，瓣叶无粘连，右冠瓣近左右交界瓣周可见穿孔，直径1.5 cm，穿孔下方的左心室面见较多赘生物附着，瓣环明显扩大，窦部扩大明显，瓣口重度关闭不全，左心室流出道未见明显狭窄（图1-3-27）。行Bentall+内引流+心脏临时起搏导线植入术。术后恢复可，痊愈出院。

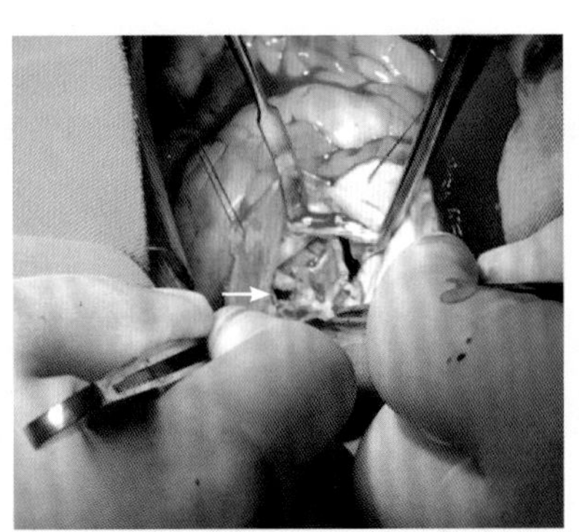

右冠瓣近左右交界瓣周可见穿孔（箭头），直径 1.5 cm。

图 1-3-27 术中病变

鉴别诊断

主动脉瓣反流：主动脉瓣反流是在舒张期出现于主动脉瓣瓣环内，而主动脉-左心室通道是位于主动脉瓣瓣环之外的异常通道内出现舒张期和收缩期分流，若仔细观察则不难鉴别。

主动脉窦瘤破入左心室：①二维超声显示主动脉-左心室通道的主动脉侧开口位于主动脉管壁处，而主动脉窦瘤破入左心室是通过扩张窦瘤与主动脉相通；②CDFI显示主动脉-左心室通道为双期双向分流血流，收缩期左心室-主动脉分流，舒张期主动脉-左心室分流，而主动脉窦瘤破入左心室是舒张期为主的主动脉-左心室的分流，收缩期无左心室-主动脉的分流。

冠状动脉-左心室瘘：冠状动脉-左心室瘘的血流沿冠状动脉走行，且相对应的冠状动脉扩张，瘘口多位于左心室腔近二尖瓣瓣环周围。

最终诊断

感染性心内膜炎，主动脉-左心室通道。

分析讨论

主动脉-左心室通道是指主动脉与左心室之间，在瓣周出现的异常通道，多系先天性主动脉窦部弹力纤维发育不良，致主动脉窦根部出现通道样改变，使血流由通道反流回左心室。主动脉-左心室通道是一种罕见的先天性心脏病，发病率约占先天性心脏畸形的 0.1%。

Hovaguimian等根据局部解剖关系对主动脉–左心室通道进行了分型。Ⅰ型：单纯的主动脉–左心室通道，主动脉侧及左心室流出道侧开口窄，呈间隙状，不伴主动脉瓣脱垂或移位等病变；Ⅱ型：通道粗大，呈瘤样膨出，通道的主动脉侧呈卵圆形开口，多数伴主动脉瓣病变；Ⅲ型：通道在室间隔侧呈瘤样膨出，局部室间隔增厚，导致右心室流出道狭窄；Ⅳ型：存在Ⅱ型和Ⅲ型两种以上病变的混合型。

经验 / 教训

该病例误诊的原因主要是对主动脉–左心室通道的解剖结构、超声心动图特点认识不足，未能仔细鉴别、判断异常血流的来源，其次是主动脉瓣反流的干扰。超声心动图检查发现偏心性反流时，除应仔细观察主动脉瓣膜，同时应该探查有无通道样结构存在，明确有无主动脉–左心室通道，如果还不能明确诊断可行造影检查以帮助明确诊断。

病例启示

心脏CDFI检查具有无创、简便的优点，通过将二维超声及CDFI相结合可以比较清晰地显示主动脉–左心室通道两端开口位置、大小、走行等解剖结构以及血流方向，目前仍是诊断主动脉–左心室通道唯一的无创检查方法。

（左明良　叶露薇）

乳头肌赘生物漏诊

病史

患者男性，25岁，发热、咳嗽2月余，加重伴胸闷、气紧1月余，伴咳嗽、咳痰，痰为白色黏液痰。当地医院CT提示双肺纹理增多、模糊，右肺内见片状高密度影，边缘模糊，以下叶最明显。给予抗生素治疗后症状无明显缓解。临床初步诊断“肺部感染”。

体格检查

T 37.1 ℃，BP 75/53 mmHg。无心前区隆起，心尖搏动正常，无其他部位搏动，无震颤。无心包摩擦感，心脏相对浊音界基本正常。HR 115次/分，心律齐，二尖瓣听诊区可闻及收缩期杂音。

辅助检查

实验室检查：白细胞及中性粒细胞、超敏C-反应蛋白及降钙素原轻度异常，中度贫血（血红蛋白浓度约88 g/L）。

头颅CT检查未见明显异常。

超声心动图

胸骨旁左心室长轴切面：左心房、左心室内径增大；二尖瓣前瓣（A3区）回声中断，局部可探及一中等偏强回声团，大小约22 mm × 8.5 mm（图1–3–28A），随心动周期摆动，在收缩期脱入左心房内，其上可探及断裂腱索回声；其余瓣膜形态未见明显异常。

心尖四腔心切面：收缩期二尖瓣可探及重度偏心性反流，自二尖瓣A3区回声中断处，反流束偏向左心房后内侧壁（图1–3–28B）；收缩期三尖瓣可探及轻度反流。

术中TEE：二尖瓣回声尚纤细，前瓣A3区毁损，局部探及偏强赘生物回声长约2.1 cm，随心动周期甩动明显（图1–3–29），可探及腱索断端，对应后瓣P3处探及偏强回声长约1.2 cm，甩动明显。

前侧乳头肌处探及偏强回声团大小约9 mm × 10 mm，摆动不明显（图1–3–30）；CDFI：收缩期探及二尖瓣大量反流偏向左心房后外侧壁（图1–3–31）；左心房内未探及确切异常回声；主动脉瓣、三尖瓣回声尚可，收缩期三尖瓣探及轻度反流。

综合以上超声心动图检查，该患者主要异常表现为二尖瓣及附属装置赘生物形成伴重度关闭不全。超声提示感染性心内膜炎：二尖瓣及乳头肌赘生物形成；二尖瓣重度关闭不全。

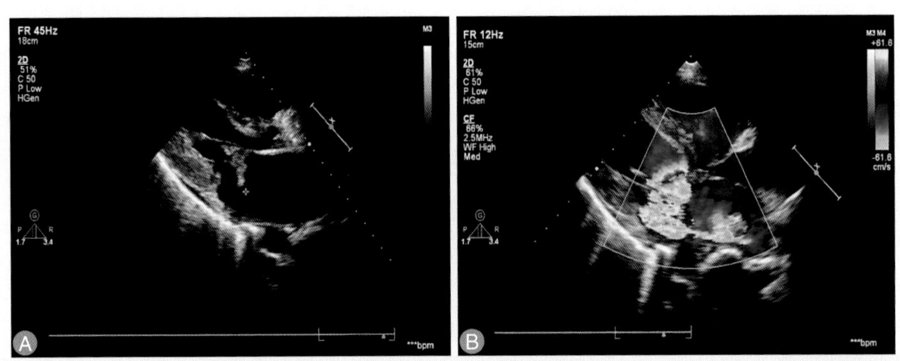

A. 二尖瓣前瓣（A3 区）回声中断，局部可探及一中等偏强回声团（星号），随心动周期摆动，在收缩期脱入左心房内；B. 收缩期二尖瓣可探及重度偏心性反流，反流束偏向左心房后内侧壁。

图 1–3–28 二尖瓣前瓣赘生物

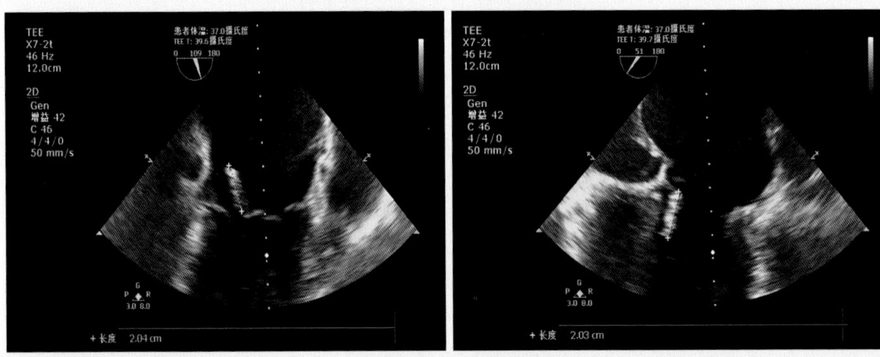

TEE 四腔心切面见二尖瓣回声尚纤细，前瓣 A3 区毁损，探及偏强赘生物回声长约 2.1 cm，赘生物在收缩期返回左心房内。

图 1–3–29 二尖瓣前瓣赘生物（TEE）

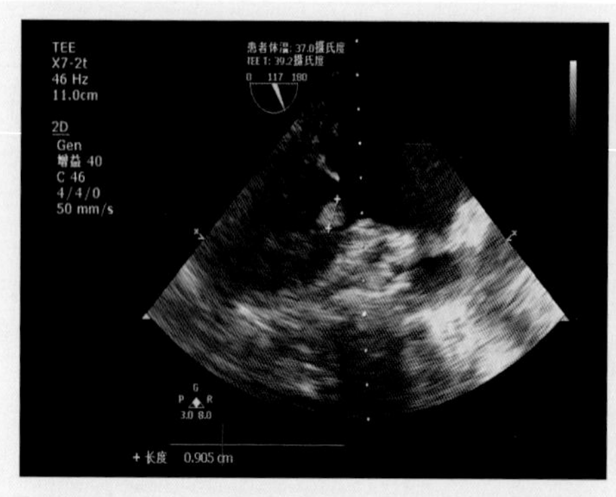

TEE 四腔心切面见前侧乳头肌处偏强回声团大小约 9 mm × 10 mm，摆动不明显。

图 1-3-30　乳头肌赘生物

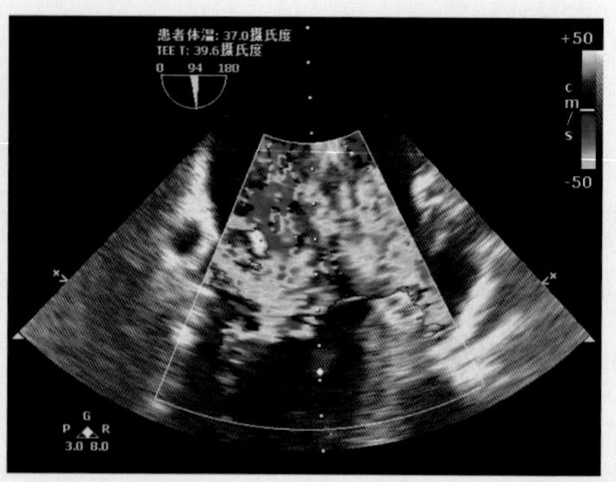

TEE 四腔心切面见收缩期二尖瓣大量反流偏向左心房后外侧壁。

图 1-3-31　二尖瓣大量反流

术中所见

二尖瓣前叶A3处瓣叶赘生物形成，导致瓣叶局部毁损，瓣下腱索断裂，赘生物大小约20 mm × 10 mm，局部前外交界处可见较多细小赘生物附着，二尖瓣后瓣P1区瓣叶腱索与乳头肌交界处见赘生物形成，直径约1.0 cm，后叶乳头肌部分受累；二尖瓣叶重度闭合不全。行二尖瓣赘生物清除+二尖瓣机械瓣置换+三尖瓣成形+左心房减容术。给予长疗程抗感染治疗，痊愈出院。

术后病理学检查：送检的瓣膜组织纤维组织增生、黏液样变性、灶性区可见坏死、周围肉芽组织形成，淋巴细胞、浆细胞及少量中性粒细胞浸润。

鉴别诊断

该患者二尖瓣前叶赘生物的超声心动图表现典型，诊断不难，乳头肌赘生物需同黏液瘤、血栓等进行鉴别诊断。

黏液瘤：在超声心动图上一般表现为活动度较大的致密、均匀、规则等回声团块，通常借助一个蒂与心脏某一结构相连，本例患者乳头肌团块回声偏强，摆动不明显，结合二尖瓣病变，可予以鉴别。

血栓：常在血流淤滞部位形成，在左心室形成者多继发于心肌梗死后室壁瘤形成。该病例为青年患者，无心肌梗死病史，可予以排除。

最终诊断

感染性心内膜炎：二尖瓣及乳头肌赘生物形成；二尖瓣重度关闭不全。

分析讨论

根据欧洲心脏病学会报告感染性心内膜炎年发病率为（3 ~ 10）/10万。感染性心内膜炎是指心内膜表面存在微生物感染的一种状态。感染性心内膜炎患者多有易感的器质性心脏病基础，75%～90%儿童患者多伴有先天性心脏病，成年患者则多继发于风湿性心脏病、瓣膜退行性病变、心血管内装置及人工瓣膜。特征性病变为心内膜表面赘生物形成，其发生机制包括两个步骤：①内膜损伤：原器质性心脏病的高速分流或反流所引起的湍流造成Venturi效应，从而损伤瓣口或分流口附近心内膜，另外，高速的血流可直接喷射所对应的心内膜、瓣膜及其支持结构的内膜，从而造成喷口损伤；②赘生物形成：心内膜损伤后其下的胶原暴露，血小板及纤维素沉积，形成无菌性血小板–纤维素性微血栓，此时如发生感染，细菌进入微血栓内则发生感染性心内膜炎。赘生物总是好发于喷射的低压侧，如房室瓣的心房面、半月瓣的心室面、室间隔缺损的右心室面等。

然而本例患者的赘生物形成有两个特殊之处：①赘生物发生于瓣膜纤细的二尖瓣，也未发现先天性心脏结构异常，根据感染性心内膜炎的诊断标准，对该患者术前仅能高度怀疑感染性心内膜炎的诊断，但术中所见及术后病理学检查证实了感染性心内膜炎的诊断；②乳头肌为赘生物的罕见发生部位，因此在行TTE检查时漏诊乳头肌赘生物。

经验 / 教训

虽然感染性心内膜炎的赘生物好发于房室瓣的左心房面，但也不能忽略对心腔内其余结构的仔细探查。本例患者乳头肌的赘生物较大，若是认真探查，不至于漏诊。

病例启示

超声心动图检查能够检出直径大于2 mm的赘生物，因此对诊断感染性心内膜炎很有帮助，此外在治疗过程中用超声心动图还可动态观察赘生物大小、形态、活动和瓣膜功能状态，了解瓣膜损害程度，对决定是否做换瓣手术具有参考价值，对感染性心内膜炎患者除了探查常见部位，对非常见部位也需适度探查以减少漏诊、误诊。

（徐　芸　左明良）

二次人工生物瓣置换术后并发感染性心内膜炎

病史

患者男性，65岁，因“活动后心累、气紧10年余，复发加重1月余”收入院。10年前患者反复活动后出现心累、气紧、呼吸困难，来我院诊断“心脏瓣膜病”，行二尖瓣及主动脉瓣置换术、三尖瓣成形术。术后心累、气紧症状好转，诉院外规律随访及服药。1个月前患者活动后再次出现心累、气紧、呼吸困难，伴头晕眼花、稍感恶心、四肢乏力、下肢稍肿等不适，无头痛胸痛、咳嗽咳痰、呕吐寒战、腹痛腹泻等，患者自行于药店购买青霉素、黄连清热解毒颗粒等（具体不详）药物口服后，症状无明显好转，查血常规显示血红蛋白64 g/L。心脏CDFI：心脏双瓣置换术后，二尖瓣狭窄（轻度），左心室壁肥厚，二、三尖瓣反流（轻度），左心室舒张功能降低。动态心电图：窦性心律，平均67次/分（58～96次/分），室性期前收缩639次，室上性期前收缩72次，ST-T改变，住院期间予以护胃、抗凝、利尿、补铁等治疗，患者诉病情无明显好转，现为求进一步诊治，来我院门诊，门诊以“心脏瓣膜病，贫血”收入我科。糖尿病15年余，高血压10年余。

体格检查

T 36.4 ℃，P 76次/分，R 19次/分，BP 110/46 mmHg，贫血貌，颈静脉充盈，肝颈静脉回流征阴性。胸骨正中可见陈旧性手术瘢痕，胸廓对称，桶状胸，双肺听诊过清音，未闻及明显干湿啰音。心界不大，HR 为76次/分，心律齐，二尖瓣及三尖瓣听诊区可闻及4/6级杂音，腹软，无压痛、反跳痛及肌紧张，双下肢无明显水肿。

辅助检查

实验室检查：血常规提示白细胞17.04×10^9/L，中性粒细胞15.387×10^9/L，红细胞3.12×10^{12}/L，血红蛋白72 g/L，红细胞分布宽度54.7 fL，血小板计数258×10^9/L，全血超敏C-反应蛋白166.33 mg/L。脑钠肽645.5 pg/mL；心肌损伤标志物正常，葡萄糖18.68 mmol/L。肝肾功能：血清总蛋白57.2 g/L，白蛋白32.4 g/L；降钙素0.71 ng/mL偏高；肾功能正常。贫血相关代谢物测定：不饱和铁结合力增高（80.9 μmol/L），转铁蛋白饱和度为3%，铁蛋白降低（3.98 ng/mL）。凝血酶原时间增高（29.8秒），凝血酶原活动度降低（19%）。需氧和厌氧培养5天，无细菌生长。

心电图：心房颤动，部分ST段轻度压低，V1～V3呈QS或RS型（R波递增不良）。

胸部X线片：双肺纹理增多、稍模糊，右肺门影稍增浓，炎性病变可能；心影增大，心脏及胸骨呈术后改变；主动脉结钙化。

超声心动图

TTE：左心增大，左心室收缩功能降低。主动脉瓣瓣位人工生物瓣中–重度关闭不全，前向血流加速；二尖瓣瓣位人工生物瓣中–重度关闭不全，前向血流加速；三尖瓣轻度关闭不全；肺动脉压增高。建议进一步行TEE检查以明确诊断。

TEE：二尖瓣人工生物瓣回声稍强，动度降低，其上可探及异常回声，大小约11 mm × 5 mm，无明显活动，伴后叶脱垂，前向血流速度增快，收缩期中–重度反流（图1–3–32）。主动脉瓣人工生物瓣探及中–重度反流，瓣叶显示不清，无明显瓣周漏。

术中所见

主动脉壁增厚明显，主动脉瓣瓣位人工生物瓣、人工主动脉瓣瓣架稳定，无明显瓣周漏，左冠窦位瓣叶穿孔；二尖瓣瓣位人工生物瓣衰败，瓣叶增厚，开口不全；三尖瓣前后联合处探及缝线回声；左心室明显增大，收缩功能明显降低。术后半个月出院。

出院1月余，患者再次因“寒战、高热、大汗10天余”入院，最高体温达40 ℃，每日发作一到两次，大汗后患者症状消失。患者遂于当地医院就诊，先予以哌拉西林抗感染治疗无

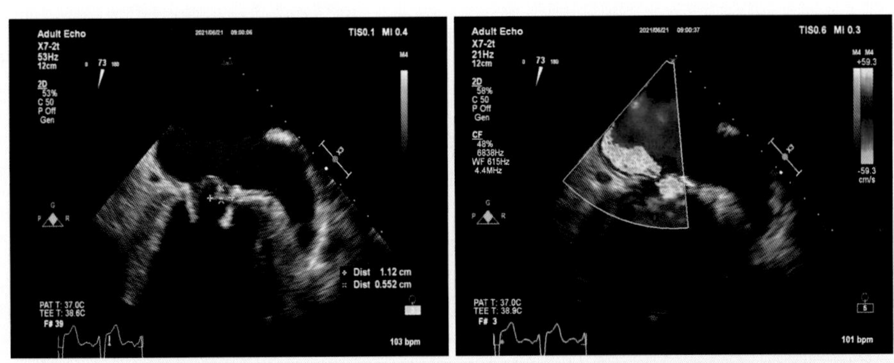

二尖瓣人工生物瓣狭窄，后叶脱垂伴中－重度关闭不全。二尖瓣叶异常回声，考虑赘生物。

图 1–3–32 TEE 检查

效，后改为万古霉素，患者自述输万古霉素后症状有缓解。

术后实验室检查

白细胞计数 11.020 × 10^9/L，中性粒细胞数8.739 × 10^9/L，淋巴细胞数1.014 × 10^9/L，血红蛋白89 g/L，血小板计数283 × 10^9/L，全血超敏C-反应蛋白52.53 mg/L。

脑钠肽（急诊）：283.4 pg/mL。

降钙素原检测：0.28 ng/mL。

弥散性血管内凝血筛查：凝血酶原时间21.3秒，凝血酶原活动度29.9%，凝血酶原时间国际标准化比值2.01，活化部分凝血活酶时间34.9秒，活化部分凝血活酶比率1.21，纤维蛋白原 4.40 g/L，凝血酶时间15.9秒，D-二聚体2.48 mg/L，纤维蛋白6.2 mg/L，抗凝血酶Ⅲ活性72.6%。

肾脏功能及心肌损伤酶谱、血糖血脂未见异常：葡萄糖10.42 mmol/L，甘油三酯1.42 mmol/L，低密度脂蛋白胆固醇1.19 mmol/L，白蛋白35.5 g/L。

复查超声心动图

二尖瓣瓣位人工生物瓣瓣架位置固定，瓣叶可探及多处絮状回声附着，随心动周期摆动，大约11 mm × 5 mm（图1–3–33），主动脉瓣瓣位人工生物瓣瓣架位置固定，瓣叶及瓣周未探及确切异常回声。

鉴别诊断

赘生物需与黏液瘤、血栓、乳头状纤维弹性瘤、兰伯赘生物、瓣膜黏液样变性、赘疣性血栓性心内膜炎等鉴别。

最终诊断

二次二尖瓣、主动脉瓣人工生物瓣置换+三尖瓣瓣环成形术后；感染性心内膜炎。

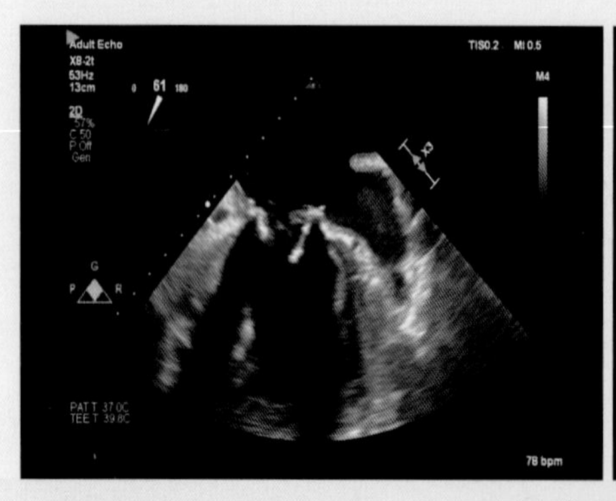

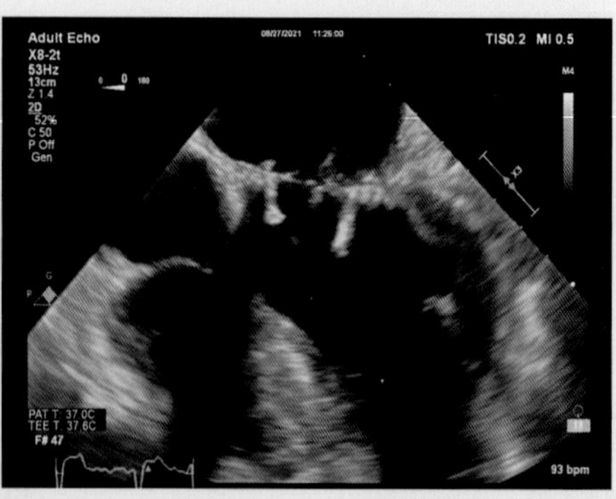

可探及多处絮状回声。

图 1-3-33 二尖瓣瓣位人工生物瓣

分析讨论

外科瓣膜置换术后感染性心内膜炎的发生率为1%～6%，并发症发生率和死亡率较高。手术后最初3个月的风险最高，术后6个月的风险持续较高，从第12个月开始每年以0.4%左右的速度下降。积极随访的研究显示，瓣膜置换术后第1年的人工瓣膜感染性心内膜炎发生率为1%～3%；5年时的累积发生率为3%～6%。37%的病例存在医疗相关感染：70%为医院感染，30%为门诊获得性感染。大约70%的医疗相关感染是瓣膜植入术后第1年内诊断的，而其中大多发生于瓣膜植入术后最初60日内。金黄色葡萄球菌感染最常见，占比34%。微生物到达人工瓣膜的途径包括术中直接污染或术后数日及数周通过血行播散。病原体可沿缝合路径直接侵入人工瓣-瓣环交界面和瓣周组织，因为在瓣膜植入早期，瓣膜缝合环、心脏瓣环及锚定缝合线尚未被内皮覆盖。上述结构由宿主蛋白（如纤连蛋白、纤维蛋白原）包被，一些微生物可附着于这些蛋白上并诱发感染。

经验 / 教训

如前所述，临床上二次人工生物瓣置换术后发生感染性心内膜炎较为少见，此类患者常常存在心脏功能低下或合并其他并发症。术后应常规排除感染性心内膜炎的可能，须注意患者寒战、高热病史，需要在不同时间点进行3～4次血培养（并排除使用抗生素带来的干扰），并行TEE检查。

病例启示

如患者存在发热（伴或不伴菌血症）和（或）相关心脏危险因素（感染性心内膜炎病史、瓣膜性或先天性心脏病病史）或其他易感因素（静脉注射毒品、静脉留置导管、免疫抑制或近期接受过口腔科或外科操作），应考虑感染性心内膜炎。可根据临床表现、血培养（或其他微生物学数据）和超声心动图结果进行诊断，若疑似感染性心内膜炎，均应行TEE检查。超声观察心内膜受累的证据（以下情况之一）：赘生物（摆动的心内团块位于瓣膜或支持结构上、反流路径上或植入材料上，且无其他解剖学解释）、脓肿，或者新发的人工瓣膜部分裂开及新发瓣膜关闭不全（原有的杂音增强或改变不是充分标准），临床上应注意鉴别。

（李 华 向 波）

第四节 继发于免疫系统疾病

主动脉瓣瓣环夹层

病史

患者男性，45岁，因“反复活动后头晕、心累伴胸部压迫感2年余，反复加重伴心前区疼痛2月余”入院。

既往史：既往反复发生生殖器和口腔溃疡及下肢瘀斑、皮损，曾诊断为贝赫切特综合征（又称白塞综合征）。

体格检查

T 37.1 ℃，P 88次/分，R 20次/分，BP 164/49 mmHg，主动脉瓣区可闻及舒张期杂音，心尖区可闻及2/6级收缩期杂音。

辅助检查

脑钠肽偏高（759.5 pg/mL）。

抗dsDNA 抗体阳性（2.04），免疫球蛋白A升高（21 g/L）。

超敏C-反应蛋白升高（11.9 mg/L）。

24小时动态心电图：窦性心律。房室期前收缩，室性期前收缩，间歇性PR间期延长，交界性逸搏及室性逸搏，Q-T间期延长。

胸腹部大血管CTA：升主动脉最大直径约38 mm，主动脉弓稍增粗，最大直径约40 mm，降主动脉直径约27 mm（图1-4-1）；头臂干动脉、左侧颈总动脉、左侧锁骨下动脉未见明显异常；胸主动脉未见夹层征象；腹主动脉主干及其分支显示清楚，未见局部狭窄及膨隆改变，未见主动脉夹层征象；右肾动脉见一较高分支，左肾动脉见起自腹主动脉的副肾动脉，考虑发育变异；扫及右肾小囊肿。

超声心动图

左心室长轴切面：左心房、左心室内径增大，左心室壁运动幅度降低，主动脉瓣回声稍

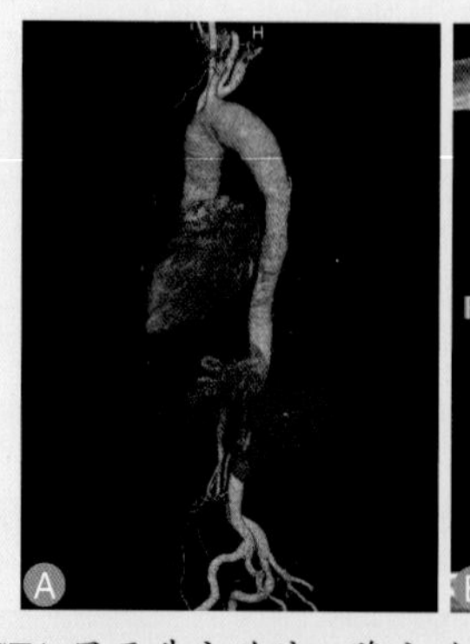

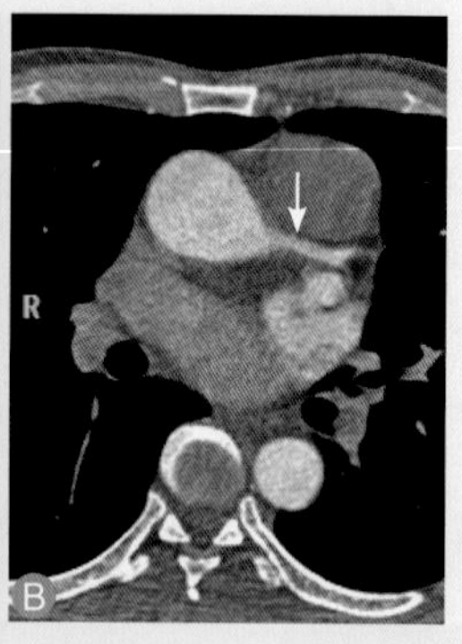

A.CTA 显示升主动脉、降主动脉；B. 左冠状动脉（箭头）。

图 1-4-1　CTA 检查

增强、增厚，舒张期右侧瓣叶脱入左心室流出道（图1-4-2）；CDFI提示舒张期主动脉瓣重度反流，反流束偏向二尖瓣前叶折返冲向左心室前壁（图1-4-3）。

大动脉短轴切面：舒张期主动脉瓣环部及窦部撕脱近2/3，累及左冠窦和部分无冠窦，左冠状动脉开口于假腔，右冠状动脉开口于真腔；CDFI提示舒张期主动脉可见关闭裂隙，面积约1.7 cm^2，裂隙处探及大量反流信号（图1-4-4，图1-4-5）。

综合以上超声心动图切面扫查，该患者主动脉瓣环部及窦部夹层（累及左冠窦和大部分无冠窦），主动脉瓣重度关闭不全，左心室增大，左心室收缩功能为正常值低限（射血分数约54%）。

超声提示：主动脉瓣环部及窦部夹层（累及左冠窦和大部分无冠窦）；主动脉瓣重度关闭不全。

鉴别诊断

本例患者主动脉瓣环及主动脉窦夹层的超声心动图表现需与主动脉瓣脱垂进行鉴别，病

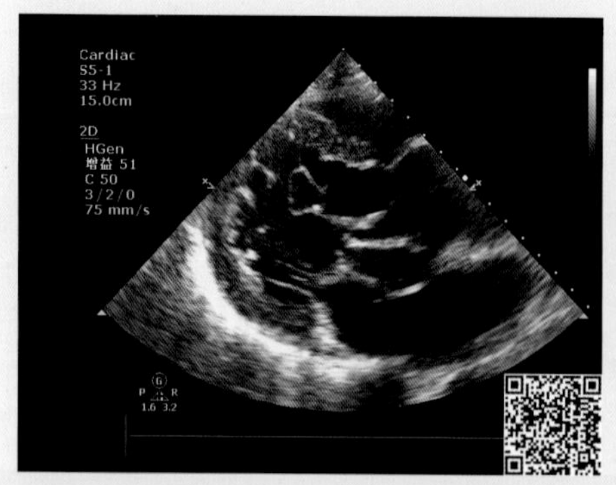

左心室长轴切面见主动脉瓣回声稍增强、增厚，舒张期右侧瓣叶脱入左心室流出道。

图 1-4-2　右侧瓣叶脱入左心室流出道（动态）

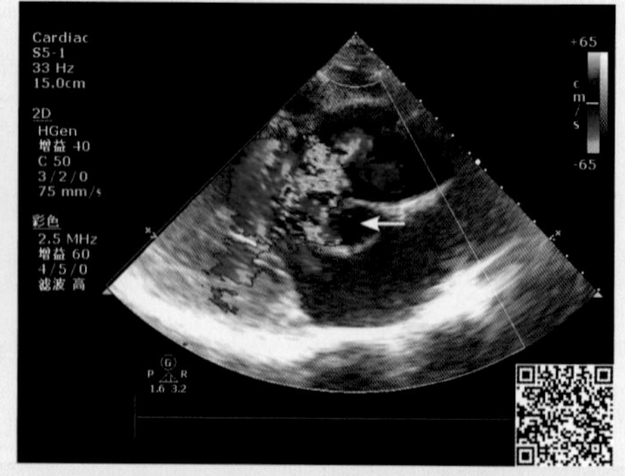

左心室长轴切面见舒张期主动脉瓣重度反流，反流束偏向二尖瓣前叶折返冲向左心室前壁。箭头：假腔。

图 1-4-3　主动脉瓣重度反流（动态）

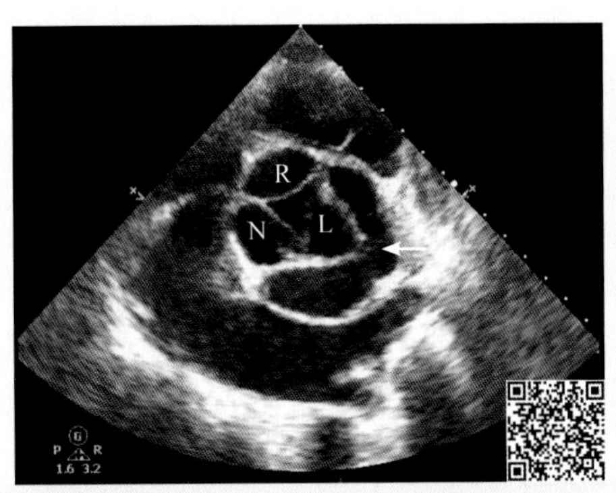

大动脉短轴切面见主动脉瓣环部及窦部撕脱近2/3，累及左冠窦和部分无冠窦，左冠状动脉开口于假腔（箭头）。

图1-4-4 主动脉瓣环部及窦部撕脱（动态）

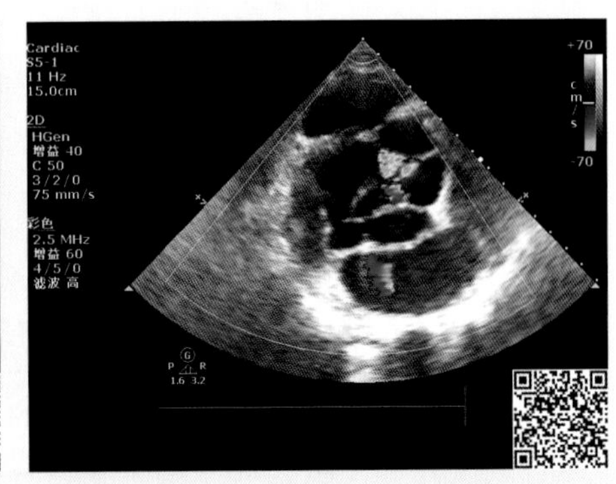

大动脉短轴切面见舒张期主动脉关闭裂隙，面积约1.7 cm^2，裂隙处探及大量反流信号。

图1-4-5 主动脉瓣重度反流（动态）

因诊断需同马方综合征进行鉴别。

主动脉瓣脱垂：主动脉瓣呈吊床样、连枷样改变，主动脉瓣收缩期摆动或舒张期扑动，舒张期主动脉瓣脱入左心室流出道，常伴有主动脉瓣偏心反流，表示有主动脉瓣脱垂，可与之鉴别。

马方综合征：又称主动脉及其瓣环松弛症、蜘蛛指（趾）综合征，是一种少见的常染色体显性遗传性结缔组织疾病，常有明显的家族史。病变主要累及全身结缔组织，逐渐导致骨骼畸形、眼部及心血管病变，约80%患者合并心血管病变。该病发病率0.04%~0.1%，男性多于女性。心血管系统常见主动脉进行性扩张、主动脉瓣关闭不全，以及由主动脉中层囊样坏死而引起的主动脉窦瘤、夹层动脉瘤及破裂。二尖瓣脱垂、二尖瓣关闭不全亦属本病重要表现。可合并先天性房间隔缺损、室间隔缺损、法洛四联症、动脉导管未闭、主动脉缩窄等。也可合并各种心律失常如传导阻滞、预激综合征、心房颤动、心房扑动等。超声表现：主动脉根部扩张和主动脉壁薄，主动脉瓣叶长，可能伴脱垂，扩张的主动脉根部致主动脉瓣开口幅度大，闭合时在三叶交界处见一小三角缝隙，以及主动脉瓣关闭不全和左心室超负荷的表现；主动脉夹层是常见的并发症，可见管腔内带状回声漂浮，管腔呈双腔样改变。

最终诊断

白塞综合征；主动脉夹层（Stanford A型）；主动脉瓣重度关闭不全。

分析讨论

白塞综合征为一种病因不明，以口腔溃疡、外阴溃疡、皮肤损害及眼结膜炎为临床特征，可累及所有系统的慢性疾病。大部分患者预后良好，但累及心脏大血管者预后较差。本例夹层局限于瓣环及窦部，所以导致CTA漏诊，撕脱的瓣环部脱入左心室流出道，易被误诊为主动脉瓣脱垂，多切面观察有助于鉴别。白塞综合征的病因尚不明确，可能与自身免疫、遗传等因素有关，基本病理学改变为非特异度血管炎。有病例报道病理可见大量纤维素样坏死，坏死边缘纤维细胞增殖，少量淋巴细胞浸润，尸检发现人类白细胞抗原（HLA）-B51含量和大动脉炎患者的一样高。当白塞综合征伴发心血管疾病时，对患者行外科手术治疗需特别谨慎，白塞综合征血管炎性改变导致主动脉壁的弹性纤维被破坏，瓣环松弛，血管壁失去韧性而扩张并引起破裂，形成假性动脉瘤，术后伴发瓣周漏的概率很高，因此，国外学者多主张尽量采用带瓣人工血管植入术治疗此类患者，术后应用激素和免疫抑制药物防止其炎性改变，有助于减少术后并发症的发生，且上述药物需根据C-反应蛋白和红细胞沉降率等调整治疗剂量。但此类患者的复发率还是很高，同时可能再次出现其他部位的血管病变。

经验 / 教训

超声诊断只有紧密结合临床表现，才能为临床提供更加准确、有效的指导诊断和治疗的信息。

病例启示

主动脉瓣关闭不全既可见于主动脉瓣膜疾病，也可见于主动脉根部疾病（包括主动脉夹层等），进行超声心动图检查时应仔细探查主动脉根部及主动脉全程结构有无异常改变，同时要结合临床病史。

（张红梅）

感染性心内膜炎合并白塞综合征反复瓣周漏

病史

患者男性，30岁，因“心脏术后3月余，活动后心悸，气促1周，体检发现瓣周漏3天”入院。

3个月前患者因心悸、气促，不伴胸痛、放射痛，于当地医院住院治疗，行人工二尖瓣、主动脉瓣机械瓣置换+三尖瓣成形术。术后恢复可，好转出院。1周前患者出现活动后心悸、气促，无发热、寒战、胸痛等。3天前于当地医院行心脏CDFI显示感染性心内膜炎人工二尖瓣、主动脉瓣机械瓣置换+三尖瓣成形术后4月余，人工二尖瓣、主动脉瓣机械瓣瓣周超声改变（术后改变？其他？）；人工主动脉机械瓣前向血流明显加速；人工主动脉机械瓣3点钟和9点钟瓣周超声改变，降主动脉舒张期反向血流（瓣周漏并瓣下重度反流？）；人工二尖瓣机械瓣前向血流速度加速；人工二尖瓣机械瓣A3瓣周异常血流（考虑为小的瓣周漏，瓣下少-中量反流）；三尖瓣反流（重度）；主动脉窦部、肺动脉增宽；肺动脉高压（中度）；心包腔积液（微量）；心动过速；左心室收缩功能正常低限。现患者为行进一步治疗来我科门诊诊治，门诊以“人工心脏瓣膜失常”收入我科。入院后患者一般情况尚可，精神、食欲、胃纳一般，夜间睡眠可，二便正常，体重无明显变化。

既往史：既往体质较好；否认高血压、糖尿病，以及脑、血管、肺、肾、肝等重要器官疾病史；否认肝炎、结核、伤寒等传染病史；否认重大外伤史；3个月前于外院行二尖瓣+主动脉瓣机械瓣置换术，术中有输血，具体不详；否认药物、食物过敏史；否认中毒史；按当地卫生防疫部门要求预防接种，具体不详。

体格检查

T 36.5℃，P 110次/分，R 19次/分，BP 93/56 mmHg。唇甲无发绀，颈静脉无充盈、无怒张，双肺呼吸音清，干湿啰音不明显，HR 110次/分，心律齐，心尖部及胸骨左缘可闻及收缩期杂音。腹平软，无压痛及反跳痛，肝肋下未及，双下肢中度水肿。四肢肌力正常，肌张力可，病理反射未引出。

辅助检查

血常规：白细胞计数13.39 × 10^9/L，中性粒细胞数9.801 × 10^9/L，淋巴细胞百分比18.5%，血红蛋白99 g/L，红细胞压积30.8 %，血小板计数223 × 10^9/L。

感染指标：降钙素原检测1.98 ng/mL，红细胞沉降率75 mm/h，C-反应蛋白45.4 mg/L；脑钠肽2000.7 pg/mL，肝肾功能降低，白蛋白下降；凝血酶原时间国际标准化比值6.56，D-二聚体3.67 mg/L，纤维蛋白（原）降解产物10.7 mg/L；抗凝血酶Ⅲ活性59.29异常。

免疫检查：补体3 0.638 g/L，补体4<0.064 g/L，免疫球蛋白G 16.2 g/L，免疫球蛋白A 4.3 g/L，免疫球蛋白A（新生儿）4.27 g/L，免疫球蛋白M 2.06 g/L，免疫球蛋白M（新生儿）2.05 g/L，免疫球蛋白E 268 IU/mL，免疫球蛋白轻链κ 3.81 g/L，免疫球蛋白轻链λ 3.02 g/L，免疫球蛋白轻链κ/免疫球蛋白轻链λ的值为1.26，铜蓝蛋白0.53 g/L，转铁蛋白2.21 g/L，β_2微球蛋白2.81 mg/L，游离轻链κ型25.1 mg/L，游离轻链λ型36.9 mg/L，游离轻链κ型/游离轻链λ型为0.68。

超声心动图

TTE：主动脉瓣瓣位人工机械瓣，人工主动脉瓣瓣架不稳，呈撕脱状态，瓣周呈巨大裂缝，瓣架与自身瓣环之间见条索状结构，巨大裂缝与左心室流出道相通，瓣叶开闭活动可；二尖瓣瓣位人工机械瓣下移，原主动脉无冠瓣与二尖瓣前瓣连接处呈分离状态（人工二尖瓣朝向心尖移位）（图1–4–6）。二者间（主动脉瓣–二尖瓣幕帘）近二尖瓣前瓣瓣周处探及回声中断（或穿孔）宽约6 mm（图1–4–7）。三尖瓣探及缝线回声。多普勒超声及CDFI：人工主动脉瓣瓣周探及大量反流信号，前向血流速度增快；人工二尖瓣瓣周（回声中断处）探及收缩期异常血流信号（左心室流出道至左心房），前向血流速度偏快，收缩期三尖瓣可探及反流Ⅲ级；收缩期肺动脉瓣前向血流速度偏慢；右侧胸腔少量液性暗区。左心室内径增大，左心房内径稍大，右心房室内径正常；左心室收缩功能偏低，室壁呈现不同步运动（图1–4–8）。

超声提示：二尖瓣赘生物清除+人工主动脉瓣及二尖瓣置换+三尖瓣成形术后3月余：人

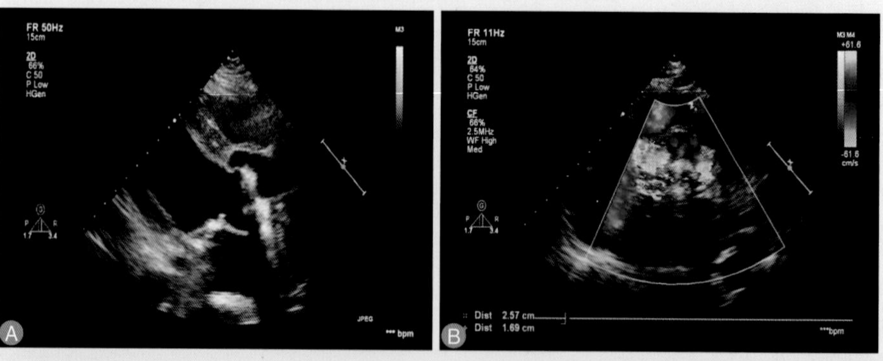

A. 原主动脉无冠瓣与二尖瓣前瓣连接处呈分离状态；B. 人工主动脉瓣瓣周呈巨大裂缝。

图 1–4–6　瓣周漏超声所见

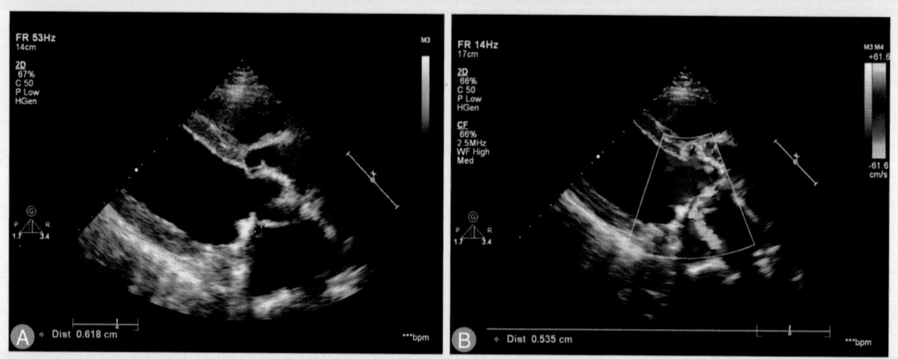

A.（主动脉瓣 – 二尖瓣幕帘）近二尖瓣前瓣瓣周处探及回声中断（或穿孔）；B. 人工二尖瓣瓣周（回声中断处）探及收缩期异常血流信号（左心室流出道至左心房）。

图 1–4–7　左心室流出道 – 左心房通道

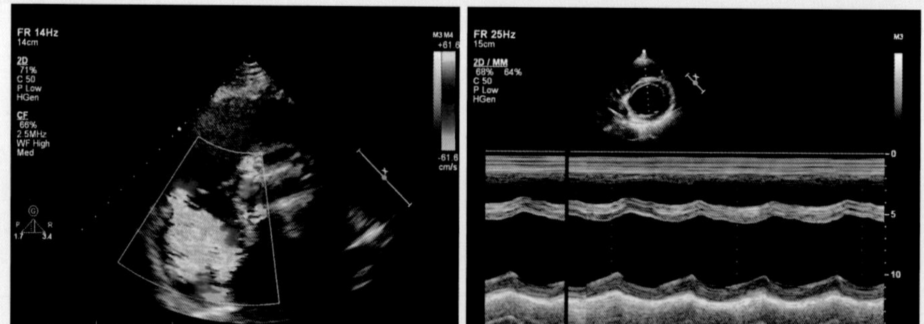

A. 收缩期三尖瓣可探及反流Ⅲ级；B. 左心室收缩功能偏低，室壁呈现不同步运动。

图 1–4–8　三尖瓣及心功能表现

工主动脉瓣撕脱伴大量瓣周漏；人工二尖瓣瓣周少量漏；原主动脉无冠瓣与二尖瓣前瓣连接处呈分离状态，请结合临床；三尖瓣重度关闭不全，肺动脉压增高（源自左心？）；肺动脉增宽；左心室增大，收缩功能偏低；左心房稍大。右侧少量胸腔积液。

TEE：主动脉瓣瓣位人工机械瓣，人工主动脉瓣架不稳，呈撕脱状态，瓣周呈巨大裂缝（以左冠瓣、无冠瓣与右冠瓣之间为著）宽约10 mm，右冠瓣撕脱下移，撕脱处回声中断与左心室流出道相通，瓣架与自身瓣环之间见条索状结构，无冠瓣周可见大小约4 mm×5 mm团块状回声，稍活动，瓣叶开闭活动可；二尖瓣瓣位人工机械瓣下移，原主动脉无冠瓣与二尖瓣前瓣连接处呈分离状态（人工二尖瓣朝向心尖移位），二者间（主动脉瓣–二尖瓣幕帘）近二尖瓣前瓣瓣周处探及回声中断（或穿孔）宽约6 mm；三尖瓣后联合处探及缝线回声，缝线附近探及回声中断约4 mm，收缩期回声中断处及前后瓣联合处探及大量反流信号充满右心房；左心室明显增大，收缩功能明显降低。

术中所见

心包广泛粘连增厚，心肌水肿明显，心脏正位，心脏增大，以左心房、左心室增大为主，左心室收缩功能差。升主动脉未见扩张，外径约2.8 cm，肺动脉干及左右肺动脉形态走行正常，主肺动脉稍扩张；上下腔静脉可见扩张。未见动脉导管未闭、永存左上腔静脉、肺静脉异位引流等。心内探查：主动脉壁增厚明显，人工主动脉瓣瓣周呈环形撕脱，以左冠瓣、右冠瓣、部分无冠瓣撕脱为著，瓣架与人工瓣环间可见大量赘生物形成，活动明显；二尖瓣人工瓣环靠纤维三角处可见回声中断约1 cm，瓣下可见大量赘生物形成；原三尖瓣后瓣处可见缝线伴赘生物形成，并可探及回声中断，致三尖瓣重度关闭不全，室间隔膜部可见膜部瘤伴脓肿形成。

全麻体外循环下行心脏赘生物清除+再次主动脉瓣机械瓣置换+再次二尖瓣机械瓣置换+三尖瓣成形+室间隔脓肿清除+室间隔重建+房间隔重建+主动脉内球囊反搏置入+临时起搏导线植入术。

术后诊断

感染性心内膜炎赘生物：主动脉瓣赘生物形成，主动脉人工瓣膜撕脱并大量瓣周漏，二尖瓣赘生物形成，二尖瓣人工瓣瓣周漏，三尖瓣赘生物形成伴重度关闭不全，室间隔脓肿，肺动脉高压（重度），急性心力衰竭，心功能Ⅳ级；白塞综合征？低蛋白血症；肝功能不全；胸腔积液；主动脉瓣置换+二尖瓣置换术后，术后不间断服用糖皮质激素。

复查超声心动图

半年后复查超声心动图。

左心房内径增大；右心房内径增大；室间隔运动稍平直。

主动脉内径正常，肺动脉主干及分支内径增宽。

主动脉瓣瓣位人工机械瓣，大动脉短轴9点～3点位置人工瓣架距瓣环间距约7 mm，累及范围约1/2瓣环，二尖瓣瓣位人工机械瓣，瓣叶开闭活动可，瓣周未见确切异常回声附着；三尖瓣探及强回声成形环。

多普勒超声及CDFI：舒张期二尖瓣瓣位人工机械有效瓣口面积约2.97 cm^2（PHT法）；收缩期二尖瓣瓣位人工机械瓣瓣周瓣架外可探及反流；主动脉瓣人工机械瓣瓣架外可探及大量反流（图1–4–9，图1–4–10），反流束最宽约6 mm，血流速度V_{max}=3.2 m/s，收缩期三尖瓣可探及反流Ⅲ级；余瓣膜区未探及异常血流频谱；

超声提示：再次二尖瓣、主动脉瓣瓣位人工机械瓣+三尖瓣成形术后半年，主动脉瓣瓣位人工机械瓣大量瓣周漏，二尖瓣人工机械瓣瓣周漏，左心房增大，右心房增大，三尖瓣重度关闭不全；肺动脉主干及分支增宽，肺动脉压增高（中度）。

经多科会诊后心脏移植。

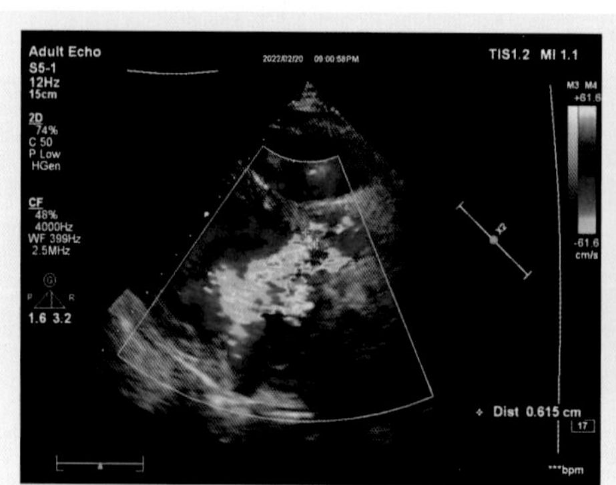

主动脉瓣瓣位人工机械瓣瓣架外大量反流。

图 1-4-9 胸骨旁左心室长轴切面

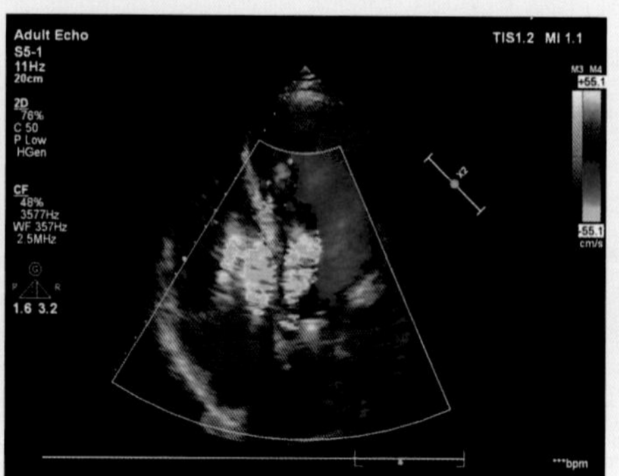

主动脉瓣瓣位人工机械瓣瓣架外大量反流。

图 1-4-10 心尖五腔心切面

再次术中所见

心脏扩大，二尖瓣及主动脉瓣瓣环撕脱明显，瓣周漏严重，三尖瓣根部裂，三尖瓣重度反流，心肌收缩力差，术中测肺动脉压力稍高；供心大小正常，心肌收缩力好，探查三尖瓣轻度反流；冷缺血时间7小时12分钟，阻断2小时15分钟，体外循环时间5小时48分钟；术毕见心肌收缩力好，超声测得肺动脉压中度增高，停机过程顺利，予以主动脉内球囊反搏辅助后停机；术毕剖视病心心腔扩大，称得464 g。行再次开胸心脏移植、心包粘连松解、主动脉内球囊反搏置入、临时起搏导线安置术。术后3个月痊愈出院。

鉴别诊断

人工瓣膜关闭不全导致的心力衰竭的症状和体征与其他原因导致的心力衰竭相同，均为非特异度表现。因此，应进行仔细的临床评估（包括超声心动图）以寻找心力衰竭的其他原因或合并原因。

对于出现人工瓣膜反流的患者，应该根据TTE和TEE对瓣膜和反流严重程度的评估，区分良性微量至轻度反流与明显反流。

对于跨瓣压差较大的患者，应区分人工瓣膜反流与其他原因，如每搏输出量高、人工瓣膜—患者不匹配、压力恢复现象和瓣膜梗阻。

赘生物需与黏液瘤、血栓、乳头状纤维弹性瘤、兰伯赘生物、瓣膜黏液样变性、赘疣性血栓性心内膜炎等鉴别。

最终诊断

二尖瓣、主动脉瓣瓣位人工机械瓣置换+三尖瓣成形术后；主动脉瓣瓣位人工机械瓣大量瓣周漏，二尖瓣人工机械瓣瓣周漏，三尖瓣重度关闭不全，肺动脉压增高，左心房增大，右心房增大，房性心动过速，心房扑动，完全性右束支传导阻滞，心功能Ⅳ级；慢性心力衰竭急性加重失代偿；白塞综合征。

分析讨论

白塞综合征的特征为复发性口腔阿弗他溃疡及任何系统性表现，包括生殖器阿弗他溃疡、眼部病变、皮损、胃肠道受累、神经系统疾病、血管病变或关节炎。目前尚无对白塞综合征具有诊断意义的实验室检查方法，因此诊断基于临床表现。在没有其他系统性疾病的情况下，患者存在复发性口腔阿弗他溃疡（一年至少3次）且合并以下临床特征中的2个时，则诊断为白塞综合征：复发性生殖器阿弗他溃疡（阿弗他溃疡或瘢痕形成）、眼部病变（包括前葡萄膜炎或后葡萄膜炎，裂隙灯检查发现玻璃体内细胞，或眼科医师观察到视网膜血管炎）、皮肤病变（包括与白塞综合征相符的结节性红斑、假性毛囊炎、丘脓疱疹或痤疮样结节）；变态反应性试验阳性。变态反应性的判定方法为：使用20 G细针斜刺入皮肤5 mm，24～48小时后出现2 mm或更大的丘疹，试验部位通常取前臂。

大部分患者预后良好，但累及心脏大血管者预后较差。白塞综合征的病因尚不明确，可能与自身免疫、遗传等因素有关，基本病理学改变为非特异度血管炎。有报道显示白塞综合征患者病理可见大量纤维素样坏死，坏死边缘纤维细胞增生，少量淋巴细胞浸润，尸检发现人类白细胞抗原（HLA）-B51含量和大动脉炎一样高。对于白塞综合征伴发心血管疾病的患者，外科手术治疗需特别谨慎，白塞综合征血管炎性改变可导致主动脉壁的弹性纤维破坏，瓣环松弛，血管壁失去韧性而扩张并引起破裂，形成假性动脉瘤，术后伴发瓣周漏的概率很高，因此，国外学者多主张尽量采用带瓣人工血管植入的方法治疗此类患者，术后应用激素和免疫抑制药物防止其炎性改变，以减少术后并发症的发生，且上述药物需根据C-反应蛋白和红细胞沉降率等调整治疗剂量。但此类患者的复发率还是很高，同时可能再次出现其他部位的血管病变，本病例反复发作感染性心内膜炎，其病因可能与白塞综合征相关。

经验 / 教训

该病例反复出现瓣周漏、瓣架撕脱情况，应警惕有其他隐藏病因的存在，提醒医师在关注超声心动图表象时需询问患者相关病史及临床表现，结合临床进一步明确病因，找到根源所在，使得超声相关表现得到更有力的确证。同时，要加大对白塞综合征引起主动脉瓣病变认识。

病例启示

白塞综合征累及瓣膜且反复出现瓣周漏较为少见，由于瓣膜周围组织炎症致脆性加大，抗牵拉强度下降，瓣膜分离和瓣周漏成为术后较严重并发症。每次复查超声心动图时应仔细探查各个瓣膜及其周边情况，且要结合临床病史，同时需要具备系统性诊断的思维能力，才能做出正确的诊断，找到根源所在，患者通过治疗也能获益更多。

（李　华　左明良）

第五节　人工瓣膜相关病变

主动脉瓣机械瓣置换术后二尖瓣明显反流

病史

患者女性，53岁，因“心前区疼痛1年余”入院。1年前无明显诱因出现阵发性心前区疼痛，不伴放射性疼痛，可自行缓解，无胸闷、气促，无畏寒、发热、恶心、呕吐。遂到当地医院就诊，服用药物治疗，症状无明显好转。2周前，患者再次于当地医院行心脏超声检查提示主动脉瓣重度关闭不全，未予任何治疗。现患者为进一步治疗入我院门诊，门诊以“主动脉瓣关闭不全”收入院治疗。既往高血压病史多年，最高血压160 mmHg，目前服用美托洛尔控制血压，近一周未服用。否认糖尿病等病史。

体格检查

血压157/69 mmHg，心前区无隆起，心尖搏动位于左侧锁骨中线第五肋间，心尖搏动正常，HR 90次/分，心律齐，心音正常，主动脉瓣区闻及舒张期杂音，未扪及心包摩擦音，双下肢不肿。

辅助检查

左冠状动脉：左主干，未见明显狭窄；前降支，近中段弥漫性长病变，最狭窄处约80%；回旋支，远段弥漫性病变，狭窄40%，第一钝缘支狭窄约70%，第二钝缘支狭窄约50%；右冠状动脉，近中段弥漫性长病变，狭窄最重处约80%，远段狭窄50%，后将至狭窄约70%，左心室后支狭窄约80%。冠状动脉：呈右冠优势型。结论：冠心病，前降支、右冠状动脉重度狭窄。

胸部正侧位：双肺纹理稍增多、模糊，可见少许条索影，心影饱满，请结合临床及相关检查。

超声心动图

TTE：左心室内径稍大，余房室内径正常，主动脉瓣回声稍强、稍厚，瓣环径约17 mm

（图1–5–1），主动脉窦管交界约24 mm，窦部内径约28 mm；舒张期主动脉瓣中–重度反流。二尖瓣、三尖瓣形态正常，未见确切异常血流信号。

超声提示：主动脉瓣退行性变伴中–重度反流（瓣环偏小）（图1–5–2），左心室稍大。

术中TEE：术前超声同TTE，术后可见主动脉瓣瓣位人工机械瓣瓣架固定，瓣叶动度正常，瓣架内微量反流，瓣周未见确切异常血流信号；二尖瓣前瓣根部运动受限，收缩期前后瓣对合错位，前瓣游离缘脱向左心房侧，致明显关闭不全，缩流颈约7.3 mm（图1–5–3）。

术中所见

部分冠状动脉可扪及斑块；停跳切开见主动脉瓣呈三叶，退行性病变，瓣叶稍增厚，钙化不明显，瓣环小，19 mm测瓣器无法通过。

手术行前降支及第二对角支搭桥。切除主动脉瓣膜后，沿左无交界切开部分瓣环，使用双层补片，间断缝合5针扩大瓣环，最终置换19 mm On-X主动脉瓣。瓣膜置换后，复跳行TEE检查，提示二尖瓣有中量反流，再次阻断后尝试环缩交界、对合瓣缘等方式效果均不好，故予以置换二尖瓣。

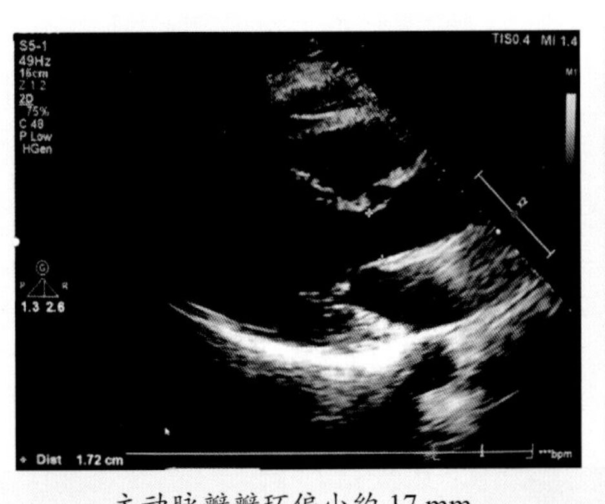

主动脉瓣瓣环偏小约17 mm。

图1–5–1　TTE 检查

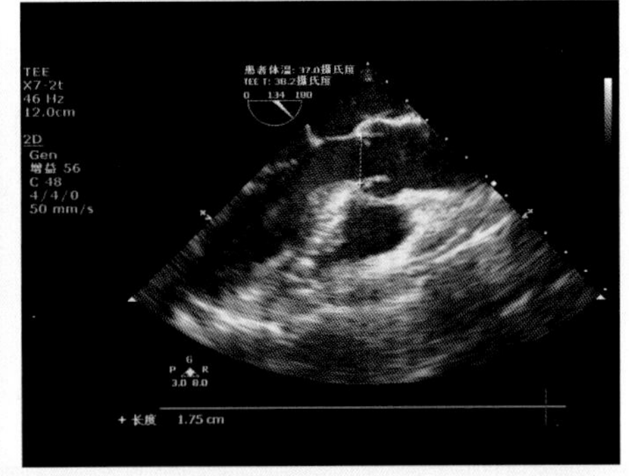

主动脉瓣环偏小。

图1–5–2　TEE 检查

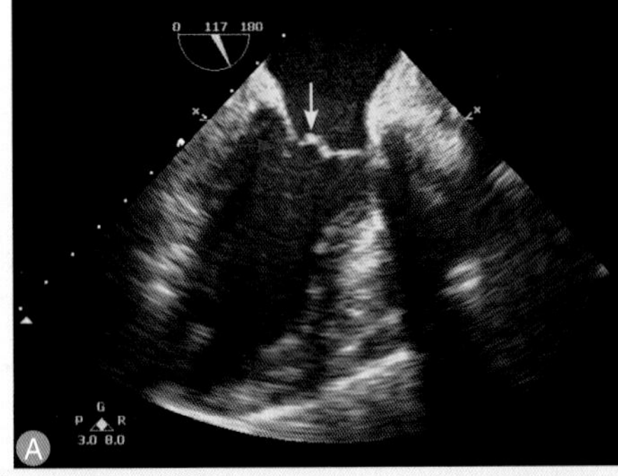

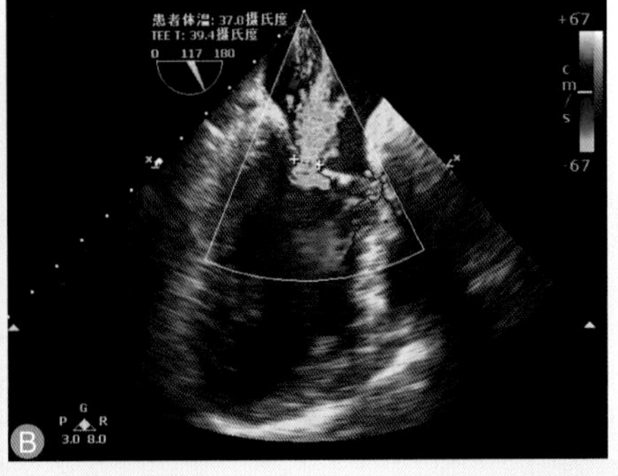

A. 二尖瓣前瓣，瓣体动度降低，瓣尖脱向左心房侧（黄箭头），二尖瓣前瓣，与前瓣对合错位（红箭头）；B. 二尖瓣明显反流，缩流颈约 7.3 mm。

图1–5–3　术中 TEE 检查

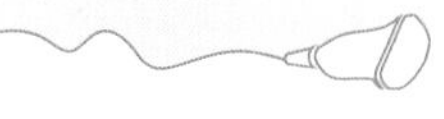

最终诊断

冠状动脉粥样硬化性狭窄，3支病变；主动脉瓣机械瓣置换术后二尖瓣明显反流。

分析讨论

针对小瓣环的主动脉瓣置换患者，术中扩大主动脉瓣环，能有效避免因瓣环过小而选用较小的主动脉瓣，术后出现人工瓣膜不匹配的情况。目前，对于成年人小主动脉瓣环患者，常用到的扩大瓣环的方法有Nicks法和Manouguian法。笔者更倾向于选用Nicks法而不是Manouguian法，主要考虑到Nicks法相对简单易行，效果确切，更适合与环上型人工瓣膜联用。

主动脉瓣环扩大术由Nicks 等在1970年首先提出，几经改良，广泛应用于成年人小瓣环患者的主动脉瓣置换中。该方法的要点是向无冠窦中点方向延长主动脉切口，切开主动脉瓣环，进入“主动脉瓣-二尖瓣幕”，直达二尖瓣前瓣环，避免切开左心房顶部。扩大瓣环的切口通常延伸至主动脉瓣环下10 ~ 15 mm，以充分扩大瓣环。应用Nicks法扩大主动脉瓣环，瓣环径平均增加3 ~ 4 mm，允许植入的人工瓣膜增加了1个标号以上。

该患者便是采用了Nicks方法扩大主动脉瓣环。分析行主动脉瓣环扩大后二尖瓣反流的原因，我们考虑以下几点，如图1-5-4所示，术中沿主动脉瓣环的左无交界切开主动脉瓣环并延长切口至二尖瓣前瓣环根部（如图中红线所示）。在切开的这个位置间断缝合5针以扩大瓣环，同时固定瓣膜。因此，在扩大主动脉瓣环的同时，可能对二尖瓣的前瓣叶根部产生影响，导致二尖瓣活动度降低，二尖瓣前瓣叶长度缩短，对合变差（在术中超声也有所提示，二尖瓣前瓣瓣体运动降低，瓣尖脱向左心房）。所以，在主动脉瓣置换术后患者易出现较为严重的二尖瓣反流。

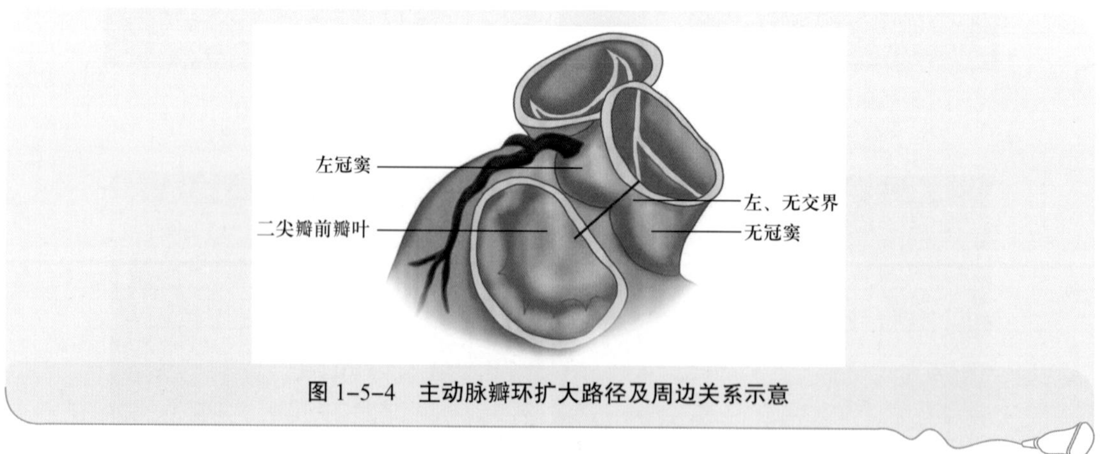

图 1-5-4　主动脉瓣环扩大路径及周边关系示意

经验 / 教训

采用Nicks法行主动脉瓣环扩大，切开、缝合时应该注意与二尖瓣根部的关系，避免在缝合时影响到二尖瓣瓣叶，导致出现二尖瓣反流的情况。另外，在扩大瓣环缝合时，尤其是要注意缝合的可靠性，尽可能避免术后因加针止血对二尖瓣产生影响。

病例启示

在手术过程中，每一步，尤其是关键地方，都可能出现“坑”。在操作中，尤其是要避免出现这些不必要的“意外”，避免给整个手术制造出不必要的麻烦。这个病例是一例反面的教材，在这里和大家分享，也是希望能给予读者警醒，在操作中避免出现类似的问题。

（向 波 伍 丹）

瓣膜置换术后反复瓣周漏

病史

患者男性，44岁，因“心累、气紧1个月”入院。1个月前患者因受凉出现心累、气紧，有咳嗽、咳痰，夜间端坐呼吸，无双下肢水肿。于当地医院就诊，心脏CDFI提示左心增大，二尖瓣中-重度关闭不全，主动脉瓣中度关闭不全，肺动脉高压（重度），少量心包积液，左心室收缩功能正常范围。在当地医院诊断为“扩张型心肌病，胸腔积液”，给予抗感染、营养心肌、利尿等治疗后好转。患者为进一步治疗，遂来我院就诊，门诊以“扩张型心肌病，心力衰竭”收入院。自患病以来，患者精神食欲一般，睡眠一般，大小便如常，体重无明显变化。

既往有反复口腔溃疡病史，曾行胆囊切除，1年前行眼、鼻手术，有糖尿病病史，无肝炎、结核、高血压、冠心病病史。

体格检查

T 36.3℃，HR 92次/分，R 20次/分，BP 117/47 mmHg。心前区无隆起，心尖搏动异常，无心包摩擦感，心脏相对浊音界向左下扩大，心律齐，二尖瓣及主动脉瓣听诊区可闻及心脏杂音。

辅助检查

实验室检查：白细胞11.72×10^9/L，中性粒细胞8.075×10^9/L，红细胞6.5×10^{12}/L，血红蛋白126 g/L。C-反应蛋白19.1 mg/L，血细胞沉降率29 mm/h，氨基末端脑钠肽前体1029 pg/mL。白蛋白29.5 g/L，凝血酶原时间12.6秒，凝血酶原时间比值69.3%，凝血酶原时间国际标准化比值1.2，D-二聚体2.1 mg/L。

右心漂浮导管参数：CCI 2.1 L/min/m^2，PAWP 35 mmHg，CVP 15 mmHg，MPAP 44 mmHg。

心电图：正常。

超声心动图

左心房、左心室增大，右心房内径正常上限，左心室壁厚度正常，运动幅度偏强；主动脉瓣形态失常，回声尚纤细，似可探及回声中断，闭合不良（图1-5-5，图1-5-6）。瓣环径约20 mm，收缩期前向血流速度偏快，舒张期探及大量反流充满左心室（图1-5-7，图1-5-8）。

二尖瓣回声纤细，腱索冗长，动度明显增大，并稍脱入左心房内，收缩期探及中-重度反流；收缩期三尖瓣轻度反流。

超声提示：感染性心内膜炎（陈旧性）？瓣膜性心脏病：二尖瓣中-重度关闭不全；主动脉瓣重度关闭不全；三尖瓣轻度关闭不全；白塞综合征？

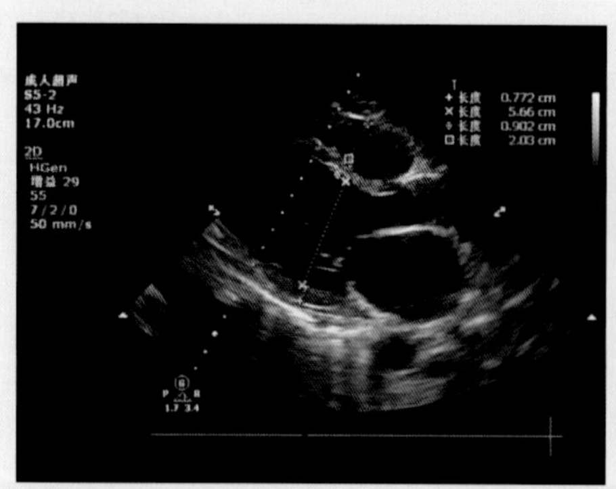

图 1-5-5　左心房、左心室内径增大

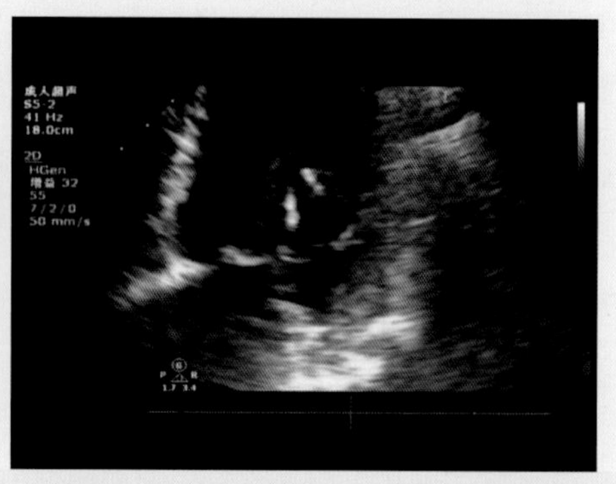

回声尚纤细，似可探及回声中断，闭合不良。

图 1-5-6　主动脉瓣形态失常

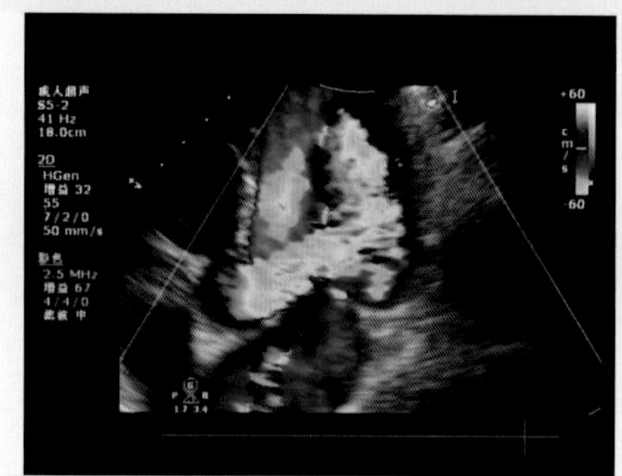

主动脉瓣探及大量反流充满左心室。

图 1-5-7　舒张期

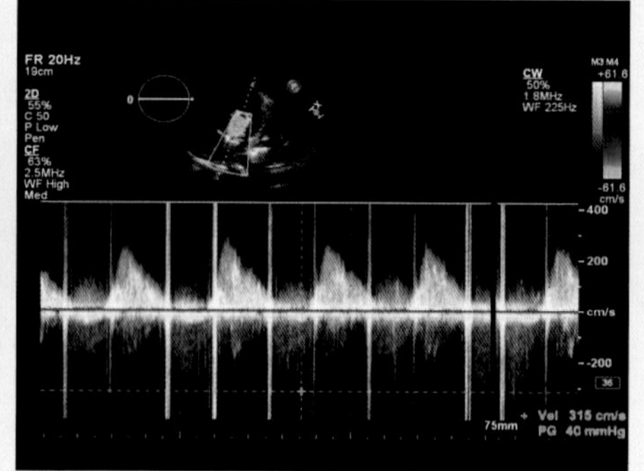

主动脉瓣前向血流速度增快。

图 1-5-8　收缩期

治疗经过

• 第一次手术

术中所见：心包无粘连增厚，心包腔内少量淡黄色清亮液体，心脏增大，心内探查可见左心耳及左心房内未见附壁血栓形成，二尖瓣发育正常，瓣环扩大，瓣叶稍增厚，瓣下腱索冗长，呈中-重度关闭不全，升主动脉及主动脉窦部未见明显扩张。主动脉瓣为二叶瓣，瓣叶增厚，疑似陈旧性感染灶，呈重度关闭不全；三尖瓣瓣环扩大，呈轻度关闭不全。

第一次手术方式：主动脉瓣机械瓣置换+二尖瓣机械瓣置换+三尖瓣成形+临时起搏器植入术。

手术后治疗过程：患者术后血糖波动大，经内分泌会诊后诊断为2型糖尿病，经调整血糖治疗后逐渐控制。术后患者胸部切口出现愈合不良，多次行清创缝合术后切口逐渐愈合。患者瓣膜置换术后出现三度房室传到阻滞，术后约3周行永久起搏器植入术。患者术后顺利出院。

出院后3个月，患者再次因发热、咳嗽伴心慌、气促入院。急诊胸部CT提示双肺多叶段小叶间隔增厚，考虑间质性改变，双肺多叶段见磨玻璃影、斑片影、絮状影，邻近胸膜粘连、增厚，周围支气管壁增厚，考虑炎性病变可能性大，纵隔见数个淋巴结显示，大者短径约1.1 cm，双侧胸腔少量积液，右侧为著。超声心动图：二尖瓣、主动脉瓣瓣位为人工机械瓣，二尖瓣瓣架松动，后瓣环明显，瓣环动度较大，并探及长约1.3 cm裂缝，该处似可见低弱回声附着，厚约0.3 cm，瓣叶开闭活动尚可，舒张期二尖瓣前向血流速度增快，节律不齐，收缩期二尖瓣机械瓣后内侧瓣环周探及大量反流，反流束宽约1.3 cm；收缩期主动脉瓣前向血流速度偏快；三尖瓣强回声成形环（图1-5-9）。

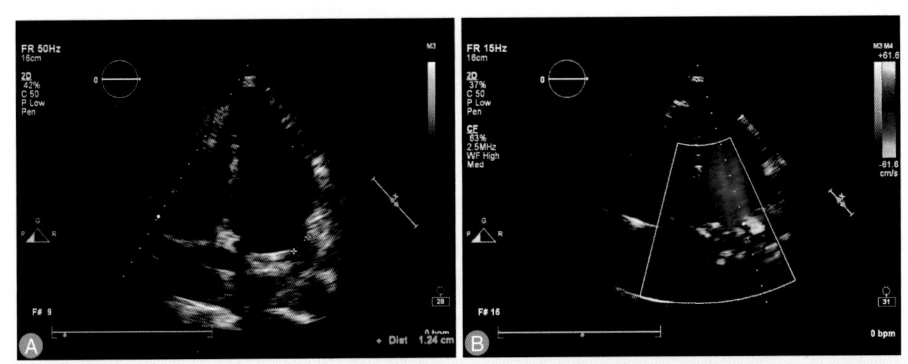

A. 二尖瓣瓣架松动，探及长约1.3 cm裂缝，该处似可见低弱回声附着；B. 收缩期二尖瓣机械瓣后内侧瓣环周探及大量反流。

图1-5-9　二尖瓣位人工机械瓣TEE所见

• 第二次手术

术中所见：二尖瓣瓣位人工机械瓣环松动，P2、P3及前交界瓣周出现裂隙，可见多个条絮状结构；主动脉瓣瓣位正常；右心房室内导线，上腔静脉入右心房处导线表面有厚约5 mm，大小为19 mm × 9 mm的团块赘生物。

手术方式：再次二尖瓣置换+永久起搏器取出+赘生物清除术。

术后治疗：术后按照感染性心内膜炎足疗程治疗。治疗后，患者恢复出院。

出院后1个月，患者再次因为发热、气促来医院就诊。行TEE提示左心增大，见人工主动脉瓣瓣周（原左冠瓣位置）及近左心室流出道探及大小约24 mm × 18 mm的异常回声区，无回声区与左心室相通，人工二尖瓣位置较正常位置移向房顶，与三尖瓣距离增大。

• 第三次手术

术中所见：心包广泛粘连增厚，心脏增大；主动脉人工机械瓣瓣周可见多处瓣周漏，以左冠瓣与无冠瓣交界处明显及左右交界瓣环为甚，组织变薄呈灰白，未见明显瓣周脓肿形成。主动脉瓣架尚稳定。二尖瓣可见A3区瓣环有瓣周漏形成。

手术方式：再次主动脉瓣置换+二尖瓣瓣周漏修补。

术后予以注射用亚胺培南西司他丁钠、万古霉素抗感染等治疗。术后抗感染期间，患者再次出现二尖瓣瓣周漏，患者及家属拒绝再次手术治疗。患者最终死于急性心力衰竭。

鉴别诊断

白塞综合征：一种全身性免疫系统疾病，属于血管炎的一种。其可侵害人体多个器官，包括口腔、皮肤、关节肌肉、眼睛、血管、心脏、肺和神经系统等，主要表现为反复口腔和会阴部溃疡、皮疹、下肢结节红斑、眼部虹膜炎、食管溃疡、小肠或结肠溃疡及关节肿痛等。

感染性心内膜炎：由细菌、真菌和其他微生物（如病毒、立克次体、衣原体、螺旋体等）直接感染而引起心脏瓣膜或心室壁内膜的炎症，有别于由于风湿热、类风湿、SLE等所致的非感染性心内膜炎。瓣膜为最常受累部位，但感染可发生在室间隔缺损部位、腱索和心壁内膜。

最终诊断

白塞综合征；感染性心内膜炎。

分析讨论

患者的病因诊断是什么？

最初该患者因“感冒受凉后”心力衰竭急性加重入院，心脏超声结果也支持患者的瓣膜性心脏病诊断，但这例患者在行瓣膜置换术后反复出现瓣周漏及瓣周赘生物形成，纠其病因是陈旧性感染？还是术后切口愈合不良导致的感染？还是有其他的潜在原因？

回顾该患者的整个治疗过程，术中探查主动脉瓣时考虑瓣膜陈旧性感染改变。术后出现切口愈合不良，多次清创后切口愈合。痰培养未培养出特定致病菌。术后反复出现人工瓣膜瓣周漏及赘生物形成，血培养未发现特定致病菌。因此，诊断感染性心内膜炎的确凿证据不足。

在第三次术后回顾性询问病史，患者既往有反复口腔溃疡病史，再加上患者反反复复出现人工瓣膜瓣周漏的情况，不除外患者合并白塞综合征的可能。白塞综合征可累及心血管、神经系统等多个器官，好发年龄为16～40岁，男性较女性多见。有研究表明，白塞综合征心脏受累主要表现为主动脉瓣关闭不全，其与主动脉瓣感染性心内膜炎较难鉴别。白塞综合征累及心脏大血管的病理学基础主要为主动脉瓣周围组织广泛无菌性炎症，主动脉壁弹力纤维层损伤，中膜细胞浸润及外膜纤维化。血流动力学主要表现为主动脉瓣关闭不全。一方面，升主动脉炎引起主动脉呈瘤样扩张后导致主动脉瓣关闭不全；另一方面，炎症累及瓣膜直接造成瓣膜损害，表现为瓣膜脱垂或撕裂、以炎性反应为基础的赘生物形成及瓣周脓肿。在临床工作中，由于白塞综合征缺乏特异度血清学或病理学检测指标，起病隐匿且临床表现不典型，因此这种疾病很少能在术前诊断，很多患者在开胸术后反复发生瓣周漏等并发症时，临床医师才意识到白塞综合征可能。

而感染性心内膜炎是微生物感染引起的有菌性心内膜炎症，常见并发症表现为不同程度的瓣膜关闭不全伴发赘生物形成、瓣周脓肿、瓣膜穿孔、人工瓣瓣周漏等。虽然白塞综合征与感染性心内膜炎病因不同，但是部分患者临床并发症表现形式相同，因此鉴别困难。

总结该患者前后三次手术及术后治疗史来看，后两次都予以足量、足疗程抗感染治疗，但是患者仍然出现严重的瓣周漏，不由得令医师反思，抗感染治疗是否有效，或者是否是最初的治疗方向便出现了偏差，这个患者考虑白塞综合征的可能性更大？随着患者及家属放弃进一步治疗，这一切也变得无从考证。

经验 / 教训

对于感染性心内膜炎和白塞综合征这两种可能累及心脏瓣膜的疾病来说，往往医师对治疗感染的问题更有经验一些。当临床上遇到这种症状、体征交织的复杂患者时，医师可能更愿意考虑熟知的疾病诊断。而这例患者用生命带来启示：临床工作并非一定是医师所见到的样子，当一种治疗方案难以奏效时，应该更加全面地分析患者的病情，及时修正诊断和治疗方案，切莫固执地坚持“认定”的治疗方案。

病例启示

路对了，必然有效。

（向　波　刘洪涛）

二尖瓣修复术后SAM征阳性

病史

患者男性，48岁，因“心前区疼痛3月余”入院。患者3个月前无明显诱因出现活动后胸痛，伴头晕、恶心，休息后症状缓解，有胸痛、心慌、心悸等不适，无畏寒、发热等不适。就诊于当地医院，行心脏CDFI显示左心房、左心室增大，二尖瓣中–重度反流，主动脉瓣、三尖瓣轻度反流，左心室舒张功能降低。为进一步诊治来我院就诊，以“二尖瓣关闭不全”收治入院。

既往体质较好，否认高血压、糖尿病，以及心、脑、血管、肺、肾、肝等重要器官疾病史。10年前于当地医院行胆囊切除术。否认家族遗传性病史。

体格检查

T 36.3 ℃，P 80次/分，R 20次/分，BP 98/72 mmHg。唇甲无发绀，颈静脉无充盈、无怒张，双肺呼吸音清，干湿啰音不明显，HR 80次/分，心律不齐，二尖瓣区闻及2/6级舒张期杂音；双下肢无水肿。

辅助检查

实验室检查：无特殊。

胸部X线片：心影增大。

冠状动脉造影：冠状动脉（–）。

超声心动图

左心房增大，二尖瓣回声偏厚、偏强，收缩期二尖瓣后瓣P1脱向左心房侧，局部未见确切腱索断端；收缩期探及重度偏心性反流（偏向房间隔）（图1–5–10）。

TEE检查：二尖瓣回声偏厚，收缩期后瓣P1脱向左心房侧，局部未见确切腱索断端。前后瓣过长，前瓣A2约34 mm，后瓣P2约18 mm（图1–5–11）。

超声提示：二尖瓣冗长、后瓣脱垂伴重度关闭不全。

术中所见

心内探查：左心耳内未见附壁血栓形成。二尖瓣瓣叶稍增厚、增大，瓣环扩大，交界处未见明显粘连增厚，瓣下腱索未见明显增粗挛缩，二尖瓣P1、P2区域可见瓣叶裂，二尖瓣呈

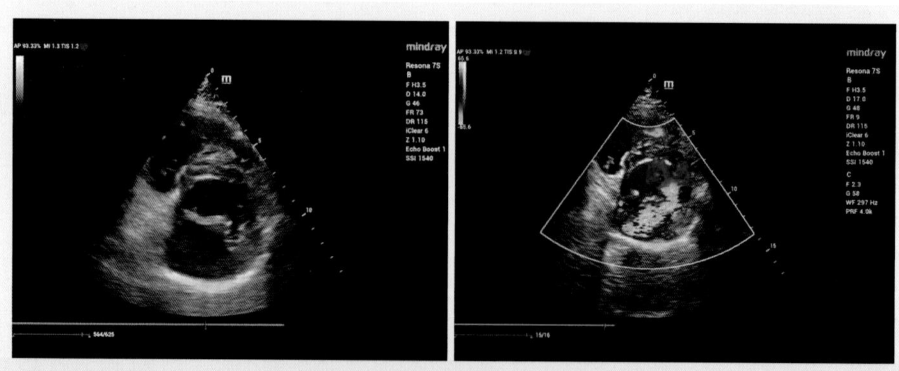

二尖瓣后瓣P1脱向左心房侧，收缩期探及重度偏心性反流（偏向房间隔）。

图1–5–10　二尖瓣后瓣脱垂及偏心性反流

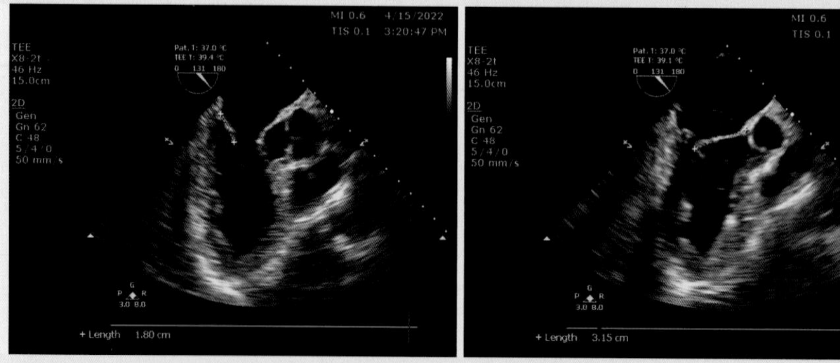

二尖瓣回声偏厚，前后瓣过长，前瓣A2约34 mm，后瓣P2约18 mm。

图1–5–11　TEE显示二尖瓣后瓣脱垂

重度关闭不全。三尖瓣发育正常，瓣叶质量尚可，但瓣环扩大可容纳4指，瓣叶呈轻度关闭不全。行二尖瓣瓣膜成形手术，使用32#爱德华成形环。

术毕TEE发现：二尖瓣明显反流，术后SAM征阳性，主动脉瓣、三尖瓣未见明显反流（图1–5–12）。

遂决定再次体外循环下更换爱德华36#二尖瓣成形环，成型后注水检查未见明显反流。再次开放，心脏自动复跳。再次行TEE提示二尖瓣未见明显反流，SAM征阴性，主动脉瓣、三尖瓣未见明显反流。评估修复效果未发现关闭不全。术后半个月痊愈出院。

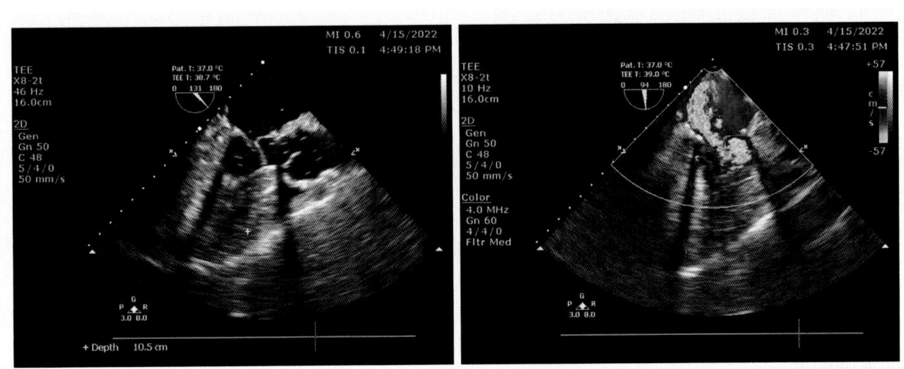

二尖瓣SAM征阳性，左心室流出道梗阻，二尖瓣明显反流。

图 1–5–12　术后 SAM 征阳性

鉴别诊断

肥厚型梗阻性心肌病：以左心室壁不对称性肥厚为解剖特征的遗传性心脏病，通过二维超声或心血管MRI在最大舒张末期发现任意一个左心室壁节段厚度≥15 mm，且肥厚不能由其他原因所解释可诊断。其中，SAM征是导致患者不同程度二尖瓣反流及胸痛、呼吸困难、晕厥等临床症状的原因之一。

最终诊断

二尖瓣冗长、后瓣脱垂伴重度关闭不全。

分析讨论

二尖瓣由前后瓣、瓣环、乳头肌瓣下装置和腱索构成功能整体，其正常功能依赖于这些结构的完整性及左心室整体结构和收缩。文献报道，SAM征是二尖瓣修复术后常见并发症，在器质性二尖瓣反流术后患者中占6%～10%，可发生于二尖瓣修复术后数天，甚至2年以上。SAM征由多因素所致，如瓣叶、瓣环及前后瓣长度和瓣环之间不匹配，瓣下结构、心室形态改变等。第一次二尖瓣修复手术相关SAM并发症记录于1977年；可导致严重的心力衰竭发生，心脏猝死的风险高达20%。若静息状态下左心室流出道压力梯度>30 mmHg，则认为可进展至心力衰竭或存在心脏猝死的危险因素。因此，早期识别其危险因素尤其重要。

既往报道，SAM征发生的危险因素包括主动脉二尖瓣夹角过小、室间隔肥厚、左心室腔小、后瓣过长、瓣环相对小。虽然大多数术后SAM征可通过药物治疗，例如，增加静脉容量可使用β受体阻滞剂，增加心脏后负荷可使用缩血管药物，或停用正性肌力药物而得以缓解，但部分仍需手术干预。外科矫治通常以减少瓣叶长度和减少其过渡运动为目的，包括切除过长的瓣叶，使用较大尺寸的成形环，或进行人工瓣膜置换；或行后乳头肌移位修复来矫治术后不伴瓣叶过长情况的SAM征。

考虑本例患者出现SAM征的原因为瓣叶尤其是后瓣过长（>15 mm），成形环选择过小，引起瓣叶对合线向前移位，部分过长前瓣向左心室流出道运动所致。

经验 / 教训

二尖瓣SAM征是二尖瓣修复术的常见并发症，过长的瓣叶组织、过小的瓣环选择是本例患者二尖瓣成形术后发生SAM征的主要机制，通过更换较大尺寸的成形环可使SAM征消失。然而，瓣叶组织过长、主动脉-二尖瓣夹角过小、室间隔肥厚、与室间隔距离短等形态学特征，均提示二尖瓣修复术后易出现SAM征。因此，应及早发现这些危险因素。

病例启示

二尖瓣修复面临较多变数，如瓣叶长度，通过切除或使用人工腱索瓣叶对合高度达到多少合适，瓣环选择多大可达到满意的对合高度而无SAM征出现。

因此，McCarthy等指出，术中TEE测量引导瓣膜重建，选择合适的成形环至关重要，并认为达到5 ~ 10 mm对合高度而无SAM征是手术目的。其中，食管中段长轴切面A2与P2长度（从瓣环到瓣叶游离缘）目标比值为2：1，如果前瓣A2长度测值超过30 mm，则后瓣长度上限为15 mm。

此外，可通过选择合适的瓣环以达到合适的对合高度而避免SAM征发生。因为环的大小是决定对合高度的重要因素，不合适的成形环可能引起SAM征（环太小）或对合高度不够而残余二尖瓣反流（瓣环过大）。环尺寸可根据TEE五腔心切面选择：A2长度，从修复前的瓣叶对合点到室间隔最近点（与室间隔距离，图1-5-13）的距离（可预测修复后SAM征，如

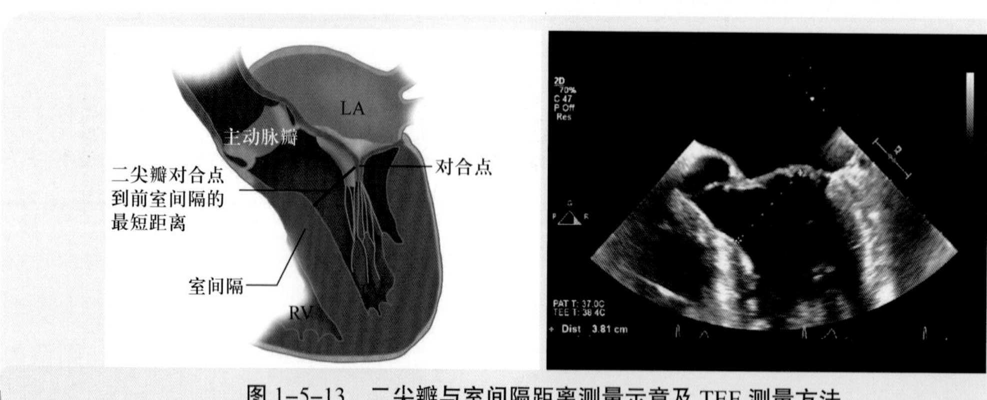

图 1-5-13　二尖瓣与室间隔距离测量示意及 TEE 测量方法

果<25 mm，SAM征出现风险较大，此时应选择更大的环，大1～2 mm；如与室间隔距离正常，但后瓣短于前瓣的一半，环应比A2长度小1～2 mm以获得更好的对合高度），以及环的前后直径。环的前后直径与A2长度非常接近。

（颜　艳　罗　贤）

二尖瓣瓣位机械瓣卡瓣

病史

患者女性，51岁，因“反复胸闷、气紧、心累2月余，加重3天”而入院。患者2个月前因感冒后出现胸闷气紧，活动后心累，为求进一步诊治入我院心外科住院，查心脏超声显示风湿性心脏病，二尖瓣中度狭窄，左心房增大，主动脉瓣重度关闭不全伴轻度狭窄。完善相关检查后行伴有肺动脉高压的二尖瓣和主动脉瓣机械瓣置换术。3天前患者因受凉感冒胸闷、心累、气紧症状复发加重。

体格检查

P 103次/分，BP 89/64 mmHg，双肺叩诊音清，双肺未闻及干湿啰音，双肺呼吸音对称。心浊音界长、大，HR 117次/分，心律不齐，二尖瓣听诊区闻及金属瓣膜杂音，胸骨左缘第二至第四肋间隙闻及少许收缩期杂音，双下肢不肿。

超声心动图

胸骨旁左心室长轴切面：二尖瓣瓣位机械瓣动度降低，开放受限。心尖四腔心切面：亦可见二尖瓣瓣位机械瓣开放受限（图1–5–14）。CDFI显示舒张期二尖瓣位机械瓣前向血流加速，平均跨瓣压差约26 mmHg，VTI法估测二尖瓣有效瓣口面积约0.24 cm^2；PHT法估测二尖瓣有效瓣口面积约0.6 cm^2；TEE显示二尖瓣位机械瓣上可探及低弱回声附着（图1–5–15）。

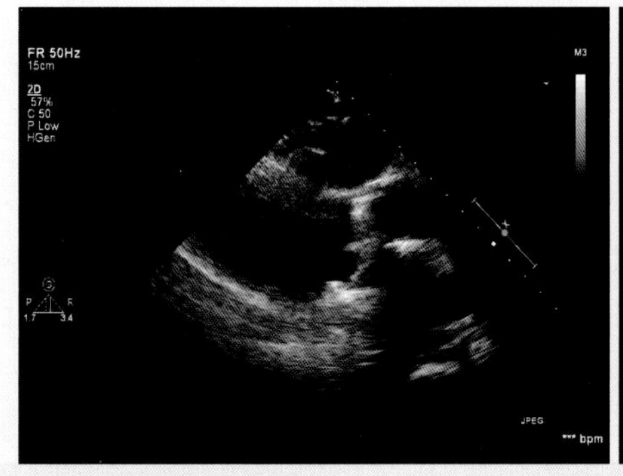

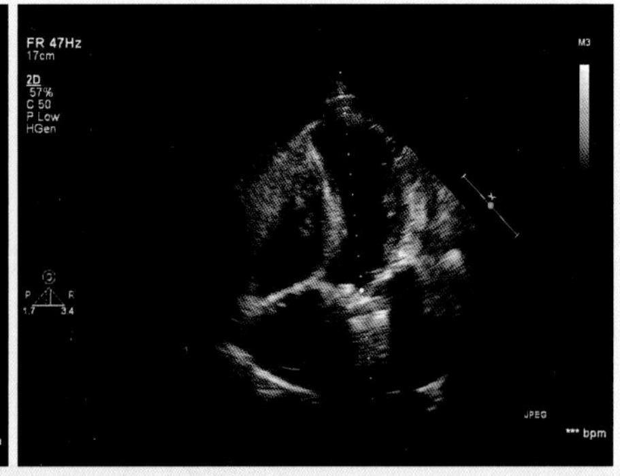

二尖瓣动度降低。

图 1–5–14　胸骨旁左心室长轴切面及心尖四腔心切面

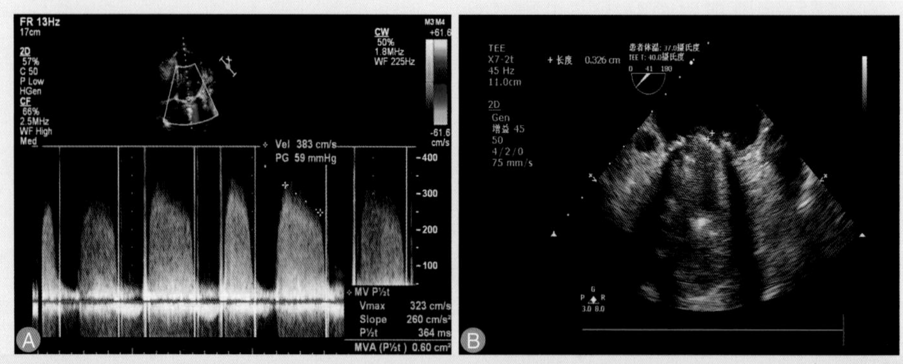

A. 二尖瓣瓣位机械瓣平均跨瓣压差约 26 mmHg，VTI 法估测二尖瓣有效瓣口面积约 0.24 cm^2；B.TEE 显示二尖瓣位机械瓣上可探及低弱回声附着。

图 1–5–15　人工二尖瓣狭窄

术中所见

二尖瓣机械瓣在位，无瓣周漏，瓣环周围新生肉芽组织形成，并伴有新鲜血栓附着，长入瓣架内致两个瓣叶活动障碍，瓣口重度狭窄。术中先切除功能障碍的二尖瓣机械瓣，并清除血栓及新生肉芽组织（图1–5–16），予以生理盐水反复冲洗，修剪瓣环组织，尽可能扩大瓣环，使其能勉强通过27号测瓣器，予以St Jude 27号机械瓣换瓣线间断缝合并再次置换二尖瓣。术后患者恢复可。

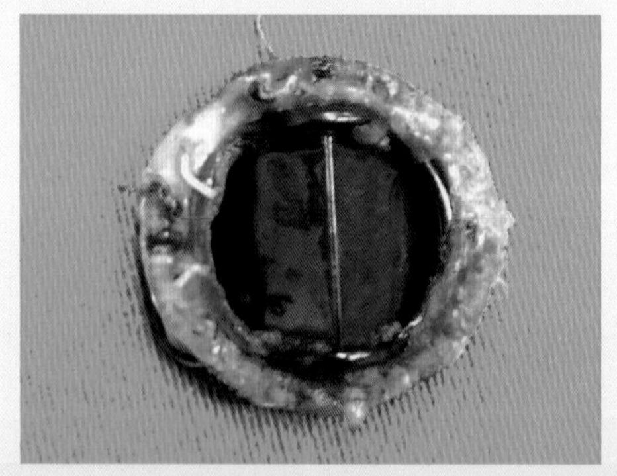

图 1–5–16　新鲜血栓附着于二尖瓣致二尖瓣功能障碍

鉴别诊断

需与结构性瓣膜功能障碍（瓣膜磨损、断裂等）、非结构性瓣膜功能障碍（血管翳、组织、缝线等嵌顿）、感染性心内膜炎等可致机械瓣急性功能障碍的原因进行鉴别。

血管翳：血管翳通常发生于术后5年以上的患者，与患者抗凝效果之间的相关性较弱，常呈小团块状，回声稍强，累及缝线环，局限于瓣膜碟片平面向心性生长；血栓则可发生在术后的任何时间段，与患者抗凝效果密切相关，新鲜血栓回声低。结合患者病史，超声提示该患者为血栓所致机械瓣功能障碍，后为手术病理结果证实。

感染性心内膜炎：若为感染性心内膜炎所致瓣膜功能障碍，术中可发现脓肿或赘生物等，多数患者会出现全身感染的征象。该患者手术证实其瓣膜功能障碍并非感染性心内膜炎所致。

最终诊断

风湿性心脏病；二尖瓣机械瓣功能障碍（血栓致卡瓣）。

分析讨论

人工瓣膜置换术后瓣叶开闭障碍是人工心脏瓣膜功能障碍的主要病因，可发生在手术后任何时期。卡瓣的原因有动力性和器质性两种，前者罕见，后者发生的原因主要包括：①血管翳增生，包括周围心内膜组织、肉芽或纤维组织的增生；②血栓形成，包括陈旧性及新鲜血栓；③赘生物形成，发生于感染性心内膜炎；④自体瓣膜残余组织干扰等。机械瓣急性功能障碍起病急，有不同程度的血流动力学异常，大多表现为突发急性心力衰竭、低血压、肺水肿或猝死。

本例患者于术后2个月突然出现心累、气促、端坐位呼吸等急性心力衰竭的表现，结合患者病史，高度警惕患者出现机械瓣膜功能障碍。超声心动图左心室长轴切面及四腔心切面均见二尖瓣瓣位机械瓣活动度降低，二尖瓣有效瓣口面积明显减小呈重度狭窄，二尖瓣平均跨瓣压差显著升高，均支持机械瓣功能障碍；术中TEE可见二尖瓣上低弱回声附着，进一步支持血栓致卡瓣。

经验 / 教训

本例患者以急性心力衰竭为主要临床表现，临床医师需紧密结合患者病史做出准确判断，及时完善超声心动图检查。虽然由于机械瓣膜声影干扰会影响血栓的检出率，但是TTE可直观展示瓣膜的开放情况、心脏的血流动力学状态等，可为临床做出准确诊断提供支持。

病例启示

风湿性心脏病、机械瓣膜置换术后的患者需终身抗凝治疗，注意监测凝血全套，凝血酶原时间维持在20～25秒，凝血酶原时间国际标准化比值维持在1.8～2.2，且应根据结果调整华法林剂量，定期随访心脏CDFI，评估瓣膜功能。

（白　芳）

Cabrol术后瓣周异常原因

病史

患者男性，35岁，因“反复发热伴咳嗽咯痰7月余”入院。7个月前，患者因A型主动脉夹层，主动脉瓣重度反流在我科行改良Cabrol+半弓人造血管置换+主动脉根部–右心房内引流手术，术后2个月康复出院。出院后患者间断发热，1个月前患者于当地社区医院连续每天使用头孢他啶抗生素，但控制效果差，依然间断发热，伴咳嗽、咳痰等症状。血培养提示洋葱伯克霍尔德菌阳性。门诊以“心脏手术术后，败血症“收入院”。

自发病以来，患者无腹胀、胸痛、咯血、晕厥、抽搐等不适。生活尚能自理。胃纳一般，夜间睡眠欠佳，二便正常，体重无明显变化。否认肝炎、结核等传染病史，7个月前夹层手术的术中、术后均有输血史。否认药物、食物过敏史，无吸烟、吸毒及不洁性生活史，按当地卫生防疫部门要求预防接种，具体不详。

体格检查

T 36.2 ℃，P 78次/分，R 20次/分，BP 109/78 mmHg。双肺对称，胸部正中可见一长约20 cm手术瘢痕，无明显红肿。心尖搏动正常，心前区无隆起或凹陷，无抬举样搏动，无胸膜及心包摩擦感，双肺呼吸音稍低，HR 78次/分，心律齐，心音有力，未闻及病理性杂音，双下肢不肿。

辅助检查

血常规：白细胞6.83×10^9/L，淋巴细胞0.902×10^9（下降），中性粒细胞比率76.1%（增高），血红蛋白88 g/L（下降），红细胞分布宽度及血小板正常，红细胞沉降率66 mm/h（增高，正常值0 ~ 15 mm/h），C-反应蛋白49.09 mg/L（增高，正常值0 ~ 5 mg/L），乙型肝炎小三阳，抗中性粒细胞质抗体、抗dsDNA抗体定量阴性，免疫球蛋白G、免疫球蛋白轻链偏高，补体C3、C4正常，抗O球蛋白及类风湿因子阴性。凝血酶原时间国际标准化比值1.51，甲状腺功能正常。脑钠肽187.3 pg/mL。血生化及肝肾功能：白蛋白36.5 g/L（降低，正常值40 ~ 55 g/L），总胆固醇2.67 mmol/L（下降，正常值3.9 ~ 5.2 mmol/L），载脂蛋白A1下降，电解质钠下降，乳酸脱氢酶及谷草转氨酶/谷丙转氨酶增高，肾功正常。

入院后多次血培养洋葱伯克霍尔德菌阳性，对头孢他啶、美罗培南、左氧氟沙星、复方新诺明敏感。

真菌（1，3）-β-D葡聚糖试验200.7 pg/mL（正常值0.0 ~ 60.0 pg/mL），降钙素原0.86 pg/mL（正常值0 ~ 0.05 pg/mL）。

CTA：cabrol术后，主动脉瓣区人工瓣膜影，升主动脉欠规则，多系术后改变。升主动脉后份可见细管状影，与升主动脉及右心房相连，考虑内引流可能大。左右冠状动脉显影良好，右颈总动脉起始部稍扭曲，显影未见异常，主动脉弓及降主动脉显示清楚，未见局部狭窄及膨隆改变，未见主动脉夹层征象，全心明显增大，肺动脉稍增粗，胸骨、左侧第一肋骨术后改变，扫及左肺上叶舌段及下叶斑片影，考虑炎性病变。胸壁皮下软组织肿胀。

PET-CT：禁食状态下静脉注射18F-氟代脱氧葡萄糖1小时胸部显像，PET-CT融合成像：胸部显像清晰，右侧胸前少量积液；胸骨呈术后改变，胸骨形态及结构异常，原胸骨柄区见结节状摄取氟代脱氧葡萄糖明显异常增强灶，大小约33 mm × 18 mm × 37 mm，最大SUV值11.8，同机CT显示病灶呈软组织影，与升主动脉前壁粘连，升主动脉壁摄取氟代脱氧葡萄糖稍高，呈点、片状摄取氟代脱氧葡萄糖增高影，最大SUV值8.5；左第三肋前支与胸骨连接处见一软组织密度结节。

原胸骨柄区结节状软组织密度影，氟代脱氧葡萄糖代谢明显异常活跃，升主动脉壁可见多处点、片状氟代脱氧葡萄糖代谢活跃灶，考虑炎症所致（图1–5–17）；左第三肋前支处胸壁、剑突尖及前方胸壁见多处氟代脱氧葡萄糖代谢活跃灶，考虑局部肉芽组织形成；右侧胸腔少量积液，左肺下叶内基底段见片状软组织影，形态欠规则，未见氟代脱氧葡萄糖代谢，考虑良性病变；胸骨其他部位葡萄糖代谢显像未见氟代脱氧葡萄糖代谢异常活跃征象，即未见明显恶性肿瘤征象。

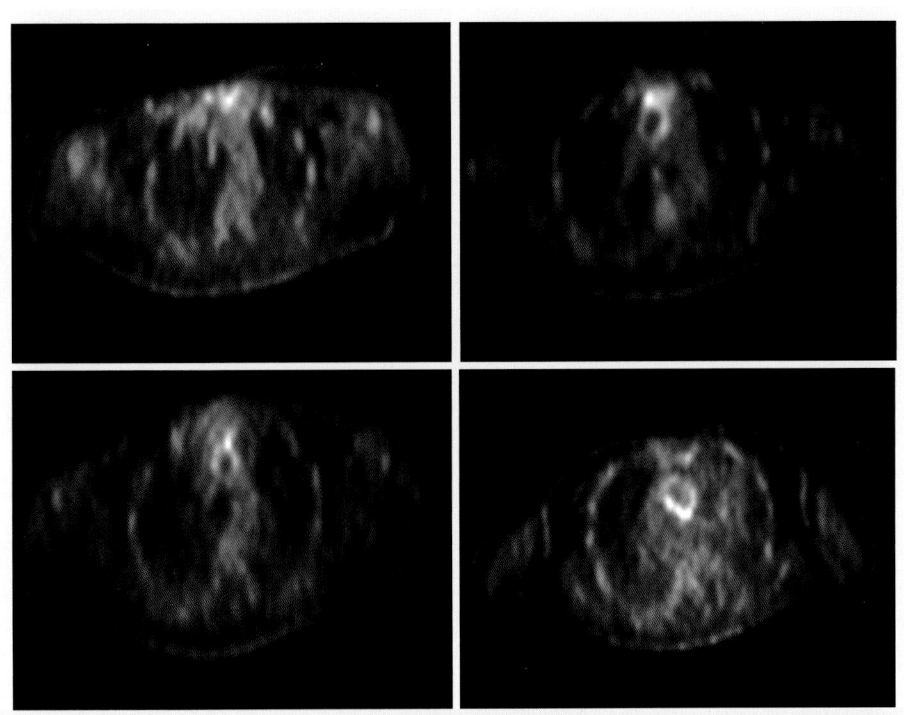

原胸骨柄区结节状软组织密度影，氟代脱氧葡萄糖代谢明显异常活跃，升主动脉壁可见多处点、片状氟代脱氧葡萄糖代谢活跃灶。

图 1–5–17　PET-CT 融合成像

超声心动图

人工主动脉瓣瓣周异常回声区，其内探及连续性血流信号，TEE进一步提示瓣周异常血流信号未与左心室流出道相通，异常血流信号自左冠状动脉起源，异常血流进入右冠状动脉（图1–5–18）。

超声提示：cabrol+半弓置换术后半年余：主动脉瓣人工机械瓣瓣架外无回声区，考虑与冠状动脉相通，吻合口瘘?

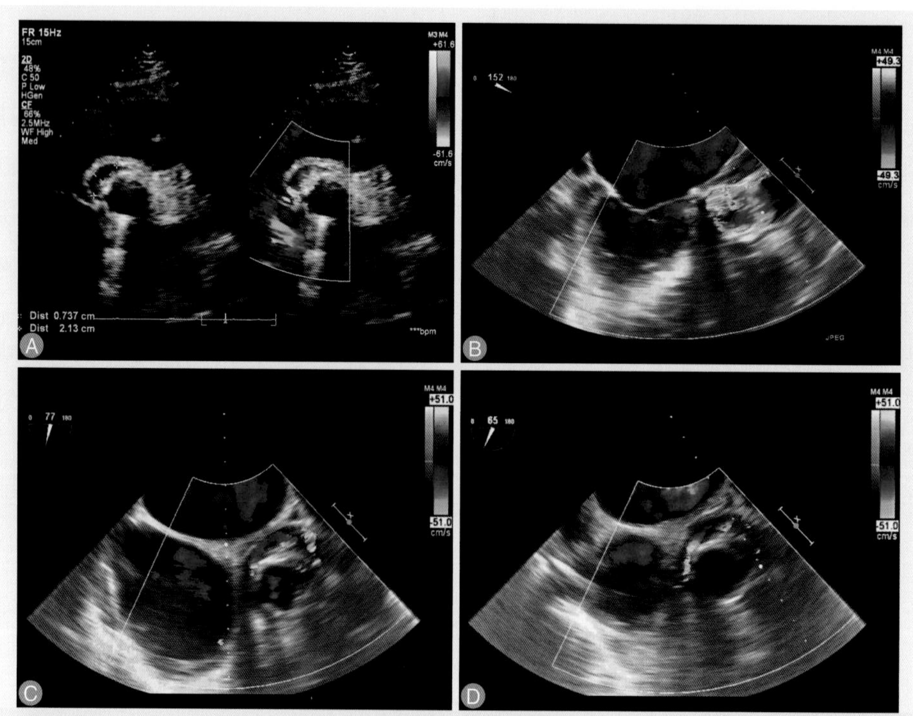

A. 人工主动脉瓣周异常回声区，其内探及连续性血流信号；B. 瓣周异常血流信号未与左心室流出道相通；C. 异常血流信号自左冠状动脉起源；D. 异常血流进入右冠状动脉。

图 1-5-18　左冠状动脉－右冠状动脉异常通道

治疗过程

入院后患者间断低热，多次血培养提示洋葱伯克霍尔德菌，给予头孢他啶抗感染治疗等对症支持治疗，入院后三次在全麻下行伤口清创+VSD植入术、胸部切口廓清+死骨咬除、胸大肌皮瓣转移、切口清创缝合术。并请外院专家会诊，术后根据血培养结果，分别予以注射用亚胺培南西司他丁钠、注射用替加环素、头孢他啶、复方磺胺嘧啶抗感染。术后复查肝肾功能，白蛋白较低，予以输注白蛋白纠正低蛋白血症、输血等治疗。多次复查血培养阴性，复查血常规、生化、凝血指标满意。痊愈出院。

术中所见

术中见胸部切口上方约4 cm脓肿形成，伴肉芽组织增生，脓肿延伸至纵隔、胸骨、肋软骨可见浸及，靠近人工血管和肺动脉之间，呈血清肿改变，无明显溢脓，给予清除组织，过氧化氢溶液、碘伏、生理盐水反复冲洗。

病理学检查结果：送检胸壁组织显示软组织慢性化脓性炎、脓肿形成、肉芽组织形成、纤维组织增生、灶性坏死、异物巨细胞反应。

鉴别诊断

瓣周漏：感染性心内膜炎致瓣周组织脓肿引起缝线撕脱或瓣周穿孔，是主动脉瓣置换术后出现瓣周漏的最常见原因。瓣周漏患者病情危重，再手术比例高，死亡率高，预后较差。存在瓣环过度钙化、老年、巨大左心房、肾功能不全、免疫功能异常（如白塞综合征）、全身营养不良等因素均可在手术早期或晚期出现瓣周漏。小的瓣周漏虽然引起血流动力学改变轻微，但可能发生溶血；较大瓣周漏可引起严重临床表现，如心脏进行性扩大致心力衰竭、肺循环高压和心律失常，甚至继发心内膜炎等，须尽快干预。超声表现为人工瓣缝合环与周围组织之间的裂隙；人工瓣瓣环相对固定或有一定的活动度；人工瓣瓣周的舒张期反流信号。而本病例可见异常血流信号来源于人工冠状动脉缝合根部，且PET-CT显示该无回声区并无氟代脱氧葡萄糖代谢活跃灶，可与之鉴别。

瓣周脓肿：感染性心内膜炎可向主动脉瓣瓣周扩散导致瓣周脓肿形成。本病例超声显示主动脉瓣瓣周异常回声区域，其形态规则。而瓣周脓肿形态多不规则，可与之鉴别。

最终诊断

主动脉人工血管移植物+主动脉瓣人工瓣膜感染；胸骨骨髓炎+纵隔感染；cabrol术后左冠状动脉吻合口瘘；败血症；贫血；cabrol+半弓置换术后。

分析讨论

心脏人工瓣膜心内膜炎发病率日趋升高，达1%～6%，占全部感染性心内膜炎的10%～30%，是置换术后严重的、灾难性的并发症，其早期诊断困难，血培养阳性率低，死亡率高。

人工血管移植物感染是主动脉人工血管置换术后最严重的的并发症之一，其发病率国外报道仅为1%～6%，国内回顾性报道发病率为1.14%。虽然总体上看人工血管移植物感染发病率并不高，但是其所导致的医疗成本额外增加、病死率及截肢率却相当高。其最常见原因是手术区域附近的皮肤污染，可以出现发热、白细胞增高、菌血症表现。人工血管移植物感染一旦发生，可根据实际情况选择具体的处理方式，既往推荐移植物切除，但保留移植物的策略由于能降低病死率，近来得到了一定发展。

本例患者Cabrol术后反复发热，血培养阳性，各项检查指标均提示严重感染；PET-CT显示原胸骨柄区结节状软组织密度影，氟代脱氧葡萄糖代谢明显异常活跃，升主动脉壁可见多处点、片状氟代脱氧葡萄糖代谢活跃灶等。超声心动图显示瓣周异常回声区，极易诊断瓣周脓肿或瓣周漏。但仔细分析，该异常回声区源于人工冠状动脉瘘，可资鉴别。

经验 / 教训

对于主动脉Stanford A型夹层患者主动脉根部冠状动脉的处理，临床可行直接打孔吻合（Bentall）和人造血管与冠状动脉开口吻合（Cabrol）。前者因吻合口张力，容易出现出血，且易于发生扭曲、撕裂等。为提高治疗效果，挽救患者生命，Cabrol手术得到了医护患的高度关注，经实践证实，其有效降低了并发症发生率。本病例术后反复发热，血培养阳性，同时发现瓣周异常回声，无法鉴别是否为瓣周脓肿，后经PET-CT发现升主动脉壁可见多处点、片状氟代脱氧葡萄糖代谢活跃灶，而未见主动脉壁周围异常高代谢区，通过TEE仔细观察发现冠状动脉起始处人工血管瘘，导致局部循环血流出现，从而排除瓣周脓肿。

本病例的教训：人工血管移植物感染和（或）人工瓣膜感染，由于细菌生长于人工血管组织及人工瓣膜缝合环中，抗生素无法达到病灶治疗，效果不佳。因此对于上述部位感染，有学者建议唯一的办法就是手术切除感染的人工血管和（或）人工瓣膜，才有治愈的可能性。但二次手术风险高，医师、家属及患者本人均有顾虑，易导致延误病情。

病例启示

主动脉瓣瓣周异常回声，需结合病史诊断。与手术医师沟通，理解改良cabrol手术详细的解剖结构，才有助于鉴别判断瓣周异常低回声区域的性质。

（左明良　李　华）

主动脉瓣置换术即刻左冠状动脉口闭塞

病史

患者男性，74岁，因“反复活动后心累、气紧1年余”入院。患者1年前活动后出现心累、气紧，伴有头晕、心悸等不适，无咳粉红色泡沫痰、心前区疼痛、夜间端坐呼吸等症状，休息后可缓解。患者此后1年间活动后多次出现上述症状，均予当地医院治疗后好转。为进一步治疗来我院门诊就诊，行心脏CDFI提示主动脉瓣退行性变、钙化，中度狭窄伴中度关闭不全，二尖瓣中度关闭不全。自患病以来患者一般情况尚可，精神、食欲、胃纳一般，夜间睡眠可，二便正常，体重无明显变化。

体格检查

T 36.2 ℃，P 94次/分，R 20次/分，BP 154/74 mmHg。神志清楚，慢性病容，体查合作，唇甲无发绀，颈静脉无充盈、无怒张，双肺呼吸音清。干湿啰音不明显，心律不齐，主动脉瓣听诊区可闻及收缩期和舒张期病理性杂音。腹平软，无压痛及反跳痛，肝肋下未及，双下肢无水肿。四肢肌张力正常，肌张力可，病理反射未引出。

辅助检查

血常规，肝肾功能基本正常。

腹部超声：肝脏、胆囊、胰腺、脾脏、肾脏未见明显异常。

心电图：心房颤动。

胸部CT平扫：①左肺上叶尖后段磨玻璃结节，左肺上叶尖后段及右肺水平裂可见数个小结节影，大者直径约5 mm，双肺散在纤维条索灶，右肺下叶及左肺上叶钙化灶；②右侧胸腔少量积液；③心影增大，主动脉增宽，主动脉管钙化斑，主动脉瓣见致密影；④左侧第九肋骨后支见小结节状致密度影。

颅脑CT：①左侧半卵圆中心见斑片状稍低密度影，梗死灶可能，轻度脑萎缩；②颅骨未见明显异常。

冠状动脉造影：左冠状动脉左主干未见明显异常，前降支近中段管壁不光滑，回旋支未见明显狭窄；右冠状动脉未见明显狭窄，冠状动脉右冠优势型。

超声心动图

术前TTE：主动脉瓣回声增强增厚，可探及团状钙斑，启闭受限，瓣环径约22 mm，收缩期主动脉瓣前向血流速度加速V_{max}约4.0 m/s，舒张期可探及主动脉瓣中心性反流Ⅲ级；左心室内径约55 mm，左心房内径约44 mm × 60 mm × 46 mm；左心室射血分数值约51%，左心室缩短分数约26%。术前TEE：主动脉瓣回声增强、增厚，钙斑，启闭受限，舒张期主动脉瓣可探及反流Ⅲ级，左右冠状动脉开口位置正常（图1–5–19）。

超声提示：主动脉瓣退行性变、钙化，中度狭窄伴中度关闭不全；主动脉硬化，升主动

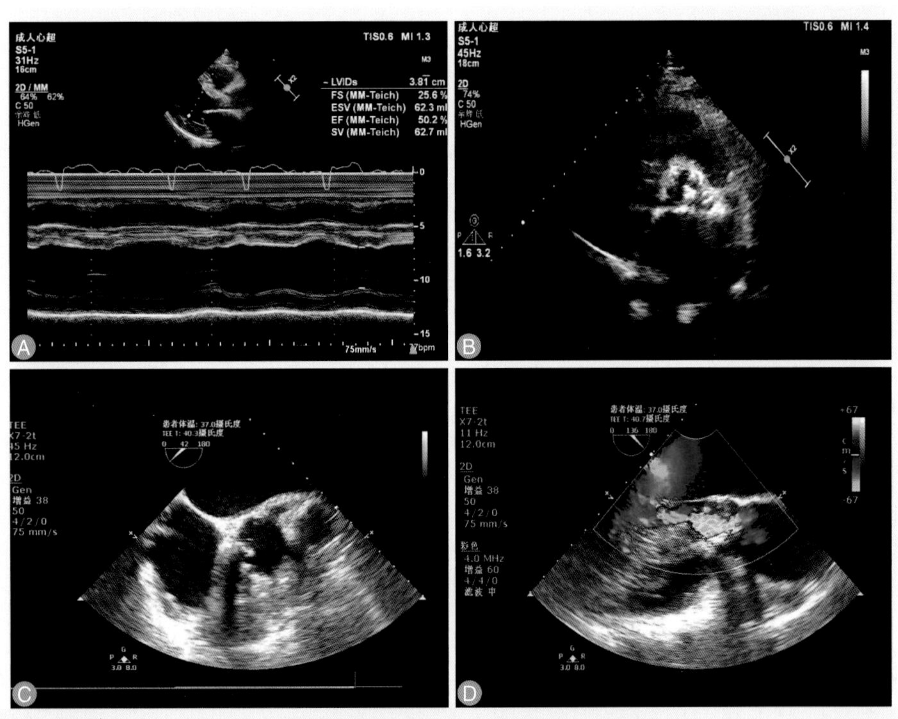

A. 术前 TTE 显示左心室 M 型运动；B. 术前 TTE 显示主动脉瓣钙化明显，冠状动脉开口正常；C. 术前 TEE 显示左右冠状动脉开口处未见明显异常；D. 术前 TEE 显示舒张期主动脉瓣中度关闭不全。

图 1–5–19 术前超声

脉增宽；左心增大；二尖瓣中度关闭不全；右心房增大；三尖瓣轻度关闭不全；心律失常。

术中所见

全麻体外循环下经胸骨上段J形切口行主动脉瓣生物瓣置换+二尖瓣成形+三尖瓣成形术。心内探查：主动脉瓣叶呈三叶瓣，交界可见粘连、融合明显，瓣叶及瓣环明显钙化，钙化延伸至瓣环至左心室心肌内，主动脉瓣呈重度狭窄并中度关闭不全；主动脉壁变薄，内壁见钙化斑块，主动脉窦部未见明显扩张，左右冠开口及位置正常，未见明显钙化斑块。二尖瓣、三尖瓣瓣叶质量可，瓣环扩大。置换Medtronic Mosaic 23 mm主动脉瓣生物瓣，二尖瓣、三尖瓣成形术后，心脏自主复跳效果不好，TEE检查发现人工瓣叶活动良好、无瓣周漏表现，但左冠状动脉无血流信号，左心室心肌收缩功能差，待血压提高后依然无明显改善，综合考虑可能是人工瓣膜瓣架压迫左冠状动脉口所致；再次停跳、降温、体外循环，证实是人工瓣膜缝线压迫左冠状动脉口，重新缝合，膨肺，减流量，缓慢开放主动脉阻断钳，心脏自动复跳，再次复查TEE显示左冠状动脉可探及血流信号，左心室心肌收缩功能改善，人工瓣膜启闭良好，瓣周未见异常（图1–5–20）。患者术后恢复良好，半个月后顺利出院。

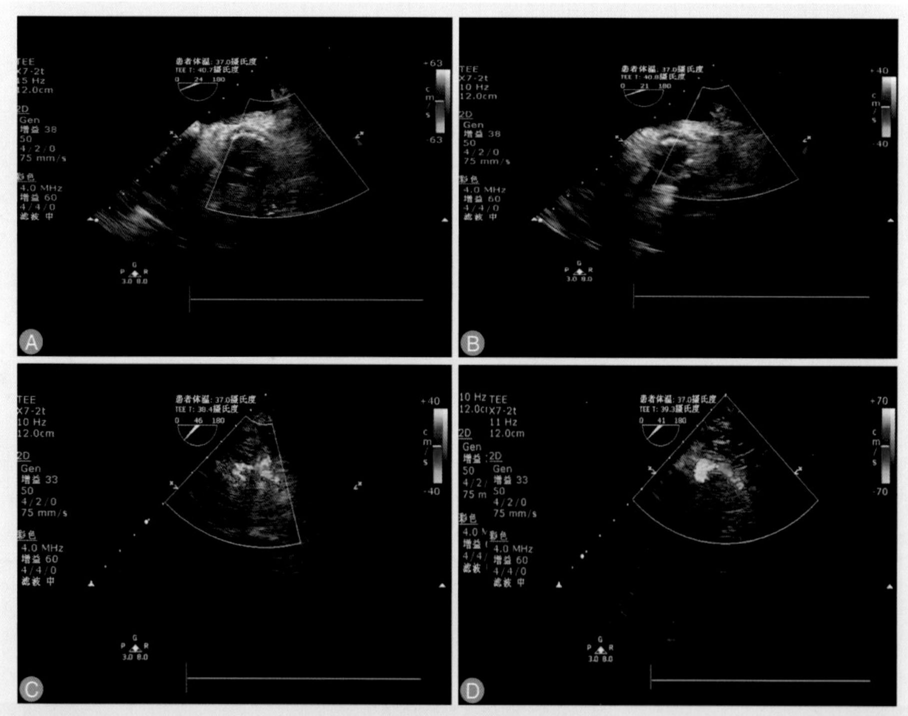

A. 第一次复跳左冠状动脉无血流信号，scale±63 cm/s；B. 第一次复跳左冠状动脉无血流信号，scale±40 cm/s；C. 第二次复跳左冠状动脉血流充盈好，scale±40 cm/s；D. 第二次复跳左冠状动脉血流充盈好，scale±70 cm/s。

图 1–5–20　术中心脏复跳情况

鉴别诊断

人工瓣装置产生的强回声和混响效应导致不能清晰显示瓣叶、瓣周结构，需要正常超声表现与伪像相鉴别。人工瓣缝合环上可探及细小团状回声，通常是缝合线的残端，但在特定的临床背景下需要与血栓或赘生物鉴别。经三维TEE在显示人工二尖瓣方面有显著优势，该技术在显示主动脉瓣和三尖瓣瓣位人工瓣叶方面的成像价值较小，但依然可以提供有关结构成分、缝合环、瓣叶异常的额外信息。

复查超声心动图

主动脉瓣瓣位人工生物瓣未见明显异常；二尖瓣轻度关闭不全；左心房增大。左心室射血分数约70%，左心室缩短分数约39%。

分析讨论

临床上心脏瓣膜置换术后，TEE受瓣架声影的干扰，有时亦难以发现瓣叶、瓣架、瓣周的情况。该患者首次停机后，左心室心肌收缩功能差，待血压提高后依然无明显改善，需要多切面观察冠状动脉情况，及时发现冠状动脉口的血流情况，排除可能存在的人工瓣膜的其他异常。

经验 / 教训

主动脉瓣人工瓣膜置换术心脏复跳后即查TEE需要多切面多手段评估观察瓣叶、瓣周、瓣架、冠状动脉开口、心腔内、心肌收缩舒张情况等，以排除可能出现的常见和（或）少见状况，及时给手术医师提供有用、准确的诊断信息，利于手术的修正和补充。

（李文华）

主动脉瓣再次置换术后右冠状动脉开口肉芽组织栓塞

病史

患者女性，43岁，因“主动脉瓣生物瓣置换术后10年，心累气促1年加重2天”入院。2天前，心脏CDFI显示主动脉瓣重度狭窄。在我院行主动脉瓣机械瓣置换术。术中心脏复跳后，患者血压出现下降，最低时为70～80/40～50 mmHg。给予升压药治疗，经过约1小时的升压处理，单次多巴胺达120 mg，血压仍不升，心率加快约150次/分。术中TEE显示右心室游离壁搏幅明显降低，未探及明显的右冠状动脉灌注血流信号。考虑“右冠状动脉缺血”，立即行右冠探查发现靠近右冠状动脉开口处有一米粒大小活动肉芽组织堵塞，取出堵塞的肉芽组织后，患者血压逐渐恢复正常。

体格检查

心界向左侧扩大，节律齐，主动脉瓣区可闻及4～6级收缩期吹风样杂音。

超声心动图

心脏CDFI：M型超声提示左、右心室壁运动未见明显节段性运动异常（图1-5-21）；心尖五腔心切面可见主动脉瓣瓣位人工生物瓣前向血流速度V_{max}=5.7 m/s，较2年前V_{max}=3.6 m/s明显增快（图1-5-22）。超声提示：主动脉瓣瓣位人工生物瓣重度狭窄。

术中TEE：左心室收缩功能正常，右心室壁搏幅明显降低（图1-5-23）。右心房扩大，右冠状动脉动脉处未见明显血流信号（图1-5-24）。手术取出堵塞的肉芽组织后，TEE再次观察，右冠状动脉可见血流灌注（图1-5-25），右心室游离壁搏幅明显增加（图1-5-26）。

超声提示：右心室游离壁节段性运动异常，右心室收缩功能显著降低，未探及确切右冠状动脉血流信号（考虑右冠状动脉缺血所致）。

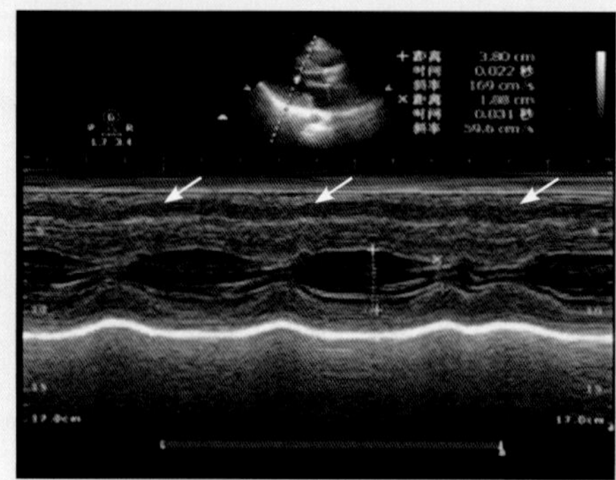

胸骨旁左心室长轴切面见左、右心室壁运动幅度正常（箭头）。

图 1-5-21 术前 TTE 检查

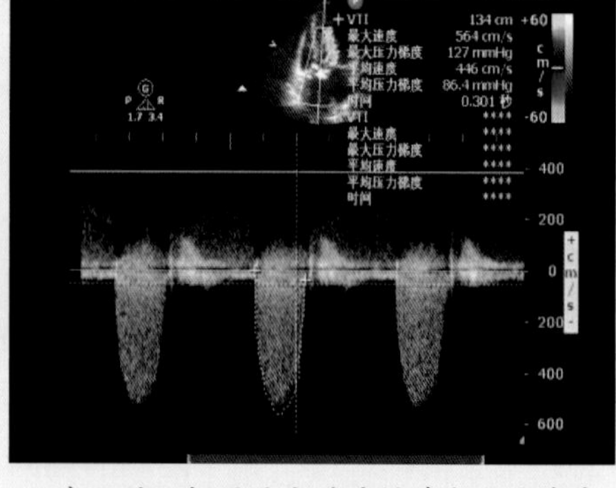

心尖五腔心切面见主动脉瓣前向血流速度显著增快 5.7 m/s。

图 1-5-22 术前超声心动图检查

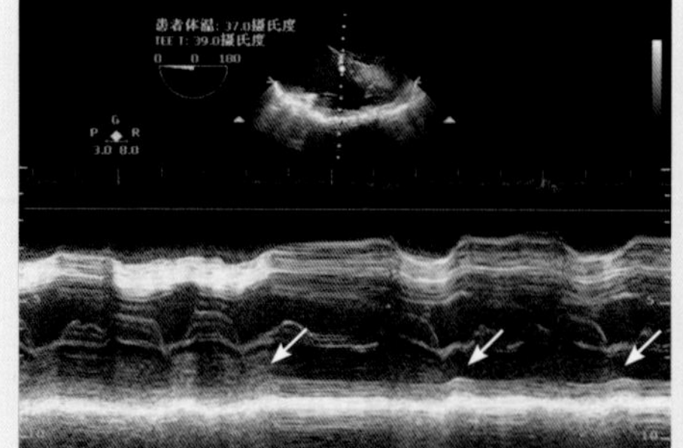

可见右心室游离壁运动幅度降低（箭头）。

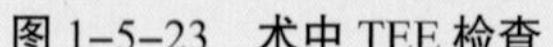

图 1-5-23 术中 TEE 检查

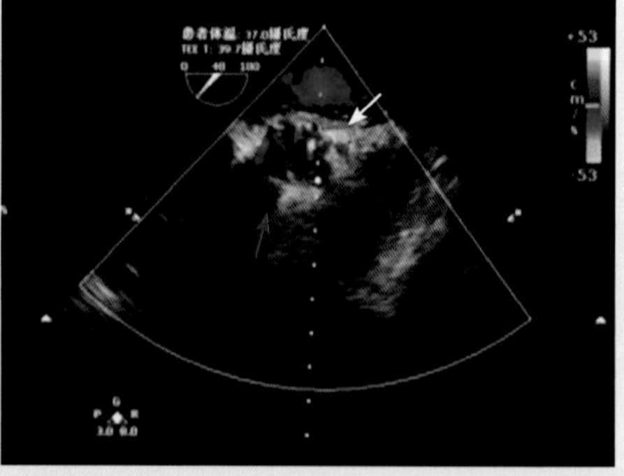

可见左冠状动脉血流灌注（白箭头），右冠状动脉部位未见明显血流灌注（红箭头）。

图 1-5-24 术后 TEE 检查

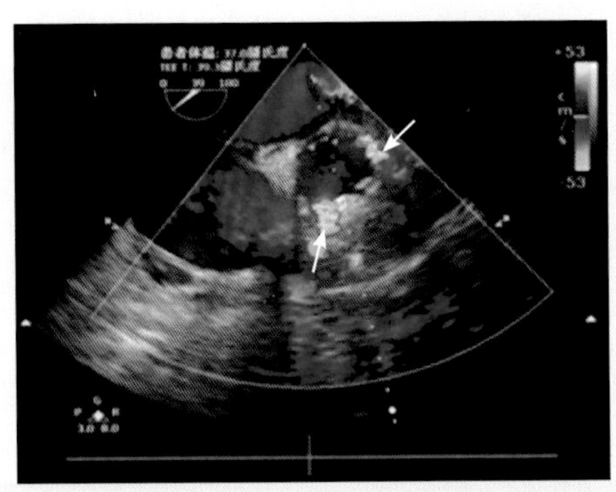

可见右冠状动脉血流灌注（箭头）。

图 1-5-25 清除右冠开口肉芽组织后 TEE 检查

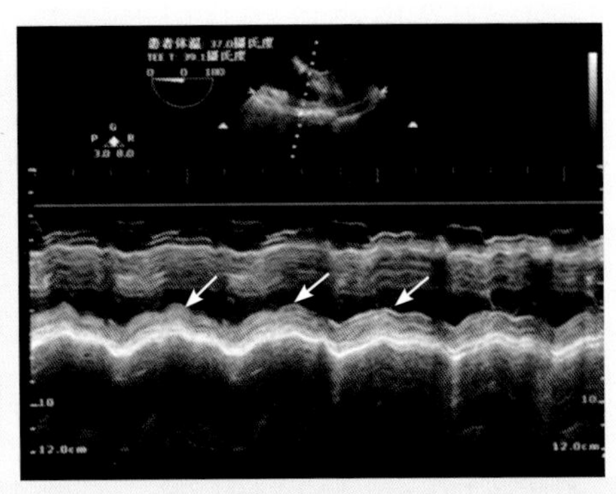

可见右心室游离壁搏幅明显增加（箭头）。

图 1-5-26 清除右冠状动脉开口肉芽组织后 TEE 检查（M 型）

术中所见

心包广泛粘连，升主动脉扩张，外径约4.0 cm，心内探查显示主动脉瓣为生物瓣，瓣叶可见增厚、钙化，瓣叶交界处可见轻微粘连。人工主动脉瓣呈重度狭窄伴轻度关闭不全。左右冠状动脉开口位置偏低，靠近人工主动脉瓣环，人工主动脉瓣瓣架与主动脉壁融合。右冠探查发现靠近右冠状动脉开口处有一米粒大小活动肉芽组织堵塞，清理生物瓣环后残留的瓣环肉芽组织后，血压逐渐恢复正常。

鉴别诊断

该患者出现血压不升，需与血容量不足术中血压维持过低，升压药撤离过早，右侧冠状动脉堵塞或血栓栓子，或其他原因，如术前是否存在冠状动脉异常等疾病相鉴别。

最终诊断

右冠状动脉开口肉芽组织活动栓塞。

分析讨论

术中TEE对心脏外科手术的监测具有不可替代的作用，尤其是在术中出现突发情况时，能及时发现解决。TEE可用于检测冠状动脉主干及血流，有文献报道了TEE对冠状动脉的显示率：左主干冠状动脉77%～100%，左前降支52%～93%，回旋支54%～93%，右冠状动脉26%～100%。TEE测定左前降支近段血流的成功率为69%～89%。二维TEE诊断冠状动脉主干狭窄的敏感度85%，特异度为100%。三维TEE可用于评估左右冠状动脉开口的长、宽、面积、开口平面高度等；有研究显示左冠状动脉开口多呈圆形或椭圆形，形态较规则，而右冠状动脉开口形态多样化，呈泪滴状、椭圆状等。右冠状动脉开口钙化（85.26%）较左冠状动脉开口钙化（58.95%）更常见。CT血管造影可以检测冠状动脉主干的面积及直径。本例患者采用TEE检测到右心室壁运动幅度的降低，以及右冠状动脉未探及明显血流信号，确定为右冠状动脉堵塞，其原因考虑主动脉生物瓣环处肉芽组织增生，在右冠开口处形成一个米粒大小的活动性栓子导致右冠缺血。在清除生物瓣环后残留的瓣环肉芽组织后成功挽救了患者的生命。

经验 / 教训

TEE在寻求本例患者右侧心力衰竭原因方面发挥了重要的作用。发现血压不升，要及时寻找原因，右心室收缩功能降低除考虑右心力压增高引起外，还应想到右冠状动脉栓塞引起的供血不足，冠状动脉缺血越久，对患者的损害越大。及时明确病因并进行处理可挽回患者的生命。

病例启示

遇到休克患者，要积极寻找病因，术中TEE对监测心源性休克具有重要的作用。除能观察心室壁的运动情况外，还可以观察左右冠状动脉血流的情况。因此，TEE对冠状动脉开口、二维结构及血流的监测也具有较大的临床应用价值。

（刘学兵）

二尖瓣人工生物瓣置换术后左心室内异常血流

病史

患者女性，70岁，15年前体检心脏超声提示风湿性心脏病，患者无明显症状，于门诊长期治疗，定期复查。1年前患者出现心累、气促伴头晕，偶有心前区隐痛，休息后可缓解，无双下肢水肿、夜间端坐呼吸等不适。我院心脏CDFI提示风湿性心脏病，左心房内血栓形成。入院以来，患者一般情况尚可，精神、食欲、胃纳一般，夜间睡眠可，二便正常，体重无明显变化。

体格检查

T 36 ℃，P 78次/分，R 20次/分，BP 141/86 mmHg。神志清楚，慢性病容，体查合作，唇甲无发绀，颈静脉无充盈、无怒张，双肺呼吸音清，干湿啰音不明显，心律齐，二尖瓣区闻及舒张期杂音。腹平软，无压痛及反跳痛，肝肋下未及，双侧下肢无明显水肿。四肢肌力正常，肌张力可，病理反射未引出。

辅助检查

生化检查：血常规、大小便常规、凝血、肝肾功能、甲状腺功能、肿瘤标志物未见明显异常。

心电图：心房颤动心律，电轴正常，T波改变。

胸部DR：双肺纹理增多、模糊，未见确切斑片影；心影饱满，主动脉迂曲、钙化；双肋膈角锐利。

腹部超声：轻度脂肪肝，余未见明显异常；妇科超声、泌尿系统CDFI未见明显异常。

冠状动脉造影：左冠状动脉主干未见明显狭窄；前降支近中段长病变，狭窄最重处约50%；第一对角支近段狭窄约50%；回旋支近段长病变，狭窄最重处约40%；右冠状动脉近段血管壁不规则；冠状动脉呈右冠优势型。

超声心动图

TTE：二尖瓣回声增强、增厚，开放受限，瓣叶开口径约7 mm，解剖瓣口面积约1.05 cm^2；左心房前后径约45 mm，左心室前后径约49 mm，左心房邻近左心耳开口处可探及大小约27 mm × 19 mm的中低实性回声团。

超声提示：二尖瓣中度狭窄伴中度关闭不全；左心房增大；提示左心房内血栓形成。三尖瓣轻度关闭不全。

术中所见

左心耳及左心房内未见附壁血栓形成，左心耳细长。二尖瓣发育正常，瓣环扩大，瓣叶增厚明显，交界粘连，瓣下结构挛缩明显，二尖瓣呈重度狭窄伴中度关闭不全。三尖瓣发育正常，瓣叶质量尚可，瓣环扩大可容纳3.5指，瓣叶呈轻度关闭不全。术中平行于右心房室沟切开右心房，纵行切开房间隔进入左心房，显露二尖瓣，剪除二尖瓣并尽可能保留后瓣腱索，生理盐水反复冲洗，二尖瓣缝瓣线间断缝合，根据瓣环大小选用Medtronic Mosaic 27 mm二尖瓣生物瓣膜，上瓣、落座、打结固定瓣膜。心脏自主复跳后窦性心律，逐渐复温，TEE提示左心室流出道血流速度增快，V_{max}约5.02 m/s，压力阶差约101 mmHg，考虑是二尖瓣前外侧和后内侧乳头肌位置改变，收缩期出现对合导致流出道狭窄。再次阻断升主动脉，灌注停跳液，切开右心房、房间隔，人工切除二尖瓣部分乳头肌，心脏复跳后再次查TEE提示人工二尖瓣启闭良好，瓣周未见异常，左心室流出道速度降低。遂体外循环机逐减流量、停机。术中及术后左心室流出道情况见图1–5–27。

鉴别诊断

肥厚型心肌病（hypertrophic cardiomyopathy，HCM）引起的左心室流出道梗阻：通常左心室壁非对称性肥厚，以室间隔为主，致心腔狭小，左心室流出道狭窄。其主要的血流动力学改变为心室肥厚、心肌收缩力增强、左心室流出道压力阶差异常、舒张期弛缓和顺应性异常、二尖瓣反流。

高血压心脏病：高血压病史，左心室壁均匀性增厚，左心房内径增大，左心室内径多正常，增厚的心肌内部回声均匀。

左心室腔内存在假腱索，对左心室流出道形成阻挡，导致左心室流出道梗阻，血流加速。

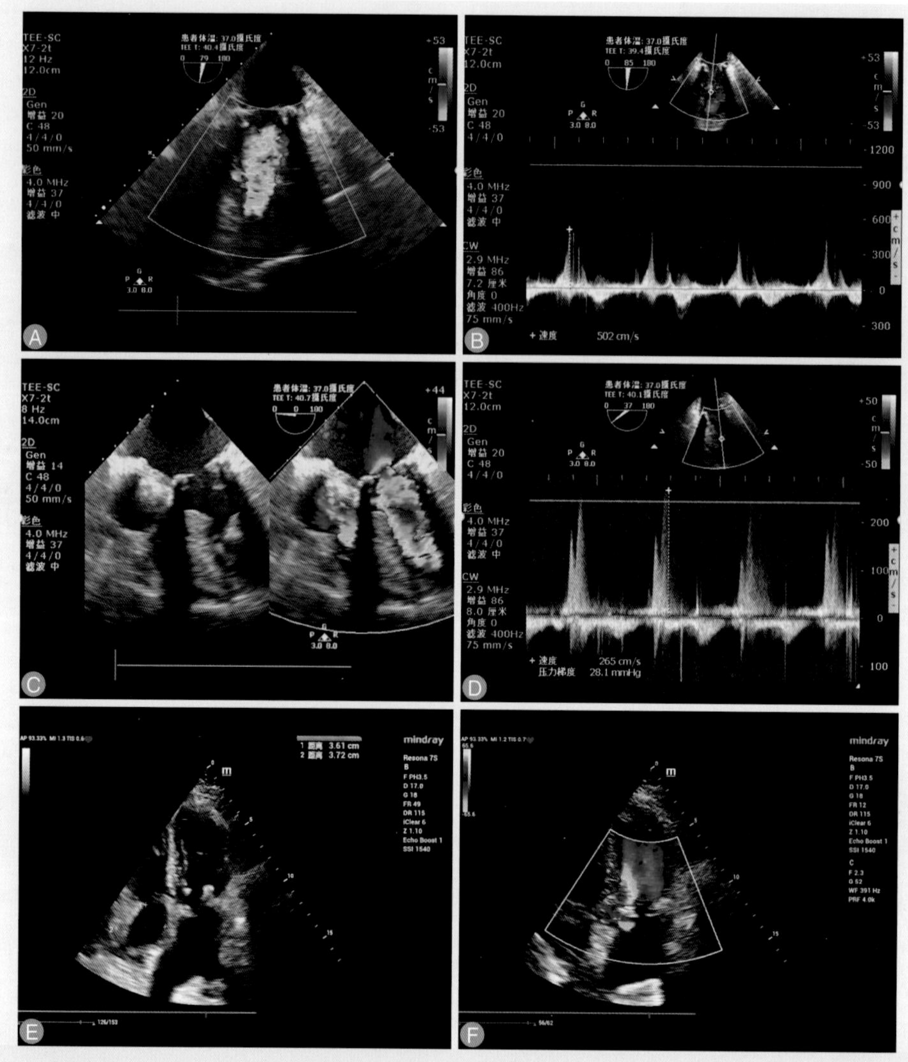

A. 第一次复跳左心室流出道梗阻；B. 第一次复跳左心室流出道血流加速；C. 第二次复跳后解除左心室流出道梗阻；D. 第二次复跳后左心室流出道血流降低；E. 术后一周复查左心室流出道无梗阻；F. 术后一周复查左心室流出道血流信号无加速。

图 1-5-27　术中及术后左心室流出道情况

最终诊断

人工瓣膜置换术切除部分腱索引起乳头肌位置移位，导致左心室流出道梗阻。

分析讨论

二尖瓣狭窄病变的典型表现是瓣膜增厚伴瓣缘联合与腱索融合缩短，引起二尖瓣前叶开放受限，血流受阻，导致左心房增大，通常合并肺动脉高压，最终导致右侧心力衰竭，1/3的患者可出现收缩、舒张功能降低。人工瓣膜置换术切除部分腱索引起乳头肌位置前移，收缩期两侧乳头肌相对导致左心室流出道狭窄，血流加速。再次停跳后切除部分乳头肌解除左心室流出道梗阻，血流恢复正常。

经验 / 教训

手术前后均需要认真观察左心室壁厚度、心肌运动状态、左心室流出道内径、血流速度、二尖瓣瓣叶、二尖瓣瓣下腱索及乳头肌的位置，准确地判断血流动力学发生异常的位置、原因，及时纠正。

病例启示

结合手术方式，认为切除部分腱索后乳头肌位置改变导致了左心室流出道狭窄血流加速，故切除部分乳头肌以解除左心室流出道梗阻。复跳即查及术后一周随访显示左心室流出道动力学恢复正常。

（李文华）

无症状二尖瓣机械瓣单叶卡瓣

病史

患者女性，53岁，因“心脏术后切口愈合不良”入院。患者1年前因“风湿性心脏病”于我院行“主动脉瓣、二尖瓣瓣膜置换手术”，术后顺利出院，目前口服华法林3.75 mg抗凝治疗，半年前患者发现切口渗液，伴切口周围疼痛，不伴畏寒发热，到我院行清创及换药处理后未见明显好转；病程中无咳嗽、咳痰，无头痛、头晕，无胸痛、胸闷，无腹痛、腹胀及腹泻等表现，为求进一步治疗来我院就诊，门诊以“心脏术后”收入我科，发病以来患者一般情况可，精神状态可，睡眠质量稍差，饮食正常，二便正常，体重未见减轻。自述“华法林”规律服用。

既往史：患者既往体质较好，有风湿性心脏病史，已行手术治疗。否认高血压、糖尿病，以及脑、血管、肺、肾、肝等重要器官疾病史。近期诉有眩晕表现，无晕厥，无意识不清。否认肝炎、结核、伤寒等传染病史。1年半前行心脏瓣膜手术，否认重大外伤史。否认输血史。否认药物、食物过敏史。否认中毒史。按当地卫生防疫部门要求预防接种，具体不详。

体格检查

T 36.5 ℃，P 70次/分，R 20次/分，BP 123/76 mmHg，全身皮肤及巩膜未见黄染，气管居中，双肺呼吸音清，未闻及干湿啰音，HR 70次/分，心律齐，各瓣膜听诊区未闻及病理性杂音，腹软，无压痛反跳痛，无肌紧张，肠鸣音正常，4次/分，四肢活动可，皮温正常，未见肿胀。专科查体：胸壁正中线可见陈旧手术切口，下段（剑突）可见切口愈合不良，伴少许渗液，伴压痛，切口周围未见红肿。

辅助检查

血常规：白细胞计数7.090×10^9/L，中性粒细胞数4.623×10^9/L，血红蛋白133 g/L，血小

板计数127×10^9/L。

凝血酶原检查：凝血酶原时间30.7秒，凝血酶原活动度22.6%，凝血酶原时间国际标准化比值2.83，活化部分凝血活酶时间43秒，纤维蛋白原3.27 g/L，凝血酶时间17.2秒，D-二聚体0.23 mg/L，纤维蛋白（原）降解产物2.5 mg/L，抗凝血酶Ⅲ活性83.8%。

肾脏疾病试验、心肌损伤酶谱、肝脏疾病试验：肌酐59.0 μmol/L，钾3.70 mmol/L，钠142.7 mmol/L，氯107.2 mmol/L。

DR：心影增大，心脏及胸骨呈术后改变；双肺纹理稍增多、模糊；双侧肋膈角尚锐利。

颅脑CT：双侧大脑半球对称，灰白质对比正常，未见局灶性密度异常。各脑室、脑池大小未见异常。中线结构居中，幕下小脑未见异常。扫及颅骨骨质未见异常。

超声心动图

常规超声心动图检查：二尖瓣瓣位人工机械瓣瓣叶结构显示不清，似可探及一瓣叶动度较差，前向血流仅探及一束，瓣架内少量反流信号（图1-5-28）；主动脉瓣瓣位人工机械瓣瓣架固定，瓣叶开闭活动好，瓣周未见确切异常结构及血流信号。提示：二尖瓣瓣位人工机械瓣可疑动度降低，人工主动脉瓣瓣位机械瓣未见明显异常。建议进一步行TEE明确。

TEE：左心耳开口较小，未见确切血栓征象，可见少量充盈排空血流信号。二尖瓣位人工机械瓣瓣架固定，后瓣未见活动，前瓣动度尚可，后瓣与瓣环之间可见偏低回声区厚3～4 mm，前向血流加速E峰约1.99 m/s，A峰约0.3 m/s，E/A＞2，平均压差约4.9 mmHg，有效瓣口面积约1.34 cm^2（VTI法），瓣架内可见反流信号，瓣周未见确切异常血流信号。主动脉瓣瓣位人工机械瓣瓣架固定，瓣叶动度正常，前向血流速度约2.1 m/s。三尖瓣回声尚可，瓣环为强回声产成形环，呈微量反流信号（图1-5-29）。

超声提示：二尖瓣、主动脉瓣瓣位人工机械瓣+三尖瓣环成形+左心耳结扎术后1年余；人工二尖瓣单叶卡瓣，其上异常回声区，不能除外陈旧血栓或血管翳形成可能，请结合病史；人工主动脉瓣未见明显异常。

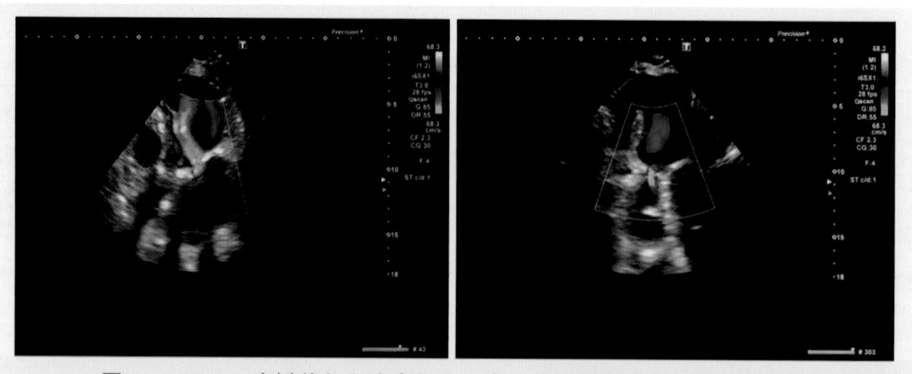

图 1-5-28　二尖瓣前向血流束仅为一束，收缩期瓣架内少量反流信号

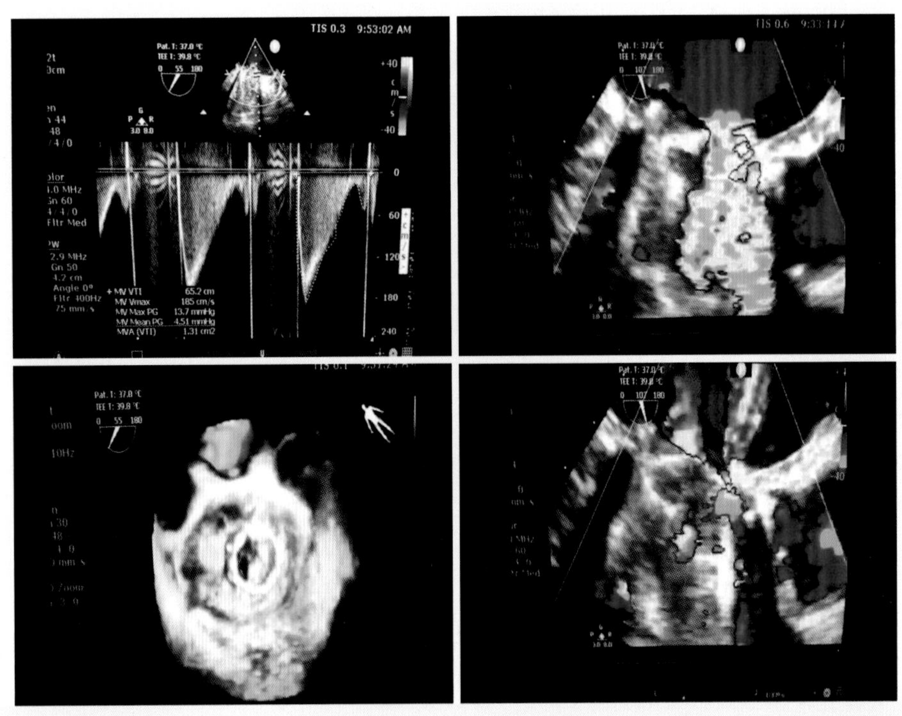

人工二尖瓣血流速度增快，压力减半时间延长；低回声附着在瓣环与瓣叶之间，后瓣动度明显降低，前向血流仅探及一束，收缩期瓣架内探及反流信号；三维超声心动图显示后瓣叶未见明显启闭。

图 1–5–29 二尖瓣机械瓣单叶卡瓣

鉴别诊断

生理性反流：机械瓣大多存在生理性反流，也称闭合流。从瓣膜设计角度来看，此反流可以起到冲刷瓣叶，防止血栓附着的作用。侧倾碟瓣存在两股功能性反流束；双叶瓣的功能性反流束则可达3～4股。这些反流束的超声表现比较局限，频谱灰阶度较暗，速度低。

瓣周漏：瓣周漏是缝合开裂所引起的缝合环和周围自然瓣组织之间的病理性反流，最常见于机械瓣。病因包括缝合不当、缝线松动或断裂、心内膜炎侵蚀瓣周、人工瓣型号与患者不匹配、瓣周组织剔除过多或瓣周组织薄弱造成缝线松脱等。较大的瓣周裂隙在二维超声图像上可以直接显示出来，较小的裂隙需借助CDFI，实时三维超声心动图有助于直观显示瓣周裂隙的全貌。

人工瓣膜感染性心内膜炎：人工瓣膜感染性心内膜炎是人工瓣膜置换术后常见严重并发症之一，可增加患者再手术率和死亡率。根据感染发生时间可分为早期心内膜炎和晚期心内膜炎，前者感染发生于术后2个月内，多为术中感染所致；后者感染发生于术后2个月以后，多为血源性传播所致，致病菌多为链球菌或葡萄球菌。

人工瓣膜不匹配：最常见的人工瓣膜功能不全可能是瓣膜型号不匹配，即虽然安排了人工瓣膜预设计的标准活动，但这种活动对心脏特定植入部位来讲并不合适。这种功能不全通常导致瓣膜植入部位存在较高的压差并使该部位血流动力学改变持续存在。若患者未因此出现临床症状，可随访观察，无须手术治疗。

最终诊断

人工二尖瓣置换术后单叶卡瓣。

分析讨论

人工瓣膜卡瓣多与血栓和（或）血管翳形成有关，早期与瓣环缝合线线结过长、瓣片的机械性故障等因素有关，少部分由赘生物所致，以上原因均可使瓣膜活动完全或部分受限，导致瓣口狭窄或关闭不全。血栓形成常见于术后不规律服用抗凝药及停用抗凝药。血管翳形成与自身组织相容性有关。

患者临床表现并非特异，常表现为晕厥、心慌、胸闷、活动后气促、下肢水肿及不能平卧等症状。也有少部分人完全无症状。

经验 / 教训

人工瓣膜置换术后需要进行超声系列评估，包括人工瓣膜基础评估（通常选术后3 ~ 12周作为系列超声评估参考），二维超声评估（评估瓣膜形态、位置、运动），血流动力学评估［包括跨瓣速度（需连续波多普勒测量）、最大和平均压差］，人工瓣膜反流程度及类型评估。连续方程法可评估有效瓣口面积，计算多普勒速度指数，压力减半时间。

本例患者1年半前因风湿性病心脏病行二尖瓣置换，基础二尖瓣压力减半时间约90毫秒，峰值压差约2.0 m/s，平均压差约2.8 mmHg，多普勒速度指数约1.1（图1–5–30）。

1年半后复查，压力减半时间约125毫秒，峰值压差约1.8 m/s，平均压差约5 mmHg，多普勒速度指数约1.8（图1–5–31）。尽管多普勒速度指数<2.2，压力减半时间<130毫秒，两数值均在正常范围。然而，多普勒速度指数增加，患者压力减半时间较前延长，是人工瓣膜狭窄的重要线索。

由于机械瓣混响和声学伪像，难以可视化观察人工瓣膜动度。然而，正常双瓣的启闭过

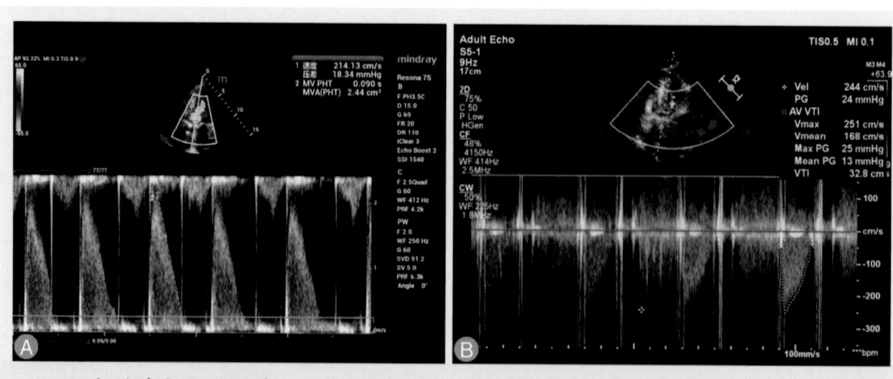

A. 二尖瓣前向血流频谱，VTI 约 37 cm；B. 主动脉瓣前向血流频谱，VTI 约 33 cm。

图 1–5–30　二尖瓣置换术后二尖瓣及主动脉瓣前向血流频谱

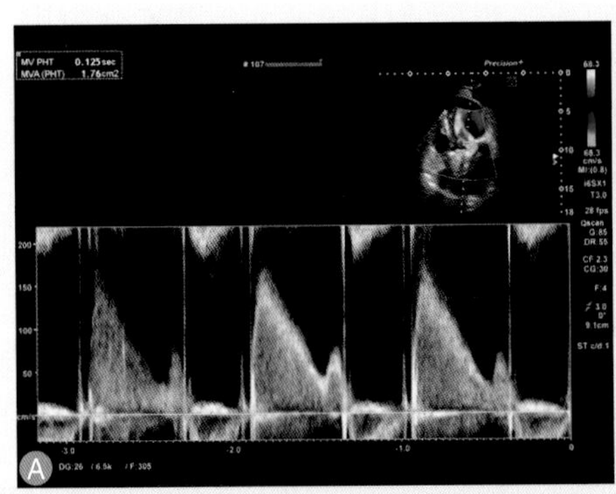

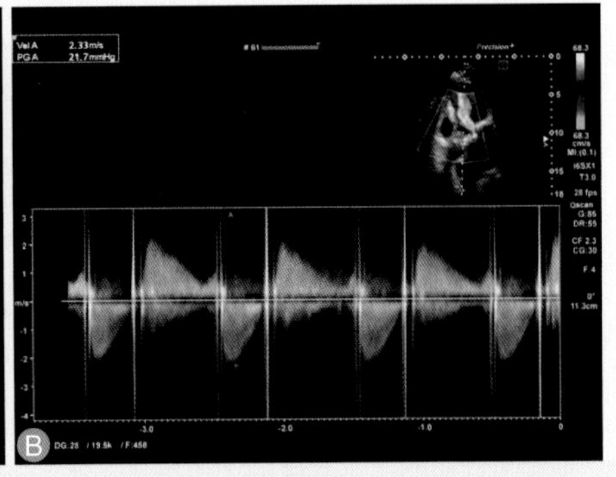

A. 二尖瓣前向血流频谱，VTI 约 67 cm；B. 主动脉瓣前向血流频谱，VTI 约 38 cm。

图 1-5-31　二尖瓣置换术后 1 年半二尖瓣及主动脉瓣前向血流频谱

程可显示对称的混响伪像，可资鉴别。

病例启示

动态观察可发现一侧或两侧人工瓣膜的瓣叶在部分心动周期停顿不开放，且CDFI无血流信号。患者的症状与瓣膜停顿的次数有关。

人工瓣虽然无停顿仍然具有开放动作，但是开放持续的时间异常，这种情况往往容易被忽略。所以在观察的时候，要注意其开放持续的时间与其他瓣膜是否一致，与患者的心率及心律是否一致。

前向血流明显偏心或血流束明显变细，或双瓣仅见一束血流，也要警惕卡瓣。

由于卡瓣会导致瓣膜关闭不全或狭窄，所以如果观察到人工机械瓣存在中度及以上的反流或流速明显增快时，也要想到卡瓣的可能。

部分不全卡瓣患者表现为反复、间歇性的胸痛，心电图表现为ST段缺血性改变，心肌酶升高，酷似急性冠状动脉综合征，需要引起警惕，适当延长观察时间，以期发现间歇性的卡瓣。

TEE是诊断瓣膜血栓和进行溶栓治疗效果观察的敏感而精确的方法，尤其在区别是血栓还是纤维血管翳或赘生物，以选择恰当的治疗手段方面。

虽然人工瓣膜血栓且血管翳瓣膜形态和功能异常，但血管翳通常呈环形，且经常发生于主动脉瓣而非二尖瓣位置，常见于抗凝充分患者。三维TEE可提供从左心房面观察的图像，获知血栓或血管翳的存在/位置。

（张　文　左明良）

妊娠合并心脏人工机械瓣功能障碍、多器官功能衰竭

病史

患者女性，25岁，因“突发胸痛伴呼吸困难1天余”入院。入院前1天余，患者吃完午饭

后休息时突发胸痛，伴有咳嗽、咳痰，当时无呕血、黑便，无四肢抽搐及意识障碍，随后出现呼吸困难，端坐呼吸，不能平卧，咳粉红色痰，家属急将患者送入威远县某医院就诊，考虑急性左侧心力衰竭，为求进一步治疗急诊转入某人民医院治疗，因患者病情危重，病情进展迅速，出现心脏呼吸骤停等情况，行气管插管及心肺复苏等抢救治疗后联系我院紧急行静脉–动脉体外膜氧合器（V-A extracorporeal membrane oxygenerator，VA-ECMO）辅助治疗，后转入我院进一步治疗，转运途中患者呈镇静、镇痛状态，心率约140次/分，血压低，持续使用大剂量去甲肾上腺素及肾上腺素维持血压。自发病以来，患者一般情况极差，生命体征不稳定。

14年前在当地医院行二尖瓣换瓣术；否认高血压、糖尿病、高脂血症、传染病等病史。否认输血史；否认药物、食物过敏史；否认冠心病、高血压等家族史。

体格检查

T 37 ℃，P 137次/分，R 15次/分，BP 62/55 mmHg（大剂量升压药+VA-ECMO辅助下）；神志昏迷。体查无法合作，双侧瞳孔等大等圆约2 mm，光反射迟钝，气管插管通畅，持续呼吸机辅助呼吸，颈静脉怒张，双肺呼吸音低，双肺均可闻及中量湿啰音，心率快，二尖瓣处可闻及机械瓣音，腹部3月怀胎体征，腹部查体无法配合。右腹股沟处ECMO置管通畅，敷料干结。双下肢肿胀。

辅助检查

血生化学检查：白细胞计数23.08 × 10^9/L；中性粒细胞数20.495 × 10^9/L，血红蛋白62 g/L；全血超敏C-反应蛋白12.64 mg/L；降钙素原检测9.48 ng/mL。

脑钠肽8359.4 pg/mL；血葡萄糖13.68 mmol/L；高敏肌钙蛋白I 1 396 122.8 ng/L；弥散性血管内凝血检查：凝血酶原时间70.6秒，凝血酶原活动度8.4%，凝血酶原时间国际标准化比值 6.69，D-二聚体4.02 mg/L，纤维蛋白（原）降解产物38.7 mg/L。

急诊颅脑CT：双侧大脑半球及小脑半球多发对称性片状稍低密度影，位置较表浅、多位于皮层下，考虑梗死灶可能，静脉性脑梗？右侧枕叶及左侧顶叶见少许稍高密度影，出血？

急诊胸部CT：双肺多发斑片影、磨玻璃影及条索影，考虑感染性病变可能；心脏不大，二尖瓣置换术后。

急诊腹部CT：①左腹部腹腔周围脂肪间隙、左侧结肠旁沟、双侧肾周脂肪间隙密度增高，并见较多条索影、条片状高密度影，以左侧明显，内见片状稍高密度影，考虑腹腔出血可能；②肝实质密度弥漫性减低，考虑肝损害或其他，肝内钙化灶；③胆汁淤积；④宫腔积液，其内密度欠均匀，子宫周围脂肪模糊，请结合临床病史；⑤脾脏、双肾、双肾上腺、膀胱未见明显异常，扫及腹膜后及盆腔未见淋巴结肿大；⑥盆腔少量积液；⑦扫及右侧臀大肌下肌间隙内脂肪密度肿块影，最长径约78 mm，边界清楚，脂肪瘤？

超声心动图

床旁TTE+TEE检查：左心房内径稍大，余房室内径正常。室间隔、左心室后壁厚度正常，运动幅度明显降低，以心尖区为著，运动幅度几乎消失（图1–5–32）；主动脉、肺动脉内径正常；二尖瓣位人工机械瓣瓣架固定，后瓣周围探及低回声区附着，大小约5 mm × 8 mm，呈半环形附着，致瓣膜启闭受限（图1–5–33），余瓣膜形态未见明显异常；房间隔、室间隔回声未探及确切中断；心包内未见液性暗区及其他异常回声；多普勒超声及CDFI显示舒张期人工二尖瓣血流速度增快，平均跨瓣压差7 mmHg（图1–5–32）；有效瓣口面积约0.68 cm^2（连续方程法），收缩期后瓣处探及少量反流信号，收缩期主动脉瓣前向血流速度明显减低（图1–5–34）；余瓣膜区未探及异常血流频谱；收缩期三尖瓣可探及微量反流。下腔静脉内探及管状回声。

超声提示：二尖瓣瓣位人工机械瓣置换术后14年+ECMO植入术后1天，二尖瓣单叶卡瓣，左心房面后瓣半环形低回声区，稍活动，结合病史不能除外血栓形成。左心房稍大；左心室收缩功能重度降低。

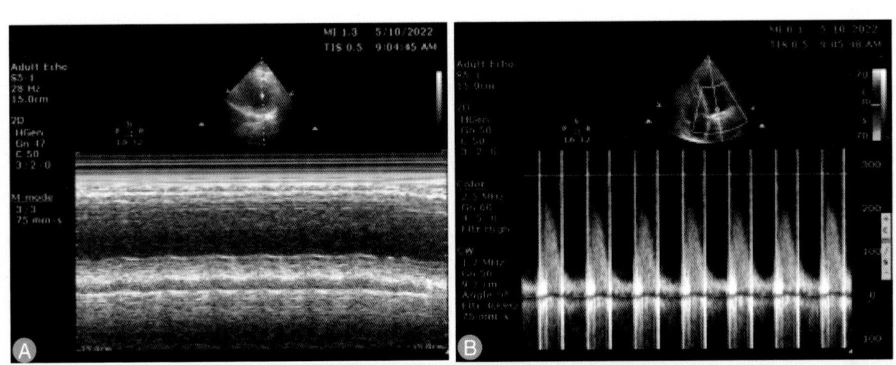

A. 运动幅度明显降低，以心尖区为著，运动幅度几乎消失；B. 舒张期人工二尖瓣血流速度增快。

图 1–5–32　人工二尖瓣前向流速增快伴心功能明显降低（TTE）

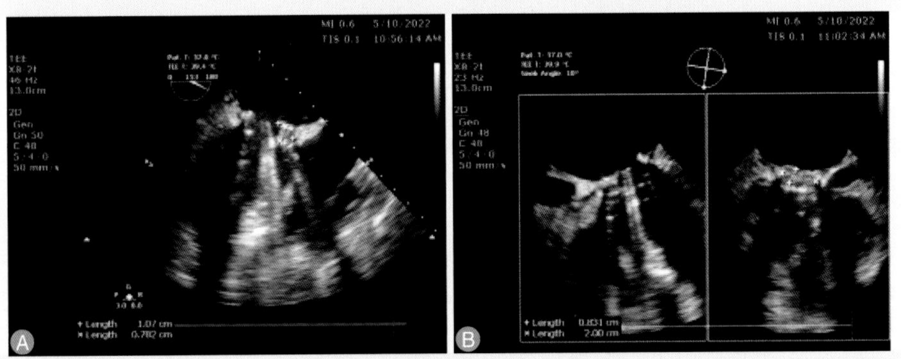

A.TEE 显示二尖瓣单叶无开放；B. 双平面显示后瓣周围探及低回声区附着，大小约 5 mm × 8 mm，呈半环形附着，致单瓣启闭受限。

图 1–5–33　人工二尖瓣单瓣卡瓣（TEE）

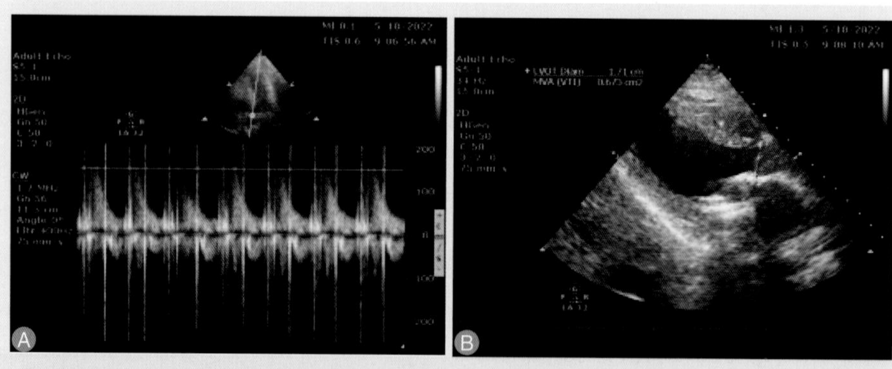

A. 主动脉瓣前向血流速度明显降低；B. 连续方程法获得二尖瓣有效瓣口面积明显变小。

图 1-5-34　TTE 检查

鉴别诊断

暴发性心肌炎：暴发性心肌炎是临床较为凶险的病症，具有特别严重的初始症状，如急性心力衰竭和心源性休克，通常伴有显著的肌钙蛋白升高。其不仅发病速度快，预后效果也极差，起病后短时间内可发生严重的血流动力学改变，甚至可导致全身多脏器受累，如不及时抢救，病死率高达50%～70%。本例患者发病前无明确的前驱感染史，如发热、呼吸或胃肠道症状、感冒乏力、全身酸痛、心悸、恶性心律失常等。在临床上诊断暴发性心肌炎需要进行排他性诊断。本例患者既往有人工机械瓣置换手术史，追问病史，患者孕早期未在医院进行规范的低分子肝素替换华法林治疗。同时，暴发性心肌炎的特征性改变是严重收缩功能障碍、室壁厚度增加，反应性心肌水肿可排除。

急性肺动脉栓塞：肺动脉大块栓塞常可引起胸痛、气急和休克，并有右心负荷增加表现，如右心室急剧增大、肺动脉瓣区搏动增强和该处第二心音亢进、三尖瓣区出现收缩期杂音等。发热和白细胞增多也出现较早，心电图显示电轴右偏，Ⅰ导联出现S波或原有的S波加深，Ⅲ导联出现Q波和T波倒置，aVR导联出现高R波，胸导联过渡区向左移，右胸导联T波倒置等，与心肌梗死的变化不同，可资鉴别。

最终诊断

心源性休克；多器官功能衰竭（呼吸、循环、肾脏、肝脏、凝血）；二尖瓣机械瓣置换术后，二尖瓣重度狭窄，二尖瓣机械瓣卡瓣，急性左侧心力衰竭。

分析讨论

近年来妊娠合并心脏机械瓣置换术后的女性数量逐年增加。在孕期，凝血功能和血流动力学变化易导致卡瓣。对于妊娠期人工心脏瓣膜抗血栓治疗，需要进行治疗性抗凝和频繁监测，以预防瓣膜血栓形成和血栓栓塞事件。因孕期凝血因子增加、静脉血液淤滞、血管壁损伤、纤维蛋白原含量增加均使血液处于高凝状态，血栓风险增加，抗凝药物剂量也需相应增加，更需定期监测凝血功能，随时调整抗凝药物剂量。因此，该类患者应在专业中心治疗，以便对妊娠和分娩期间的抗凝进行强化管理以防卡瓣。

妊娠期卡瓣超声心动图改变，直接征象是瓣叶活动不同程度受限和瓣口狭窄及关闭不全，严重者伴有房室增大及肺动脉高压。该患者TTE二尖瓣前向血流加速，主动脉瓣前向血流速度明显降低，尽管从左心室面观察到二尖瓣开放无明显异常，但依然高度怀疑卡瓣。TEE发现低回声区围绕后瓣半圈，舒张期部分遮挡流入瓣口，收缩期少量反流信号；卡瓣诊断成立。

经验 / 教训

对于心脏瓣膜置换术后有妊娠意愿者，应充分告知其潜在风险；对于妊娠意愿强烈者，应告知其至心外科和妇产科或综合实力强的心脏监护中心对症状、超声心动图心室功能及人工瓣膜功能进行评估，获得不同抗凝方案，有效使用肝素类抗凝药物替代维生素K拮抗剂（VKAs）。患者妊娠后应严格按照检测指标调整抗凝药剂量。在抗凝治疗方案选择上，孕早期将华法林改为低分子肝素（LMWH）皮下注射，需密切监测。

此外，在诊断方面，只有深入临床、深入思考，借用“一元论”的理论，明确患者病因，才能更有针对性地进行治疗。

病例启示

医学是一门缺陷科学，只有深入临床、认真思考，才能发现临床工作中的异常，并加以升华、提高，从而促进临床医学诊断的进步。

（刘洪涛　左明良）

妊娠期人工主动脉瓣狭窄，功能性/器质性?

病史

患者女性，27岁，因“停经26^{+5}周，发现肝酶异常、中度贫血1天余”入院。孕妇平素月经规律，推算预产期为2022年04月17日。停经30天余，自测尿HCG（+），随后CDFI提示宫内早孕，自诉孕早期有恶心、呕吐等早孕反应，孕3+月自行缓解。患者10年前因风湿性心脏病于当地医院行二尖瓣、主动脉瓣膜置换术，术后长期服用华法林，患者自诉根据心脏CDFI及血结果调整用量，孕期按3/4片，qd服用。1天前产检发现肝酶异常、中度贫血入院。患者自诉每月至当地医院心血管外科复诊，并根据凝血酶原时间国际标准化比值调整用药。门诊即以“停经26^{+5}周，中度贫血”收住我科治疗。孕期孕妇精神睡眠可，饮食、大小便无特殊，体重增加5 kg。

既往史：患者10年前因风湿性心脏病于当地医院行二尖瓣、主动脉瓣膜置换，有输血史，无不良输血反应（具体不详），2021年不明原因胚胎停育史。

月经及婚育史：月经初潮15岁，每次持续5～7天，周期约28～30天，经量适中，无痛经。未婚，丈夫体健，妊娠2次，2020年7月4日因稽留流产于我院行清宫术1次，手术顺利。

体格检查

P 84次/分，R 20次/分，BP 122/64 mmhg，发育正常，贫血面容，颈静脉无怒张，双肺呼吸音清，未闻及干湿啰音，心音正常，HR 84次/分，心脏瓣膜区闻及收缩期杂音，双下肢无水肿。

辅助检查

血细胞分析：血红蛋白74 g/L。肝功能：天冬氨酸氨基转移酶111 U/L，乳酸脱氢酶1966 U/L。尿常规：潜血3+，蛋白质2+，白细胞31.6个/μL。脑钠肽453 pg/mL。

凝血功能：凝血酶原时间13.7秒（偏高），凝血酶原活动度65.6%（偏低），凝血酶原时间国际标准化比值1.23（偏高），活化部分凝血活酶时间26.7秒（正常），纤维蛋白原4.09 g/L（偏高），凝血酶时间15.7秒（正常），D-二聚体1.21 mg/（偏高），纤维蛋白（原）降解产物3.1 mg/L（正常），抗凝血酶Ⅲ活性122.7%（偏高）。

产科CDFI：晚孕，头位，宫内单活胎，胎盘功能0级，胎盘位于前壁，羊水指数6.9 cm，双顶径6.21 cm。

初步诊断：$G_2P_0^{+1}$ 26^{+5}周宫内孕单活胎；妊娠合并中度贫血；肝酶异常；风湿性心脏病二尖瓣、主动脉瓣膜置换术后。

超声心动图

左心房、左心室内径增大。主动脉瓣瓣位人工主动脉瓣下似可探及隔膜样结构长约5 mm（图1-5-35），人工主动脉瓣瓣架固定，瓣叶动度尚可；二尖瓣位人工机械瓣，瓣架稳定，瓣叶开闭活动可，瓣周未见确切异常回声附着。多普勒超声及CDFI：收缩期主动脉瓣瓣位人工机械瓣前向血流速度明显增快，平均跨瓣压差约71 mmHg（图1-5-35），有效瓣口面积约0.65 cm^2（连续方程法），舒张期瓣架内探及少量反流信号；舒张期二尖瓣瓣位人工机械瓣前向血流速度增快，平均跨瓣压差约3.5 mmHg，有效瓣口面积约2.28 cm^2；收缩期三尖瓣可探

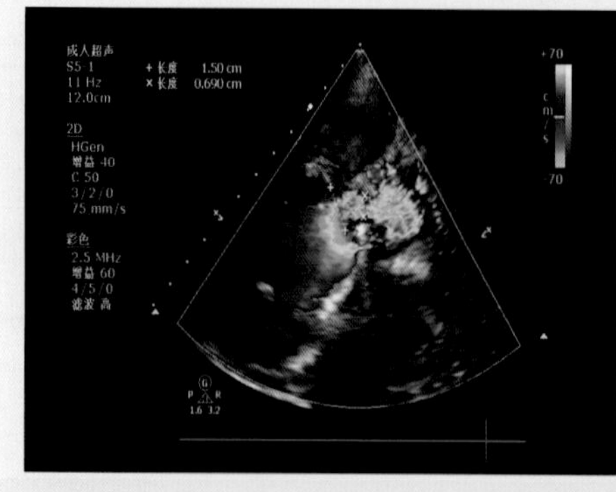
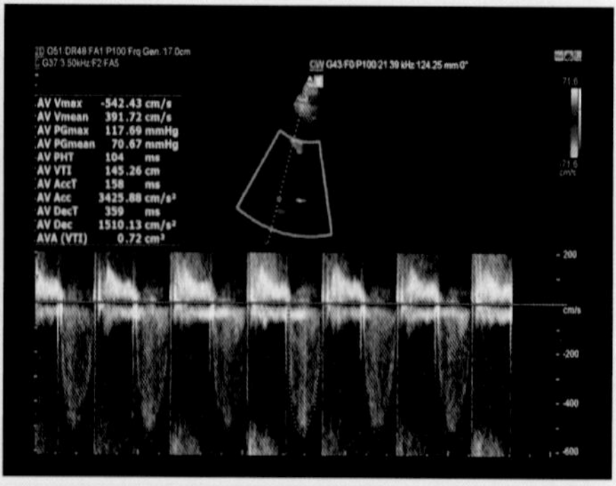

主动脉瓣下似可见隔膜样结构，收缩期主动脉瓣前向血流加速，平均压差约 71 mmHg。

图 1-5-35 主动脉瓣位人工机械瓣 TTE 所见

及反流Ⅰ～Ⅱ级；舒张期肺动脉瓣可探及反流。

超声提示：二尖瓣、主动脉瓣瓣位人工机械瓣置换术后10年余：主动脉瓣瓣位人工机械瓣前向血流速度明显增快伴瓣架内反流，考虑人工主动脉瓣狭窄与妊娠期血流动力学改变所致；二尖瓣瓣位人工机械瓣前向血流速度偏快。

1年半前TTE检查：左心房内径增大；多普勒超声及CDFI：收缩期主动脉瓣瓣位人工机械瓣前向血流速度约2.6 m/s，平均压差约11 mmHg；舒张期二尖瓣瓣位人工机械瓣有效瓣口面积约2.93 cm^2（PHT法），平均压差约2.6 mmHg；收缩期三尖瓣可探及Ⅰ级反流；舒张期肺动脉瓣可探及反流（图1–5–36）。

3个月前TTE检查：左心房内径稍增大；多普勒超声及CDFI显示收缩期主动脉瓣瓣位人工机械瓣前向血流速度增快，平均跨瓣压差约43 mmHg；二尖瓣瓣位人工机械瓣前向血流速度约1.5 m/s，平均压差约2.8 mmHg，有效瓣口面积约2.3 cm^2（PHT）法；收缩期三尖瓣可探及反流Ⅰ级；余瓣膜区未探及异常血流频谱（图1–5–37）。

1个月前TTE：左心房、左心室内径增大；多普勒超声及CDFI显示收缩期主动脉瓣瓣位人工机械瓣前向血流速度增快，平均跨瓣压差约70 mmHg；二尖瓣瓣位人工机械瓣前向血流增快，平均压差约7.5 mmHg，压力减半时间＜130毫秒（图1–5–38）。

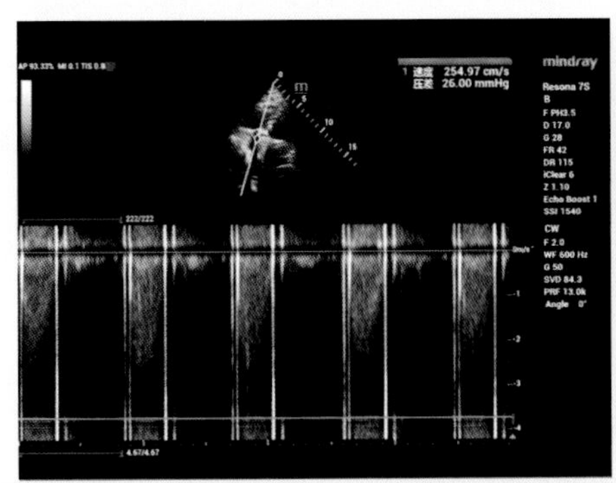

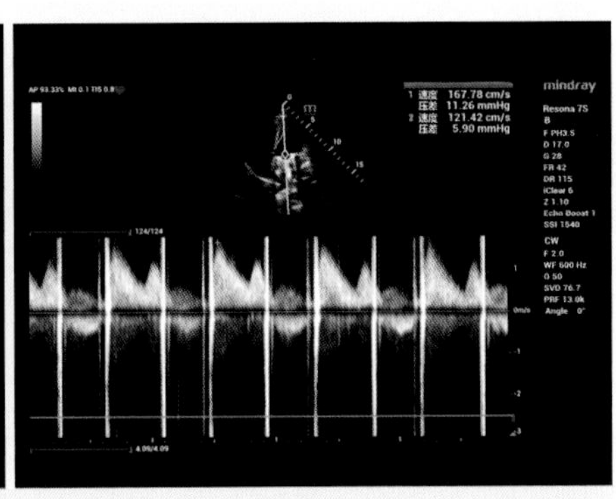

主动脉瓣前向血流速度偏快，平均压差约 11 mmHg，舒张期二尖瓣瓣位平均压差约 2.6 mmHg。

图 1–5–36　1 年半前 TTE

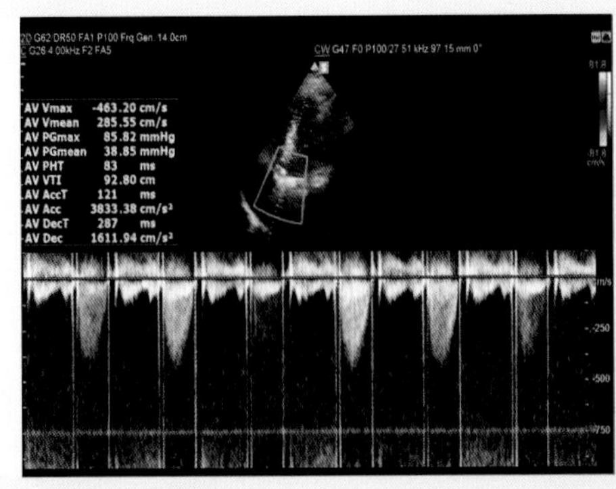

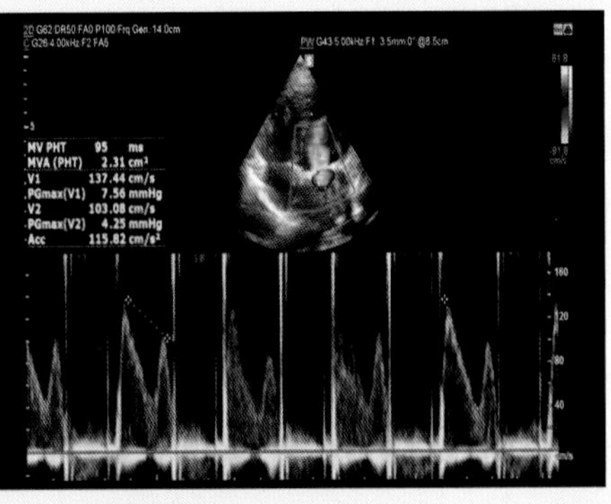

收缩期主动脉瓣前向血流速度增快，二尖瓣前向血流无明显加速。

图 1–5–37　3 个月前 TTE

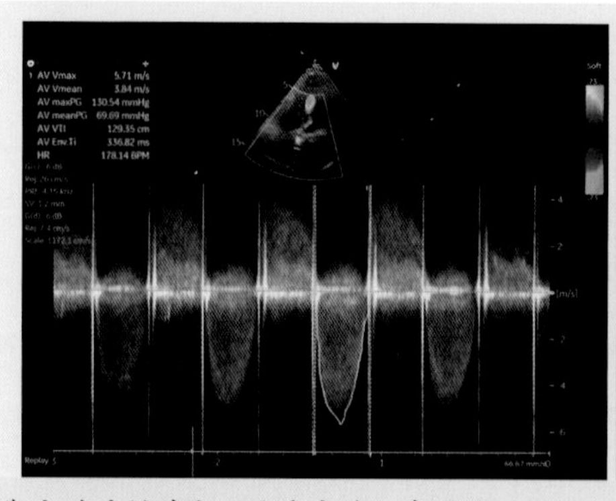
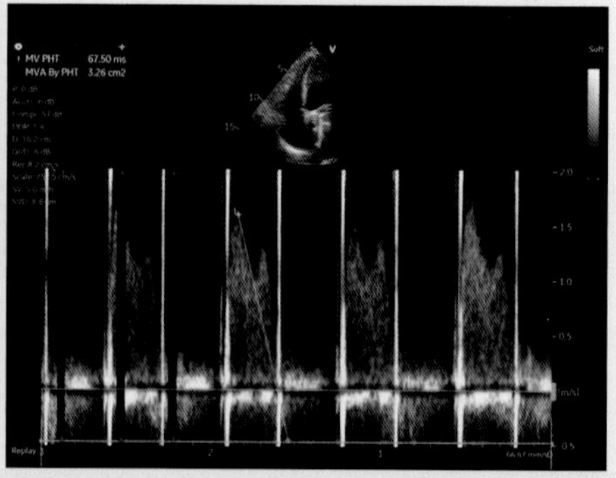

收缩期主动脉瓣前向血流速度进一步增快，VTI_{LVOT}33.9 cm，VTI_{AV}140 cm，多普勒速度指数为 0.24；二尖瓣前向血流偏快，平均压差约 7.5 mmHg，压力减半时间＜ 130 毫秒。

图 1–5–38　1 个月前 TTE

分娩后1周TTE：左心房内径增大；主动脉瓣瓣位人工主动脉瓣下似可探及隔膜样结构长约5 mm；多普勒超声及CDFI示收缩期主动脉瓣瓣位人工机械瓣前向血流速度明显增快，平均压差约62 mmHg，舒张期瓣架内可探及反流；舒张期二尖瓣瓣位人工机械瓣前向血流速度增快，平均跨瓣压差约6.5 mmHg，压力减半时间＜130毫秒。

治疗过程

全院讨论由于孕期、贫血所致的心脏高血流动力学状态，如果患者继续妊娠，随着孕周增大，心脏负荷重，心力衰竭风险高，心脏骤停的可能性更大。由于患者心力衰竭等临床症状加重，在积极纠正贫血等基础上，及时终止妊娠，以LSA位取一活男婴。

鉴别诊断

功能性人工瓣膜狭窄：由于妊娠、贫血导致心脏高血流动力学状态，可使心脏瓣膜前向血流速度增快。因此，需要将其与器质性人工瓣膜狭窄进行鉴别。通过不同时期TTE随访发现，患者于1年半前基本正常，而在3个月前明显加快（患者处于妊娠早期），容量负荷增加相对较小。根据人工主动脉瓣狭窄诊断标准，可诊断。

最终诊断

风湿性心脏病二尖瓣、主动脉瓣膜置换术后：人工主动脉瓣狭窄；$G_2P_0^{+1}$ 26^{+5}周宫内孕单活胎；妊娠合并中度贫血；肝酶异常。

分析讨论

目前，有越来越多患有心脏病的妇女选择怀孕，估计有1%～4%的妊娠期妇女患有心血管疾病。既往研究显示，患有心脏病的妊娠期妇女心脏和产科不良结局风险较无心脏病的不良结局风险更高，可达20倍，且更易新发生高血压和糖尿病，同期需要治疗心脏病的比例亦增高。其中，与怀孕相关的血流动力学和代谢变化，是引起危险发生的重要因素，可引起心脏结构和功能的进一步改变，并可能使心脏失代偿，迅速出现临床恶化。

文献报道，血流动力学改变从妊娠第15周开始，逐渐增加，早孕期急剧上升，中孕期继续升高。妊娠早期由于心输出量增加使血容量增加40%，而妊娠后期主要由于心率增加15%～20%使心排血量增加40%～50%。由于内源性扩血管物质分泌增加，低阻力胎盘循环成熟，全身血管阻力降低30%～50%，因此平均动脉压降低。而分娩后数小时心排血量开始下降，产后2周血流动力学恢复，产后6个月心血管系统才恢复到妊娠前的状态。

出量所致相对狭窄？通过既往检查发现，该名患者妊娠前（3个月前）已有人工主动脉瓣流速明显增快，平均压差>40 mmHg，且频谱形态呈圆形、对称，而二尖瓣前向血流速度无明显增快，同时，超声心动图发现多普勒速度指数为0.24，因此本例可诊断人工主动脉瓣狭窄。

经验 / 教训

妊娠期处于高血流动力学状态，需要通过超声心动图进行多参数分析，同时跟踪随访，才可做出正确判断。

病例启示

人工心脏瓣膜置换患者妊娠属于高危妊娠，不良妊娠结局发生率高，规范的妊娠前咨询及多学科相互协作有利于患者的转归，需要产科、麻醉科、心内科、心外科、超声科等多学科协作，以降低围生期风险。

（向艏博　左明良）

主动脉瓣假性重度狭窄

病史

患者女性，75岁，因“活动后胸闷、心前区隐痛4年余”入院。患者于4年前偶发活动后胸闷、心前区隐痛，不伴头晕、头痛、夜间阵发性呼吸困难，不伴咳嗽、咳痰、恶心、呕吐等不适，休息4～5分钟后，可自行缓解。在当地医院治疗（具体情况不详）。1周前，因症状加重，到当地医院就诊，行冠状动脉造影提示“左冠状动脉重度狭窄，右冠状动脉重度狭窄：左主干体部狭窄约70%，前降支近中段钙化，最重处狭窄约95%，右冠状动脉全程钙化，开口狭窄约90%，近段狭窄约40%，中段狭窄约60%，远段约80%，后降支近段闭塞”。遂到我院就治，门诊以“冠心病”收治入院。

既往高血压病史10年余，长期口服硝苯地平控释片30 mg qd，以及厄贝沙坦氢氯噻嗪片162.5 mg qd控制血压；糖尿病病史7年余，长期口服胰激肽酶原肠溶片（具体用量不详）及皮下注射优泌林12 U bid。否认吸烟、饮酒史。否认冠心病家族史。

体格检查

T 36.8 ℃，P 78次/分，R 18 次/分，BP 112/54 mmHg。心前区未触及抬举样搏动，无心包摩擦感，未扪及震颤；双肺叩诊音清，未闻及干湿啰音及胸膜摩擦音；心律齐，未闻及病理性杂音；双下肢无水肿。

辅助检查

实验室检查：高敏肌钙蛋白为126.4 ng/L，C-反应蛋白为19.95 mg/L，脑钠肽105.3 pg/mL。

颈动脉CTA提示：①头臂干、双侧颈总动脉、双侧椎动脉多发钙化灶，局部管腔狭窄；②左侧颈内动脉床突上段可疑小动脉瘤，大小约3 mm × 3 mm。双侧颈内动脉颅内段多发混合斑块，管腔不同程度狭窄，最窄处位于左侧颈内动脉床突上段。

冠状动脉造影：左冠状动脉重度狭窄；右冠状动脉重度狭窄，左主干体部狭窄约70%，前降支近中段钙化，最重处狭窄约95%，右冠状动脉全程钙化，开口狭窄约90%，近段狭窄约40%，中段狭窄约60%，远段约80%，后降支近段闭塞。

超声心动图

入院后TTE：左心房内径增大（前后径约44 mm）；室间隔基底部增厚（厚约15 mm）（图1-5-39）；左心室后壁厚度及运动幅度正常，未见确切节段性运动异常；主动脉窦部内径约29 mm，主动脉窦管交界处内径约24 mm，主动脉管壁回声增强，搏动僵硬；主动脉瓣回声增强、增厚，开放受限，主动脉瓣环径约19 mm（图1-5-39）；二尖瓣后叶瓣环回声增强、增厚。CDFI：舒张期二尖瓣前向血流频谱E＜A；收缩期主动脉瓣前向血流速度增快（约2.6 m/s），有效瓣口面积约0.91 cm^2（VTI法）（图1-5-40）；组织多普勒二尖瓣侧壁瓣环运动E＜A。超声提示：主动脉硬化，主动脉瓣退行性变伴轻度狭窄；左心房增大，室间隔基底部增厚；二尖瓣后叶瓣环退行性变；左心室舒张功能降低。

颈动脉超声提示：双侧颈总动脉、双侧颈内动脉、双侧颈外动脉、双侧椎动脉、双侧锁

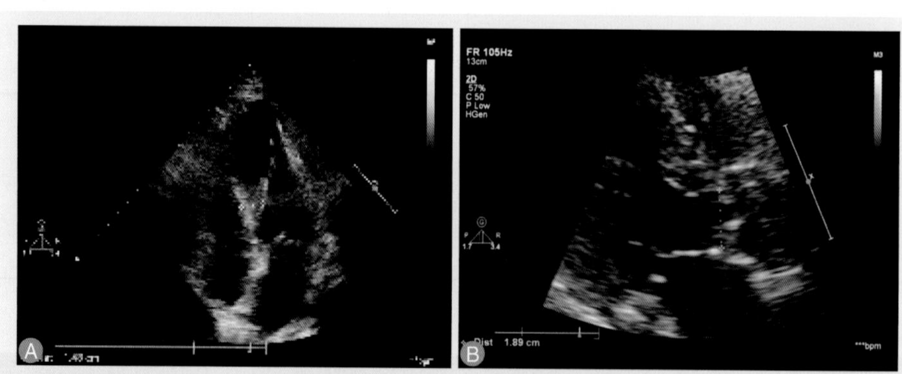

A. 室间隔基底部增厚；B. 主动脉瓣环径。

图 1-5-39 入院后 TTE

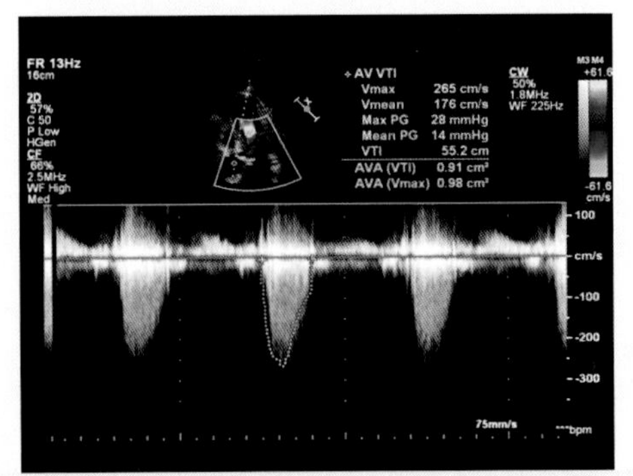

图 1-5-40 主动脉瓣有效瓣口面积（VTI 法）

骨下动脉硬化；双侧颈总动脉、双侧颈内动脉、双侧颈外动脉、右侧锁骨下动脉粥样硬化伴不均匀回声斑块形成。左侧颈内动脉管腔中度狭窄；左侧颈外动脉管腔闭塞。

术中所见

心包内少量淡黄色积液，心脏收缩乏力，心表面遍布脂肪，扪及多处冠状动脉钙化，主动脉直径3.5 cm，升弓交界处前壁钙化斑块，肺动脉直径2.5 cm，肺动脉压力不高，左心房扩大，心肌稍肥厚，心尖区直径4 cm区域心肌梗死，局部稍薄，尚未形成典型室壁瘤。主动脉瓣三叶，三个瓣叶均有增厚和钙化，尤其是无冠瓣明显，呈轻度狭窄；前降支切开处1.5 mm探条探查近端不通，远端可，后降支切开处探条探查两端均不通，剥脱一段长约6 cm斑块后探查有所改善；术毕心肌收缩力仍差，植入34 CC球囊并持续反搏后心肌收缩力明显改善。

手术：全麻体外循环下行冠状动脉搭桥+后降支内膜剥脱+主动脉球囊植入术。

鉴别诊断

主动脉瓣真性重度狭窄：一般都有明确的病因和临床症状，超声心动图可见主动脉瓣结构明显异常、左心室增大等改变。

低血流量状态：患者血容量低，有低容量的表现，如外周血少，全身苍白、乏力、贫血等。

最终诊断

冠心病；心肌梗死；主动脉瓣退行性变伴轻度狭窄。

分析讨论

本病例患者有冠状动脉狭窄、主动脉瓣狭窄。此处主要讨论后者。主动脉瓣狭窄是指各种原因导致的主动脉瓣结构异常而引起的主动脉瓣开口面积缩小，导致血流动力学改变的统称。病因可分为先天性和后天性两种。先天性多为二叶式主动脉瓣畸形，后天性多为钙化和风湿性。主动脉瓣狭窄最常见的病因有三叶瓣瓣膜钙化、二叶式主动脉瓣畸形合并钙化及风湿性瓣膜病。

本例患者主动脉瓣回声增强、增厚，开放受限，病理学提示瓣膜钙化，为常见的三叶瓣瓣膜钙化。瓣膜结构已发生异常，引起瓣膜开口面积缩小，主动脉瓣前向血流速度增快，提示有主动脉瓣狭窄。主动脉前向血流速度约2.6 m/s，VTI法主动脉瓣有效瓣口面积约0.91 cm^2，依据分级，分别是轻度和重度狭窄，存在矛盾。当有这种情况发生时，应如何准确的评价主动脉瓣狭窄程度呢？

主动脉瓣狭窄程度的评估需要综合的评估方法，包括峰值流速、跨瓣压差、瓣口面积、瓣膜形态、血流量、左心室形态及功能、血压和临床症状等。超声心动图对狭窄严重程度的分级需要综合所有的方法和数据。由于流速和压差均受到负荷状态的影响，有些参数可随患者心输出量的高低而有所改变。血流动力学评估需在正常范围内的心率和血压下进行。

2017年，欧洲协会心血管影像协会/美国超声心动图学会（European Association of Cardiovascular Imaging/American Society of Echocardiography，EACVI/ASE）更新了关于超声心动图评估主动脉瓣膜狭窄的指南，明确了通过压差、血流和射血分数对主动脉瓣狭窄进行新的分类，以及建立临床实践中逐步评估主动脉瓣狭窄程度的综合分级流程。指南Ⅰ级推荐用于临床评估主动脉瓣狭窄严重程度的主要血流动力学参数共有3种，主动脉瓣射流速度（峰值流速）、主动脉瓣平均跨瓣压差、连续方程测量瓣口面积。这些方法适用于所有主动脉瓣狭窄患者，也是临床最常用的。

主动脉瓣峰值流速法：在狭窄的主动脉瓣口处使用连续波多普勒（continuous wave Doppler，CW）测量主动脉瓣的前向血流速度，应从多切面获取。轻度狭窄：峰值流速2.6～2.9 m/s；中度狭窄：峰值流速3.0～4.0 m/s；重度狭窄：峰值流速≥4.0 m/s。直观简便，是临床预后的强烈预测因子。但声束需与血流相平行（有角度依赖性），而且受血流量影响，所以如低射血分数、低血流量、低压差的主动脉瓣狭窄可能会有误差。

主动脉瓣平均跨瓣压差法：即测量收缩期左心室和主动脉之间的压力差，通过勾勒峰值流速速度曲线边缘，自动算出平均跨瓣压差。轻度狭窄：平均跨瓣压差＜20 mmHg；中度狭窄：平均跨瓣压差20～40 mmHg；重度狭窄：平均跨瓣压差≥40 mmHg。与心导管得出的数据相关性好，但准确性依赖于速度频谱，受血流量影响。

连续方程计算瓣口面积法：因为通过左心室流出道和通过主动脉瓣口的血流量是相等的，所以主动脉水平的每搏量等于流出道水平的每搏量。需要测量的参数有：用CW测量主动脉瓣狭窄跨瓣峰值流速及VTI_{AV}；用脉冲波多普勒（pulsed wave Doppler，PW）测主动脉瓣瓣口面积。轻度狭窄：主动脉瓣瓣口面积1.5～2.0 cm^2；中度狭窄：主动脉瓣瓣口面积1.0～1.5 cm^2；重度狭窄：主动脉瓣瓣口面积＜1.0 cm^2。血流依赖性小，但需要测量左心室流出道内径及速度，主动脉跨瓣峰值流速，同时测量3个参数，方法是基于左心室流出道的圆形假设，所以可能存在测量误差。

峰值流速＜4 m/s，平均压差＜40 mmHg，而瓣口面积＜1.0 cm^2，首先需要仔细排除测量误差，然后再要考虑以下情况。第一种，伴有每搏量减少左心室收缩功能障碍合并主动脉瓣狭窄时，尽管主动脉瓣口很小，但主动脉瓣峰值流速和压差可能较低。射血分数降低的低血流、低压差主动脉瓣狭窄的定义包括以下条件：有效主动脉瓣口面积<1.0 cm^2、平均跨主动脉瓣压差<40 mmHg、左心室射血分数<50%和每搏量指数<35 mL/m^2。低剂量多巴酚丁胺负荷试验有助于鉴别真性重度主动脉瓣狭窄和假性重度主动脉瓣狭窄。试验后如果瓣膜面积有所增加并且最终的瓣膜面积>1.0 cm^2，表明狭窄不严重。试验后如果主动脉瓣峰值速度≥4.0 m/s或平均压差≥40 mmHg，提示重度主动脉瓣狭窄。本例患者主动脉瓣有效瓣口面积符合重度狭窄，但峰值速度和压差不符合，术中射血分数明显减低，可能的原因为患者心功能不全，或术中麻醉剂对心肌有抑制作用。患者心功能不全，射血分数明显下降，基于左心室流出道的圆形假设所作出的VTI法测量主动脉瓣狭窄可能存在测量误差。第二种，射血分数正常，而主动脉瓣口面积<1 cm^2，峰值速度<4 m/s，平均压差<40 mmHg。射血分数保留的低血流、低压差主动脉瓣狭窄定义为主动脉瓣口面积<1 cm^2，峰值速度<4 m/s，平均压差<40 mmHg，左心室射血分数正常（≥50%）。当有这种情况时，需要排除以下情况：测量误差（最重要的是，左心室流出道面积及血流量的低估）；在检查时存在高血压；主动脉瓣口面积在0.8 ~ 1.0 cm^2范围，瓣口面积和速度/压差的临界值并非一一对应；在体型较小的患者中，临床意义上的中度主动脉瓣狭窄（尽管主动脉瓣口面积<1.0 cm^2）。

经验 / 教训

主动脉瓣狭窄程度的评估需要综合的评估方法，包括峰值流速、跨瓣压差、瓣口面积、瓣膜形态、血流量，左心室形态和功能、血压和临床症状等。超声心动图对狭窄严重程度的分级需要综合所有的方法和数据，综合考量。如果仅以其中一种方法测量所得数据来评价，很容易高估或者低估。VTI法评价主动脉瓣狭窄时需要甄别真假重度主动脉瓣狭窄。

病例启示

超声心动图发现主动脉瓣有结构异常，如瓣膜增厚、回声增强或瓣叶不是正常的等大三叶，并且主动脉瓣开放受限，就需考虑主动脉瓣狭窄。由于主动脉前向血流速度受心功能、血流量的影响，其可能不能真实反映狭窄程度；主动脉瓣有效瓣口面积法测量的参数较多，易出现测量误差。当患者主动脉瓣狭窄分级不统一时，需分析原因，综合考量。

（刘洪涛　李　华）

第六节 其他心脏瓣膜疾病

以二尖瓣重度反流为表现的冠心病

病史

患者男性，63岁，因“体检发现二尖瓣关闭不全1月余”入院。不伴心累、气紧，不伴胸闷、胸痛，无心悸及心前区不适。当地诊断“心脏瓣膜病：二尖瓣反流（重度），左心室收缩功能测值正常”。否认有高血压、糖尿病等慢性病史。临床诊断为“非风湿性二尖瓣反流”。

体格检查

口唇无发绀，无心前区隆起，心尖搏动位置正常，无震颤，无心包摩擦感，心脏相对浊音界正常。HR 77次/分，心尖区可闻及收缩期吹风样杂音，无额外心音。无心包摩擦音。胸廓对称无畸形，双侧语音震颤一致，双肺叩诊音清，双肺未闻及干湿啰音，双肺呼吸音对称。双下肢不肿。

辅助检查

胸部X线片：双肺纹理增多、模糊。心影稍增大，主动脉迂曲伴弓部钙化。

动态心电图：窦性心律；房性期前收缩；室性期前收缩。

冠状动脉造影：左冠状动脉的左主干未见明显狭窄，前降支中段弥漫性病变，最狭窄处50%，中段可见肌桥，收缩时压迫20%舒张时恢复正常，回旋支近段狭窄60%，中段狭窄90%，远段狭窄50%；右冠状动脉近中段起闭塞。冠状动脉呈右冠优势型。结论：冠心病、前降支狭窄、回旋支狭窄、右冠状动脉闭塞、前降支心肌桥。

超声心动图

胸骨旁左心室长轴切面：二尖瓣回声增强、增厚，收缩期二尖瓣前叶脱向左心房面；左心室后壁基底向外膨出（图1–6–1）。CDFI：收缩期二尖瓣可探及重度反流，反流束偏向左心房后外侧壁（图1–6–2）。

胸骨旁左心室短轴切面：二尖瓣回声增强、增厚，收缩期二尖瓣前叶A2区脱向左心房面。

心尖三腔心切面：左心室下后壁基底近二尖瓣后瓣向外膨出，膨出大小约18 mm × 11 mm（图1–6–3）。

术中TEE：左心室下后壁基底近二尖瓣后瓣向外膨出，膨出大小约10 mm × 14 mm，运动幅度减弱，余左心室壁运动麻醉状态下未见明显异常；二尖瓣回声偏厚，A2、A3与P2、P3

对合错位（P2、P3沉向左心室腔），对合缘长度2～3 mm，收缩期探及重度反流，反流束偏向左心房后壁；收缩期三尖瓣探及轻度反流。

综合以上超声心动图检查结果，患者二尖瓣回声增强、增厚，收缩期二尖瓣前叶A2区脱向左心房面；收缩期二尖瓣可探及反流Ⅳ级，反流束偏向左心房后外侧壁。提示：二尖瓣前叶部分脱垂伴二尖瓣重度关闭不全（偏心性）（图1–6–4）。

超声提示：二尖瓣前叶部分脱垂伴二尖瓣重度关闭不全（偏心性），左心室下后壁基底室壁瘤。

术中所见

左冠状动脉前降支近段、回旋支近段、右冠状动脉主干扪及硬化斑块。二尖瓣瓣环稍扩大，瓣叶无明显增厚，前叶脱向左心房，后叶P3脱向左心室，腱索无明显延长，瓣叶重度闭合不全；瓣下乳头肌无断裂。

术中行冠状动脉搭桥（LIMA-LAD、AAO-GSV-OM1-GSV-OM3-GSV-PDA）+二尖瓣成形+三尖瓣成形+左心耳结扎+临时起搏导线植入术，术后恢复好。

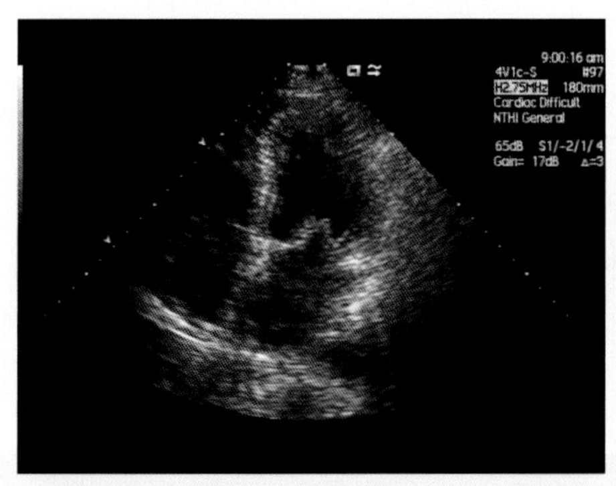

收缩期二尖瓣前叶脱向左心房面，左心室后壁基底向外膨出。

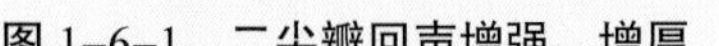

图 1–6–1　二尖瓣回声增强、增厚

反流束偏向左心房后外侧壁。

图 1–6–2　收缩期二尖瓣可探及重度反流

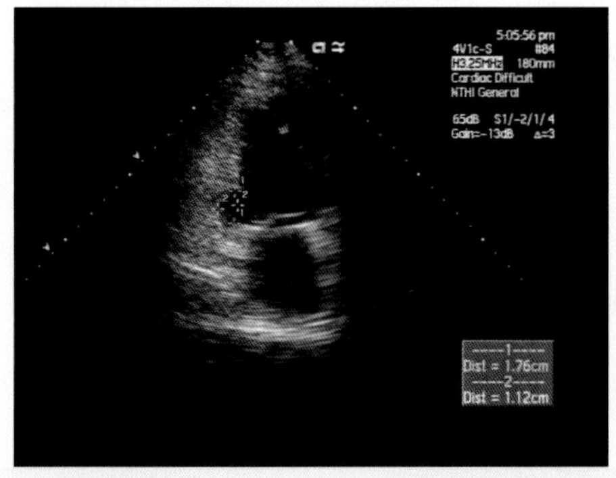

心尖三腔心切面见左心室下后壁基底近二尖瓣后瓣向外膨出，膨出大小约 18 mm × 11 mm。

图 1–6–3　左心室下后壁基底外膨出

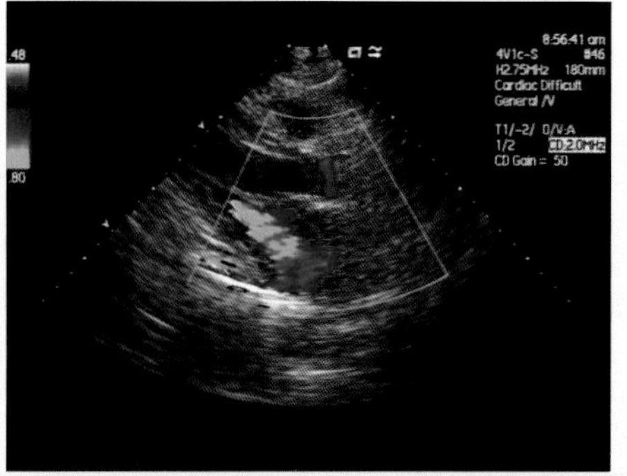

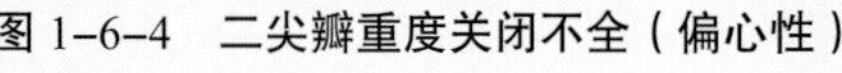

图 1–6–4　二尖瓣重度关闭不全（偏心性）

鉴别诊断

缺血性二尖瓣关闭不全需与以下病因导致的二尖瓣关闭不全进行鉴别诊断。

风湿性心脏病：以瓣叶和腱索病变为主，早年统计所有因风湿性心脏病所致的二尖瓣关闭不全约占慢性二尖瓣关闭不全的1/3，但风湿性心脏病引起单纯二尖瓣关闭不全者少见，往往伴有程度不同的二尖瓣狭窄。

二尖瓣脱垂：主要解剖形态改变包括瓣叶的球囊样膨胀、冗长，腱索疲软、松弛。瓣叶发生脱垂将导致前后叶对合不良或对合面积减小出现反流。

退行性病变：由于瓣叶和瓣环的僵硬，运动协调性失常，二尖瓣瓣环不能产生有效的括约肌样收缩，以及二尖瓣对合面积减小，最终可出现程度不等的二尖瓣关闭不全。

感染性心内膜炎：二尖瓣急性或慢性感染导致二尖瓣装置损害出现关闭不全。

二尖瓣先天发育异常等罕见病因。

最终诊断

冠状动脉粥样硬化性心脏病、前降支狭窄伴心肌桥形成、回旋支狭窄、右冠状动脉闭塞、左心室后壁室壁瘤形成；重度缺血性二尖瓣关闭不全。

分析讨论

缺血性二尖瓣关闭不全的形成原因有以下几点：第一，慢性缺血可导致乳头肌收缩功能失常、纤维化、钙化、萎缩；第二，严重缺血梗死可导致乳头肌断裂或部分断裂；第三，梗死心肌的局部室壁运动异常可导致附着于该处的乳头肌运动失同步；第四，左心室扩大造成乳头肌移位、收缩运动失同步。

本例患者临床症状不典型，无明显的胸闷、胸痛，以体检发现二尖瓣反流入院，超声扫查显示二尖瓣前瓣A2脱向左心房，并见大量偏心性反流朝向左心房后外侧壁，起始认为是二尖瓣脱垂引起。术中发现二尖瓣前瓣脱向左心房，后瓣沉入左心室侧，且左心室下后壁基底近二尖瓣后瓣向外膨出，膨出大小约10 mm × 14 mm，加之冠状动脉造影显示右冠近中段起闭塞，从而确诊冠心病所致缺血性二尖瓣反流。

经验 / 教训

本例患者体检发现二尖瓣反流，临床无冠心病相应症状，超声心动图诊断时应注意寻找导致二尖瓣大量偏心性反流的原因并予以鉴别，应与瓣膜本身异常导致的病变相鉴别。

病例启示

诊断二尖瓣反流时不能只止步于定量评估，病因诊断对临床治疗更为重要，应进一步探索造成反流的原因，争取为临床诊断提供更丰富的信息。

（向韬博　左明良）

心肌淀粉样变伴主动脉瓣狭窄

病史

患者女性，78岁，因“反复心累、气促1年余，加重伴双下肢水肿1月余。”

1年前，患者无明显诱因出现心累、气促，活动后加重，休息可减轻，偶有双下肢水肿，于外院就诊，行相关检查后诊断为“肥厚型心肌病”，经治疗后好转出院。1个月前患者受凉后上述症状加重，伴咳嗽、双下肢凹陷性水肿，于外院再次就诊，诊断为“慢性心功能不全急性加重、肥厚型心肌病”，予抗感染、纠正心力衰竭、抑酸护胃等治疗，患者好转不明显。为求进一步治疗，遂于我院就诊，门诊以“心肌淀粉样变”收入心力衰竭中心。

体格检查

颈静脉充盈，肝颈静脉回流征可疑阳性，双肺呼吸音降低，未闻及明显湿啰音，心界扩大，心律齐，胸骨左缘第三、第四肋间可闻及Ⅱ级收缩期杂音。

辅助检查

- 外院检查

超声心动图：双室肥厚，双房增大，二尖瓣轻度反流，主动脉瓣轻度反流，肺动脉高压（轻度），左心室舒张功能降低。

心电图：QT间期延长。

再次行超声心动图：心脏瓣膜病、双房扩大、左心室肥厚，提示肥厚型心肌病。

两次冠状动脉造影：左右冠状动脉轻度狭窄。

心脏增强MRI：非缺血性心肌病，心肌淀粉样变（cardiac amyloidosis，CA）?

- 本院检查

肿瘤标志物：神经元特异度烯醇化酶、糖类抗原、细胞角蛋白19片段、铁蛋白增高。脑钠肽升高（2544 pg/mL）。小便常规提示蛋白质阳性。

骨髓穿刺：骨髓象提示粒红两系增生活跃；游离λ-轻链（血）明显增高218 ng/L；外送固定电泳提示微量LAM型M蛋白血症。

头颅+骨盆平片：髋臼上缘骨质增生改变；下位腰椎骨质增生改变。

心电图：各导联电压相对降低。

冠状动脉造影提示左、右冠状动脉轻度狭窄。

心脏MRI：心室壁明显增厚，以室间隔增厚为甚；伴左心房稍增大，广泛心内膜下心肌延迟强化。性质：考虑心肌淀粉样变。

超声心动图

左心室长轴切面：左心房增大，左心室心肌回声增强、增厚；右心室前壁增厚，为

9 ~ 11 mm；左心室后壁后心包内可探及液性暗区约6 mm。

左心室短轴切面：左心室心肌回声增强、增厚，以前壁及间隔较明显，厚21 ~ 26 mm；二尖瓣瓣叶增强、增厚，约5.7 mm。

大动脉短轴切面：房间隔回声增厚，为6 ~ 10 mm（图1–6–5）；主动脉瓣为二叶式、呈前后排列，运动幅度受限，瓣叶回声增强、增厚、钙化（图1–6–6），三尖瓣瓣叶增强、增厚，厚3 ~ 5 mm。

CDFI：收缩期三尖瓣可探及轻度反流，反流束稍偏向右心房外侧。

心尖四腔心切面：收缩期二尖瓣可探及轻度反流；组织多普勒二尖瓣间隔壁瓣环运动s=0.03 m/s，e=0.02 m/s，a=0.06 m/s；三尖瓣侧壁瓣环运动e=0.07 m/s，a=0.02 m/s（图1–6–7）。

多巴酚丁胺药物负荷心脏超声+声诺维心脏超声造影：①静息状态：左心腔清晰显示，心腔内未见充盈缺损，主动脉瓣口面积约0.77 cm^2（VTI法）（图1–6–8），左心室射血分数（Simpson）约60.2%，左心室整体心肌灌注延迟、稀疏；②峰值负荷状态：主动脉瓣口面积约1.3 cm^2（VTI法，图1–6–9），三尖瓣反流最大速度约3.3 m/s，二尖瓣前向血流e=1.5 m/s，组织多普勒二尖瓣侧壁瓣环运动e=0.05 m/s；左心室心肌灌注整体延迟、稀疏（图1–6–10），左心室射血分数（Simpson）约65.7%。

综合以上超声心动图检查，该患者左心室及右心室心肌肥厚；房室瓣及房间隔增厚，房室瓣轻度关闭不全；二叶式主动脉瓣畸形、退行性变钙化伴重度狭窄；左心室舒张功能重度降低，左心室收缩功能尚可。药物负荷+造影显示左心室心肌灌注整体延迟、稀疏，左心室收缩储备功能偏低，左心室舒张功能进一步加重，主动脉瓣重度狭窄，但有效瓣口面积从静息状态下的0.77 cm^{2}增加为负荷状态的1.3 cm^2，提示患者的主动脉瓣狭窄为一流量依赖性狭窄。主要的异常表现为左心室心肌灌注整体延迟、稀疏，双室心肌肥厚，房室瓣、房间隔增厚；二叶式主动脉瓣畸形、退行性变钙化伴重度狭窄。

超声提示：心肌淀粉样变；二叶式主动脉瓣畸形伴重度狭窄。

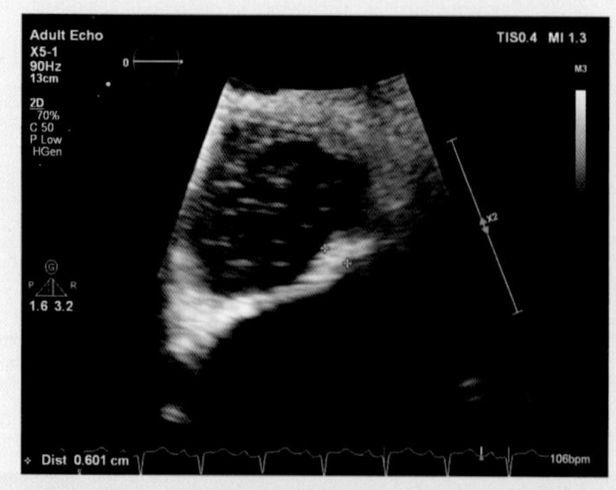

大动脉短轴切面房间隔局部放大见房间隔增厚 6 ~ 10 mm。

图 1–6–5 房间隔增厚

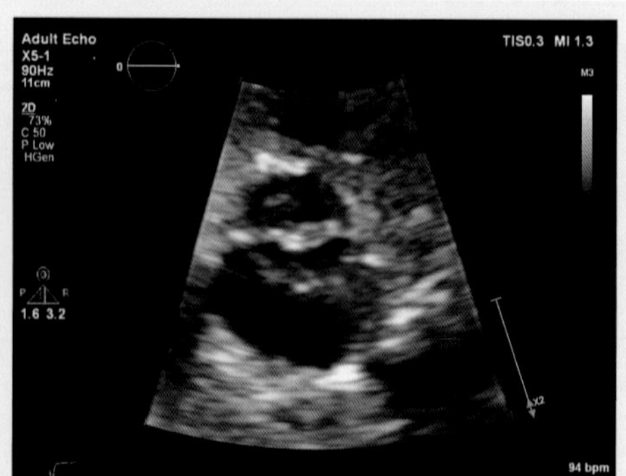

主动脉瓣开放受限，呈二叶式畸形。

图 1–6–6 主动脉瓣狭窄

第一章 心脏瓣膜疾病

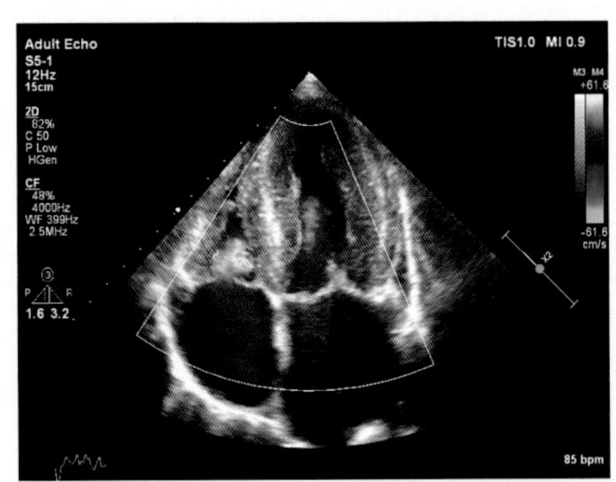

二尖瓣、三尖瓣轻度反流。

图 1-6-7　二尖瓣、三尖瓣轻度关闭不全

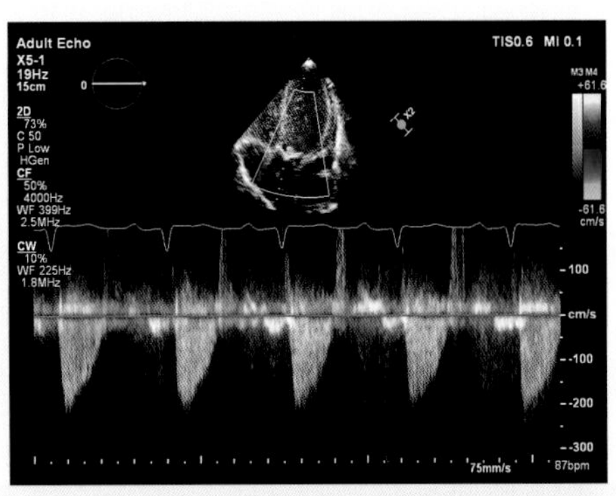

主动脉瓣前向血流速度 2.5 m/s，VTI 法估测瓣口面积约 0.77 cm^2。

图 1-6-8　静息状态

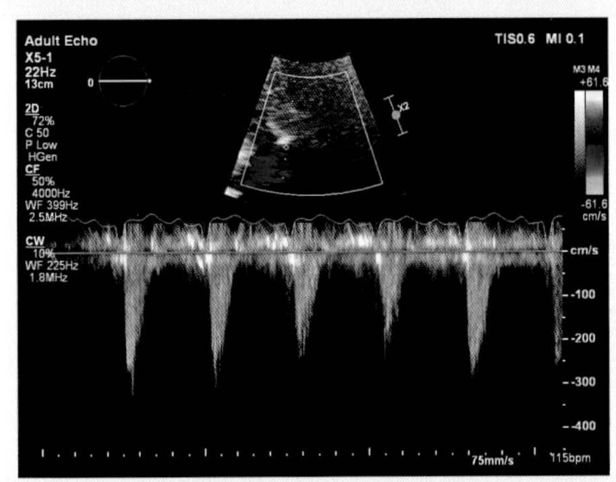

主动脉瓣前向血流速度 2.8 m/s，VTI 法估测瓣口面积约 1.3 cm^2。

图 1-6-9　峰值负荷状态

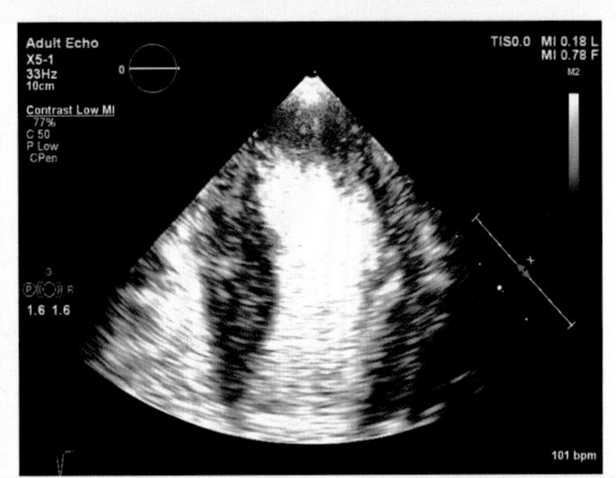

左心室心肌灌注延迟、稀疏。

图 1-6-10　峰值负荷状态

鉴别诊断

肥厚型心肌病：室间隔非对称性肥厚，可伴有其他各壁局限性肥厚；肥厚的心肌运动幅度减低；左心室流出道可伴有狭窄。

高血压心脏病：高血压病史；室间隔与左心室后壁增厚，一般为向心性；左心房内径增大，左心室内径多正常；增厚的心肌内部回声均匀。

最终诊断

轻链型心肌淀粉样变；二叶式主动脉瓣畸形伴重度狭窄。

分析讨论

心肌淀粉样变是限制型心肌病（restrictive cardio-myopathy，RCM）最常见的病因，早期表现为左心室心肌僵硬，而后由于单纯的舒张功能减低导致充血性心力衰竭，易与肥厚型心肌病、晚期高血压心脏病混淆，需结合临床明确诊断。心肌淀粉样变超声特点：心肌回声粗糙、增强、强弱不匀，内部可呈强回声光点，多伴有心包积液，瓣膜、乳头肌可受损。

通过多巴酚丁胺药物负荷后，该患者每搏输出量增加，瓣口面积增加，跨瓣压差无明显变化。因此可判断该患者的主动脉瓣狭窄为一假性狭窄。

经验 / 教训

主动脉瓣狭窄合并心肌淀粉样变患者在临床较少见，在判断其真正的主动脉瓣狭窄程度时，可行多巴酚丁胺药物负荷超声检查。此类患者及高血压心脏病、肥厚型心肌病等患者出现主动脉瓣狭窄时，如何正确判断主动脉瓣狭窄程度，是目前心脏超声诊断的一个挑战。

病例启示

超声心动图是诊断主动脉瓣狭窄程度的重要方法，该患者为心肌淀粉样变合并主动脉瓣狭窄，判断主动脉瓣的狭窄程度时可加入药物负荷超声以增加评估的准确性，为其治疗方式的选择提供更精准的信息。

（黄栎为）

参考文献

[1] NARANG A，ADDETIA K，WEINERT L，et al.Diagnosis of isolated cleft mitral valve using three-dimensional echocardiography.J Am Soc Echocardiogr，2018，31（11）：1161-1167.

[2] FIORE C，KEMALOGLU OZ T，LOMBARDI L，et al.A rare case of quadrileaflet mitral valve and ostium primum atrial septal defect.Echocardiography，2021，38（5）：767-771.

[3] PISANO C，CALIA C，RICASOLI A，et al.Intraoperative transesophageal echocardiography for surgical repair of degenerative mitral regurgitation.J Heart Valve Dis，2017，26（5）：547-556.

[4] CHENG R，KAR S，SIEGEL R J，et al.Cleft mitral leaflets and severe mitral regurgitation：Testing the limits of percutaneous mitral valve repair.Catheter Cardiovasc Interv，2019，93（6）：1161-1164.

[5] OZTURK S.Isolated anterior mitral cleft.Echocardiography，2019，36（9）：1769-1770.

[6] MOAFA H，ALNASEF M，DIRANEYYA O M，et al.Subaortic membrane and patent ductus arteriosus in rare association-case series.J Saudi Heart Assoc，2020，32（3）：410-414.

[7] GUERREIRO R A，CONGO K，CARVALHO J，et al.Left ventricular basal inferior pseudoaneurysm and left atrial dissection after myocardial infarction：case report.Echocardiography，2017，34（6）：939-941.

[8] SESSIONS K L，VAN DORN C，DEARANI J A，et al.Quality of life in young patients after cone reconstruction for Ebstein anomaly.Cardiol Young，2019，29（6）：756-760.

[9] 史倞，张浩，孙伟，等.介入封堵救治白塞综合征（贝赫切特综合征）引起急性主动脉窦瘤破裂致多器官功能障碍1例.中国介入心脏病学杂志，2022，30（4）：313-312.

[10] CHEN J，LIANG HN，WU L，et al.Right sinus of Valsalva aneurysm spontaneously dissecting into the interventricular septum in a rare case of Behcet' s disease.Eur Heart J Cardiovasc Imaging，2019，20（5）：601.

[11] PU L，LI R，XIE J，et al.Characteristic echocardiographic manifestation of Behcet' s disease. Ultrasound Med Biol，2018，44（4）：825-830.

[12] OGUNLEYE O O，DALAL H，MAHMOOD K，et al.A rare presentation of systolic anterior motion occurring eight years after mitral valve replacement.Cureus，2022，14（3）：e23114.https://doi.org/10.7759/cureus.23114.
[13] SAKAGUCHI T，HIRAOKA A，RYOMOTO M，et al.Papillary muscle reorientation for systolic anterior motion after mitral valve repair.Ann Thorac Surg，2021，111（4）：e305–e307.https://doi.org/10.1016/j.athoracsur.2020.08.065.
[14] MCCARTHY P M，HERBORN J，KRUSE J，et al.A multiparameter algorithm to guide repair of degenerative mitral regurgitation.J Thorac Cardiovasc Surg，2022，164（3）：867–876.
[15] 林天晓，陈星，彭勤宝 . Cabrol 手术应用于 Stanford A 型主动脉夹层的体外循环管理经验 . 中西医结合心血管病电子杂志，2018，6（24）：74–75.
[16] TOSONI S，TARZIA V，COLLI A，et al.Phonographic detection of mechanical heart valve thrombosis. J Artif Organs，2017，20（4）：394–398.
[17] SKOWRONSKI J，PREGOWSKI J，MINTZ G S，et al.Measurements of Lumen Areas and Diameters of Proximal and Middle Coronary Artery Segments in Subjects Without Coronary Atherosclerosis.Am J Cardiol，2018，121（8）：917–923.
[18] LITTLE S H，BAPAT V，BLANKE P，et al.Imaging guidance for transcatheter mitral valve intervention on prosthetic valves，rings，and annular calcification.JACC cardiovasc imaging，2021，14（1）：22–40.
[19] EMRECAN B，TASTAN H，SIMSEK S，et al.Prosthetic valve endocarditis：A challenging complication of prosthetic valves.Turk Gogus Kalp Damar Cerrahisi Derg，2019，27（2）：159–164.
[20] LLOYD J W，JOSEPH T A，CABALKA A K，et al.Hemodynamic and clinical response to transseptal mitral valve and valve–in–ring.Catheter Cardiovasc Interv，2019，94（3）：458–466.
[21] MOUSSA H N，RAJAPREYAR. ACOG Practice Bulletin No.212：Pregnancy and Heart Disease.Obstet Gynecol，2019，134（4）：881–882.https://doi.org/10.1097/aog.0000000000003243.
[22] BOTTEGA N，MALHAME I，GUO L，et al.Secular trends in pregnancy rates，delivery outcomes，and related health care utilization among women with congenital heart disease.Congenit Heart Dis，2019，14（5）：735–744.
[23] SILVERSIDES C K，GREWAL J，MASON J，et al.Pregnancy outcomes in women with heart disease：the CARPREG Ⅱ study.J Am Coll Cardiol，2018，71（21）：2419–2430.
[24] CHAKRAVARTY T，SØNDERGAARD L，FRIEDMAN J，et al.Subclinical leaflet thrombosis in surgical and transcatheter bioprosthetic aortic valves：an observational study.Lancet，2017，389（10087）：2383–2392.

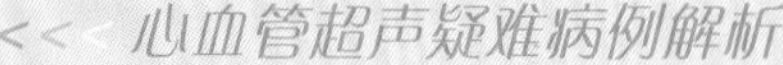
<<< 心血管超声疑难病例解析

第二章 先天性心脏病

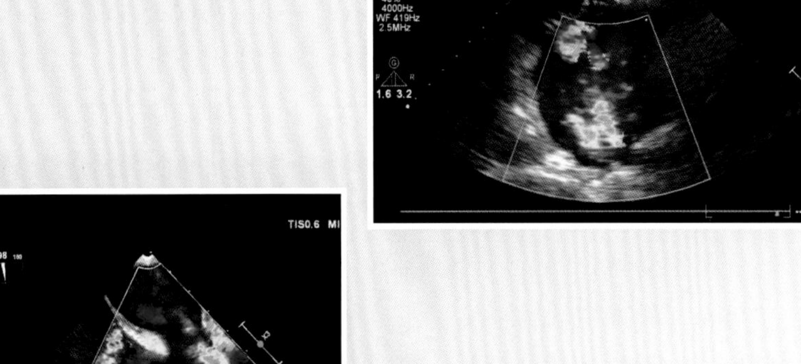
Adult Echo
TIS1.0 MI 0.9
S5-1
15Hz
15cm
2D
79%
C 50
P Low
HGen
CF
40%
4000Hz
WF 419Hz
2.5MHz
1.6 3.2
bpm

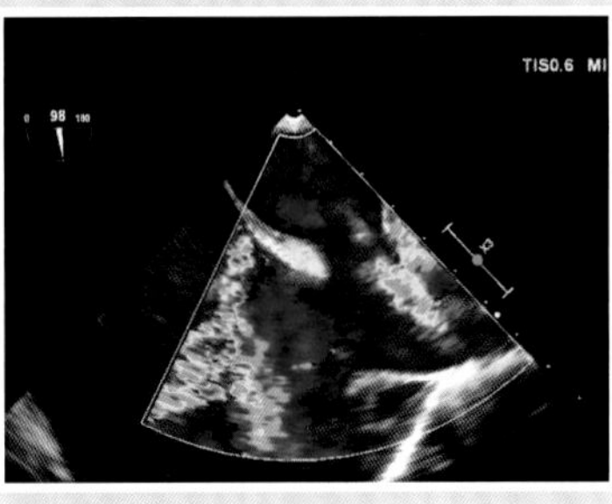
TIS0.6 MI

第一节 室间隔缺损

双动脉干下型室间隔缺损合并肺动脉夹层

病史

患者男性，36岁，因“活动后心累10年余，加重2年”入院。10年前无明显诱因出现活动后心累，上楼梯后明显，未予重视和治疗。2年前心累症状较前加重。1周前外院超声心动图提示先天性心脏病：室间隔缺损，室水平双向分流，肺动脉瘤形成，肺动脉高压。建议前往上级医院就诊，门诊以“先天性室间隔缺损”收入院。

体格检查

T 36.7 ℃，P 90次/分，BP 90/64 mmHg。左侧胸廓高于右侧胸廓，剑突下可见明显搏动，胸骨左缘第三、第四肋间，第四、第五肋间，剑突下及心尖区可闻及舒张期隆隆样4/6级杂音和收缩期病理性杂音，心前区可扪及震颤。

辅助检查

实验室检查：血红蛋白143 g/L，脑钠肽355 pg/mL。

胸部X线片：心脏明显增大，肺动脉段膨隆，双肺纹理增多、模糊，呈肺瘀血样改变，双肺门影增大、增浓，右肺下动脉增粗，考虑肺动脉高压。

心电图：窦性心律，电轴右偏，V1导联呈rsR′ s型，T波改变。

CT：全心增大，以双室增大为主，肺动脉增粗、膨隆为著，双肺动脉高压征象。

肺动脉CTA：室间隔基底部未见显示，可见主动脉根部骑跨于左右心室及肺动脉干上，主动脉根部与右心室相通。肺动脉干及左右分支扩张，以圆锥部明显，呈瘤样扩张，最宽处约129 mm。主动脉弓正常形态显示，升主动脉与左侧锁骨下动脉间可见一交通血管影，宽约19 mm，升主动脉血流通过左侧锁骨下动脉汇入降主动脉。左侧锁骨下动脉及降主动脉上段稍扩张。心脏明显增大，心室为主。

胸主动脉CTA：三维成像（图2-1-1）显示胸主动脉峡部处局限性狭窄，最窄处约13 mm，后方主动脉稍显扩张。肺动脉主干及分支明显增粗，最粗处位于肺动脉干，宽约134 mm。胸主动脉主干及分支显示清楚，未见主动脉夹层征象。

右心导管检查：室间隔缺损，主动脉缩窄，肺动脉高压（重度），CO 6.4 L/min，肺血管阻力为3.17 wood，肺/体循环血流量（Qp/Qs）=1.77。

超声心动图

TTE：①大动脉短轴切面显示室间隔上份可探及一大小约33 mm × 18 mm的缺损，缺损上

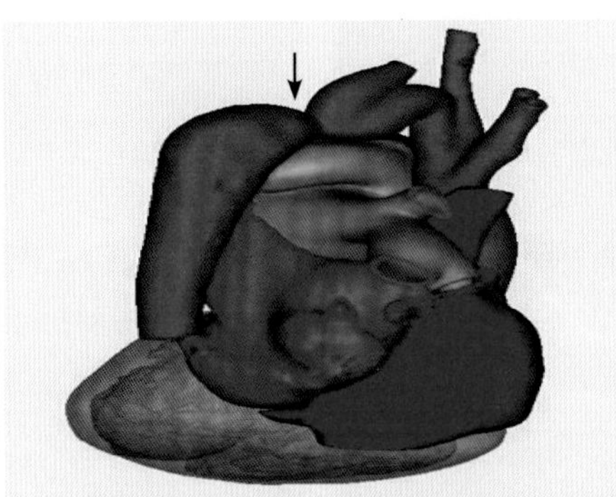

图 2-1-1 胸主动脉峡部处局限性狭窄约 13 mm（箭头）

缘紧邻主动脉瓣环及肺动脉瓣环下缘，并骑跨于主动脉上，该缺损处可探及双向分流，左向右分流V_{max}=3.9 m/s，右向左分流V_{max}=2.6 m/s（图2-1-2），肺动脉主干呈瘤样扩张约110 mm（图2-1-3），肺动脉左、右分支增宽，肺动脉瓣回声尚可，瓣环径明显增大约49 mm，舒张期肺动脉瓣可探及中-大量反流，V_{max}=3.8 m/s，左肺动脉根部与降主动脉之间可探及细管样结构，宽约3 mm，该处可探及双期右向左分流信号，降主动脉稍远管腔增宽约26 mm（图2-1-4），胸主动脉内径约15 mm；②心尖四腔心切面显示收缩期三尖瓣可探及中量反流，V_{max}=3.6 m/s，收缩期二尖瓣可探及中量反流。

术中TEE：胸主动脉长轴切面显示升主动脉扭曲，内径偏窄；降主动脉起始部管壁增厚约3 mm，管腔内径约8 mm，该处血流加速，缩窄远端管腔内径明显增粗约29 mm（图2-1-5）。

综合以上超声心动图检查，该患者主要异常表现为干下型室间隔缺损，肺动脉主干动脉瘤合并重度肺动脉高压，肺动脉瓣关闭不全，动脉导管未闭。TEE进一步明确主动脉缩窄。

超声提示：室间隔缺损（双动脉干下型），室水平双向分流；肺动脉主干动脉瘤，肺动脉高压（重度），肺动脉瓣中-重度关闭不全；动脉导管未闭（大动脉水平右向左分流）；主动脉缩窄。

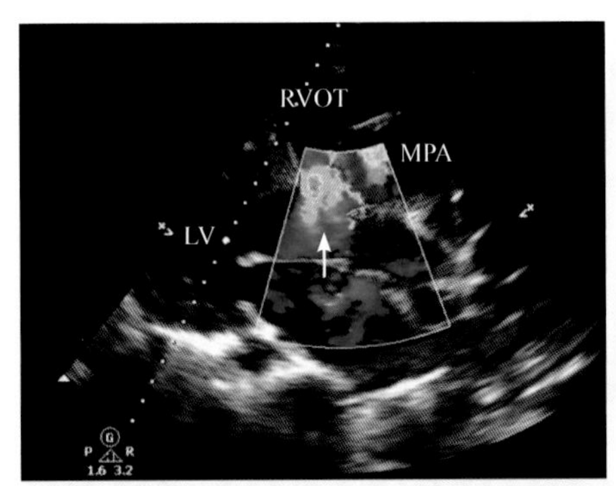

缺损处右向左分流（箭头）。

图 2-1-2 左心室长轴切面

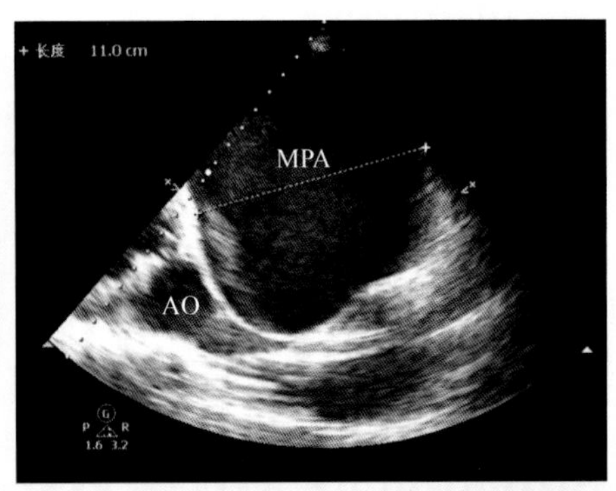

肺动脉主干呈瘤样扩张内径约 110 mm。

图 2-1-3 大动脉短轴切面

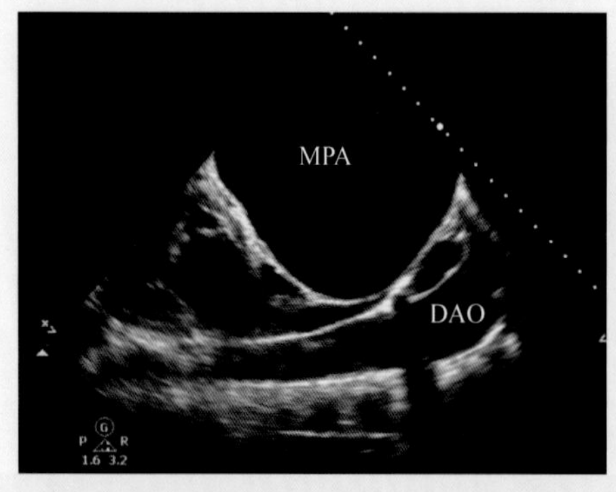

降主动脉稍远管腔增宽约 26 mm。MPA：肺动脉主干；DAO：降主动脉。

图 2–1–4　降主动脉稍远管腔增宽

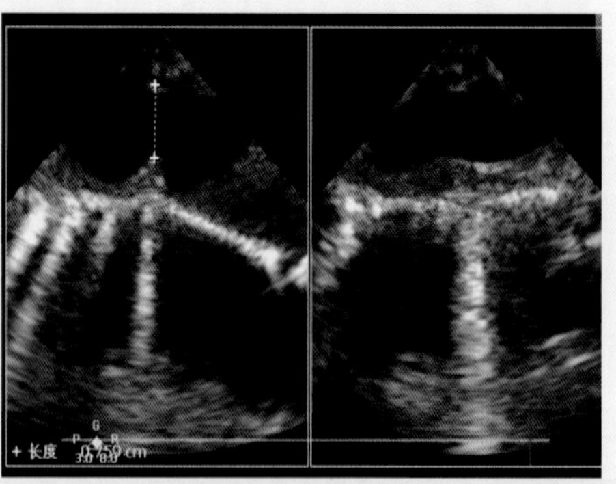

降主动脉起始部管壁增厚约 3 mm，管腔内径约 8 mm。

图 2–1–5　主动脉缩窄

术中所见

心脏正位，全心增大，升主动脉未见明显扩张，外径约28 mm，肺动脉主干及左右肺动脉形态走行正常，肺动脉主干瘤样扩张至左右肺动脉分叉处，直径约140 mm（图2–1–6），左右肺动脉直径约25 mm，右心室流入道可扪及震颤；上下腔静脉可见扩张，心内探查显示室间隔缺损为干下型，大小约30 mm × 30 mm，肺动脉内靠近左肺动脉开口处可见动脉导管内口，直径约3 mm，肺动脉瓣瓣环重度扩张，肺动脉瓣呈重度反流，肺动脉瓣上25 mm处可见肺动脉内膜裂开，平行于肺动脉瓣环，长约100 mm，呈慢性夹层改变（图2–1–7）；二尖瓣瓣环扩大，呈中度反流，三尖瓣瓣环扩大，呈中度反流，降主动脉峡部可见缩窄，直径约13 mm，远端呈瘤样扩张。术后肺动脉明显缩小（图2–1–8）。

患者全麻下行伴有肺动脉高压的室间隔缺损修补+动脉导管内口缝闭+肺动脉及肺动脉瓣成形+房室瓣成形+升主动脉–降主动脉搭桥+房间隔造口+左心耳结扎术。

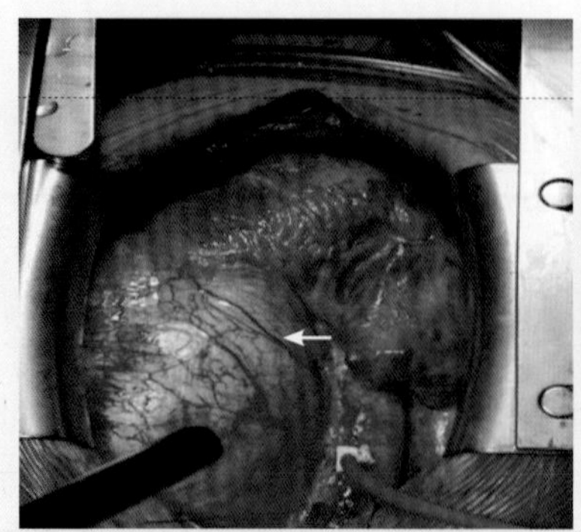

肺动脉主干呈瘤样扩张至左右肺动脉分叉处，直径约 140 mm（箭头）。

图 2–1–6　术中图像

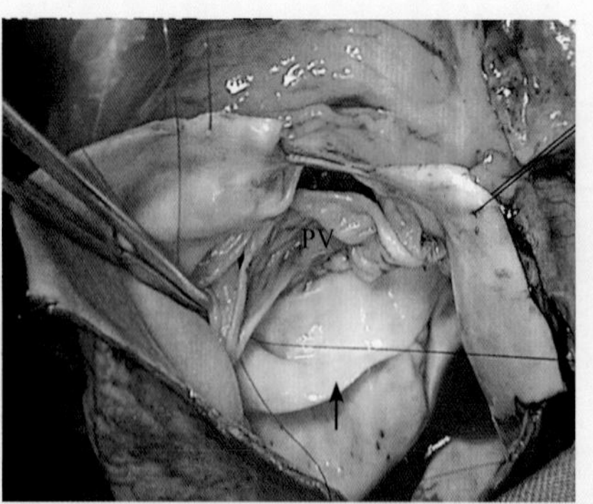

肺动脉瓣瓣环重度扩张，肺动脉瓣上可见肺动脉内膜裂开（箭头），呈慢性夹层改变。PV：肺动脉瓣。

图 2–1–7　术中所见

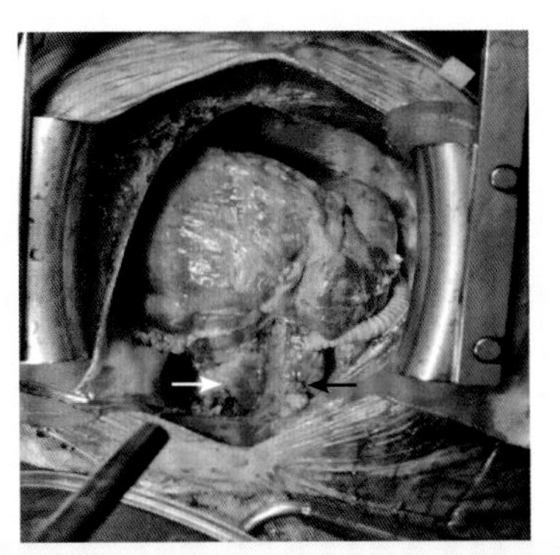

白箭头：肺动脉主干；黑箭头：主动脉。

图 2-1-8 术后肺动脉主干明显缩小

术后病理结果：肺动脉壁中膜弹力纤维变性，部分区黏液变，局灶内膜下出血。

随访

患者术后1个月，因心力衰竭伴反复发热，使用常规抗心力衰竭治疗效果不佳，复查超声心动图提示肺动脉瓣重度关闭不全，考虑肺动脉瓣关闭不全导致心功能不全，遂行肺动脉瓣生物瓣置换术；术后半个月痊愈出院。

鉴别诊断

肥厚型心肌病（梗阻型）：其收缩期杂音在胸骨左缘与心尖部，不向颈部传导，无震颤，超声心动图可鉴别。

房间隔缺损：该病也可出现活动后心累气促等不适，但患者超声心动图已排除。

最终诊断

室间隔缺损（双动脉干下型），室水平双向分流；肺动脉主干动脉瘤伴夹层形成，肺动脉高压（重度），肺动脉瓣重度关闭不全；动脉导管未闭（大动脉水平右向左分流）；主动脉缩窄；伴有肺动脉高压的室间隔缺损修补+动脉导管内口缝闭+肺动脉及肺动脉瓣成形+房室瓣成形+升主动脉-降主动脉搭桥+房间隔造口+左心耳结扎术后。

分析讨论

肺动脉夹层动脉瘤是一种非常罕见的疾病，极其凶险，死亡率极高，肺动脉夹层的发病原因尚不清楚，多继发于慢性肺动脉高压、肺动脉扩张，一般认为随着肺动脉内压力的逐渐升高，血管壁在长期的压力、剪切力的作用下，发生内膜撕裂和肺动脉夹层；也可继发于肺动脉血管瘤、肺动脉扩张；感染、炎症、创伤、严重动脉粥样硬化、结缔组织病等因素亦可成为夹层形成的原因。肺动脉夹层一般多见于先天性心脏病合并肺动脉高压或艾森曼格综合征的患者，大部分患者死于夹层破裂至心包腔所致的心包填塞，临床表现无特异度。肺动脉夹层生前检出率很低，多为尸检时意外发现。超声心动图是诊断肺动脉夹层的常用检查方法。

经验 / 教训

先天性心脏病合并肺动脉夹层患者在临床上罕见，夹层多发生于肺动脉瘤或肺动脉扩张处，主要累及肺动脉干，少部分患者夹层可见于肺内动脉。近年来随着影像学的发展，各种检查手段检出的肺动脉夹层呈增长趋势。以往肺动脉增强CT和MRI是诊断肺动脉夹层的关键手段，随着二维超声图像分辨力及CDFI质量的提高，超声心动图成为肺动脉夹层的首选诊断方法。肺动脉夹层的部位多位于肺动脉主干和左右分支的近端，且多发生于肺动脉重度扩张时，此时超声心动图对肺动脉显像良好，可清晰而全面地显示剥离的内膜回声带、破裂口部位、真假两腔及假腔内血栓形成情况。另外，肺动脉夹层多发生于先天性心脏畸形患者，而超声可全面显示合并的心内畸形及血流动力学改变，并可评价肺动脉瓣及三尖瓣反流程度，测量肺动脉压力等。

病例启示

在本病例中，该患者为复杂先天性心脏病合并肺动脉夹层，在超声检查中应仔细多切面探查，综合患者合并的心内畸形及血流动力学改变，并且需要结合胸部X线片、胸部CT、CTA、右心导管探查等多种常用影像学检查方法来联合评估，以提高诊断的准确性。

（黄栎为　左明良）

非限制性室间隔缺损诊治分析

病史

患者男性，12岁，因“心累气紧2月余，发现先天性心脏病1月余”入院。1个月前患者感冒后出现活动后心累、气紧，伴头痛、咳嗽、鼻咽部出血，不伴胸闷、胸痛、恶心、呕吐等不适，休息数分钟后缓解。于外院行超声心动图检查提示“室间隔缺损，重度肺动脉高压”，行药物保守治疗，现为求进一步诊治于我院就诊，门诊以“室间隔缺损”收治。

体格检查

T 36.7 ℃，P 110次/分，R 20次/分，BP 100/67 mmHg；神志清楚，口唇无发绀，双肺呼吸音清，未闻及明显干湿啰音。心前区无隆起，心尖搏动增强并左下移位。心界向左下扩大，HR 110次/分，心律齐，胸骨左缘第三、第四肋间可闻及3/4级粗糙收缩期杂音，向心前区传导，运动前血氧饱和度为99%，运动后血氧饱和度为97%。

辅助检查

右心导管检查显示肺动脉收缩压136 mmHg，平均压58 mmHg，舒张压22 mmHg，肺血管阻力为6.9 wood，Qp/Qs=1.63。

超声心动图

胸骨旁四腔心切面：室间隔中上份探及回声中断约30 mm（图2-1-8）。多普勒超声及CDFI：室间隔回声中断处探及双向分流信号，左向右分流V_{max}=2.01 m/s，短暂右向左分流V_{max}=1.87 m/s（图2-1-9，图2-1-10）。

肺动脉长轴切面：肺动脉主干及右肺动脉增宽，肺动脉主干内径约32 mm，左肺动脉内径约13 mm，右肺动脉内径约18 mm；多普勒超声及CDFI：舒张期肺动脉瓣可探及反流，反流速度V_{max}=2.1 m/s，估测肺动脉平均压约25 mmHg，收缩期肺动脉瓣前向血流速度稍增快，肺动脉瓣前向血流速度1.83 m/s。

心尖四腔及五腔心切面：左心房、左心室内径增大。CDFI：收缩期三尖瓣可探及轻度反流，反流速度V_{max}=4.5 m/s，估测肺动脉收缩压约89 mmHg，主动脉瓣前向血流速度约1.38 m/s。

综上可见，该患者室间隔膜周及肌部大缺损，室水平双向分流，左心房、左心室增大，三尖瓣轻度关闭不全。肺动脉主干及右肺动脉增宽；重度肺动脉高压。主要异常表现为巨大的室间隔缺损，肺动脉压重度增高，估测肺血管阻力约2.1 wood，Qp/Qs=6.8。

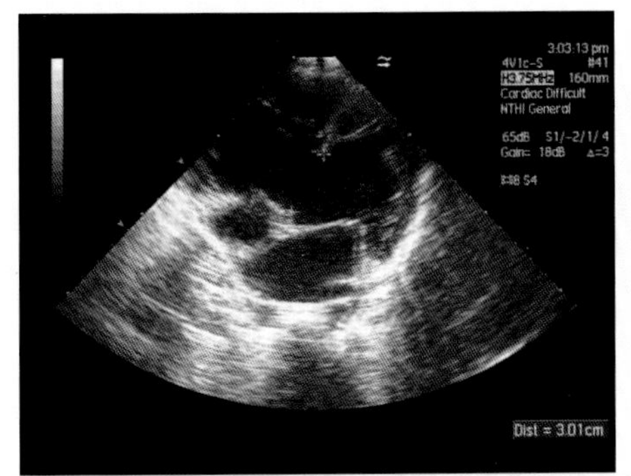

胸骨旁四腔心切面见室间隔中上份探及回声中断约 30 mm。

图 2-1-8　室间隔缺损

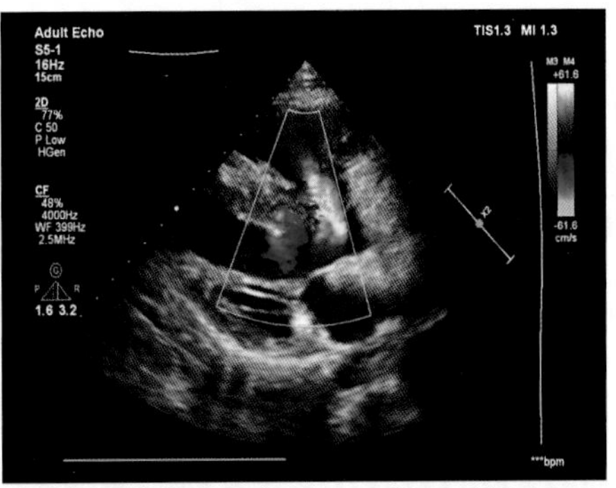

胸骨旁四腔心切面见室间隔回声中断处探及双向分流信号，左向右分流。

图 2-1-9　室间隔缺损（CDFI）

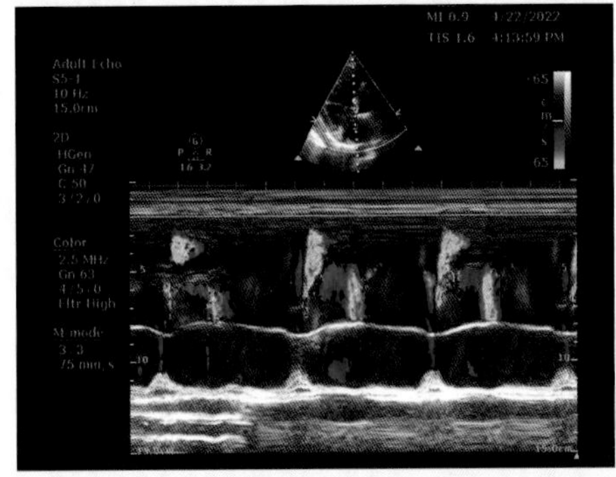

双向分流。

图 2-1-10　M 型超声

超声提示先天性心脏病：室间隔大缺损（膜周及肌部）室水平双向分流；重度肺动脉高压。

术中所见

心包内淡黄色清亮积液体15 mL，心脏明显增大，双心室增大为主，尤其右心室增大尤为显著，主肺动脉比1∶3，肺动脉压力较高，扪诊肺动脉压力高于主动脉压力，头皮针穿刺测压显示体循环收缩压94 mmHg，肺动脉收缩压70 mmHg，右心室表面震颤不明显。停跳切开探查可见卵圆孔未闭，见室间隔缺损位于膜部，三尖瓣隔瓣下方，直径约2.5 cm，上达肺动脉瓣下，三尖瓣瓣环稍大，轻度反流，右心室流出道通畅，二尖瓣无特殊，肺静脉引流正常，未见左上腔和动脉导管未闭。停机后测压显示肺动脉压力降到体循环压力的50%。行室间隔缺损修补+房间隔造瘘术，术后氧合在88%～92%，手术效果良好，痊愈出院。

鉴别诊断

艾森曼格综合征：指各种左向右分流型先天性心脏病的肺血管阻力升高，使肺动脉压达到或超过体循环压力，导致血液通过心内或心外异常通路产生双向或反向分流的一种病理生理综合征。临床上可出现运动耐量下降、发绀、晕厥及红细胞增多等一系列症状。艾森曼格综合征是一组先天性心脏病发展的后果，但并不是所有的室间隔缺损都会造成艾森曼格综合征。

最终诊断

先天性心脏病：室间隔大缺损（膜周及肌部），室水平双向分流；重度肺动脉高压。

分析讨论

根据缺损的大小可将室间隔缺损分为小室间隔缺损、中室间隔缺损和大室间隔缺损，其中大室间隔缺损因其对左向右分流已无限制作用，亦称为非限制性室间隔缺损。一般认为当缺损内径大于主动脉瓣瓣环内径的1/2～3/4时即诊断为非限制性室间隔缺损。此时，左心室与右心室几乎完全相通，左心室、右心室、主动脉和肺动脉的收缩压基本相等，其血流动力学变化类似单心室。通常情况下，婴儿刚出生时，因其肺血管阻力高，故无明显的左向右分流，在出生之后的最初几周阻力开始减低，从而导致大量的左向右分流。大多数非限制性室间隔缺损的成熟婴儿，因肺血流量增加与肺动脉压力升高，致使肺血管阻力再次上升，左向右分流减少，随着肺血管病变进一步加重，当肺循环阻力等于体循环阻力时，便无分流或仅有少量的双向分流。当肺循环阻力大于体循环阻力时，出现右向左分流，Qp/Qs<1，临床上出现发绀，即称艾森曼格综合征。

本例患儿室间隔缺损内径达30 mm，明显大于主动脉瓣瓣环内径（22 mm），因此可以诊断为非限制性室间隔缺损，并伴有短暂的右向左分流。既往研究认为，先天性心脏病双向分流已不适用外科和介入治疗。对于非限制性室间隔缺损出现短暂右向左分流，考虑原因为大缺损对分流无限制，即左右心室之间的血流交通无有效的抵抗作用，因此，两个心室在整个心动周期的压力基本相同，甚至由于舒张早期左心室舒张较右心室更快，导致其瞬时压力低，有利于血液从右心室流入左心室而出现双向分流。判断是否可行外科治疗的关键在于正确区分动力型肺动脉高压和阻力型肺动脉高压。根据《2010年欧洲心脏病学会成年人先天性心脏病管理指南》，仍以Qp/Qs＞1.5作为区分动力型肺动脉高压和阻力型肺动脉高压的标准，即肺动脉高压显著升高，同时Qp/Qs＜1.5提示患者已进入阻力型肺动脉高压期。临床认为：手术禁忌证为肺血管阻力＞6 wood、Qp/Qs＜1.5。该患儿肺血管阻力为6.9 wood，Qp/Qs=1.63，并不符合阻力型肺动脉高压的标准。因此该患儿无绝对手术禁忌证，但该患儿肺动脉压力极高，为缓解右心负荷，采用了室间隔缺损修补+房间隔造瘘的术式。术后2个月随访，患儿恢复良好，房间隔造瘘口由最初的右向左分流逐渐变为双向分流，肺动脉收缩压降为35 mmHg。

年龄是先天性心脏病继发肺动脉高压的危险因素之一，肺血管重构随年龄增长而加重。因此，应早期诊断并尽早接受手术修复缺损，可降低肺动脉高压的发生率，提高预期寿命，尤其对于这类非限制性室间隔缺损双向分流的患者。

经验 / 教训

超声医师在诊断出现重度肺动脉高压伴双向分流的巨大室间隔缺损患者时，不能仅仅局限于对室间隔缺损大小及分流的评估，也应当关注肺动脉压力、肺血管阻力、Qp/Qs比值，虽然超声心动图对动力型肺动脉高压和阻力型肺动脉高压的区分不如右心导管检查精确，但也能为临床治疗提供初步评估信息。

病例启示

先天性心脏病出现双向分流不是绝对手术禁忌证，不能因此放弃手术的机会。对于非限制性室间隔缺损，主要需区分动力型肺动脉高压与阻力型肺动脉高压。动力型肺动脉高压指患者虽然存在肺动脉高压，但肺血管尚未发生严重病变，关闭室间隔缺损后患者肺动脉压力可降至正常；阻力型肺动脉高压是因肺动脉压力持续增高而导致肺血管不可逆病变，此时，即使关闭室间隔缺损，患者肺动脉压力也不会降至正常，甚至反而升高。一些患者会有两种情况混合存在，既有动力型肺动脉高压成分又有阻力型肺动脉高压成分，关闭室间隔缺损后动力型肺动脉高压成分消失而阻力型肺动脉高压成分继续存在，表现为肺动脉压力部分降低。医师需通过超声心动图早期发现室间隔缺损并及时判断肺动脉压力，一旦发现重度肺动脉高压，提示临床切不可盲目进行室间隔缺损的手术，需明确判断肺动脉高压的性质才能决定治疗方案。对于重度肺动脉高压患者而言，可因肺血管病变而失去手术治疗的机会。因此，肺动脉高压的诊断在评估冠心病患者病情、确定手术适应证及判断预后方面具有重要意义。利用超声心动图无创且可反复多次测量的优势，动态随访估测肺动脉收缩压，可为临床提供重要的诊断和治疗依据。

（向 波 罗 贤）

Valsalva窦瘤合并室间隔缺损

病史

患者女性，58岁，因“发现心率加快35年余，活动后气紧10年余，心悸3月余，加重伴乏力1月余”入院。35年前患者因贫血发现心率加快，10年前出现活动后气紧，3个月前患者出现休息时心悸症状，均未系统诊治，1个月前患者心悸症状加重伴乏力、干咳，于当地医院门诊就诊，心脏CDFI提示“主动脉瓣中度反流，主动脉右冠状窦瘤”。今为求进一步治疗来我院，门诊以“主动脉瓣关闭不全”收入我科。

体格检查

心界增大，HR 74次/分，心律齐。主动脉瓣区可闻及舒张期杂音，胸骨左缘第二、第三肋间可闻及收缩期杂音。

超声心动图

胸骨旁主动脉短轴切面：右冠窦向右心室流出道膨出，膨出基底宽约14 mm，深约10 mm，致使右心室流出道明显变窄，最窄处约5 mm（图2–1–11，图2–1–12）；右心室流出道壁束厚约16 mm（图2–1–13）；室间隔（11点钟～1点钟方向）回声中断约22 mm，缺损内可探及膨大右冠窦充填致缺损明显减小（图2–1–14）。多普勒超声及CDFI：右心室流出道探及花色血流，V_{max}约6.1 m/s（图2–1–15）；室间隔回声中断处探及左向右分流，V_{max}约2.8 m/s（图2–1–16）。

胸骨旁左心室长轴切面：主动脉窦部内径增宽约38 mm，升主动脉内径增宽约46 mm；右心室游离壁厚约14 mm；室间隔上份探及回声中断（图2–1–17）。

心尖四腔心及五腔心切面：多普勒超声及CDFI显示舒张期主动脉瓣处可探及中–重度反流，收缩期主动脉瓣前向血流加速，V_{max}=3.0 m/s（图2–1–18，图2–1–19）；收缩期三尖瓣探

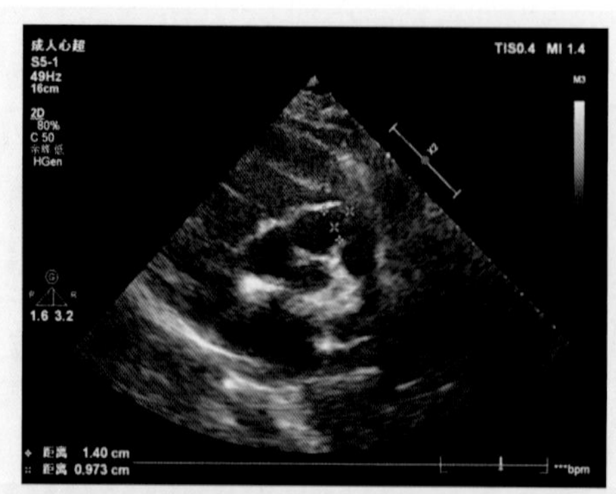

胸骨旁主动脉短轴切面见右冠窦向右心室流出道膨出，膨出基底宽约14mm，深约10mm。

图 2–1–11　右冠窦瘤

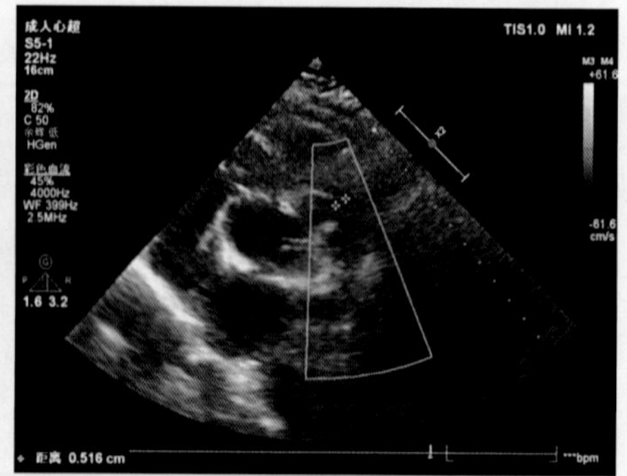

最窄处约5 mm。

图 2–1–12　右心室流出道明显变窄

及轻度反流，反流速度V_{max}=5.1 m/s，估测右心室收缩压约100 mmHg。

综合以上超声心动图检查，患者主动脉右冠窦瘤，右心室肥厚，右心室流出道壁束壁明显增厚；右心室流出道狭窄；室间隔缺损（干下型）；主动脉瓣中-重度关闭不全伴轻度狭窄，升主动脉扩张；三尖瓣轻度关闭不全；右心室收缩压重度增高。

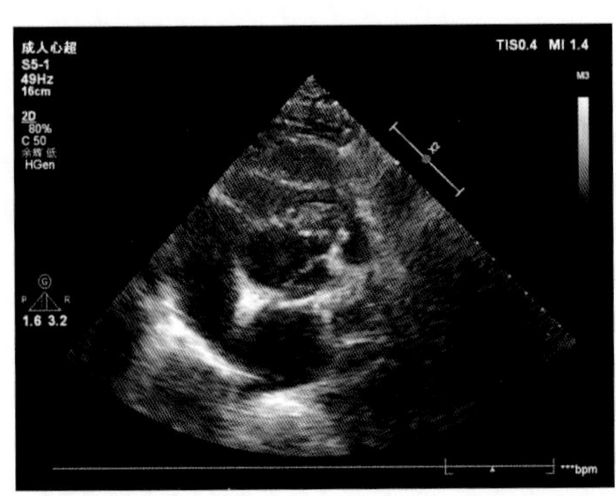

图 2-1-13　右心室流出道壁束厚约 16 mm

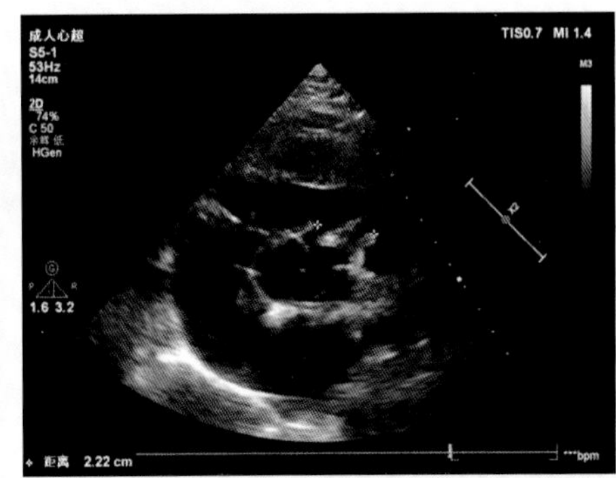

胸骨旁主动脉短轴切面见室间隔（11 点～1 点钟方向）回声中断约 22 mm，缺损内可探及膨大右冠窦充填致缺损明显减小。

图 2-1-14　室间隔缺损

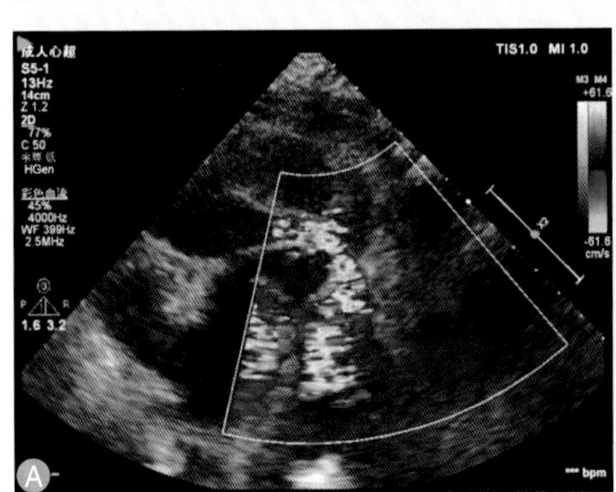

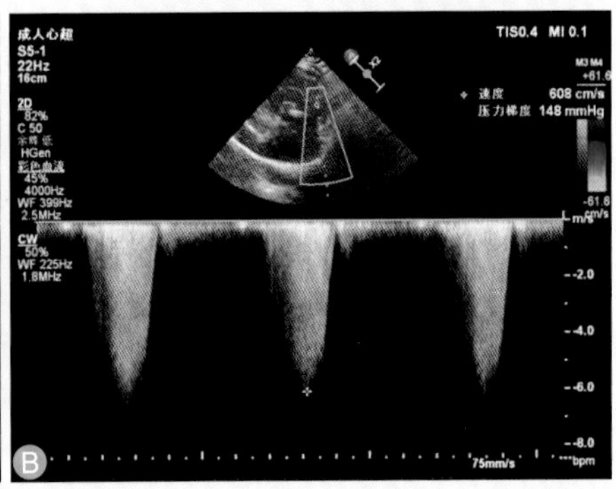

A. 胸骨旁主动脉短轴切面见右心室流出道花色血流；B. 血流速度约 6.1 m/s。

图 2-1-15　右心室流出道狭窄

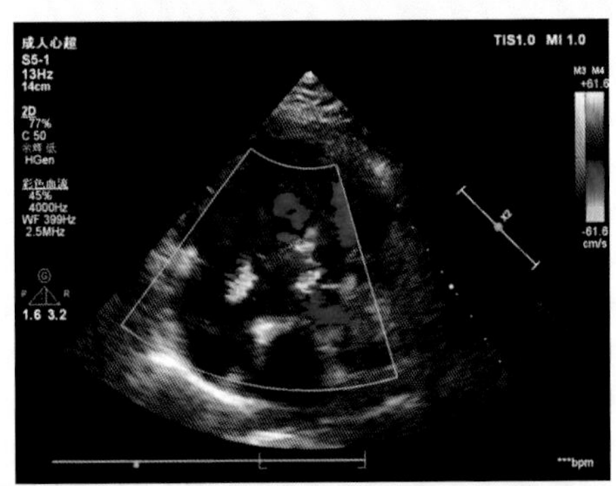

图 2-1-16　回声中断处探及左向右分流

胸骨旁左心室长轴切面见右心室游离壁厚约 14 mm。

图 2-1-17　右心室游离壁明显增厚

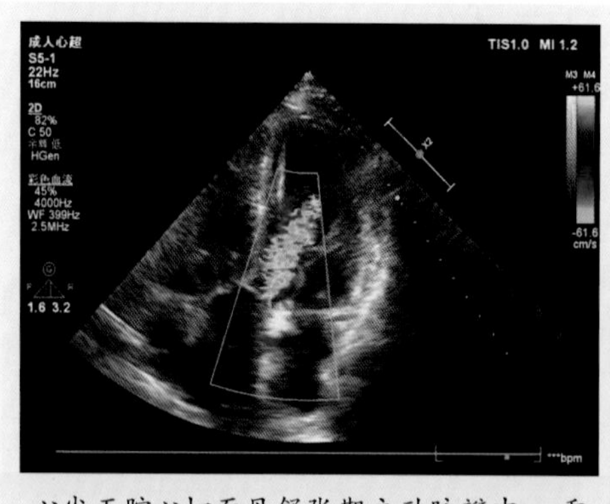

心尖五腔心切面见舒张期主动脉瓣中－重度反流。

图 2-1-18　主动脉瓣中－重度关闭不全伴轻度狭窄

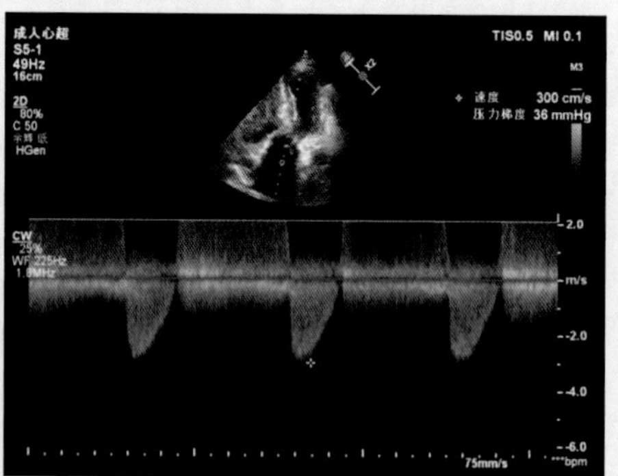

V_{max}=3.0 m/s。

图 2-1-19　收缩期主动脉瓣前向血流速度增快

超声提示先天性心脏病：Valsalva窦瘤合并室间隔缺损（干下型），右心室流出道狭窄（重度），主动脉瓣重度关闭不全伴轻度狭窄。

术中所见

心脏增大，以右心室、左心室增大为主，升主动脉增宽，直径约52 mm。心内探查：室间隔缺损位于双动脉干下，直径约15 mm，右心室流出道肌束增厚，形成狭窄环，致右心室流出道重度狭窄，主动脉窦、右冠窦扩张，向右心室膨出约10 mm大小，表面机化并伴钙化形成，主动脉瓣为三叶，瓣叶增厚，交界粘连挛缩，致主动脉瓣重度关闭不全并轻度狭窄，三尖瓣瓣环扩张，约3.5横指，瓣叶未见异常，呈轻度关闭不全。

鉴别诊断

Valsalva窦瘤合并室间隔缺损需要与室间隔缺损合并主动脉瓣脱垂、室间隔缺损合并主动脉瓣膨胀瘤穿孔相鉴别。

室间隔缺损合并主动脉瓣脱垂：在室间隔缺损较大时，尤其是流出道部位的室间隔缺损，主动脉右冠瓣由于缺少支撑而发生脱垂。严重者脱垂的瓣膜可经过室间隔缺损进入右心室流出道。反流的主动脉血流除了进入左心室外，尚可通过室间隔缺损进入右心室。此时胸前区可闻及双期杂音，甚至呈连续性。在二维超声显像中可见主动脉根部一瘤状结构经室间隔缺损突向或进入右心室，在多普勒探查该区时，常既可记录到室间隔缺损所致的收缩期湍流，又可记录到主动脉瓣的舒张期反流，因而容易误诊为右冠窦破裂。本例患者膨出部位在主动脉瓣瓣环上，可予以鉴别。

室间隔缺损合并主动脉瓣膨胀瘤穿孔：主动脉瓣膨胀瘤与室间隔缺损合并存在时，膨胀瘤可通过室间隔缺损进入右心室，在临床体征、二维显像及多普勒检查方面与窦瘤破裂十分相似。本例患者膨出部位于主动脉瓣瓣环上，可予以鉴别。

最终诊断

先天性心脏病：Valsalva窦瘤合并室间隔缺损（干下型），右心室流出道狭窄（重度），主动脉瓣重度关闭不全伴轻度狭窄。

分析讨论

Valsalva窦瘤为少见畸形，在中国的发病率为1.2%～1.8%，在西方的发病率为0.14%～0.96%。本病主要见于先天性心脏病，30%～60%患者合并室间隔缺损；10%患者合并主动脉瓣异常，其他合并畸形包括右心室流出道狭窄，肺动脉狭窄或反流，房间隔缺损或动脉导管未闭。

我国与日本的文献报道Valsalva窦瘤源于右冠窦者多见，占90%以上，远远高于欧美国家的报告，而起源于无冠窦者数量低于欧美国家，起源于左冠窦者罕见，不超过1%。1962年Sakakilaba将常见的Valsalva窦瘤分为4型。Ⅰ型：窦瘤起源于右冠窦的左部，突入右心室流出道最上部及肺动脉瓣左、右瓣之下，突出的瘤体可阻塞右心室流出道，造成漏斗部狭窄，合并室间隔缺损的主要为此型，且其中高位室间隔缺损占一半以上，由于主动脉瓣环缺乏支持，此型易产生主动脉瓣关闭不全。Ⅱ型：窦瘤起源于右冠窦的中部，穿破室上嵴突向右心室流出道中部。Ⅲ型：窦瘤起源于右冠窦右部，根据室间隔缺损有无又分为2个亚型，Ⅲv型为窦瘤通过膜部室间隔在三尖瓣下方突向右心室，Ⅲa型为窦瘤突向右心房。Ⅳ型：窦瘤起源于无冠窦，突入右心房。

本例患者窦瘤起源于右冠窦左部，突入右心室流出道最上部，合并干下型室间隔缺损，突出的瘤体导致右心室流出道狭窄，同时还合并主动脉瓣重度关闭不全伴轻度狭窄，因此本例患者应为Ⅰ型Valsalva窦瘤。

经验／教训

本例患者的干下型室间隔缺损由于右冠窦瘤的阻挡，缺损明显变小，分流也变得不是很明显，再加上右心室流出道狭窄的花色血流干扰，很容易漏诊。此时应多切面仔细探查，必要时行TEE以明确诊断。另外明确窦瘤破裂与否也至关重要，窦瘤破裂可导致严重的血流动力学变化，引起心腔容量负荷过重和心肌工作量增加，导致充血性心力衰竭。

病例启示

Valsalva窦瘤常常合并其他先天性心血管畸形，因此在诊断Valsalva窦瘤，尤其是Ⅰ型时，应仔细寻找是否伴有其他心脏畸形，以免漏诊。

（李赵欢）

第二节　房间隔缺损及肺静脉发育异常

房间隔缺损伴肺静脉异位引流及主动脉窦血栓

病史

患者女性，51岁，因“反复心累，气紧2年余”入院。感冒后出现心累、气紧，持续不缓解，于当地医院诊断为先天性心脏病，未予重视，未予进一步专科治疗，期间患者症状间断发作。2周前患者因感冒后再次出现上述症状来我院就诊。自发病以来，精神食欲尚可，夜间睡眠欠佳。

既往史：否认高血压、糖尿病病史。1年前因外伤致右膝创伤，行清创缝合术，否认重大手术史。

体格检查

T 36.3 ℃，P 90次/分，R 19次/分，BP 118/79 mmHg，口唇发绀，颈静脉无怒张，心界增大，心律齐，胸骨左缘第二、第三肋间闻及3/6级收缩期喷射性杂音，三尖瓣听诊区闻及3/6级收缩期杂音，余瓣膜听诊区未闻及明显病理性杂音。四肢无水肿。

辅助检查

凝血酶原时间10秒，凝血酶原活动度129.4%，凝血酶原时间国际标准化比值0.91（偏低），活化部分凝血活酶时间21.8秒（偏低），纤维蛋白原含量2.3 g/L，凝血酶时间19.1秒。

超声心动图

右心内径明显增大（图2-2-1）。

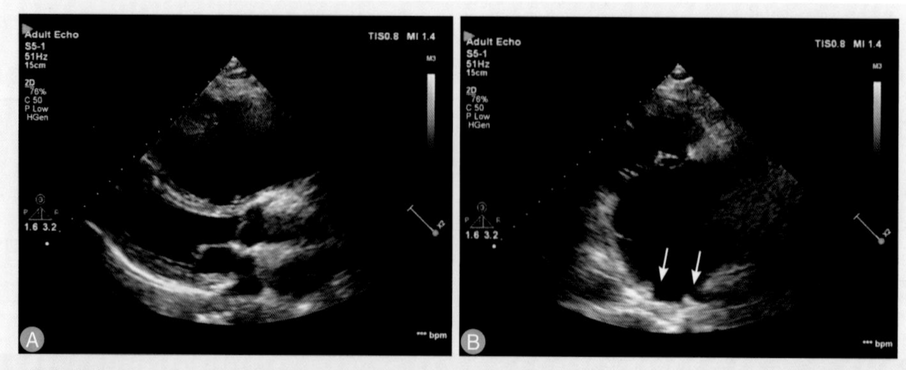

A. 左心室长轴切面，右心室明显增大；B. 右心室流入道切面，可见右心房顶两支肺静脉入口（箭头）。

图 2-2-1　右心内径增大

收缩期三尖瓣可探及关闭裂隙，宽约5 mm；收缩期三尖瓣可探及重度偏心性反流，偏向右心房外侧壁。

左心房内可探及左侧两支肺静脉引流入左心房，右侧两支肺静脉引流入右心房（图2–2–2）。

房间隔上份回声中断，最大径约14 mm（图2–2–3）。

超声提示先天性心脏病：①部分型肺静脉异位引流（partial anomalous pulmonary venous connection，PAPVC），提示右肺静脉异位引流；②房间隔缺损（继发孔型），房水平左向右分流；③右心增大，三尖瓣重度关闭不全；④肺动脉增宽，右心室收缩压增高；⑤心律失常。

建议行右心声学造影进一步明确。

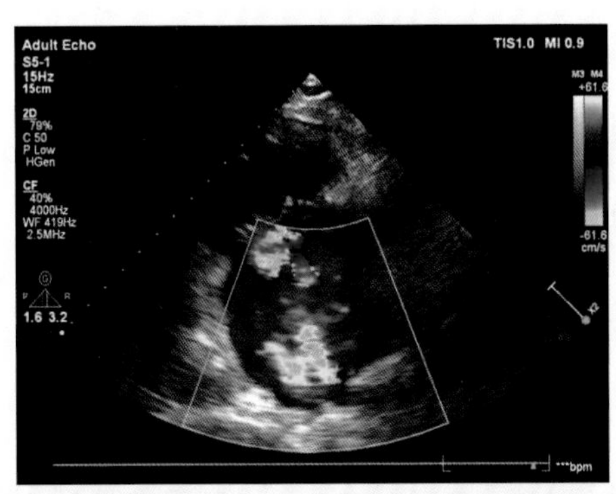

可见两支肺静脉汇入右心房。

图 2–2–2　右心室流入道切面 CDFI

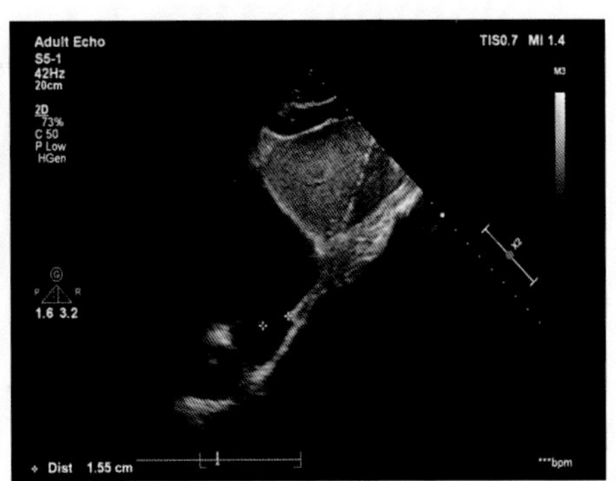

可见房间隔回声中断。

图 2–2–3　剑突下双房切面

术中超声显示右心内径显著增大，右上肺静脉、右下肺静脉回流入右心房；近右下肺静脉汇入处房间隔回声中断约8 mm，可探及双向分流血流信号（图2–2–4）；三尖瓣重度关闭不全；主动脉瓣无冠瓣上中等回声团，大小约8 mm × 8 mm，未见明显活动。

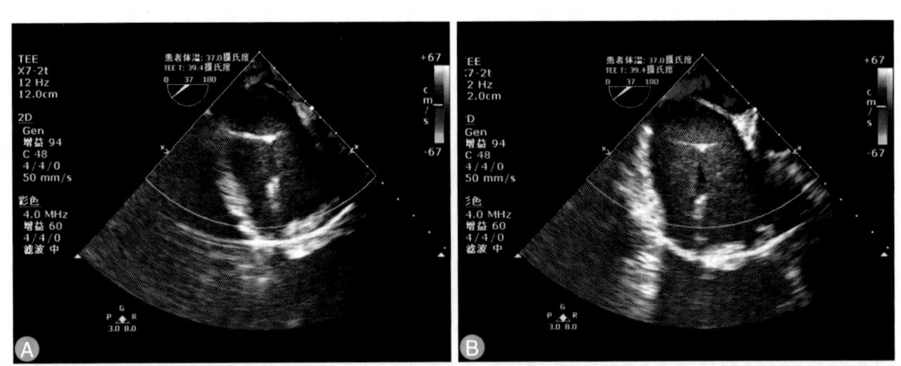

A. 房间隔回声中断处右向左分流；B. 房间隔回声中断处左向右分流。

图 2–2–4　术中超声

术中所见

右上、下肺静脉开口位于右心房内，房间隔缺损大小约15 mm × 10 mm，靠近下腔静脉及右下肺静脉开口处（图2–2–5A）。主动脉瓣呈三叶，瓣叶正常，无冠瓣窦内见一大小约10 mm × 8 mm异常团块，暗红色，质地偏软，与瓣叶无粘连（图2–2–5B）。三尖瓣发育正常，质量可，瓣环扩大容纳4指，关闭时呈重度关闭不全。对患者行部分型肺静脉异位引流矫治+三尖瓣成形+主动脉瓣赘生物清除术，术后恢复良好。

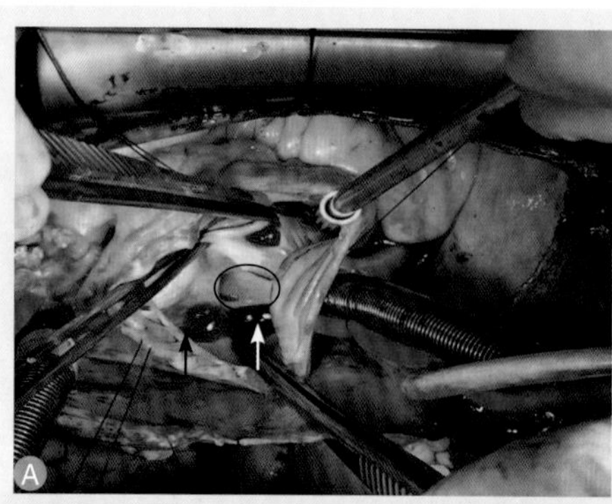

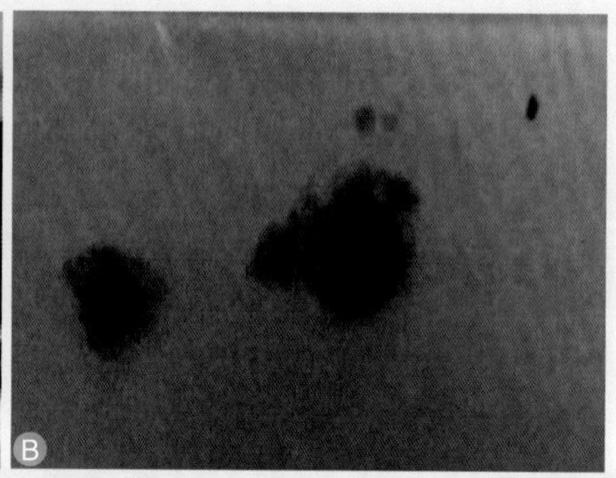

A. 右上肺静脉（白箭头）与右下肺静脉（黑箭头）分别开口于右心房，房间隔中份可见缺损（圆圈）; B. 主动脉瓣无冠窦内质软、暗红色团块。

图 2–2–5　术中所见

病理学诊断

主动脉瓣无冠窦内团块为血栓。

鉴别诊断

本病例临床需要与单纯性房间隔缺损、完全型肺静脉异位引流（total anomalous pulmonary venous connection，TAPVC）、肺动脉高压伴右心增大等疾病相鉴别。

单纯性房间隔缺损：房间隔缺损的血流动力学改变与肺静脉异位引流类似，均为右心容量负荷增加，缺损程度增大，右心增大，肺动脉高压明显，但该患者术中探查房间隔缺损大小为10 mm × 15 mm，仅为中等大小水平，右心增大比例与缺损大小不相符，应警惕合并其他畸形如肺静脉异位引流。

完全型肺静脉异位引流：所有肺静脉均不与左心房相通，而是全部直接与右心房或体静脉相连。为了生存，完全型肺静脉异位引流者均存在房间隔缺损或卵圆孔未闭，可使氧合血通过右向左分流进入体循环，因此患者均存在不同程度发绀。该例患者左心房内可见左侧肺静脉回流，因此可排除完全型肺静脉异位引流。

肺动脉高压伴右心增大：肺动脉高压病因较多，可分为动脉性肺动脉高压、左心疾病相关性肺高压、低氧或肺部疾病相关性肺动脉高压、慢性血栓栓塞性肺动脉高压及其他未明机制的肺动脉高压。发现肺动脉高压进行超声心动图检查时应排除先天性心脏病、左心相关疾病等方可进一步寻找其他相对少见病因。本例患者出现右心增大，同时合并肺动脉高压，房间隔损伤无法解释右心增大的程度和肺动脉压力升高的程度，因此应进一步排查有无其他合并心脏畸形。

最终诊断

部分肺静脉（右上肺静脉及右下肺静脉）异位引流，房间隔缺损，三尖瓣重度关闭不全，肺动脉高压，频发室性期前收缩，完全性右束支传导阻滞，主动脉窦壁血栓形成。

分析讨论

部分型肺静脉异位引流是指1支或1支以上的肺静脉不与左心房连接，而是通过其他途径直接或间接与右心房相通，占肺静脉畸形引流的60%～70%，占先天性心脏病尸检的0.4%～0.7%，以右肺静脉畸形引流最为常见。80%～90%伴有房间隔缺损，少数合并单心房、单心室、完全型大动脉转位、心内膜垫缺损及法洛四联症等复杂心脏畸形。

病理学分型可分为4种。心上型：右肺静脉（右上肺静脉多见）经上腔静脉引流到右心房，约95%合并有上腔静脉型房间隔缺损，左肺静脉经垂直静脉–左无名静脉与右上腔静脉相连，再汇入右心房；心内型：右肺静脉多直接引流入右心房，可单独存在或合并房间隔缺损，或左肺静脉经冠状静脉窦引流入右心房；心下型：右肺静脉向下在横膈上或向下引流至下腔静脉，再回流入右心房；混合型：部分肺静脉与左心房不连接，直接或间接回流入右心房，形成左向右分流，其血流动力学改变视分流量的多少和合并畸形的严重程度而定，单支肺静脉异位引流不伴有房间隔缺损者，可无明显改变，多支肺静脉异位引流或伴有较大房间隔缺损者，可有右心扩大、肺动脉内径增粗等。

另外值得注意的是该例患者主动脉瓣无冠瓣处可探及不规则中等回声团，应警惕感染性心内膜炎赘生物，但该患者无发热病史。最后该团块经病理学检查证实为无冠窦血栓。超声检查应结合病史，同时评估其对瓣膜功能有无影响。主动脉窦血栓发病机制尚不明确，但大多认为与主动脉窦部粥样硬化或斑块形成、窦部溃疡、主动脉窦瘤附壁血栓、主动脉炎、长期口服激素类药物、高凝状态和机械性损伤有关。Virchow血栓形成的三要素为血流淤滞、内皮损伤及高凝状态，该患者主动脉窦处血流相对缓慢，满足三要素中的血流淤滞。有文献报道主动脉窦是主动脉根部血栓较容易出现的部位。另外，该患者出现了双向分流，右向左分流的血栓性物质也有可能附着于主动脉窦并促使该处血栓形成。主动脉窦血栓脱落可导致体循环栓塞事件。

超声检查时，应观察肺静脉与左心房的连接关系；判断是否合并其他心脏畸形，特别是房间隔缺损，观察房间隔缺损的部位、大小、分流方向、分流量；分析已发现畸形是否可以解释右心增大及肺动脉高压程度。

经验 / 教训

患者TTE仅观察到左向右分流，同时未探查到主动脉瓣异常回声团。当存在肺动脉高压时应结合患者体征仔细评估房间隔分流情况，同时应注意有无合并畸形及异常血流动力学改变。

病例启示

超声心动图对肺静脉异位引流评估具有重要价值，其可通过多途径、多切面探查肺静脉回流情况、伴随的心血管结构及血流动力学改变，提高了诊断准确性。由于部分成年人难以显示所有回流肺静脉，容易漏诊，当超声心动图观察到右心增大且无法用已有畸形解释时，应高度怀疑本病，可进一步行TEE明确诊断。另外，若主动脉根部区域出现异常回声，应注意与赘生物、血栓抑或是其他占位病变相鉴别，评估其是否可导致明显的血流动力学改变、是否有容易脱落征象，从而为临床决策提供有用信息。

（左明良　王　胰）

心上型肺静脉异位引流

病史

患者男性，52岁，因“心累、头昏20年余，加重2年，心悸、乏力1月余”入院。入院前20年余，患者无明显诱因出现活动后心累，伴头昏，休息后缓解，无胸痛、胸闷，无气促，无呼吸困难、夜间憋醒等不适，患者未予重视，未行特殊治疗。入院前2年，患者心累加重，运动耐量明显下降，一般体力劳动即感到心累，患者仍未重视。入院前1月余，患者出现心悸、乏力、入睡困难，遂到某三甲医院就诊，心脏CDFI提示患者为先天性心脏病：房间隔缺损（继发孔型）房水平左向右分流，肺动脉高压（重度）。为进一步诊治来我院就诊，门诊以“先天性房间隔缺损”收入院。

体格检查

T 36.4 ℃，P 73次/分，R 20次/分，BP 113/60 mmHg。体重57.5 kg，身高 168 cm。神志清楚，慢性病容，查体合作，口唇色泽正常，颈静脉无充盈、无怒张，双肺呼吸音稍粗，干湿啰音不明显，心律齐，三尖瓣区可闻及收缩期杂音。腹平软，无压痛及反跳痛，肝肋下未及，双下肢无水肿。四肢肌力正常，肌张力可，病理反射未引出。

辅助检查

血常规：肝肾功能基本正常。

腹部超声：肝脏、胆囊、胆管、胰腺、脾脏未见明显异常。泌尿系统超声：肾脏、输尿管、膀胱、前列腺未见明显异常。

心电图：窦性心律不齐，电轴右偏；不完全性右束支传导阻滞。

胸部X线片：心影增大，左肺动脉稍显增宽；双肺门及左肺下野斑片影、索条影，考虑炎性改变。

双源心脏CT：①房间隔缺损，大小约30 mm×22 mm，右心房、右心室增大，右心室壁肌小梁增粗，肺动脉主干及左右分支动脉增宽，未见附壁血栓；②双上腔静脉，均汇入右心房，右侧上腔静脉右后份分出一支异位肺静脉供应右肺上叶后段和前段，右心房后方发出异位肺静脉供应右肺中叶；③升主动脉少许腹壁钙化；④冠状动脉呈右优势型，左右冠状动脉近中远段未见异常密度影，未见附壁斑块形成。

右心导管检查：先天性心脏病，房间隔缺损，右上肺静脉异位引流，永存左上腔静脉，肺动脉高压（中度），Qp/Qs=2.5，肺血管阻力为2.34 wood。

超声心动图

TTE及TEE：二维超声显示房间隔（近上腔静脉）处探及回声中断，大小约30 mm×21 mm，上腔静脉处未见确切残端，右上肺静脉开口位于左上腔静脉附近（图2-2-6）；房间隔最大伸展径约66 mm，向左心房面膨出；肺动脉主干及左右分支增宽，冠状静脉窦内径约20 mm，降主动脉旁可探及一管样结构；下腔静脉内径约21 mm，随呼吸变化幅度>50%。右心房大小约74 mm×69 mm；右心室前后径约38 mm，基底横径约64 mm。

多普勒超声：房间隔回声中断处可探及左向右为主的双向分流信号，右向左约0.70 m/s，左向右约0.34 m/s；降主动脉旁管状结构内可探及远离探头方向的静脉样血流及频谱；估测肺动脉收缩压约108 mmHg，平均压约41 mmHg。

右心声学造影：主要可排除冠状静脉窦型房间隔缺损及动脉导管未闭。经左侧肘正中静脉注入手震生理盐水，冠状静脉窦、右心房、右心室顺序显影，静息状态下（约3个心动周期）左心房、左心室可见大量微泡显示；冠状静脉窦内未见负性显影区，房间隔缺损近上腔静脉，右心房内可探及负性显影区；肺动脉内大量微泡显示，肺动脉内未见负性显影及降主动脉内未见明显微泡显示。

超声提示先天性心脏病：房间隔缺损（上腔静脉型），部分型肺静脉异位引流，肺动脉主干及分支增宽，肺动脉压增高（重度），永存左上腔静脉，右心房、右心室增大，三尖瓣重度关闭不全（图2-2-7～图2-2-9）。

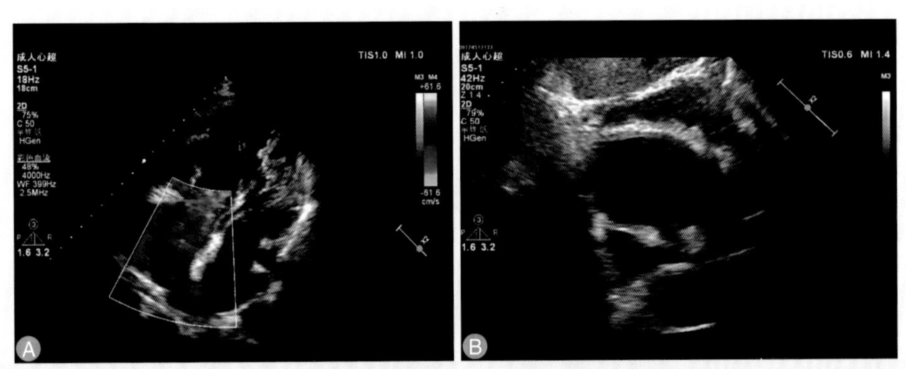

A. 房间隔上份探及回声中断；B. 剑突下切面近上腔静脉处探及回声中断，附近可探及一支肺静脉开口于右心房。

图 2-2-6 上腔型房间隔缺损合并部分肺静脉异位引流

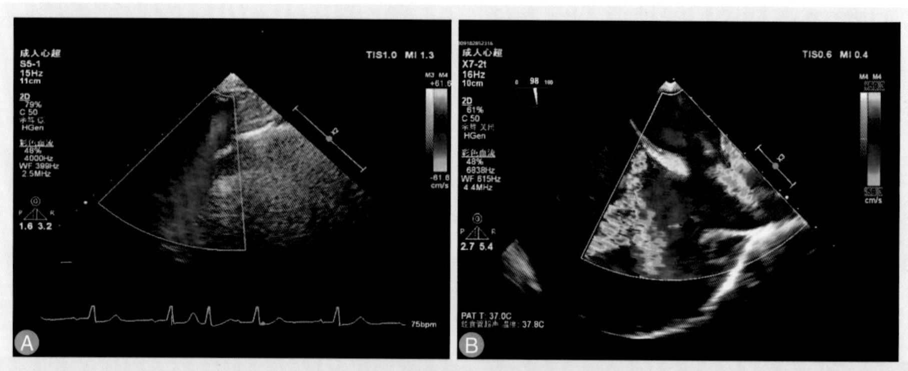

A. 永存左上腔静脉；B.TEE 房间隔回声中断。

图 2–2–7　永存左上腔静脉和房间隔缺损血流信号

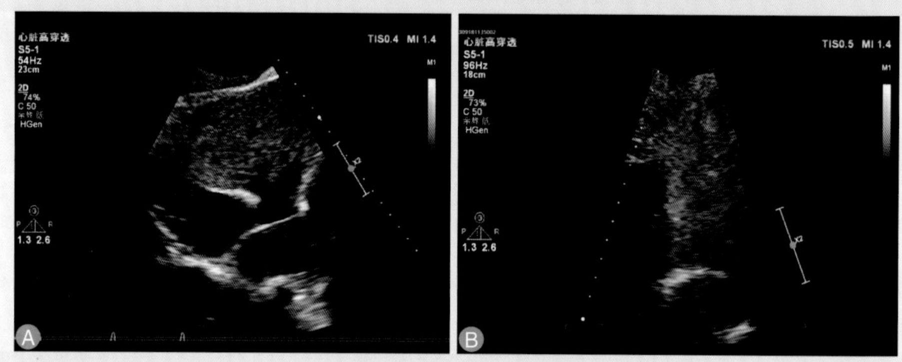

A. 右心房负性显影；B. 肺动脉主干未探及负性显影。

图 2–2–8　右心声学造影

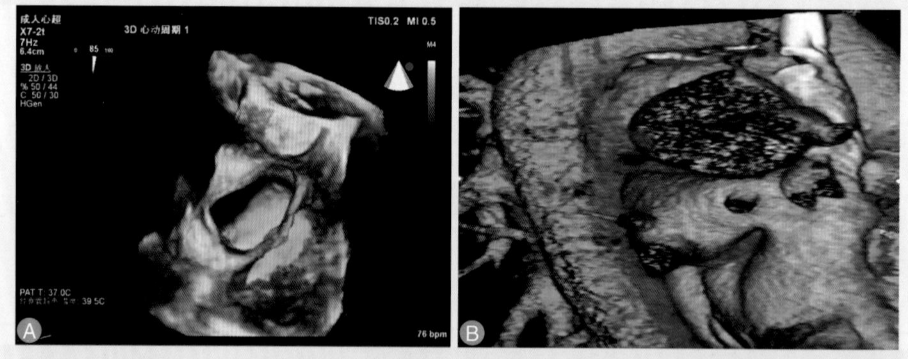

A.TEE 下可见房间隔缺损；B. 右心房后壁可探及 4 支肺静脉。

图 2–2–9　房间隔缺损三维成像、CT 三维成像肺静脉异位引流

术中所见

心包无粘连增厚，心包腔内可见少量淡黄色清亮液体。心脏正位，心脏增大，以右心房、右心室增大为主，左心室收缩功能尚可；升主动脉未见扩张，外径约29 mm，肺动脉主干及左右分支增宽，走行正常，主肺动脉严重扩张；上腔静脉未见明显扩张，直径约10 mm，下腔静脉可见扩张，左心房后壁可见永存左上腔静脉，直径约20 mm。右侧可见3条

肺静脉分别汇入上腔静脉，未见动脉导管未闭等。心内探查：房间隔缺损为上腔静脉型，紧靠上腔静脉，大小约30 mm × 20 mm，右侧3条肺静脉分别从后、侧方在无名静脉下汇入上腔静脉。采用连续缝合修补房间隔缺损，并把肺静脉开口隔入左心房，修剪心包卷长度，将心包卷分别与右心耳、上腔静脉行端端吻合（图2-2-10）。

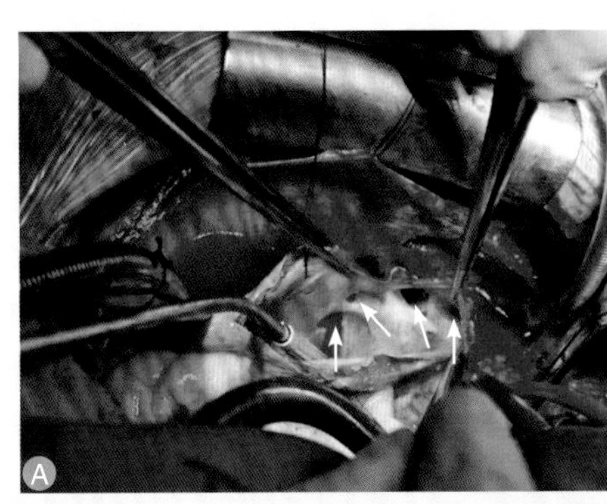

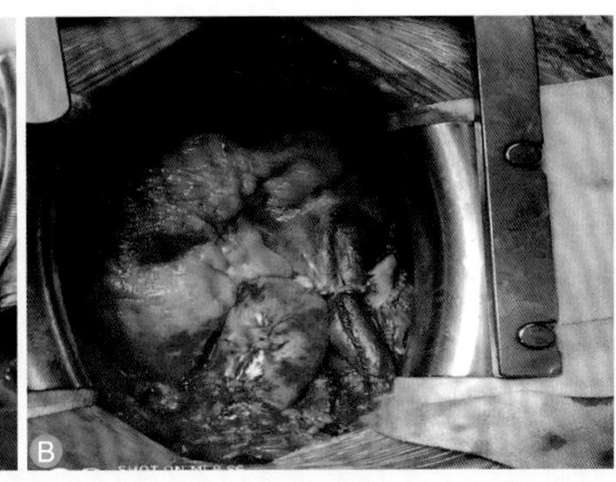

A. 术中可见 4 支右肺上静脉（箭头）; B. 为手术缝合后。

图 2-2-10 术中所见

鉴别诊断

由于部分型肺静脉异位引流患者多数伴有房间隔缺损，故对房间隔缺损患者尤其是上腔静脉型房间隔缺损患者进行超声心动图检查时，需要多切面、多手段、多途径寻找肺静脉的入口部位（采用TEE、TTE及声学造影检查），提高肺静脉异位引流的检出率，不可探及4支肺静脉即排除部分型肺静脉异位引流。对房间隔缺损大小与右心大小改变不相符，或有右心容量负荷过重表现且不伴有房间隔缺损的患者，应高度怀疑部分型肺静脉异位引流存在，需要仔细探查并结合多种影像手段进行多学科会诊。

最终诊断

先天性心脏病：房间隔缺损（上腔静脉型），心上型部分型肺静脉异位引流，肺动脉主干及分支增宽，肺动脉压增高（重度），永存左上腔静脉，右心房、右心室增大，三尖瓣重度关闭不全。

分析讨论

部分型肺静脉异位引流是指1支或1支以上的肺静脉不与左心房连接，而是通过其他途径直接或间接地与右心房相通，约占肺静脉畸形引流的60% ~ 70%，占先天性心脏病尸检的0.4% ~ 0.7%，以右肺静脉畸形引流最为常见。80% ~ 90%患者伴有房间隔缺损，少数合并单心房、单心室、完全型大动脉转位、心内膜垫缺损、法洛四联症等复杂心脏畸形。

部分型肺静脉异位引流病理学分型：①心上型：右肺静脉（右上肺静脉多见）经上腔静脉引流到右心房，约95%合并有上腔静脉型房间隔缺损，左肺静脉经垂直静脉–左无名静脉与右上腔静脉相连，再汇入右心房；②心内型：右肺静脉多直接引流入右心房，可单独存在或合并房间隔缺损，或左肺静脉经冠状静脉窦引流入右心房；③心下型：右肺静脉向下在横膈上或向下引流至下腔静脉，再回流入右心房；④混合型：部分患者，上述3型可混合存在。

经验 / 教训

此病例出现3支肺静脉异位引流并且合并房间隔缺损，比较少见。该疾病的病变程度往往取决于异位引流的肺静脉数量、连接部位，肺静脉阻塞程度，肺血管床的阻力，以及所合并的房间隔缺损等心血管畸形。

病例启示

对于房间隔缺损大小与右心大小改变不相符，或者有右心容量负荷过重表现且不伴有房间隔缺损的患者，应高度怀疑部分型肺静脉异位引流存在，需要仔细探查并结合多种影像手段进行多学科会诊。

（李文华）

房间隔缺损合并完全型肺静脉异位引流（心内型）

病史

患儿女性，4岁，因“体检发现先天性心脏病2个月”入院。2个月前患儿因感冒在外院行心脏CDFI显示房间隔缺损（上腔静脉型），右心扩大，肺动脉高压（重度），三尖瓣中度反流。我院门诊心脏超声显示先天性心脏病：部分型肺静脉异位引流（左上及右下肺静脉异位引流至右心房）；房间隔缺损（继发孔型，房水平左向右分流），右心增大，肺动脉压增高。家长述患儿平时无胸闷、心悸。既往史：1年前在我院行CT检查确诊左侧重复肾，双输尿管。

体格检查

T 36.5 ℃，HR 101次/分，颈静脉无怒张，无淋巴结肿大。胸廓无畸形。心界无扩大，心尖无抬举样搏动。无杵状指，无双下肢水肿，心前区无隆起，搏动位置正常，无其他部位搏动，无心包摩擦音，胸骨左缘第二肋间可闻及收缩期喷射样杂音，无额外心音。

辅助检查

右心房室明显增大，房间隔缺损约9 mm，右上及左下静脉汇入右心房，右下肺静脉部分汇入左心房，部分汇入右心房，左上肺静脉汇入左心房（图2-2-11，图2-2-12）。

超声心动图

四腔心切面：右心增大，左上、右上、右下肺静脉开口于右心房（图2-2-13A）。房间

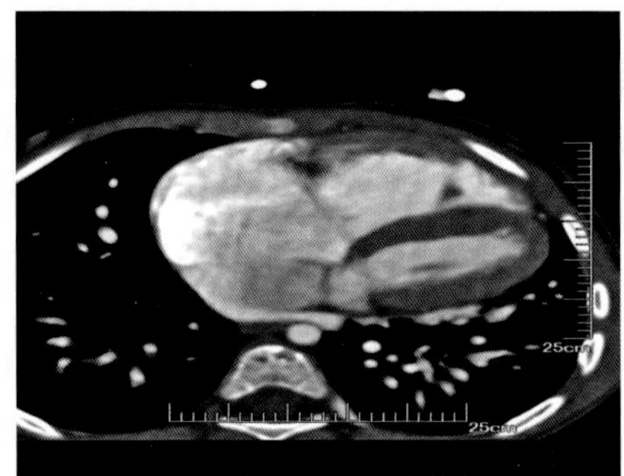

图 2-2-11 房间隔可探及缺损

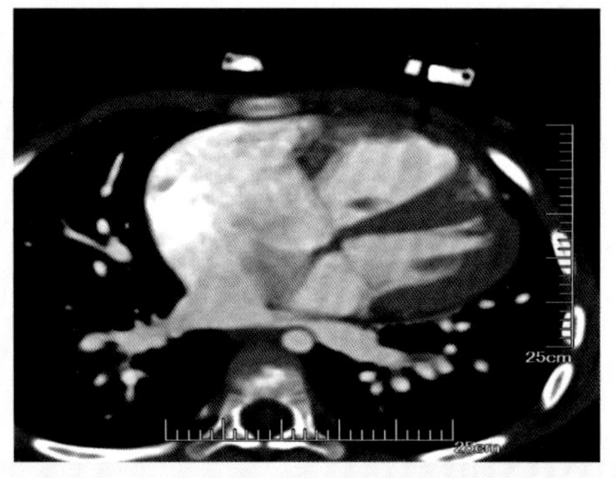

图 2-2-12 3 支肺静脉形成共同腔汇入右心房

隔中上份可见回声中断，大小约10 mm（图2-2-13B）；收缩期三尖瓣探及轻度反流，估测肺动脉压增高。

CDFI：房间隔处可探及两处过隔血流信号，近房顶处来源于4支肺静脉共同开口，另一处来源于房间隔缺损，大小约9 mm × 10 mm（图2-2-14），房水平探及双向血流信号。

综合以上超声心动图检查，该患者的主要异常表现为4支肺静脉共同开口于右心房，伴

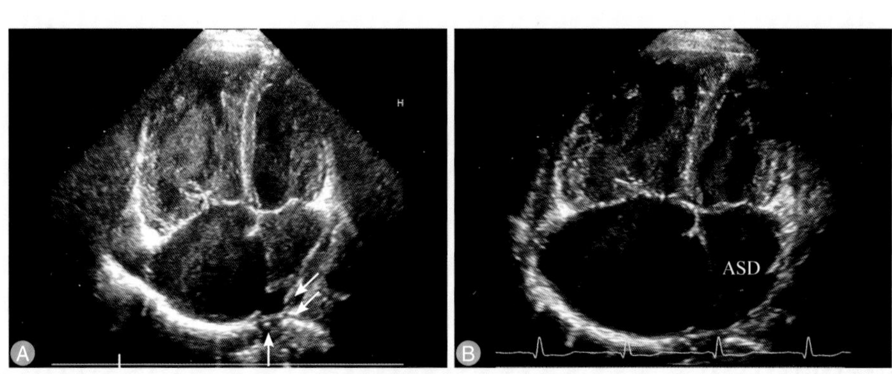

A. 右心增大，左上、右上、右下肺静脉开口于右心房（箭头）; B. 房间隔回声中断。

图 2-2-13 房间隔缺损合并静脉异位引流四腔心切面

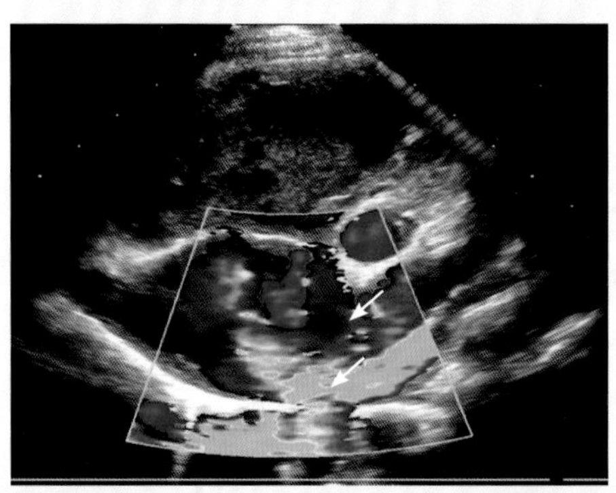

房间隔处可探及两处过隔血流，近房顶处来源于 4 支肺静脉共同开口，另一处来源于房间隔缺损。

图 2-2-14 胸骨旁非标准切面

房间隔缺损。

超声提示先天性心脏病：完全型肺静脉异位引流（心内型）；房间隔缺损（继发孔型）房水平双向分流。右心显著增大，三尖瓣轻度关闭不全，肺动脉高压。

术中所见

心内探查4支肺静脉引流至右心房，于右心房底部形成共同腔开口于右心房偏下腔位置，房间隔中上份可见缺损形成，大小约10 mm × 10 mm。右心室流出道未见明显狭窄。

鉴别诊断

部分型肺静脉异位引流应与完全型肺静脉异位引流相鉴别，肺静脉异位引流还需与右心增大的疾病（右心室双出口、肺发育不良等）、左心变小的疾病（左心发育不良、主动脉缩窄等）相鉴别。

最终诊断

先天性心脏病：完全型肺静脉异位引流（心内型）；房间隔缺损（继发孔型：房水平左向右分流）；右心增大，肺动脉高压。

分析讨论

肺静脉异位引流是指肺静脉未能直接与左心房连接，而与右心房或体静脉系统连接的先天性心血管异位。超声心动图是诊断肺静脉异位引流的常用手段之一，当右心增大与房间隔缺损程度不呈比例时，一定要高度怀疑存在肺静脉异位引流。由于超声在某一平面难以同时显示4支肺静脉汇入共同静脉干，当合并房间隔缺损时，对部分型肺静脉异位引流及完全型肺静脉异位引流易漏诊及误诊。肺静脉异位引流的发病率占先天性心脏病的5.8%，常合并房间隔缺损或其他心血管异位。按照病理生理学，肺静脉异位引流分为两种类型：①部分型肺静脉异位引流，占60% ~ 70%；②完全型肺静脉异位引流，占30% ~ 40%。部分型肺静脉异位引流又分为心内型、心上型、心下型和混合型。完全型肺静脉异位引流又分为心上型、心内型、心下型及混合型。肺静脉异位引流的病理生理学特点与房间隔缺损相似，可引起肺动脉高压。临床表现：部分型肺静脉异位引流可表现为心悸、气急、乏力、咳嗽、咯血等。完全型肺静脉异位引流表现为轻度发绀（有肺动脉高压者发绀十分明显）、进行性呼吸困难、乏力、发育不良，可出现右侧心力衰竭。单纯性部分型肺静脉异位引流预后相对较好。完全型肺静脉异位引流预后极差，如未合并房间隔缺损等其他畸形，且未及时行手术治疗者，约80%于1岁内死亡。因此，完全型肺静脉异位引流及多支肺静脉异位引流应引起超声医师的重视。

CTA是诊断肺静脉异位引流的另一重要手段，CTA的三维后处理对肺静脉异位引流的诊断具有更高的准确性。在完全型肺静脉异位引流伴并发症采取手术治疗的患儿中，完全型肺静脉异位引流合并单心室的患儿手术死亡率较双心室的患儿更高，30天存活率更低。

经验 / 教训

本例患者诊断房间隔缺损后易漏诊肺静脉异位引流，因此，在诊断房间隔缺损时，需要仔细辨认4支肺静脉是否汇入左心房。由于超声切面的缘故，很难同时在同一平面显示4支肺静脉，判断肺静脉的汇入部位时容易出错。

病例启示

超声心动图是诊断房间隔缺损的重要方法，在诊断房间隔缺损后还需要确认是否合并肺静脉异位引流，如合并肺静脉异位引流需要仔细辨别是部分型还是完全型。

（刘学兵）

肺静脉异位引流误诊为房间隔缺损

病史

患者女性，14岁，因“胸痛3月余”入院。患者于3个月前偶发胸部阵痛，不伴头晕、头痛、夜间阵发性呼吸困难，不伴胸前区疼痛及咳嗽、咳痰、恶心、呕吐等不适，可自行缓解。到我院门诊行心脏CDFI检查：①房间隔缺损（继发孔-上腔型），房水平左向右分流；②右心增大，二尖瓣轻度关闭不全，三尖瓣轻度关闭不全。门诊以“先天性心脏病”收治入院。患者否认高血压、糖尿病、高脂血症、传染病等病史，否认冠心病、高血压等家族史。

体格检查

T 36.5 ℃，P 86次/分，R 18 次/分，BP 115/62 mmHg。心尖区搏动正常，心前区无异常隆起或凹陷；心前区未触及抬举样搏动，无心包摩擦感；胸骨左缘第三肋间可闻及收缩期吹风样杂音。双下肢无水肿。

初步诊断为先天性心脏病：房间隔缺损（上腔型）；二尖瓣轻度关闭不全；三尖瓣轻度关闭不全；心功能Ⅱ级。

辅助检查

心脏CTA：心脏未见异常。肺动脉瓣、主动脉瓣、二尖瓣及三尖瓣未见明显增厚或钙化。胸主动脉管径略纤细。肺静脉未见异位引流，未见先天变异。

超声心动图

入院后TTE：右心房、右心室内径增大（图2-2-15A）；房间隔近上腔静脉处似见一宽8～11 mm的血管相连（图2-2-15B）；室间隔回声未探及确切中断。CDFI：房水平探及左向右过隔分流信号（图2-2-16A）；左上肺静脉、左下肺静脉、右下肺静脉血流回流入左心房（图2-2-16B）；各瓣膜区未探及确切异常血流频谱。

超声提示先天性心脏病：房间隔缺损（上腔静脉型）房水平左向右分流；右心房、右心室增大。建议TEE复查。

入院后TEE：右心比例增大，房间隔未见确切回声中断，右上肺静脉与左心房相连，粗大、血流反向，峰值速度约1.0 m/s，未见明显肺静脉S峰、D峰及负向A峰。TEE提示右上肺静脉血流反向，频谱异常，考虑右上肺静脉与体循环静脉相通。建议CTA进一步检查明确诊断。

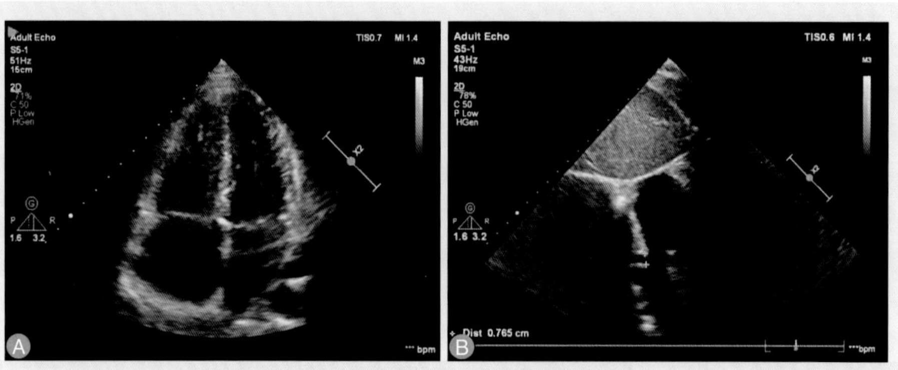

A. 右心房、右心室内径增大；B. 房间隔近上腔静脉处似见血管开口于右心房。

图 2-2-15　TTE 可疑房间隔缺损表现一

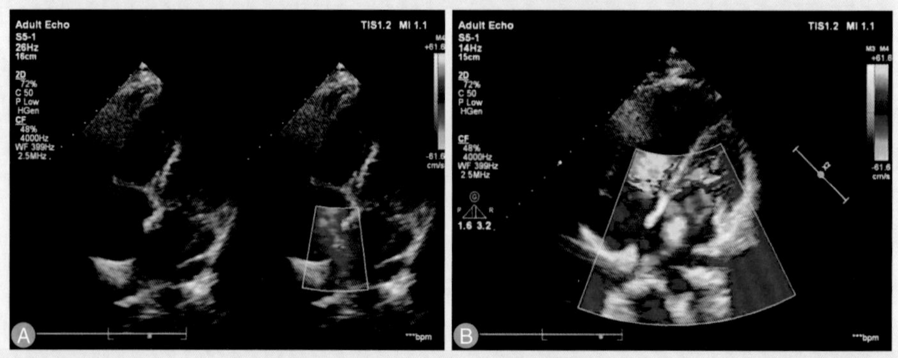

A. 似为房水平左向右过隔分流信号；B. 左上肺静脉、左下肺静脉、右下肺静脉血流回流入左心房。

图 2-2-16　TTE 可疑房间隔缺损表现二

术中所见

术中所见：心包无粘连、增厚，心包腔内可见少量淡黄色清亮液体；心脏正位，右心房、右心室稍增大。升主动脉未见明显扩张，外径约2.7 cm，肺动脉干及左右肺动脉形态走行正常，肺动脉主干及左右肺动脉稍增粗；上腔静脉稍扩张。未见动脉导管未闭、永存左上腔静脉。可见右上肺静脉部分分支异位引流至上腔静脉，另外部分引流回左心房，右上肺静脉之间可见交通支连接。

心内探查：未见房间隔缺损，可见部分肺静脉开口于上腔静脉（约3支）（图2-2-17）。

鉴别诊断

完全型肺静脉异位引流：肺静脉均未汇入左心房，而是全部直接与右心房或体静脉

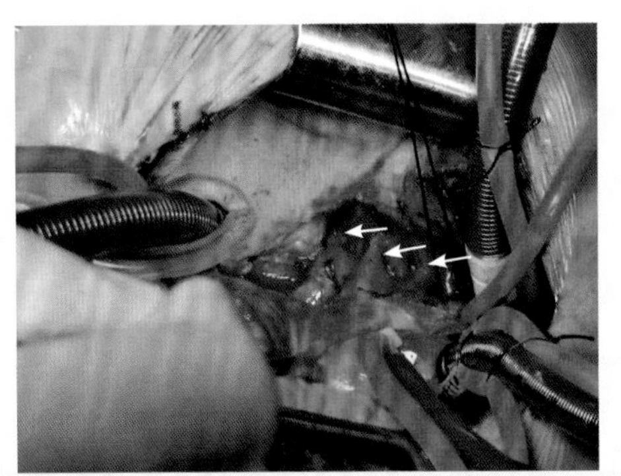

图 2-2-17 3 支肺静脉开口于上腔静脉（箭头）

相连。

房间隔缺损：鉴别房间隔缺损合并房水平右向左分流时务必要仔细观察4支肺静脉是否都汇入左心房及左心房后方是否存在共同肺静脉干。

最终诊断

先天性心脏病：右上肺静脉部分分支异位引流。

分析讨论

肺静脉异位引流是由胚胎发育异常导致肺静脉部分或全部直接和右心房或与体静脉相连，占所有先天性心脏病的1%～3%。根据肺静脉是部分或者完全不与左心房相连接，将其分为部分型肺静脉异位引流和完全型肺静脉异位引流。

完全型肺静脉异位引流为患者的所有肺静脉开口均不与左心房相通，而全部直接和右心房或体静脉相连。部分型肺静脉异位引流为患者的部分肺静脉没有回流入左心房，一般1支或几支肺静脉与右心房或者体静脉相连。根据常用的分类方法，肺静脉异位引流一般分为4种类型：心上型、心内型、心下型和混合型。部分型肺静脉异位引流患者的血流动力学变化较轻，单纯的部分型肺静脉异位引流表现为大量肺静脉血流入右心房，导致右心容量负荷过重，右心增大、肺动脉增宽。完全型肺静脉异位引流患者血流动力学变化较重，可出现进行性的右心增大、肺动脉高压，如合并有肺静脉回流梗阻，则出生后早期就会出现肺动脉高压，引起右向左分流和低氧血症。

本例患者门诊超声心动图提示右心增大，房间隔缺损，左心房内可见有4支肺静脉汇入。超声提示上腔静脉开口附近房间隔可见缺口，此征象可以解释右心增大，但没有发现明显的肺静脉异位引流。入院后TEE发现右上肺静脉血流频谱异常，怀疑有肺静脉异位引流，建议CTA检查。行CTA后，没有发现明显的异位引流。行手术探查，术中见右上肺静脉部分分支异位引流至上腔静脉，另外部分引流回左心房，右上肺静脉之间可见交通支连接。

本例肺静脉异位引流仅存在于右上肺静脉部分分支，而且有部分分支以正常的方式引流入左心房，右上肺静脉之间还有交通支连接，极其罕见。因左心房内可见4支肺静脉汇入

（注意：汇入肺静脉并不都是主干），所以极易漏诊。患者TTE检查显示右心增大、房间隔缺损，正是掉进了这一“陷阱”之中。TEE检查都没有直接的异位引流证据，只是发现右上肺静脉血流频谱异常，高度怀疑有不典型肺静脉异位引流，而术后证实并无房间隔缺损，有可能是超声伪像，这与肺静脉异位引流血流动力学变化有一定相关。若检查过程中未注意到肺静脉血流反向、血流频谱异常等现象，这一病例很难在超声检查中被发现。

经验 / 教训

典型的肺静脉异位引流容易明确，而不典型的极易漏诊。部分型肺静脉异位引流，因多数肺静脉汇入左心房内，不仔细者容易漏诊。若在左心房内可见4支肺静脉汇入，一定要确认汇入的都是肺静脉主干，否则不可以排除肺静脉异位引流的可能。

病例启示

肺静脉异位引流的类型分为完全型和部分型。部分型肺静脉异位引流表现形式多种多样，极易漏诊。超声医师需要具备充足的知识、技术储备和耐心。TTE和TEE需要密切结合，在没有明显的二维异常直接征象时，CDFI发现的血流方向和频谱需要特别重视。不可以完全根据CTA诊断，因为其已有漏诊可能。

（向　波　左明良）

右上肺动静脉瘘

病史

患儿男性，9岁，入院前2年，患儿出现口唇和指尖发绀，活动后加重，喜蹲踞，家属未予重视。2个月前，患儿出现咳嗽，呈阵发性，予头孢等药物治疗，但病情反复，遂转入我院治疗。院外胸部X线片提示右上肺内斑片影；可疑先天性心脏病，未见报告。

体格检查

T、P、Bp正常。口唇发绀，双肺呼吸音粗，心界不大，未闻及病理性杂音。双下肢无水肿。

辅助检查

胸部X线片：右肺中上野肺纹理增多、增粗，可疑炎性感染，心影未见增大。

增强CT：右肺上叶动静脉畸形，最大径约4.7 mm（图2–2–18）；肺门、纵隔淋巴结未见增大。

超声心动图

各房室内径大小正常；左心房中份见一隔膜样结构，将左心房分为真房和副房，隔膜中份可见回声中断，最大径约7 mm，该处跨膜血流呈花色，探及肺静脉与副房相通（图2–2–19，图2–2–20）。

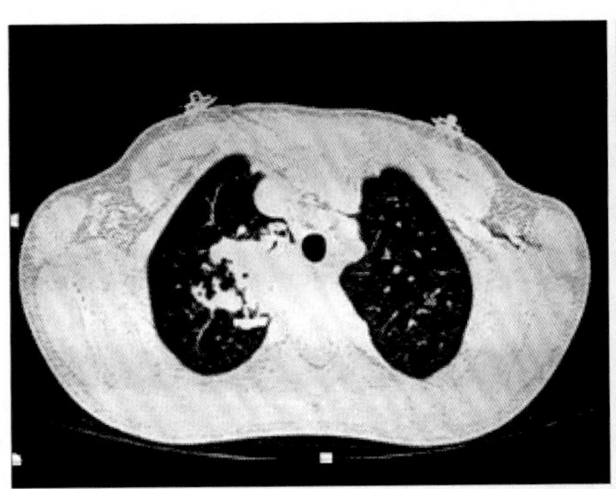

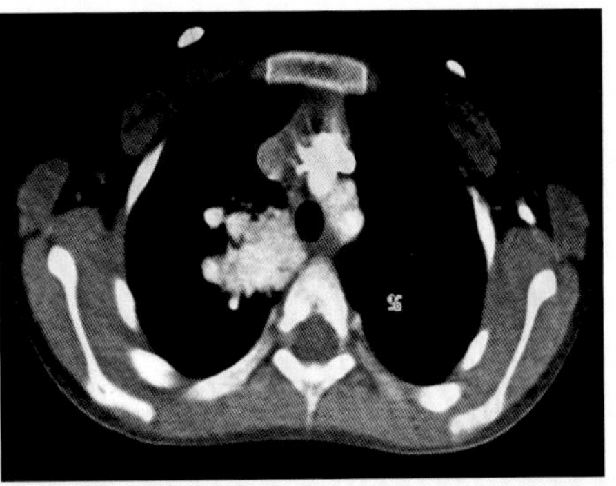

右肺上叶明显动静脉畸形，肺纹理增多、增粗。

图 2-2-18 增强 CT

双房切面房间隔未见确切回声中断及分流信号，胸骨上窝切面未见异常血流信号（图2-2-21，图2-2-22）。

肺静脉回流入左心房（图2-2-23）。

右心声学造影：注入微泡后8～10个心动周期，左心房左心室内出现大量微泡（图2-2-24）。

超声提示：先天性心脏病：左侧三房心；肺动静脉瘘可能。

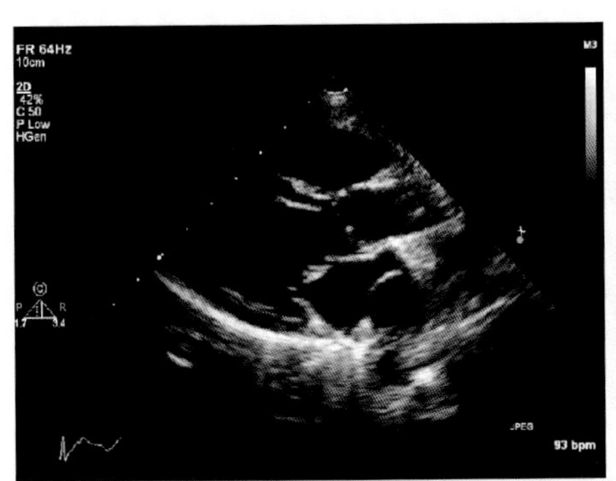

左心房内隔膜。

图 2-2-19 TTE 检查

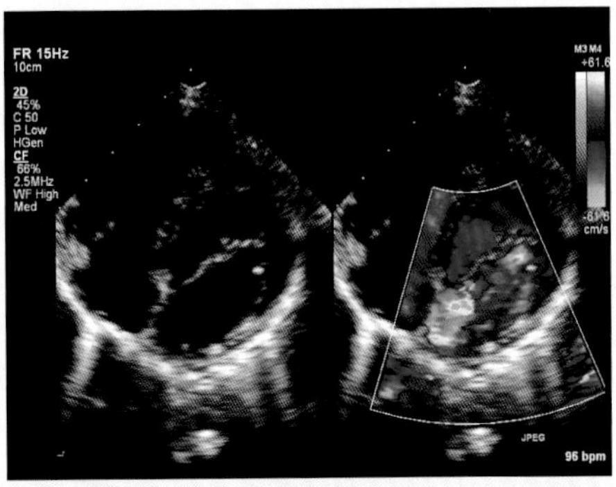

跨隔膜血流呈花色。

图 2-2-20 CDFI 检查

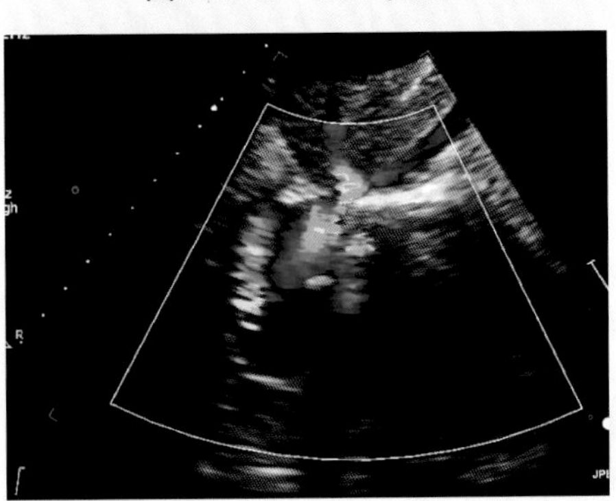

房水平未见分流。

图 2-2-21 剑突下双房切面

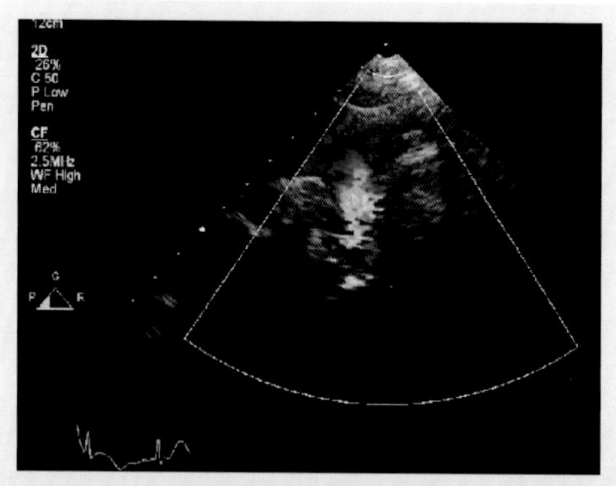

未见异常血流信号。

图 2-2-22　胸骨上窝切面

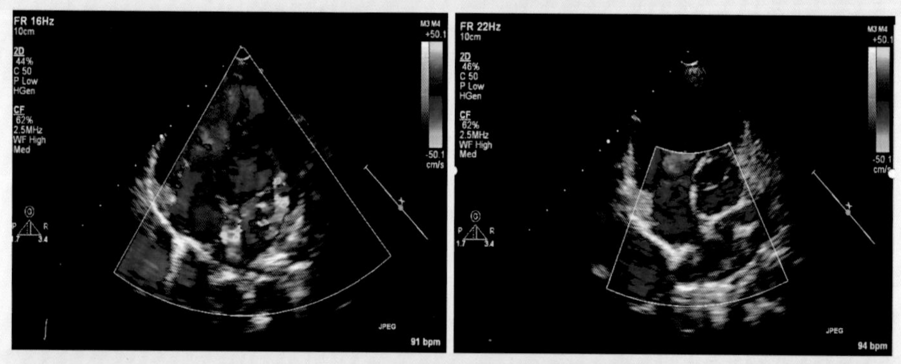

图 2-2-23　探查肺静脉回流及有无异位引流

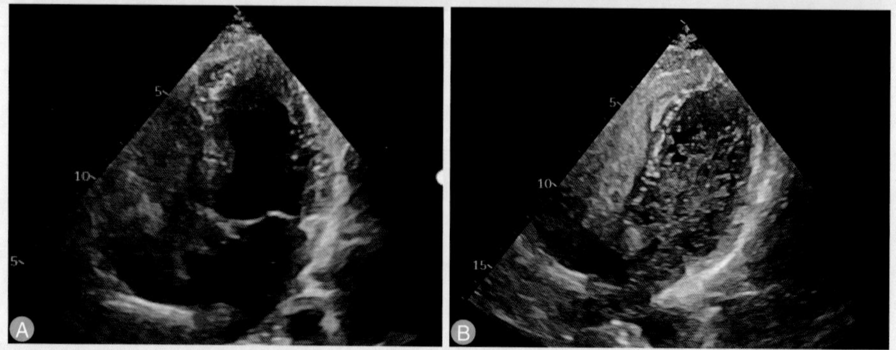

A. 微泡注入即刻；B. 注入微泡后 8 ~ 10 个心动周期，左心房、左心室内出现大量微泡。

图 2-2-24　右心声学造影不同心动周期表现

术中所见

局部麻醉DSA下行动静脉瘘封堵术，术中见右上肺粗大动静脉瘘，术后见封堵器（图2-2-25，图2-2-26）。

术后复查超声心动图，封堵前后左心房隔膜处血流速度比较见图2-2-27。

鉴别诊断

心源性心脏病：法洛四联症、艾森曼格综合征等先天性心脏病，相关异常右向左分流。

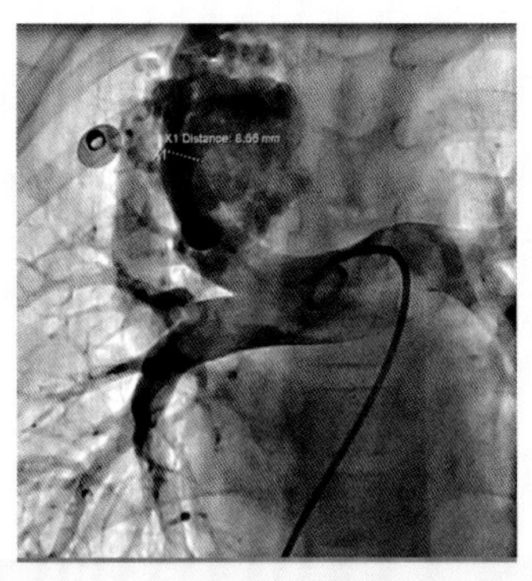

可见右上肺粗大动静脉畸形。

图 2-2-25　术中 DSA

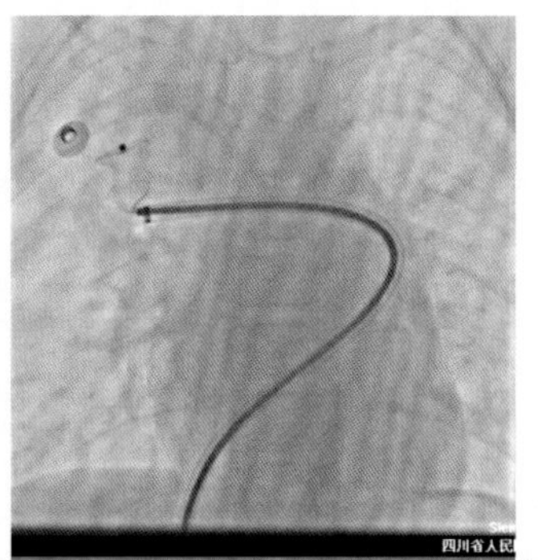

可见治疗封堵器。

图 2-2-26　术后 DSA

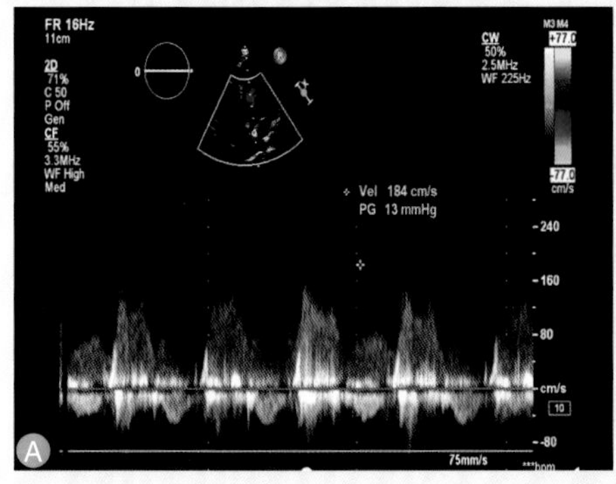

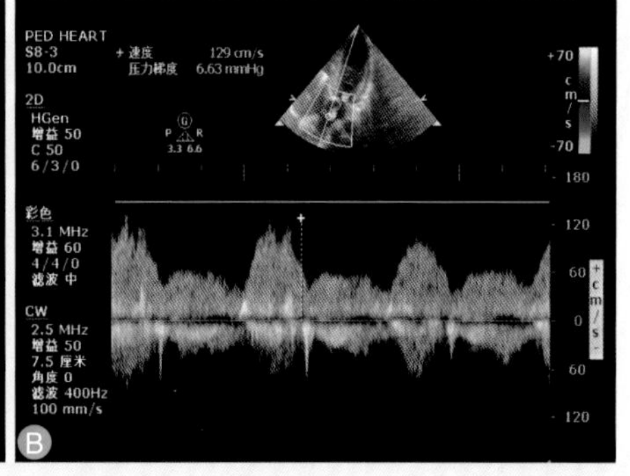

A. 封堵前左心房隔膜处血流速度为 1.8 m/s; B. 封堵后左心房隔膜处血流速度为 1.2 m/s。

图 2-2-27　封堵前后左心房隔膜处血流速度比较

肺性发绀：急性呼吸窘迫综合征、肺动脉高压、弥漫性肺间质纤维化等。

右心声学造影特征区别要点：卵圆孔未闭患者左心房的微泡呈一过性，在Valsalva动作结束瞬间达高峰，随后迅速减少甚至消失，一般维持3～5个心动周期；肺动脉静脉瘘多出现在静息状态下，出现时间与Valsalva动作的结束无关，左心房的微泡在右心显影消失前一直存在，呈现“迟发迟止”的特点。

最终诊断

先天性心脏病：①左侧三房心；②肺动静脉瘘。

分析讨论

患儿主要症状由肺动静脉瘘引起，异常分流导致患儿长期处于低氧状态，影响其正常的生长发育，并有发生栓塞的风险，该患者经病例讨论后拟行心导管检查术（确定分流的位置、大小和范围），肺动静脉瘘介入治疗。患者静息状态下经鼻吸入空气监测氧饱和度为77%，全麻状态下呼吸机吸入纯氧监测氧饱和度为87%。肺动脉造影显示右上肺动脉有大型的肺动静脉瘘，且有多支供血肺动脉。因此，术中分别选取室间隔缺损和动脉导管未闭封堵器，封堵供血动脉后，氧饱和度提高至99%～100%。术中超声监测显示左侧副房与真房之间孔径血流速度较操作前降低（术前：V_{max}=1.8 m/s；术后：V_{max}=1.2 m/s），进一步验证了肺动脉静脉瘘在该例患者中对心脏血流动力学改变的影响。有学者通过对比研究来评价经胸右心声学造影和胸部CT对肺动静脉瘘的诊断效率，认为两者均是肺动静脉畸形的高敏感度检查，患者在归于少量右向左分流时，均无CT阳性发现；经胸右心声学造影发现肺动静脉畸形的敏感度和特异度分别为100%与95.1%，且可用于预测治疗栓塞后是否需要再次进行栓塞治疗。

经验 / 教训

由于肺动静脉瘘的特殊表现及位置，超声能够提供的直接征象有限，在临床疑诊肺动静脉畸形时，要求超声医师对心脏进行详细探查，排除引起发绀或相关临床症状的病因，避免漏诊或忽视，并可利用右心声学造影这一简单、易行的方法进行充分评估，为临床提供重要诊断依据。

病例启示

积极开展应用经胸右心声学造影、可疑患者筛查可以使肺动脉静脉瘘患儿减少不必要的CT辐射剂量。

（张清凤）

房间隔缺损封堵失败原因分析

病史

患者女性，19岁，因“体检发现房间隔缺损1月余”入院。1个月前患者于体检时发现房间隔缺损，无心累、气紧、胸闷、心悸，无头晕、头痛，无运动耐量下降。外院行心脏CDFI提示先天性心脏病：房间隔缺损（继发孔中央型），房水平左向右分流，左心室收缩功能正常。患者为进一步治疗，来我院就诊，门诊以“房间隔缺损”收入我院心内科，拟封堵治疗。既往史、个人史、家族史无异常。

体格检查

T 36.1 ℃，P 81次/分，R 20次/分，BP 102/61 mmHg。口唇无发绀，颈静脉无充盈，胸廓无畸形。心尖搏动位置正常，无震颤，无心包摩擦感。心脏相对浊音界正常。HR 81次/分，心律齐，无额外心音，胸骨左缘可闻及2/6级收缩期吹风样杂音，无心包摩擦音。双下肢无水肿。

辅助检查

胸部X线片：双肺纹理增多、增粗，未见确切斑片影；心影增大；双侧少量胸腔积液。

超声心动图

右心增大，左心室内径偏小；左心室壁厚度及运动幅度正常；大动脉短轴切面肺动脉内径偏宽。各瓣膜形态未见明显异常；房间隔中份回声中断最大径约27 mm，室间隔回声完整；CDFI：房水平左向右分流（图2-2-28），速度约1.2 m/s；收缩期肺动脉瓣前向血流速度偏快。

为进一步明确房间隔各残端情况，患者行TEE检查：前缘未见确切残端，后缘残端长约12 mm，距二尖瓣附着点约8 mm，距肺静脉端约10 mm，距上腔静脉汇入处约5 mm，距下腔静脉汇入处约11 mm（图2-2-29，图2-2-30），三维测量房间隔大小约28 mm × 20 mm（图2-2-31）。

超声提示：先天性心脏病：房间隔缺损（继发孔型）；房水平左向右分流；右心增大。

在心内科行房间隔缺损封堵术，但伞器牢固性不佳，放弃介入治疗。后转入心外科，再次TEE显示下腔静脉残端回声不连续，三维测量房间隔缺损增大，大小约38 mm × 32 mm（图2-2-32，图2-2-33）；尝试行经胸小切口封堵术，见房间隔下腔静脉端残余分流，故放弃封堵，改体外循环辅助下开胸补片修复。

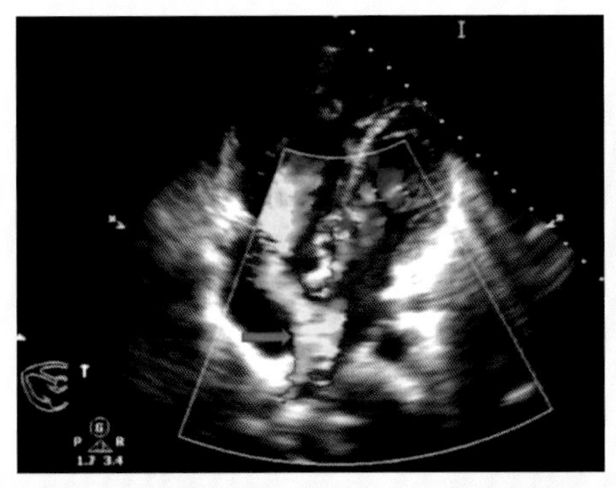

图 2-2-28　房间隔缺损分流信号（箭头）

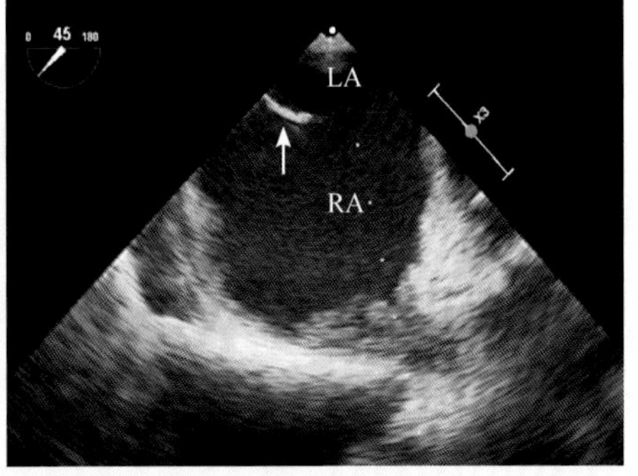

下腔静脉残端约 10 mm（箭头）。LA：左心房 RA：右心房。

图 2-2-29　下腔静脉残端约 10 mm

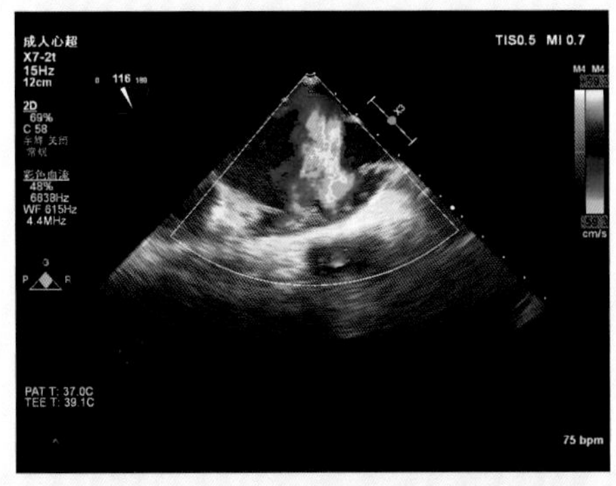

图 2-2-30　房间隔左向右分流

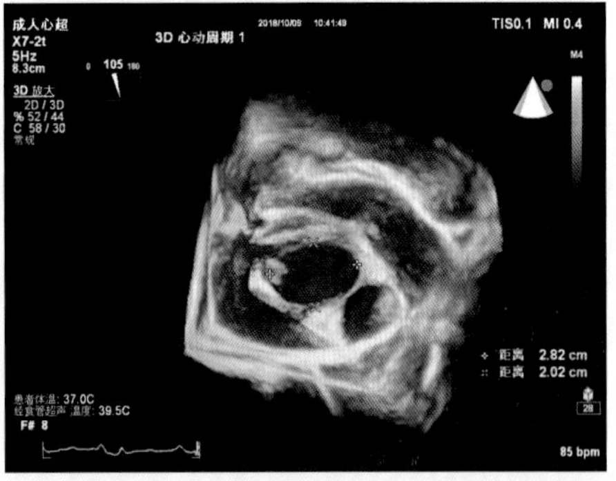

大小为 28 mm × 20 mm。

图 2-2-31　三维测量房间隔

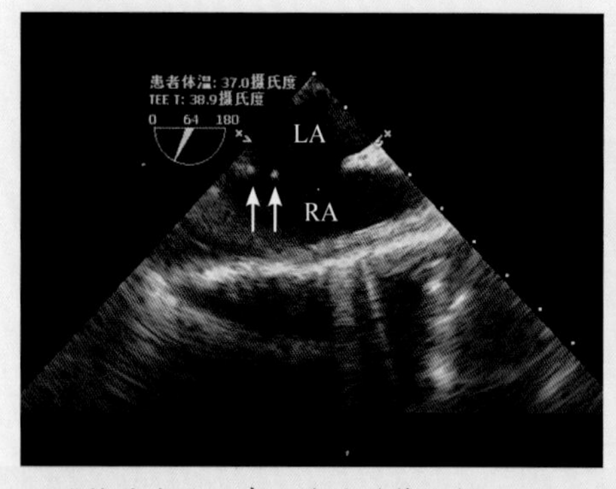

下腔静脉残端回声不连续（箭头）。LA：左心房 RA：右心房。

图 2-2-32 上下腔静脉端

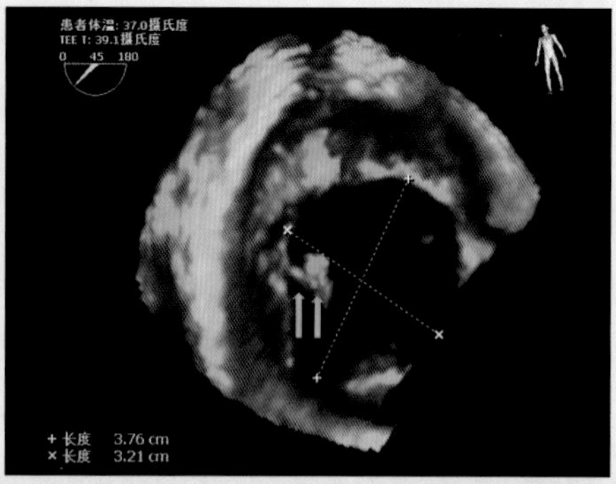

房间隔缺损增大，下腔静脉端撕裂（箭头）。

图 2-2-33 ASD 三维超声

术中所见

术前超声提示缺损为中央型，大小约36 mm，切开见整个心脏位置左移，暴露困难，右心房轻度增大；经胸封堵后超声提示封堵器位置满意，少许残余分流，右心房荷包打结后超声提示封堵器下腔缘残余分流明显增大，位置不理想；切开右心房见封堵器下腔缘滑脱，中央型缺损36 mm × 30 mm，下腔静脉端撕裂，直视修补后无残余分流（图2–2–34，图2–2–35）。

鉴别诊断

肺动脉瓣狭窄：症状与肺动脉狭窄密切相关，轻度肺动脉狭窄患者一般无症状，但随着年龄的增大症状逐渐显现，主要表现为劳动耐力差、乏力和劳累后心悸、气急等症状。听诊可在肺动脉瓣听诊区闻及收缩期杂音。心脏超声可明确诊断。

室间隔缺损：缺损小者，可无症状，缺损大者，症状出现早且明显，以致影响发育。室间隔缺损患者可有气促、呼吸困难、多汗、喂养困难、乏力和反复肺部感染，严重时可发生心力衰竭。心尖搏动增强并向左下移位，心界向左下扩大，典型体征为胸骨左缘第三、第四肋间有4/5级粗糙收缩期杂音，向心前区传导，伴收缩期细震颤。若分流量大时，心尖部可有

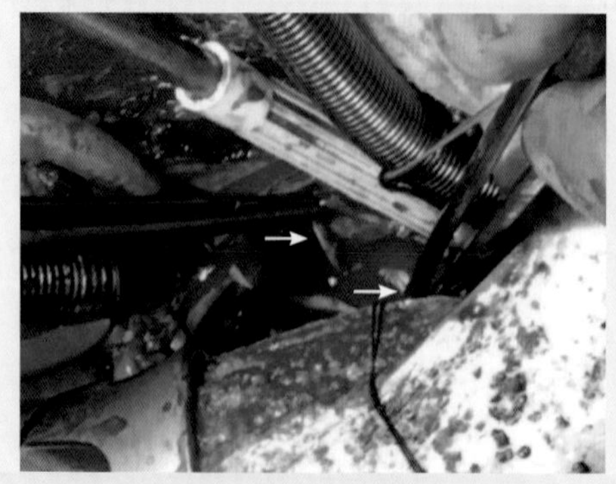

图 2-2-34 下腔静脉端撕裂（箭头）

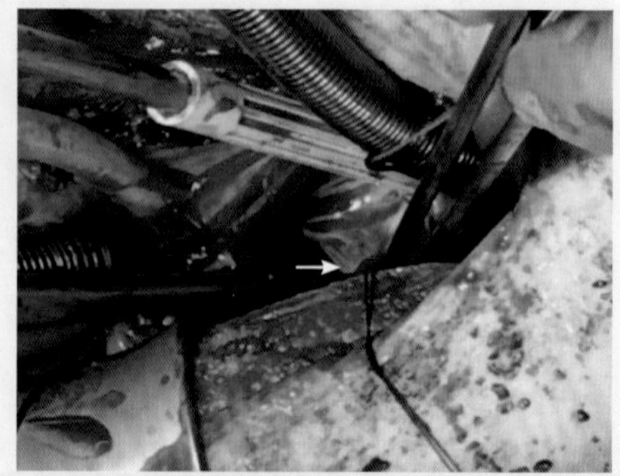

图 2-2-35 撕裂口可完全对合（箭头）

功能性舒张期杂音，P_2亢进及分裂。

最终诊断

先天性心脏病：房间隔缺损（中央型）；房水平左向右分流，房间隔下腔静脉端撕裂。

分析讨论

目前，房间隔缺损的治疗方法主要有体外循环下直视修补术和房间隔缺损介入封堵术。传统的开胸手术适用于所有类型的房间隔缺损，但创伤大、切口长、围手术期并发症多、恢复慢。随着近年来导管技术、封堵器的应用，房间隔缺损封堵手术的应用越来越多，患者的手术创伤也越来越小。但是，房间隔封堵术带来的残余分流、房室传导阻滞、心脏磨蚀、封堵器脱落等并发症也逐渐浮现在我们面前。

该例患者术前TTE及TEE提示房间隔缺损大小及周围边缘有条件行缺损封堵手术，患者左心房偏小，唯一稍微欠缺的是靠上腔缘残端仅5 mm左右，这为封堵器释放后的稳定性带来不利影响。这例患者术中具体操作及术中选择封堵器的情况已无从知晓，但从再次复查的TEE结果来看，患者的房间隔缺损是明显“增大”了。在外科再次尝试经胸封堵，释放封堵器后发现下腔缘存在残余分流，同时稳定性也确实欠佳。在经过体外直视后才揭开了谜底：缺损的下腔缘存在撕裂。这也解释了为什么房间隔缺损会“增大”，再次行经胸封堵术时下腔缘存在残余分流。

回顾患者术前的超声结果，其下腔边缘并非“菲薄”的状态，术中探查发现也与超声检查结果比较吻合。但在介入治疗过程中，患者出现下腔静脉处房间隔组织撕裂，可能是由封堵器的型号选择、释放方法的采用及释放后推拉试验等原因引起。

经验 / 教训

医师在行房间隔缺损封堵术的过程中，尤其是在遇到较大型封堵器的释放过程中，应该注意动作轻柔，避免暴力操作。该例患者术中发现下腔静脉处房间隔组织撕裂，不排除介入治疗过程中操作或释放方法不当的可能。

如果释放过程及释放后的评估过程都能够在全程超声引导下完成，或许能够避免出现该例患者的问题。

病例启示

在介入治疗前，应该尽可能了解缺损周围组织的结实程度、封堵器型号的选择及释放过程的注意事项，这样才能做到有的放矢，避免出现不必要的意外。

（左明良　向　波）

第三节　动脉导管未闭

先天性动脉导管未闭合并感染性心内膜炎

病史

患者女性，49岁，3个月前无明显诱因出现发热伴咳嗽咳痰，无恶心、呕吐，无胸闷、胸痛，不伴活动后蹲踞症状，患者多次就诊于当地诊所，予以抗感染、止咳化痰等药物治疗，患者症状无明显好转。10天左右，患者出现心累，发热、咳嗽症状加重，不伴恶心、呕吐，无胸闷、胸痛等不适。为进一步治疗来我院就诊，门诊以“先天性心脏病”收入我科。患病以来，患者精神可，饮食可，夜间睡眠可，近1个月来体重减轻2.5～3 kg，大、小便正常。

既往体质较好，出生时诊断先天性心脏病，否认高血压、糖尿病，以及脑、血管、肺、肾、肝等重要器官疾病史；否认肝炎、结核、伤寒等传染病史；否认重大手术外伤史；否认输血史；否认药物食物过敏史；否认中毒史；按当地卫生防疫部门要求预防接种，具体不详。

体格检查

T 37.4 ℃，P 109次/分，R 20次/分，BP 127/68 mmHg。神志清，查体合作，口唇无发绀，颈静脉无充盈、无怒张，双肺呼吸音清，未闻及干湿啰音，心前区无隆起，心尖搏动位于左侧锁骨中线第五肋间，心尖搏动正常，HR 109次/分，心律齐，心音正常，胸骨左缘第二、第三肋间可闻及连续性机械样杂音，P_2亢进，未扪及心包摩擦音。腹部膨隆，无压痛及反跳痛，肝肋下未及，双下肢无水肿。四肢肌力正常，肌张力可，病理反射未引出。

辅助检查

胸部CTA：经肘静脉注入造影剂，按程序行螺旋CT扫描，原始数据经工作站行三维重建。主动脉弓左下缘局部略膨隆，并可见管状影与肺动脉主干近分叉处相连，宽约7 mm，长约11 mm，考虑动脉导管未闭；左肺上叶舌段及下叶各基底段肺动脉远端显影浅淡，形态略不规则，不除外少许小栓塞可能。

颅脑平扫：颅内及颅骨未见明显异常。双侧上颌窦炎。

全腹CT：腹腔、盆腔未见积液征象。

心电图：窦性心律。

血培养：厌氧菌G+球菌。

超声心动图

TTE及TEE：肺动脉主干及分支内径增宽，左肺动脉起始部与降主动脉起始之间可探及管状结构，肺动脉侧宽约7 mm，主动脉侧宽约11 mm，大动脉水平连续性左向右分流信号，收缩期V_{max}约6.02 m/s，舒张期V_{max}约3.47 m/s；动脉导管出口到肺动脉主干外侧壁上探及低弱絮状回声附着，部分组织突向肺动脉管腔并随心动周期摆动，附着部分长约32 mm，突出部分长约16 mm；估测肺动脉收缩压约54 mmHg，平均压约30 mmHg，舒张压约21 mmHg；左心房内径约33 mm，左心室内经约44 mm，左心室射血分数约66%；左心室短轴缩短率约36%（图2-3-1～图2-3-6）。

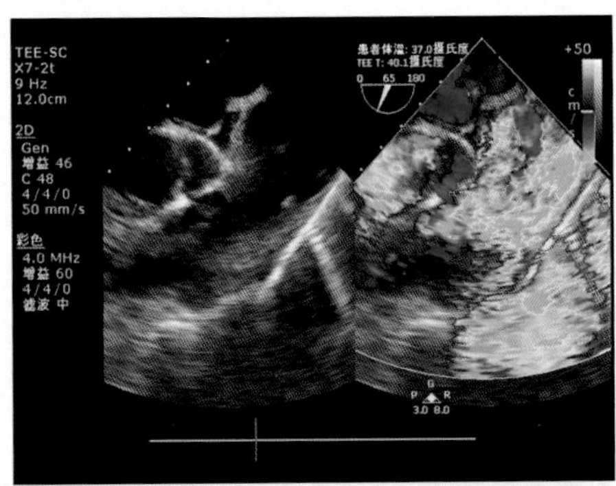

图 2-3-1　肺动脉主干花色血流信号

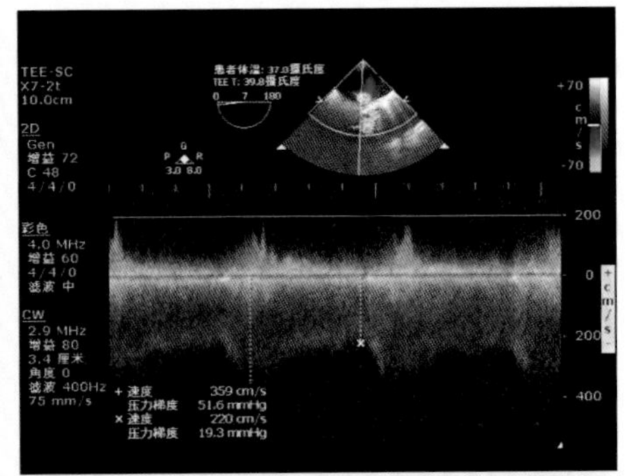

图 2-3-2　大动脉水平连续性左向右分流

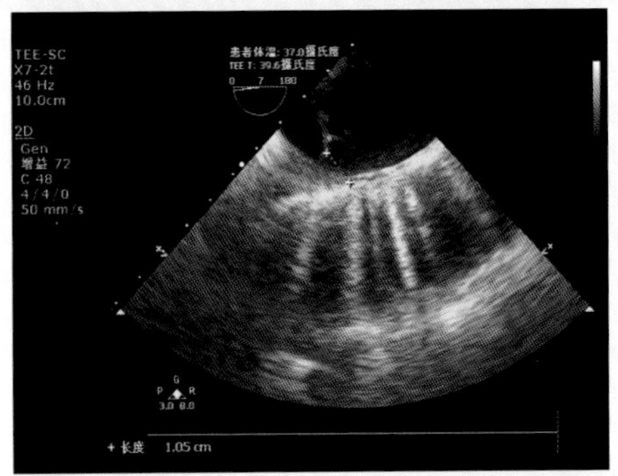

图 2-3-3　降主动脉与左肺动脉起始回声中断

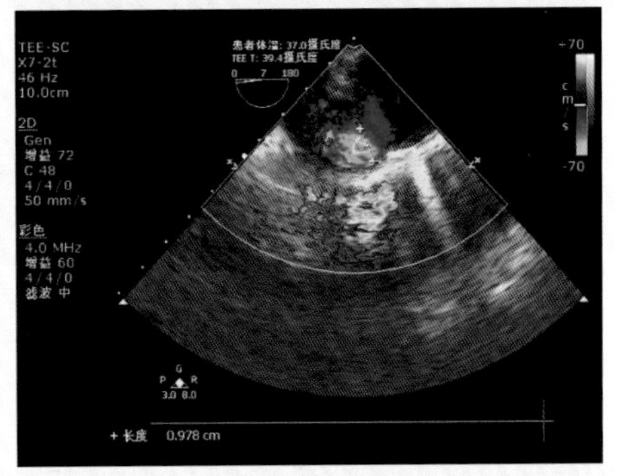

图 2-3-4　降主动脉与左肺动脉起始之间血流信号

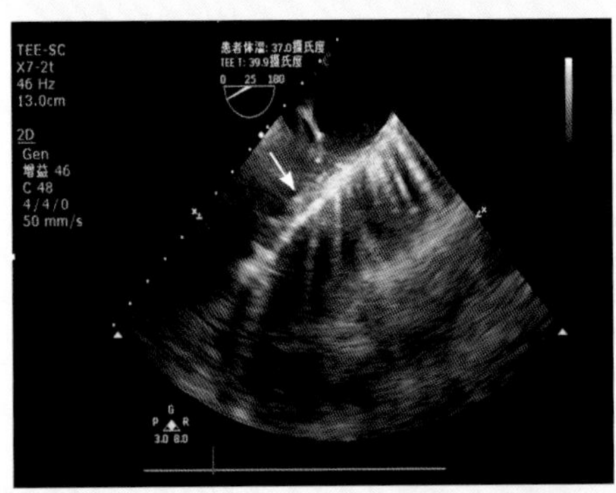

图 2-3-5　肺动脉主干内赘生物形成

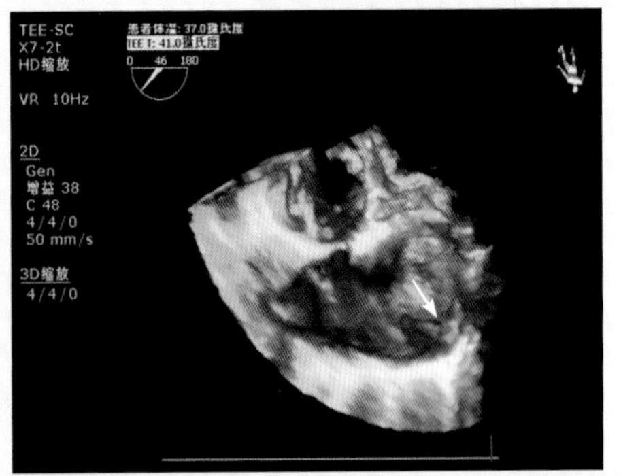

肺动脉主干内赘生物形成（箭头）。

图 2-3-6　三维成像

超声提示先天性心脏病：动脉导管未闭；大动脉水平连续性左向右分流；感染性心内膜炎（肺动脉主干外侧壁赘生物形成）。

术中所见

全麻体外不停跳下行动脉导管未闭缝闭+肺动脉赘生物清除术。

术中所见：术中TEE主动脉内未见赘生物；切开肉眼可见组织水肿，心包内少-中量淡黄色清亮积液，心脏左心略大，右心大小基本正常，升主动脉增粗直径约30 mm，肺动脉主干直径约25 mm，压力稍高，并行循环不停跳切开肺动脉瓣三叶，动脉导管直径约7 mm，肺动脉主干内左侧壁，从瓣上10 mm延续到导管开口处，呈片状赘生物，范围约30 mm × 20 mm（图2-3-7，图2-3-8）。

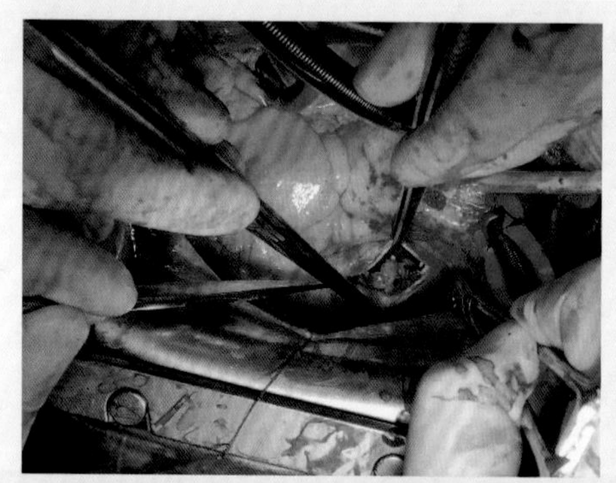

肺动脉主干内赘生物附着。

图 2-3-7　术中所见

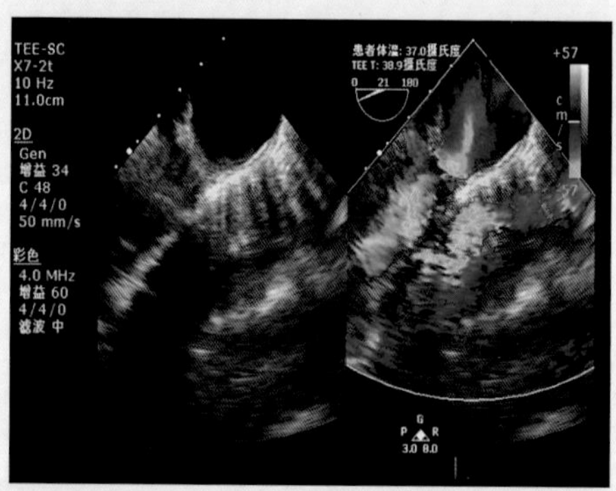

图 2-3-8　动脉导管缝闭术后无分流

鉴别诊断

主动脉肺动脉间隔缺损（aorticopulmonary septal defect，APSD）是一种少见的先天性心脏病，发病率占先天性疾病的0.15%，其病变部位主要在主动脉瓣上方的升主动脉，为升主动脉的左壁与毗邻的肺动脉主干右壁、右肺动脉开口近端处的交通。其主要分为4型：Ⅰ型为主-肺动脉间隔近端缺损；Ⅱ型为主-肺动脉远端缺损；Ⅲ型为主-肺动脉间隔几乎完全缺如；Ⅳ型为主-肺动脉间隔中央型缺损。

重度肺动脉瓣反流：肺动脉瓣反流血流起源于肺动脉瓣，此处信号强。在右心室流出道内可探及明显舒张期的反流信号，主肺动脉内血流速度较低，呈层流窄带频谱。

感染性心内膜炎赘生物与血栓：该患者感染性心内膜炎的病理机制是主动脉导管未闭高速分流引起湍流产生Venturi效应，从而损伤分流口附近的心内膜，其下胶原暴露，使血小板聚集和纤维素沉积，如果发生感染，细菌进入发生感染性心内膜炎。

最终诊断

先天性动脉导管未闭合并感染性心内膜炎。

分析讨论

右心系统发生感染性心内膜炎少见，主要在先天性心脏结构异常，如室间隔缺损、动脉导管未闭、法洛四联症等其他复杂畸形，以及静脉置管、静脉吸毒等患者中发生。先天性动脉导管未闭患者出现高热、寒战、关节痛、疲乏、体重减轻、血培养阳性等症状时，需要仔细观察，高度怀疑右心感染性心内膜炎，一旦确诊及时干预治疗，避免赘生物脱落引起肺动脉栓塞疾病。

经验 / 教训

超声心动图术前观察动脉导管的位置、大小、形态及与周围结构的关系，观察分流的方向、时相，并评估肺动脉压力。TEE可以更加清楚地显示赘生物的大小、位置、数目、附着部位、活动度及其与瓣膜之间的关系，提高了诊断的敏感度。

（王　腆　左明良）

巨大窗型动脉导管未闭误诊为原发性肺动脉高压

病史

患儿女性，3岁，因“咳嗽伴发热1年余，加重1月余”入院。1年前，患者反复出现咳嗽伴发热，多次入院，外院诊断为肺动脉高压，并给予相应的对症治疗，1个月前患者再次出现上述症状且加重，遂到我院进一步治疗。

体格检查

胸廓对称无畸形，双侧语音震颤一致，双肺叩诊清音。无心前区隆起。心尖搏动位置正常，无其他部位搏动。无震颤，无心包摩擦感。心脏相对浊音界正常。HR 133次/分，胸骨左缘第二肋间隙闻及连续性机械样收缩期杂音，S_1正常。$P_2>A_2$，A_2正常。P_2亢进。S_3无；S_4无；无额外心音。无心包摩擦音。

辅助检查

右心导管检查：测右心室压力为56/27/13 mmHg，Qp/Qs为6.67，提示先天性心脏病，粗大动脉导管未闭，重度肺动脉高压。超声心动图检查与右心导管检查结果相关性极高。

超声心动图

胸骨旁左心室长轴切面：左心房内径稍大；主动脉内径稍增宽（图2-3-9）。

胸骨旁大动脉短轴切面：肺动脉瘤样扩张，分叉处宽约32 mm（图2-3-10），左肺动脉内径约23 mm，右肺动脉内径约21 mm，左肺动脉与降主动脉之间可探及回声中断约14 mm；CDFI：主动脉与肺动脉之间可探及收缩期低速分流信号。舒张期肺动脉瓣可探及明显反流，估测肺动脉瓣舒张早期跨瓣峰值压差约60 mmHg，舒张末期跨瓣峰值压差约47 mmHg（图2–3–11，图2–3–12）。

心尖五腔心切面：收缩期主动脉瓣前向血流速度增快（图2–3–13）；舒张期二尖瓣前向血流频谱呈单峰（图2–3–14）。

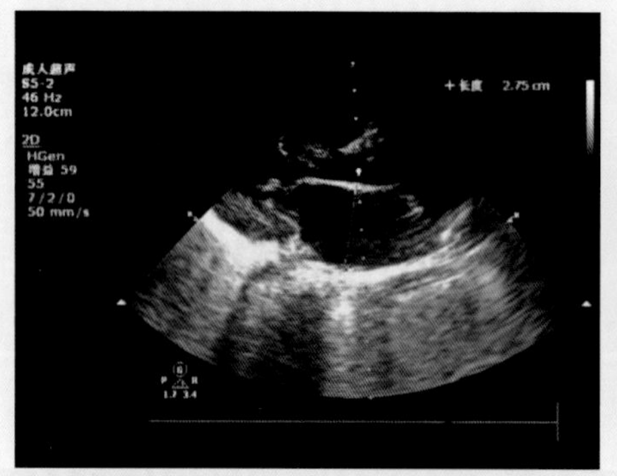

左心房内径稍大，主动脉内径稍增宽。

图 2–3–9　左心室长轴切面

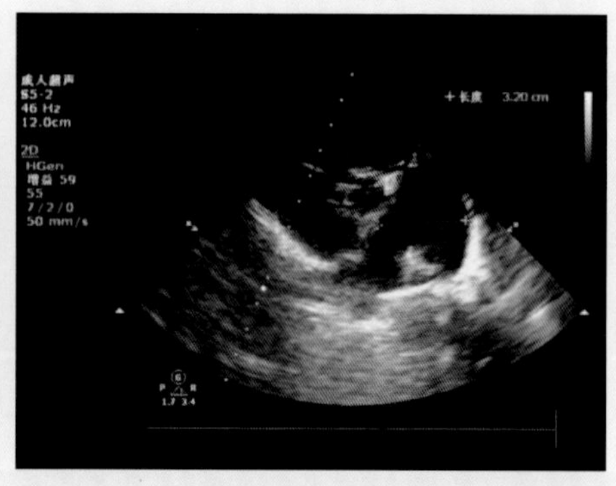

图 2–3–10　肺动脉瘤样扩张

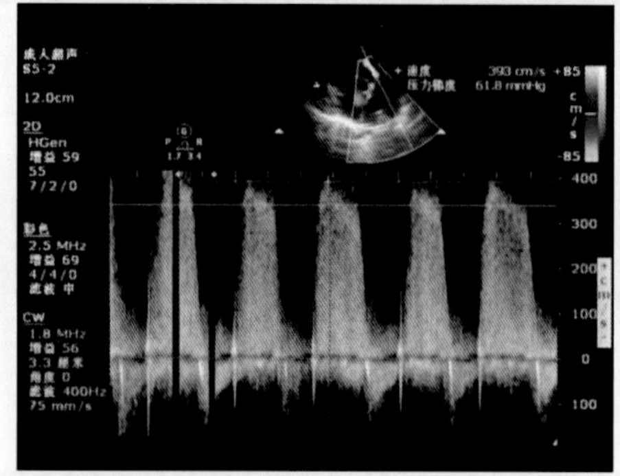

肺动脉瓣舒张早期跨瓣峰值压差约 60 mmHg。

图 2–3–11　肺动脉瓣舒张早期

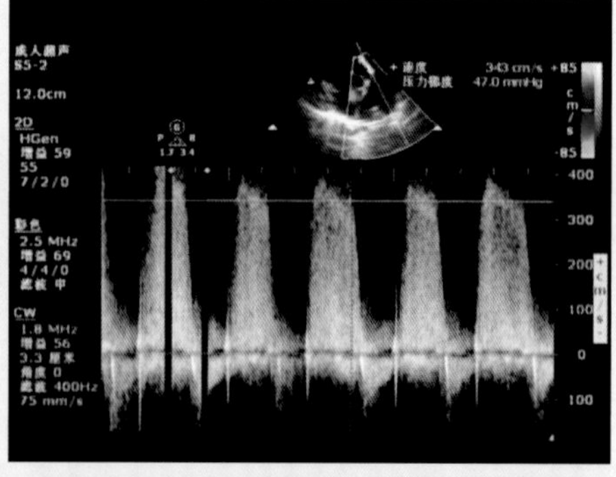

肺动脉瓣舒张末期跨瓣峰值压差约 47 mmHg。

图 2–3–12　肺动脉瓣舒张末期

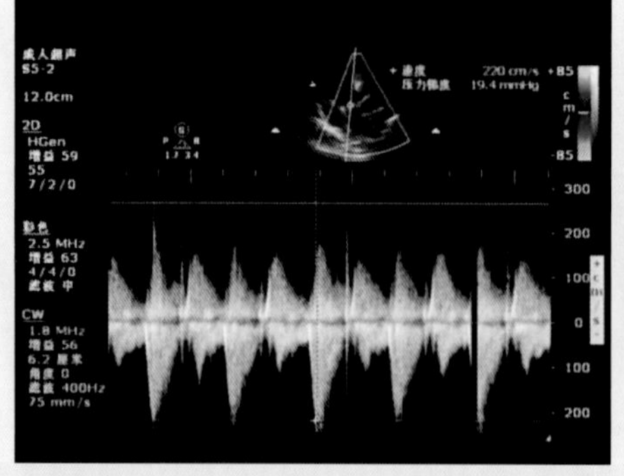

图 2–3–13　收缩期主动脉瓣前向血流速度增快

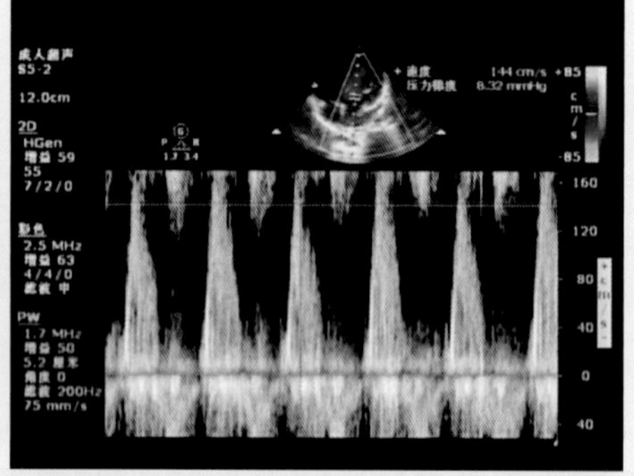

舒张期二尖瓣前向血流频谱呈单峰。

图 2–3–14　舒张期二尖瓣前向血流频谱

术中所见

予以药物波生坦降肺动脉压力治疗1个月后行动脉导管未闭矫治+房间隔造瘘术。术中见主肺动脉之间粗大窗样管道，直径约15 mm。术后患者恢复良好，出院。

鉴别诊断

原发性肺动脉高压：指肺小动脉原发增生性病变导致的闭塞性肺动脉高压，因其病因未明而区别于继发性肺动脉高压。

最终诊断

先天性心脏病：巨大窗型动脉导管未闭；肺动脉瘤样扩张；重度肺动脉高压。

分析讨论

动脉导管未闭是常见的心脏内分流型先天性心脏病。肺动脉高压是先天性心脏病的常见并发症，也是手术适应证和决定预后的因素及影响生活质量和生存率的突出问题。成年人动脉导管未闭＞10 mm即为巨大动脉导管未闭，而对于小儿患者，专家认为，动脉导管未闭直径达到或者超过降主动脉直径的50%以上就是巨大动脉导管未闭。动脉导管未闭的主要超声诊断依据：①二维超声可于降主动脉和肺动脉之间探及一异常通道；②CDFI可直接显示流经动脉导管的异常分流束，分流量的大小主要取决于动脉导管的口径及主肺动脉之间的压差，当肺动脉压力明显升高时，左向右分流的时间缩短，当动脉导管未闭合继发艾森曼格综合征时，收缩期肺动脉压力超过主动脉压力，产生右向左分流，舒张期肺动脉压力低于主动脉压力，产生左向右分流，因此呈双向分流的血流图像，对于合并重度肺动脉高压的患者，也可见只有短时相的单向分流，极易漏诊。

正确区分动力型和阻力型肺动脉高压对临床诊疗至关重要。对于动脉导管未闭合并重度肺动脉高压的患者，现无封堵治疗的大规模、多中心、长期研究随访结果，可根据血流动力学和临床表现综合评估该患者是否可以行封堵治疗。临床认为：肺血管阻力＞6 wood、Qp/Qs＜1.5则为手术禁忌证。该患者虽然肺动脉压力重度增高伴肺动脉瘤形成，但肺血管阻力为1.14 wood，Qp/Qs为6.67，无绝对手术禁忌证，由于患者年龄小、肺动脉压力高且伴肺动脉瘤形成，手术风险高。

经验 / 教训

该患者在我院行超声心动图检查时，降主动脉肺动脉之间的异常通道直径约12 mm，右心导管检查的直径约11 mm，属于巨大动脉导管未闭并继发肺动脉压力增高伴肺动脉瘤形成，肺动脉压力接近主动脉压力。由于主动脉、肺动脉之间的压差明显减小，大动脉水平呈现低速分流，分流极不明显，超声诊断时极易漏诊。该患者多次在外院诊断为肺动脉高压，采取相应治疗，而巨大动脉导管未闭则被漏诊。此时应更加注重二维结构的探查，寻找引起肺动脉高压的合理病因，并尝试降低彩色血流量程与增益，以发现动脉水平的低速分流。

病例启示

很多研究报道TTE和右心导管检查在诊断肺动脉收缩压时具有较高的相关性（r=0.57~0.93）。因右心导管检查为有创检查，所以TTE对肺动脉压的估测便显得尤为重要，应反复多次测量提高精确性，并且进行Qp/Qs、肺血管阻力估测，以便为临床决策提供更充足的信息。

（陈秋佚　左明良）

第四节　多发、复杂心血管畸形

复杂先天性心脏病漏诊主动脉缩窄

病史

患者男性，18岁，因“体检发现心脏杂音3天”入院。患者于3天前体检发现心脏杂音，行心脏超声检查提示“先天性心脏病”。平日患者不伴心累、心悸、头晕、发绀、双下肢水肿等。门诊以“先天性心脏病”收入院。自发病以来精神食欲尚可，大小便正常。平素体质较好，否认高血压、糖尿病、心脑肾等重要脏器病史，否认肝炎、结核等传染病史，否认重大手术外伤史。

体格检查

患者一般情况可，HR 75次/分，BP 139/75 mmHg。颈静脉无充盈，唇无发绀，心前区无隆起，心前区第三、第四肋间可扪及震颤。心界向右侧扩大。双肺呼吸音粗，未闻及胸膜摩擦音，胸骨左缘第三、第四肋间闻及收缩期4/5级粗糙收缩期杂音。双下肢无水肿。

静息状态下右上肢血压139/75 mmHg，血氧饱和度96%；左上肢血压146/75 mmHg，血氧饱和度96%；右下肢血压105/60 mmHg，血氧饱和度94%；左下肢血压117/56 mmHg，血氧饱和度94%。运动后右上肢血氧饱和度96%，左上肢血氧饱和度96%，右下肢血氧饱和度93%，左下肢血氧饱和度92%。

辅助检查

实验室检查：血常规、肝肾功能无明显异常，脑钠肽（–），血脂偏低，乙型肝炎表面抗原（HBsAg）、乙型肝炎e抗体（HBeAb）、乙型肝炎核心抗体（抗HBC）3项阳性。

右心导管检查：左心室造影可见心室膜部大型室间隔缺损，升主动脉造影可见主动脉严重缩窄，可见管型动脉导管未闭，直径约6.0 mm。右心室造影未见肺动脉确切狭窄。肺小动脉造影提示肺小血管发育尚可，肺毛细血管充盈程度尚可，肺血流速度尚可，血肺循环周期为3~4个心动周期。肺动脉收缩压118/48 mmHg，平均压71 mmHg，血氧饱和度84%。检查提示先天性心脏病：室间隔缺损，主动脉缩窄，动脉导管未闭，肺动脉高压（重度），Qp/Qs为1.93，肺血管阻力为6.99 wood。

CTA检查：肺动脉主干明显增宽，最宽处约46 mm，双肺动脉远端分支纤细，肺动脉干与降主动脉起始部见一异常管状结构相连（图2-4-1），主动脉峡部缩窄环，主动脉细小，左右心室增大。

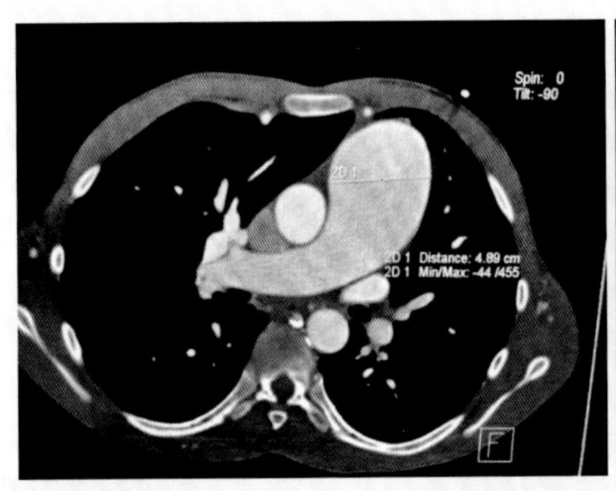

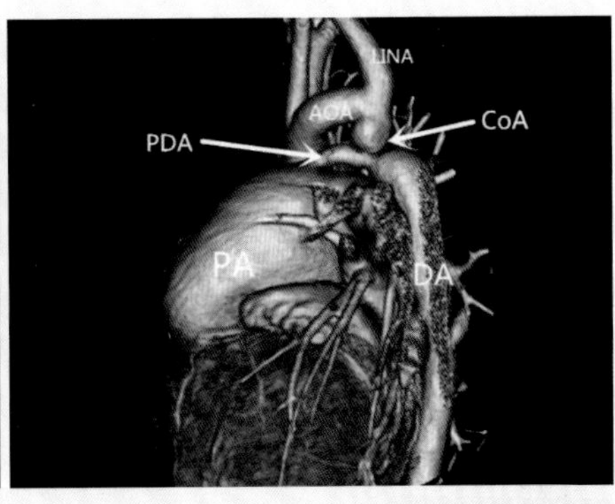

降主动脉起始部与肺动脉之间一异常管状结构相连，主动脉峡部缩窄环。PDA：动脉导管未闭；CoA：主动脉缩窄；LINA：左锁骨下动脉；DA：降主动脉；PA：肺动脉；AOA：主动脉弓。

图 2-4-1　肺动脉瘤样扩张

超声心动图

具体超声心动图检查见图2-4-2～图2-4-7。

超声提示先天性心脏病：室间隔缺损（干下型），室水平左向右分流；动脉导管未闭（管型），大血管水平左向右分流；主动脉瓣二叶畸形伴轻度狭窄；主动脉发育细窄；右心室肥厚；肺动脉高压；三尖瓣轻度反流。

术中TEE：详见图2-4-8。

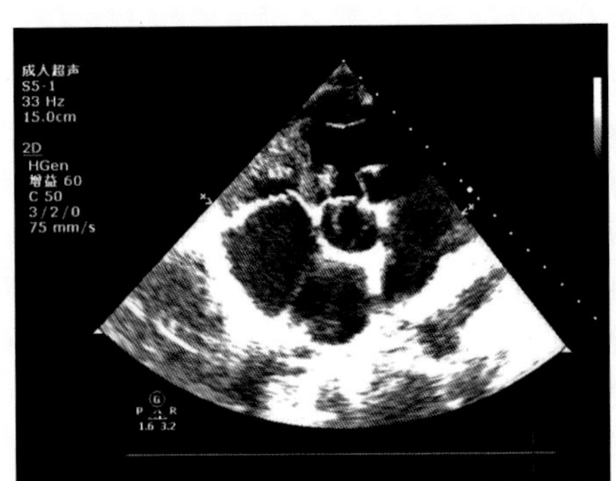

主动脉瓣呈左右二瓣排列，开放轻度受限。

图 2-4-2　主动脉瓣发育畸形

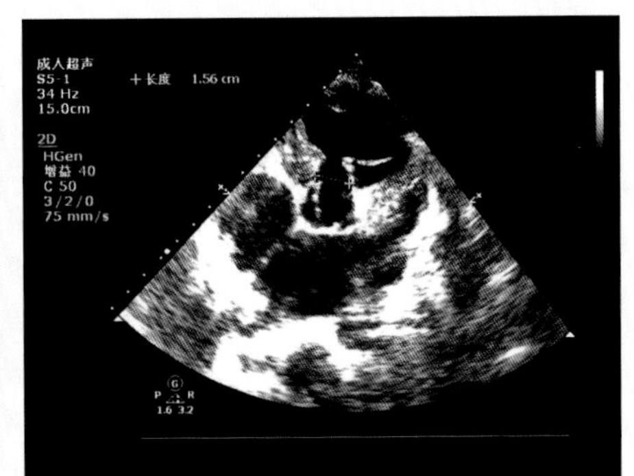

室间隔上份肺动脉瓣下回声中断约15.6 mm。

图 2-4-3　干下型室间隔缺损

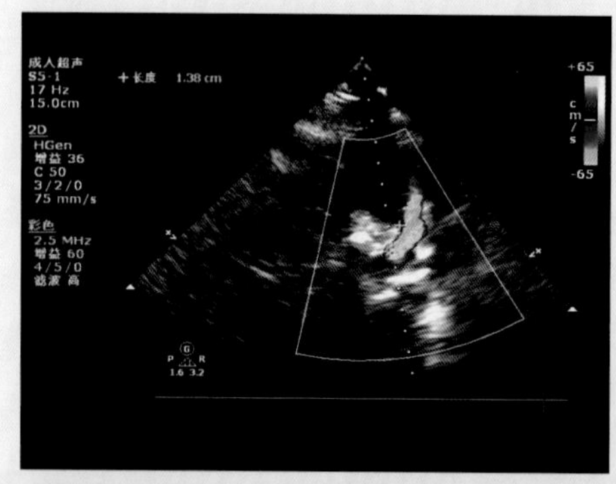
降主动脉与左肺动脉起始处之间分流信号。

图 2-4-4　胸骨旁短轴切面

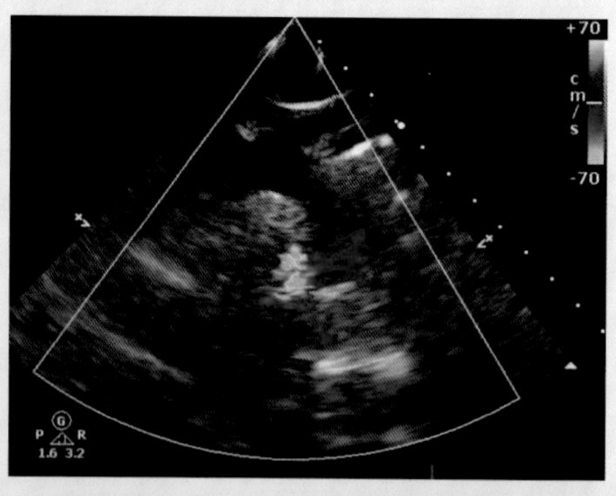
收缩期 V_{max} 3.4 m/s，舒张期 V_{max} 1.9 m/s。

图 2-4-5　降主动脉内连续性加速血流信号

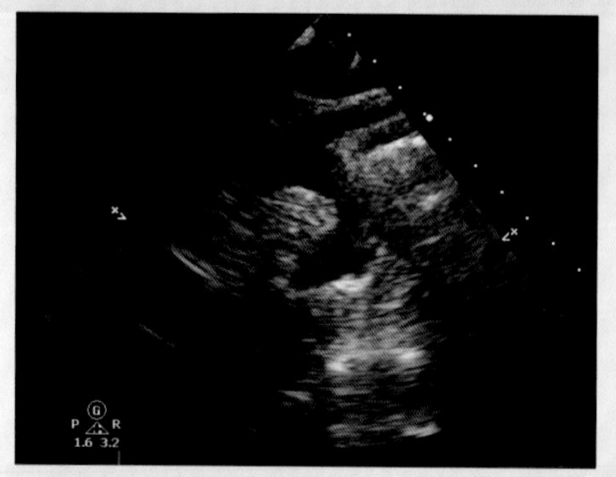
图 2-4-6　降主动脉远端二维显示不佳

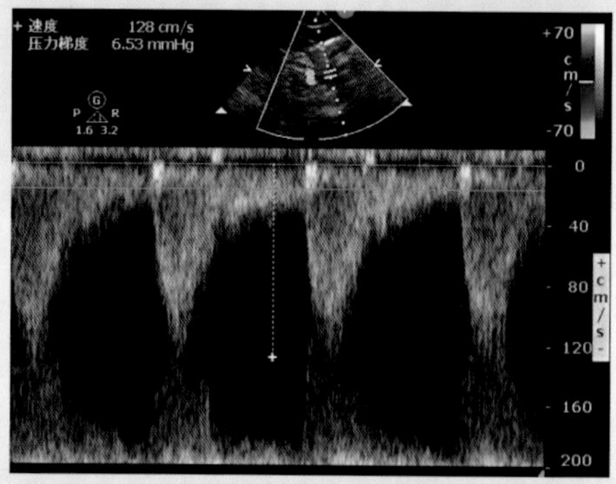

图 2-4-7　降主动脉起始处血流未见明显加速

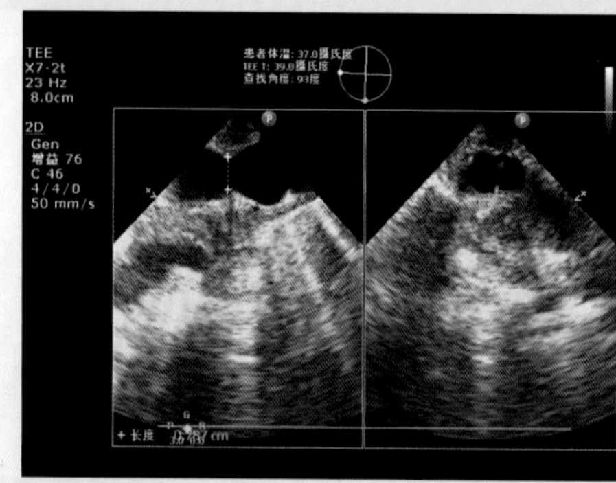

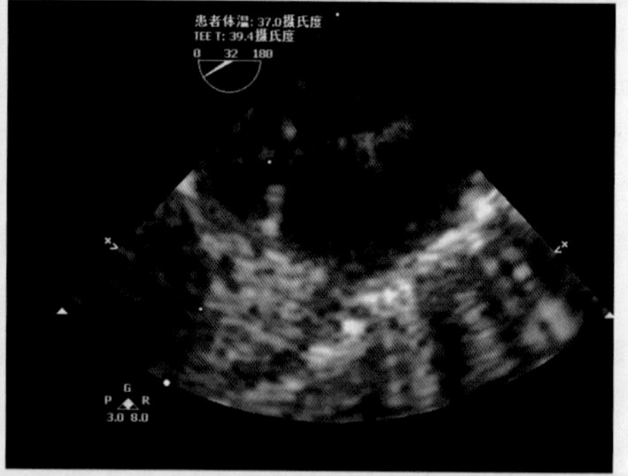
紧邻动脉导管未闭处见降主动脉缩窄，该处可见隔膜样结构形成缩窄环，缩窄以远内径增宽，经动脉导管未闭肺动脉端穿过隔膜样缩窄环进入降主动脉近心端。

图 2-4-8　术中 TEE

术中所见

术中所见：心脏正位，右心房、右心室明显增大，升主动脉较细小，外径约18 mm，肺动脉干及左右肺动脉形态走行正常，肺动脉主干及左右肺动脉明显增粗。心内探查：室间隔缺损为肺动脉瓣下型（图2–4–9），大小约15 mm × 12 mm；主动脉右冠瓣稍脱垂。主肺动脉与降主动脉之间可见直径约10 mm管状血管走行，肺动脉端内口约7 mm。

术中及术后处理：术前行波生坦、西地那非降肺压治疗2周。术中行室间隔缺损修补+动脉导管内口缝闭+升主动脉–胸降主动脉人工血管旁路移植术（图2–4–10）。术后左上肢血压108/56 mmHg，左下肢105/48 mmHg，右上肢110/50 mmHg，右下肢103/46 mmHg，氧饱和度97%。术后半月痊愈出院。

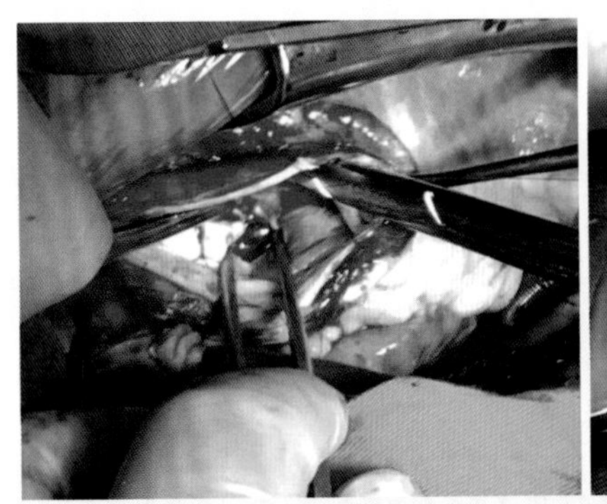
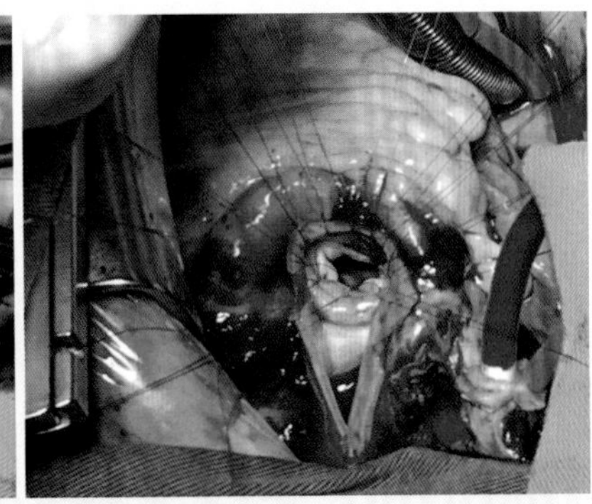

图 2–4–9 术中见室间隔缺损（干下型）

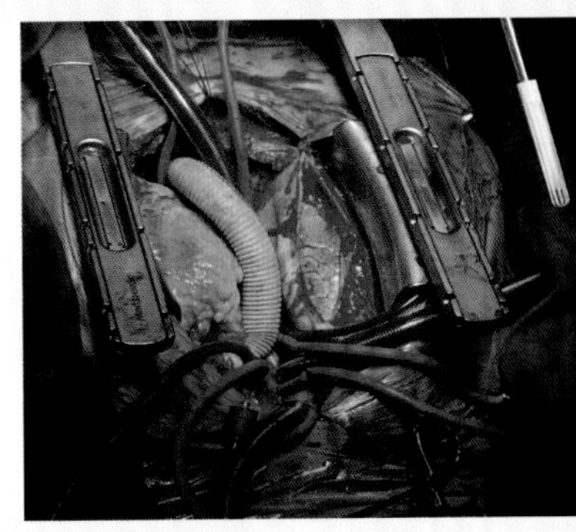
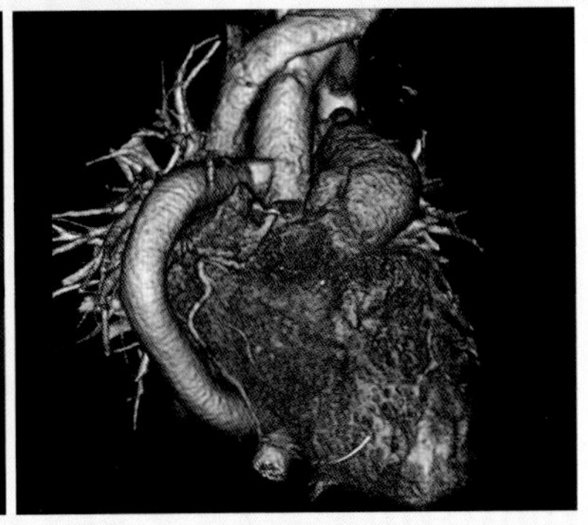

图 2–4–10 升主动脉 – 胸降主动脉人工血管旁路移植

鉴别诊断

主动脉弓离断（interrupted of aortic arch，IAA）：主动脉弓离断是指升主动脉与降主动脉之间没有连接，主动脉弓有部分缺失，又称主动脉弓缺如，是一种非常少见的先天性血管畸形，占先天性心脏病的1%～4%。先天性主动脉弓离断常与室间隔缺损、动脉导管未闭合并存在，称为“先天性三联征”。主动脉弓离断分为3型：A型主动脉弓离断在左锁骨下动脉起始部的远端；B型主动脉弓离断在左锁骨下动脉与颈总动脉之间；C型主动脉弓离断在左颈动脉与头肱干之间。

假性缩窄：老年患者因动脉粥样硬化，主动脉延长、迂曲；无血流动力学意义的狭窄，无侧支血管。

大动脉炎：大动脉炎累及主动脉弓时，多伴有无名动脉狭窄，而且主动脉内膜弥漫性或节段性，不同程度增厚，致使管腔节段性不同程度狭窄。

创伤性假性动脉瘤：相关病史很重要。

最终诊断

先天性心脏病：室间隔缺损（干下型）室水平左向右分流；动脉导管未闭（管型），大血管水平左向右分流；二叶式主动脉瓣畸形伴轻度狭窄；主动脉缩窄（导管前型）；右心室肥厚，肺动脉高压，三尖瓣轻度反流。

分析讨论

主动脉缩窄是指主动脉导管或动脉韧带区域附近的主动脉狭窄。其发病率占出生婴儿的（2~6）/10 000，占先天性心脏病的5%~8%。少数患者可无症状或并发症，能生活到较大年龄。大多数未经治疗的患者寿命较短，平均寿命为32~40岁，死亡原因多为充血性心力衰竭、心肌梗死、心内膜炎、脑血管意外、主动脉瘤等。

主动脉缩窄的范围通常比较局限，狭窄程度不一。病理学改变主要为主动脉管壁呈局限而均匀狭窄。动脉壁中层变形，内膜增厚，呈部分膜状或纤维嵴状向腔内突出。缩窄段的内径可小到仅针尖样大小，也可能仅有一些不典型的纤维嵴。

临床上，主动脉缩窄的病理分型通常根据狭窄发生的部位分为导管前型（婴儿型）、导管后型和导管旁型（成年人型）。导管前型患者的动脉导管呈开放状态，缩窄范围较广泛，可累及主动脉弓，侧支血管不丰富，并常合并其他心内畸形，此型症状出现多见于新生儿和婴幼儿。导管后型和导管旁型患者动脉导管大多已闭合，缩窄范围也较局限，侧支血管丰富，很少合并心内畸形，多见于年龄较大的儿童或成年人。

手术治疗是彻底解除主动脉缩窄的根本方法。一般认为，缩窄两段的压力阶差超过20 mmHg就具备手术指征。手术的目的是建立正常主动脉降部，改善患者心功能，提高生活质量，防止心力衰竭和避免猝死威胁。术式包括：缩窄段切除，端端吻合术；补片扩大成形术；人工血管转流术和左锁骨下动脉瓣翻转术等。

本例患者采用的治疗主动脉缩窄的术式是升主动脉–胸降主动脉人工血管旁路移植+动脉导管内口补片修补术。

术后影像评估：①主动脉弓及降主动脉血流通畅程度，有无狭窄；②动脉导管未闭是否完全闭塞；③左心功能的恢复与否（超声）；④对手术并发症的评估。

经验 / 教训

该例患者术前超声漏诊了主动脉缩窄，这也是医师们平常在常规超声检查中容易出现的一个失误。

对于室间隔缺损合并动脉导管未闭这类患者，有学者认为，一定要经胸仔细探查胸骨上凹了解有无主动脉缩窄的存在。因为室间隔缺损、动脉导管未闭合并主动脉缩窄可考虑为一种“三联症”表现。本例患者在诊断为室间隔缺损和动脉导管未闭时，应该更加留心仔细地排查是否合并主动脉缩窄。同时，通过CTA提示主动脉缩窄与动脉导管关系可以看出，主动脉缩窄在CDFI检查中所显示管腔内高速花彩血流极易与动脉导管未闭产生的血流混淆，这也大大增加了判断的难度。

病例启示

室间隔缺损、动脉导管未闭合并主动脉缩窄可考虑为一种“三联症”表现。对于诊断为室间隔缺损合并动脉导管未闭这类患者，一定要经胸仔细探查胸骨上凹了解有无主动脉缩窄的存在。

（彭盛坤　左明良）

主动脉肺动脉间隔缺损

病史

患儿男性，7岁，4年前稍活动后心累、呼吸困难，伴头晕，休息后无明显好转。无双下肢水肿，无腹泻、腹胀、恶心、呕吐、咳嗽、咳痰等不适，遂于当地医院行相关检查后诊断为“先天性心脏病”，予以对症治疗1周，未见明显好转。既往无乙型肝炎、结核、高血压、糖尿病等病史。

体格检查

BP 85/58 mmHg。心尖搏动正常，无震颤，无心包摩擦感。心脏相对浊音界正常，心律齐。主动脉瓣区闻及连续性吹风样杂音。

辅助检查

胸部X线：双肺呈肺瘀血X线征象。两肺纹理增多、增粗、模糊，双肺门影增大、增浓。右下肺动脉段增粗，右下肺见淡斑影，疑有炎性病变，请结合临床考虑。心影显著增大，主动脉结缩小，肺动脉段明显膨隆（图2-4-11）。

胸部CTA：肺动脉主干与升主动脉间见直径约27 mm异常交通，肺动脉主干及分支明显增粗。主动脉弓、胸主动脉较细小（图2-4-12）。

超声心动图

胸骨旁左心室长轴切面：左心房、左心室明显增大，升主动脉增宽，右心内径大小正常（图2-4-13）。

心底短轴肺动脉干切面：肺动脉主干及其左、右分支增宽，主肺动脉之间似乎可见缺损；CDFI：主肺动脉间可疑缺损处似可见相互交通的血流信号（图2-4-14）。

高位心底短轴切面：主肺动脉间可探及回声明显中断，最大径约28 mm，肺动脉远端存在分叉结构，明确左、右肺动脉由肺动脉主干直接发出；CDFI：主动脉肺动脉间隔缺损处可探及以左向右为主的分流信号，肺动脉主干血流信号直接延续为左、右肺动脉血流信号。

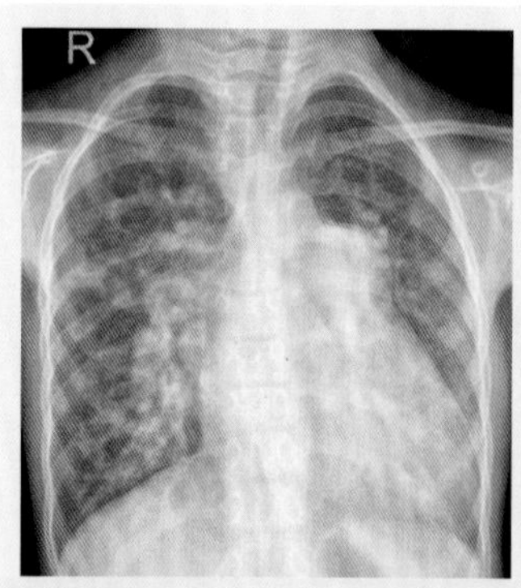

心影显著增大，主动脉结缩小，肺动脉段明显膨隆。

图 2-4-11　胸部 X 线正位

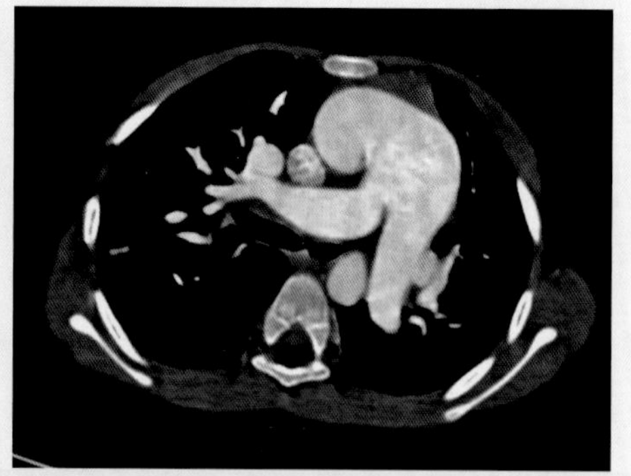

肺动脉主干与升主动脉间见直径约 27 mm 的异常交通。

图 2-4-12　肺动脉 CTA 横断面

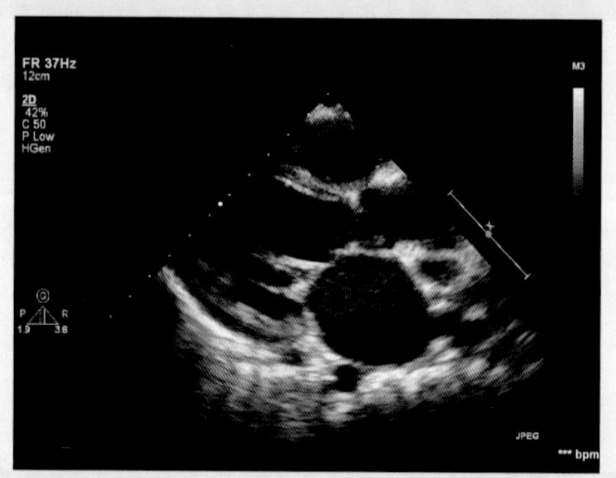

左心房、左心室明显增大，升主动脉增宽。

图 2-4-13　胸骨旁左心室长轴切面

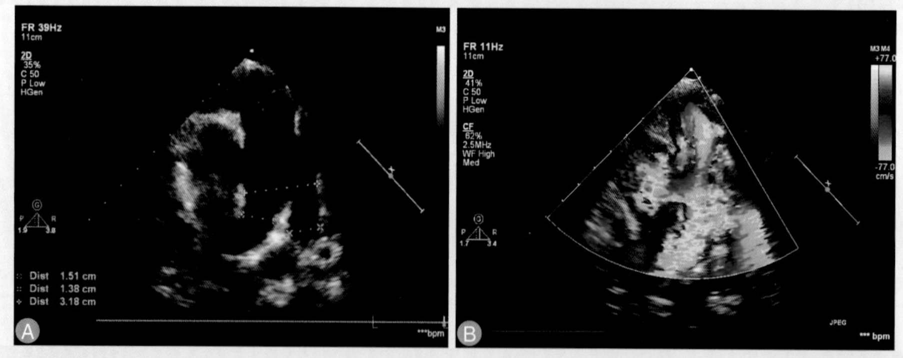

A. 主肺动脉之间似乎可见回声中断；B. 主肺动脉间可疑缺损处似可探及相互交通的血流信号。

图 2-4-14　心底短轴肺动脉干切面

PW：主肺动脉间可探及分流信号，收缩期左向右分流信号，V_{max}=1.8 m/s，舒张期左向右分流信号，V_{max}=0.4 m/s。舒张期可见少许、间断右向左分流信号，V_{max}=0.25 m/s。估测肺动脉收缩压为72 mmHg，肺动脉舒张压为57 mmHg（图2-4-15）。

综合以上超声心动图检查结果，患者左心房、左心室显著增大，升主动脉、肺动脉增宽，肺动脉高压，异常表现主要为主肺动脉之间可见回声中断，提示主动脉肺动脉间隔缺

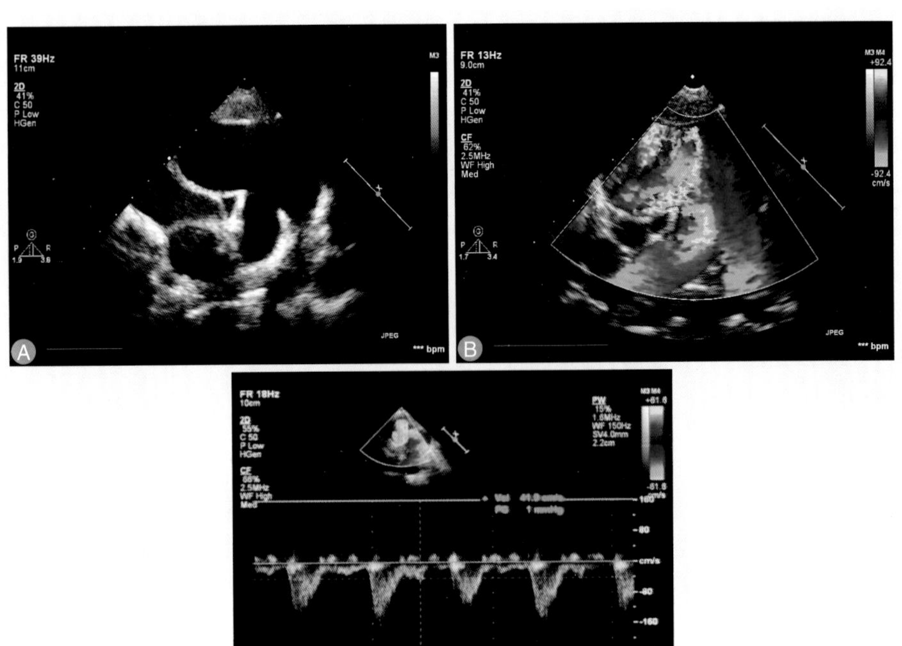

A. 主动脉肺动脉间可见回声明显中断；B. 主动脉肺动脉间隔缺损处可探及以左向右为主的分流信号；C. 主动脉肺动脉间隔缺损处可探及以左向右为主的分流信号。

图 2-4-15 高位心底短轴切面

损，肺动脉高压。

超声提示先天性心脏病：主动脉肺动脉间隔缺损；大动脉水平左向右分流；肺动脉高压。

术中所见

心脏正位，左心房、左心室稍增大。升主动脉可见扩张，外径约25 mm，升主动脉与肺动脉间可见管样连接，主动脉弓部未见明显增粗，形态未见明显异常；肺动脉主干及其左、右分支明显增粗。

心内探查：探及主动脉肺动脉间隔缺损，大小约25 mm × 20 mm。上、下腔静脉未见明显扩张；未见动脉导管未闭、永存左上腔静脉、肺静脉异位引流、卵圆孔未闭等。对患者在全麻体外循环下行主动脉肺动脉间隔缺损修补术，术后恢复好。

鉴别诊断

右肺动脉异常起源于升主动脉：非常罕见，由右肺动脉在胚胎时期不能从主动脉囊分离所致。超声特点如下：肺动脉主干远端不能探及分叉结构，仅可见主肺动脉远端直接延续为一侧肺动脉，向左走行；CDFI显示肺动脉主干血流信号直接延续为左肺动脉血流信号。然而，该病例因肺动脉远端存在分叉结构，主干直接发出左、右肺动脉而排除。

永存动脉干：半月瓣数目不一致，永存动脉干仅有一组动脉瓣，并无肺动脉瓣存在，左、右肺动脉均由此发出，而主动脉肺动脉间隔缺损有两组发育良好的半月瓣。

动脉导管未闭：缺损部位明显不同，动脉导管未闭缺损位于降主动脉与主肺动脉远端分叉处，而主动脉肺动脉间隔缺损位于升主动脉与肺动脉主干之间。

高位室间隔缺损：缺损部位明显不同，室间隔缺损位于漏斗部，彩色分流束由左心室流向右心室及右心室流出道，与主动脉肺动脉间隔缺损不同。

左冠状动脉瘤或冠状动脉瘘：左冠状动脉显著增宽，从瘘口可追踪扩张的左冠状动脉，瘘口处射出的血流束源于左冠状动脉。

左冠状窦瘤：二维超声可显示主动脉瓣瓣环以上窦壁变薄合并局限性向外突出，窦瘤体与瓣环相连。

超声伪像：当主–肺动脉间隔与超声的声束方向走行近似平行时，易出现回声失落，而被误认为主动脉肺动脉间隔缺损，应多切面多角度观察，并结合CDFI及PW分析鉴别，必要时进行右心声学造影可明确诊断。

最终诊断

先天性心脏病：主动脉肺动脉间隔缺损；肺动脉高压。

分析讨论

主动脉肺动脉间隔缺损，又称主–肺动脉窗，是一种罕见的先天性大血管畸形，占先天性心脏病的0.1%～0.2%，其主要是由于胚胎早期动脉干间隔发育不全，不能将动脉干完全分隔为主动脉和肺动脉，在主动脉和肺动脉根部形成间隔缺损，但两组半月瓣正常。

该病病理生理学特点与动脉导管相似，但其左向右分流是由升主动脉至肺动脉，故分流量大，肺动脉血流明显增多，病情进展快，早期即可产生动力性肺动脉高压和充血性心力衰竭，且肺动脉高压的肺血管病理学改变进展较快，直至发展为艾森曼格综合征。该类患儿病情危重，易伴发其他心内畸形，常于幼年期即死于充血性心力衰竭和肺部感染。因此早诊断、早治疗对患儿预后至关重要。

该疾病有多种分型法，如Mori法、Richardson法、Jacobs法。目前国外最常用Mori法：Ⅰ型（近端型）为升主动脉与肺动脉干近端间隔缺损，缺损紧邻肺动脉瓣；Ⅱ型（远端型）为升主动脉左后壁与肺动脉分叉处间隔缺损，累及右肺动脉起始部，距半月瓣较远；Ⅲ型（混合型）为主肺动脉间隔完全缺损。

经验 / 教训

本例患儿为左心明显增大，超声心动图诊断应注意寻找其可能原因并予以鉴别。

主动脉肺动脉间隔缺损的超声观察：常规超声心动图检查无法确定主肺动脉间是否为假性回声失落，应善用右心声学造影，若上述切面观测到主肺动脉负性显影及主动脉内造影剂回声，可明确诊断主动脉肺动脉间隔缺损；缺损位置需多切面观察，以期能较为准确地分型，有利于临床手术治疗。

病例启示

超声心动图是无创性诊断主动脉肺动脉间隔缺损的首选方法，有重要应用价值：①可直接显示心内病理缺损及异常沟通，多普勒可证实分流的存在及血流动力学改变，通过对缺损的病理解剖部位、形态、毗邻关系的观察做出分型；②能够检出合并畸形，对指导外科早期手术治疗方式的选择和患者的预后随访具有重要意义。

对于主动脉肺动脉间隔缺损患者，为避免漏诊，除多切面重点观察升主动脉长轴及主动脉根部短轴外，仍需按复杂先天性心脏病诊断思路及顺序探查。

（陈玲玲）

过渡型心内膜垫缺损

病史

患儿女性，2岁，因“体检发现心脏杂音2年余”入院。2年前患儿出生后，医师告知家属患儿有心脏杂音，建议专科随诊，平日患儿有多次感冒病史，偶伴口唇发绀，当地心脏CDFI提示先天性心脏病：完全性心内膜垫缺损。为进一步治疗，今患儿家属为求进一步治疗来我院，门诊以“先天性心脏病：完全性心内膜垫缺损”收入我科。

体格检查

胸骨右缘第二至第四肋间闻及粗糙响亮的全收缩期杂音。$P_2 > A_2$；P_2增强。余未见明显异常。

超声心动图

胸骨旁四腔心切面：房间隔下份回声中断约18 mm，二尖瓣根部附着点未见房间隔残端（图2-4-16）。

胸骨旁非标准切面：房间隔中份回声中断约11 mm；室间隔上份（膜部）回声中断约3 mm，回声中断处探及左向右分流，V_{max}=4.9 m/s。三尖瓣隔瓣裂口约2 mm，收缩期探及重度反流（图2-4-17 ~ 图2-4-19）。

胸骨旁左心室长轴切面：二尖瓣水平见二尖瓣前叶回声中断约6 mm，收缩期探及重度反流（图2-4-20）。

心尖四腔心切面：三尖瓣隔瓣附着于室间隔右心室面，附着点距二尖瓣前叶根部约11 mm（图2-4-21）。

心尖五腔心切面：主动脉根部内径约9 mm，前向血流速度加快，V_{max}=2.6 m/s（图2-4-22）。

综合以上超声心动图探查，该患儿为复杂型先天性心脏病，双孔型房间隔缺损，限制性室间隔缺损，二尖瓣前叶裂，三尖瓣隔瓣下移畸形伴裂口，主动脉口轻度狭窄。

超声提示先天性心脏病：过渡型心内膜垫缺损（原发孔型房间隔缺损、限制性室间隔缺损、二尖瓣前叶裂、三尖瓣隔叶裂）；继发孔型房间隔缺损；三尖瓣下移畸形；主动脉口轻度狭窄。

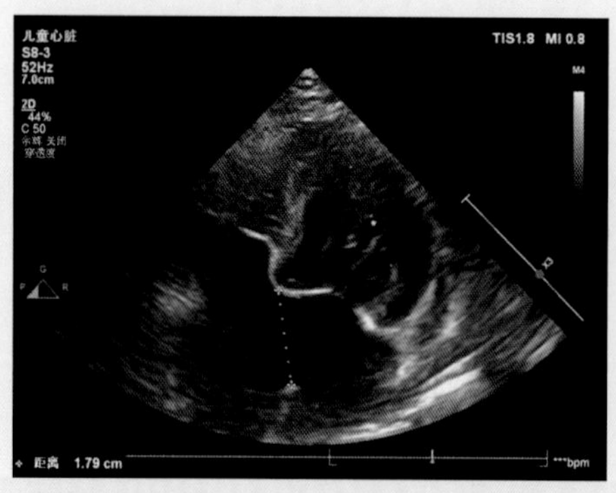

胸骨旁四腔心切面见房间隔下份回声中断约18 mm，二尖瓣根部附着点未见房间隔残端。

图 2-4-16　原发孔型房间隔缺损

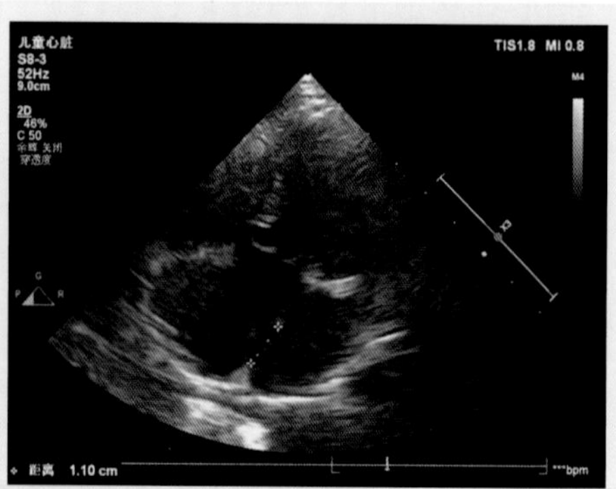

胸骨旁非标准切面见房间隔中份回声中断约 11 mm。

图 2-4-17　继发孔型房间隔缺损

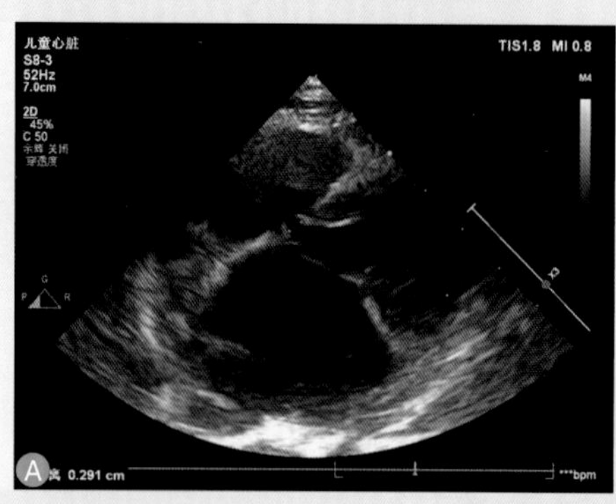

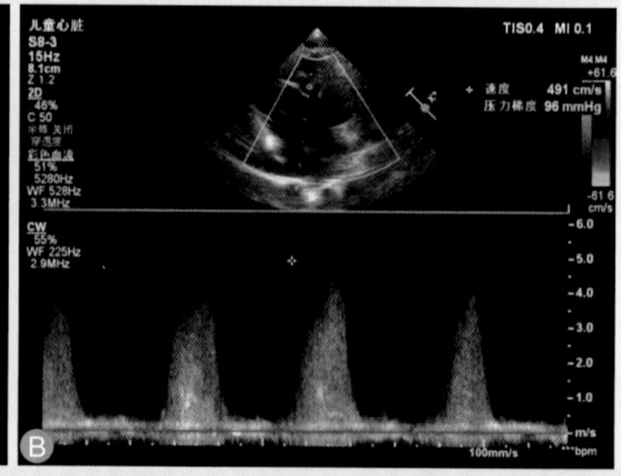

A. 室间隔缺损，胸骨旁非标准切面见室间隔上份（膜部）回声中断约 3 mm；B. 回声中断处探及左向右分流，V_{max}=4.9 m/s。

图 2-4-18　室间隔缺损

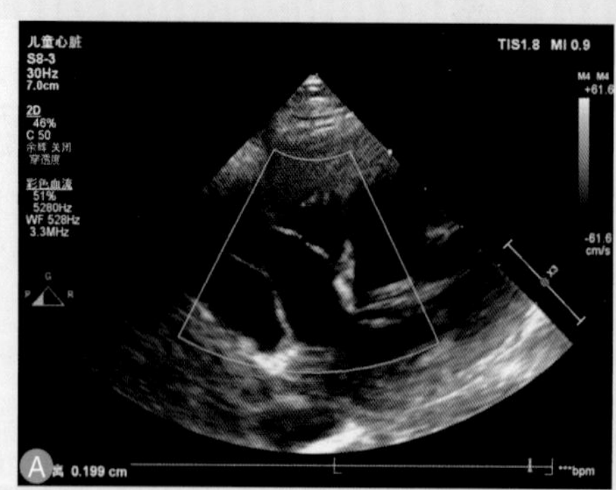

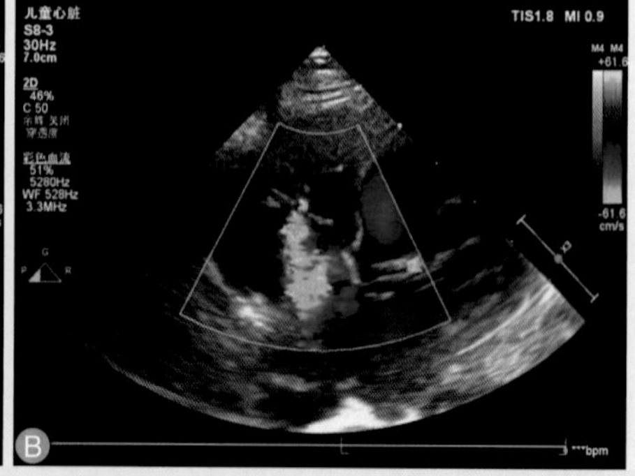

A. 三尖瓣隔瓣裂，胸骨旁非标准切面见三尖瓣隔瓣裂口约 2 mm；B. 收缩期探及重度反流。

图 2-4-19　三尖瓣隔瓣裂

术中所见

心包腔内无粘连，约20 mL淡黄色积液，心脏增大，右心增大为主，右心房胀满，主动脉直径约10 mm，根部直径8 mm，肺动脉直径约11 mm，肺动脉压力升高，右心室流出道扪及震颤（术后消失），心肌收缩有力；未见动脉导管未闭和左上腔。切开右心房壁，见三尖瓣瓣环稍扩大，瓣叶发育较差，前瓣叶偏小，隔瓣有小裂口，下移10 mm，瓣下腱索短小，

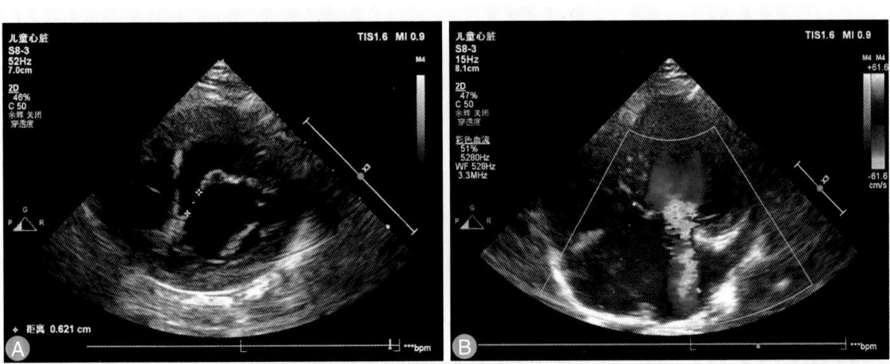

A. 二尖瓣前叶裂，胸骨旁左心室短轴切面二尖瓣水平见二尖瓣前叶回声中断约 6 mm; B. 收缩期探及重度反流。

图 2-4-20　二尖瓣前叶裂

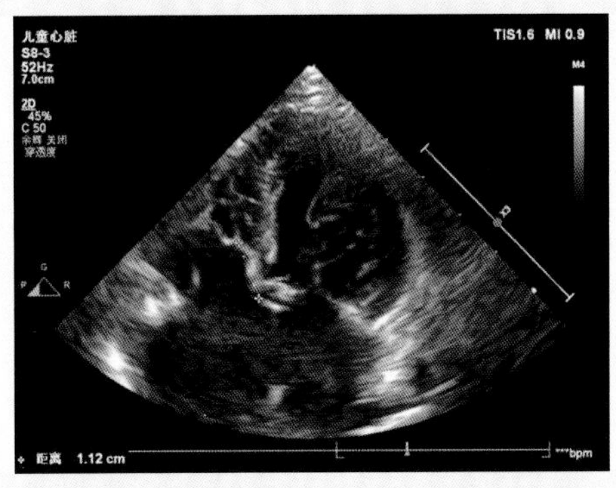

心尖四腔心切面见三尖瓣隔瓣附着于室间隔右心室面，附着点距二尖瓣前叶附着点约 11 mm。

图 2-4-21　三尖瓣隔瓣下移畸形

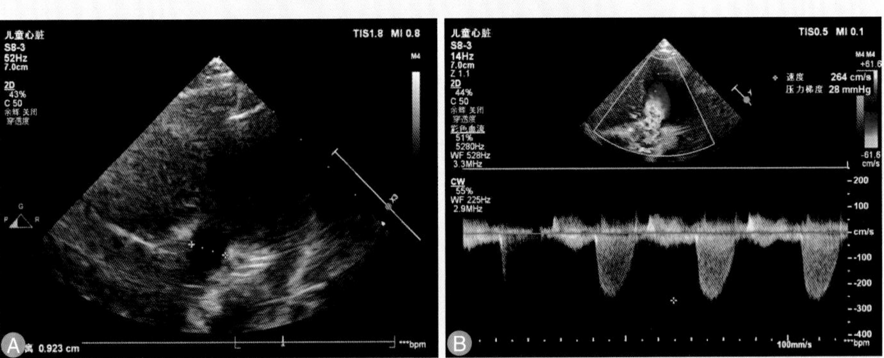

A. 主动脉口轻度狭窄，心尖五腔心切面见主动脉根部内径约 9 mm; B. 前向血流速度加快，V_{max}=2.6m/s。

图 2-4-22　主动脉根部狭窄

瓣叶几乎附着于乳头肌上，注水试验见瓣膜重度闭合不全；牵拉三尖瓣隔瓣，见后方室间隔有一小缺损，直径3 mm；右心室未见异常肥厚肌束，右心室流出道未扪及狭窄；房间隔见两处缺损，下份近下腔静脉处系原发孔缺损，大小约15 mm × 15 mm，偏上份系继发孔缺损，大小约15 mm × 15 mm，中间有一肌束分隔；切掉中间肌束，缺损大小约30 mm × 30 mm，左心房内未见血栓，左右肺静脉开口正常；二尖瓣前瓣和三尖瓣前隔交界处系共同瓣缘，二尖瓣前叶有一长约10 mm的裂口，瓣叶发育尚好，瓣下腱索无断裂，注水试验呈重度闭合不全状；纵行切开升主动脉，见左、右冠状动脉开口正常，主动脉瓣呈三瓣，瓣叶发育良好，闭合良好，瓣下和瓣上未见异常隔膜。

鉴别诊断

部分型心内膜垫缺损：主要表现为原发孔型房间隔缺损、有或无二尖瓣前叶裂、两组独立的房室瓣、室间隔完整。该患儿存在室间隔缺损，可予以排除诊断。

完全型心内膜垫缺损：主要表现为原发孔型房间隔缺损、非限制性室间隔缺损及共同房室瓣，心内十字交叉结构消失。该患儿心内十字结构仍存在，存在两组独立的房室瓣，可予以排除诊断。

最终诊断

先天性心脏病：过渡型心内膜垫缺损（原发孔型房间隔缺损、限制性室间隔缺损、二尖瓣前叶裂、三尖瓣隔叶裂）；继发孔型房间隔缺损；三尖瓣下移畸形；主动脉口轻度狭窄。

分析讨论

心内膜垫缺损是一组包括不同程度房间隔原发隔、部分流入道室间隔和房室瓣发育不全的心脏畸形，又称房室管畸形、房室间隔缺损、共同房室通道等，是一种较为罕见的先天性心脏病，占先天性心脏病的4%～5%，主要分为3种类型：部分型、过渡型、完全型。

部分型心内膜垫缺损包括单纯原发孔型房间隔缺损、原发孔型房间隔缺损伴二尖瓣前叶裂或三尖瓣隔叶裂或隔叶发育不良、单纯二尖瓣前叶裂、左心室–右心房通道、单心房5个亚类。

完全型心内膜垫缺损的特点是心内十字结构消失，由原发孔型室间隔缺损、非限制性流入道室间隔缺损及共同房室瓣构成，又分为3型：①Rastelli A型，前共瓣有裂隙，可分成二、三尖瓣成分，前共瓣腱索附着于室间隔缺损的嵴上；②Rastelli B型，前共瓣有裂隙，可分成二、三尖瓣成分，前共瓣腱索附着于室间隔右心室面的异常乳头肌上；③Rastelli C型，前共瓣没有裂隙，并且无腱索附着，形成漂浮瓣。

过渡型心内膜垫缺损具有以上两型心内膜垫缺损的特点，主要包括原发孔型房间隔缺损，流入道的限制性室间隔缺损及异常的房室瓣。

本例患儿主要表现为原发孔型房间隔缺损、室间隔膜部小缺损、二尖瓣前叶裂、三尖瓣隔叶裂，心内十字交叉结构仍存在，因此诊断为过渡型心内膜垫缺损较为合理。

经验 / 教训

该患儿于外院就诊时，诊断为完全型房室间隔缺损，即完全型心内膜垫缺损，诊断不准确，原因在于对心内膜垫缺损具体分型的病理特点不够清晰。

病例启示

心内十字结构消失与否，室间隔缺损存在与否及其存在部位、大小对于心内膜垫缺损的分型至关重要，应认真探查。

（李赵欢）

三尖瓣下移畸形合并房间隔缺损、室间隔缺损并继发感染性心内膜炎

病史

患者男性，51岁，因“活动后心累、胸闷4年，畏寒伴双脚乏力、疼痛15天”入院。不伴头昏、头痛、恶心、呕吐、心累、胸闷等不适。休息数分钟后缓解。曾于当地医院就诊，具体诊治不详，病情无明显缓解。既往无糖尿病、冠心病、高血压病史。外院超声心动图提示先天性心脏病：室间隔缺损；右心增大；左心室舒张功能减低。

体格检查

T 36 ℃，P 75次/分，R 20次/分，BP 112/57 mmHg。心前区无隆起，心尖搏动正常。心界增大，心律齐，胸骨右缘第二至第四肋间隙闻及粗糙响亮的全收缩期杂音。无毛细血管搏动征、水冲脉等周围血管征。皮肤黏膜无黄染，浅表淋巴结无肿大。咽部无充血，扁桃体无肿大。无龋齿。双肺呼吸音清，未闻及干湿啰音。腹软，无压痛、反跳痛。肝脏、脾脏肋缘下未扪及，双下肢无水肿。

辅助检查

实验室检查：白细胞计数32.02 × 10^9/L；中性粒细胞计数29.81 × 10^9/L；超敏C-反应蛋白37.14 mg/L；降钙素原1.87 ng/mL。其余血清学检查指标均在正常参考值范围。

超声心动图

术前TTE显示右心房增大，可见房化右心室。室间隔膜周部回声中断约6 mm，该处探及收缩期左向右分流（图2–4–23），最大速度约4.7 m/s。三尖瓣后瓣显著下移，局部瓣叶附着点距三尖瓣瓣环约49 mm；部分隔瓣下移，局部瓣叶附着点距二尖瓣瓣环约26 mm。三尖瓣前瓣位置正常，瓣叶宽大、冗长、增厚。近室间隔回声中断处的三尖瓣隔瓣可探及一大小约12 mm × 5 mm的不均质中等回声团附着（图2–4–24），该团块随心脏收缩、舒张做大幅度摆动。收缩期三尖瓣探及少–中量反流，反流束起自近右心室心尖部的瓣缘联合处（图2–4–25）。

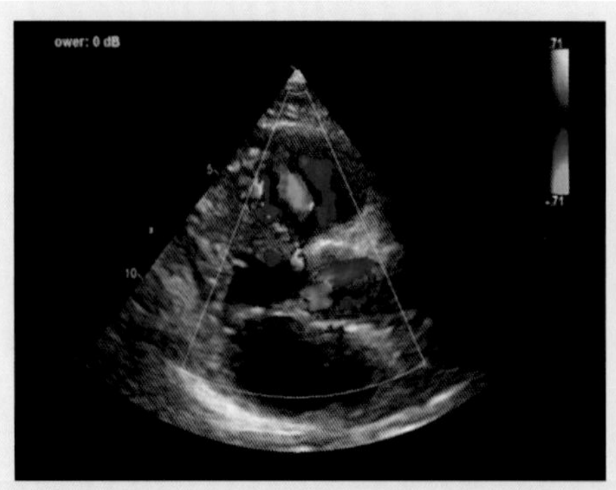

收缩期室间隔膜周部左向右分流信号。

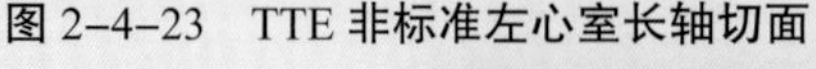
图 2-4-23 TTE 非标准左心室长轴切面

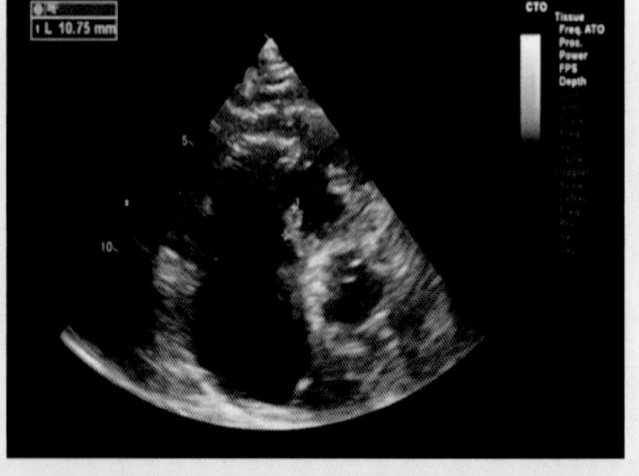

三尖瓣隔瓣上可见一大小约 12 mm × 5 mm 的不均质中等回声团附着，右心房增大。

图 2-4-24 TTE 心底短轴切面

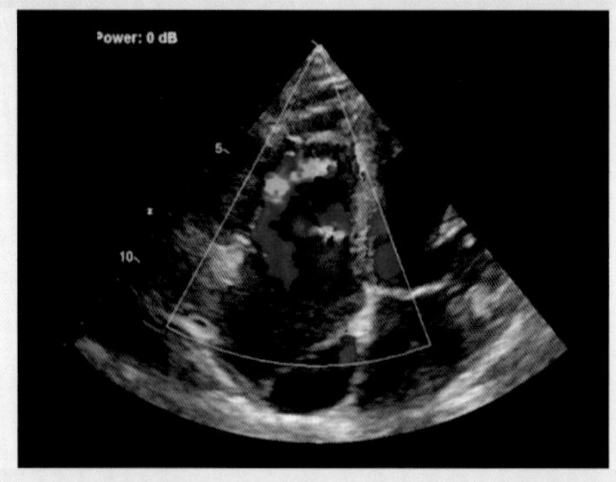

收缩期三尖瓣探及少－中量反流，反流束起自近右心室心尖部的瓣缘联合处，右心房及房化右心室增大。

图 2-4-25 TTE 非标准心尖四腔心切面

超声提示先天性心脏病：室间隔缺损（膜周型）；三尖瓣下移畸形伴中度关闭不全；三尖瓣赘生物形成。

术中所见

三尖瓣隔瓣及后瓣下移，最大下移距离约5 mm。右心房及房化右心室扩大，房化右心室收缩功能较差。三尖瓣中–重度关闭不全。可见一大小约15 mm × 10 mm的中央型房间隔缺损，以及一大小约8 mm × 9 mm的膜周型室间隔缺损。靠近室间隔缺损边缘的三尖瓣前瓣上可见赘生物形成。全麻体外循环下行室间隔缺损修补+房间隔缺损修补+赘生物清除+Ebstein畸形矫治术。

鉴别诊断

Ebstein畸形的房化右心室通常室壁较薄，收缩功能较差。目前认为Ebstein畸形不仅仅是单纯的三尖瓣发育异常，该疾病与心肌发育不良和心肌病并存。因此，Ebstein畸形需要与单纯右心室心肌病鉴别。

最终诊断

先天性心脏病：室间隔缺损；房间隔缺损；Ebstein畸形；感染性心内膜炎；三尖瓣赘生物形成；三尖瓣中–重度反流。

分析讨论

Ebstein畸形占先天性心脏病的0.6%～1%。Ebstein畸形始于胚胎发育的早期，其推测发病机制可能为原始瓣膜内结缔组织和肌肉的退化、挛缩等发育异常。患者的三尖瓣隔叶和（或）后叶附着点通常呈螺旋形向下移位，往往伴随三尖瓣关闭不全。右心室被下移的三尖瓣分为房化右心室和功能右心室两个部分，固有右心房和房化右心室构成巨大的右心房。超声心动图典型表现：①心尖四腔心切面见三尖瓣隔叶下移，与二尖瓣附着点之间距离＞15 mm；②右心室流入道长轴切面见后叶下移，明显靠近心尖部，下移指数≥8 mm/m²；③三尖瓣瓣叶发育不良。多数患者合并房间隔缺损，部分患者合并室间隔缺损或动脉导管未闭。

本例患者术前漏诊了房间隔缺损。分析漏诊的原因可能是对Ebstein畸形认识不足，忽略了对房间隔的重点观察。此外，Ebstein畸形时房化右心室压力偏大，当右心房与左心房压差不大时，房水平的分流会变得不明显。

经验 / 教训

Ebstein畸形与右心室心肌病并存，且最常合并房间隔缺损。超声心动图应重点观察三尖瓣附着点、反流信号起源、是否合并房间隔缺损，以及右心室及房化右心室的心肌功能等情况。对于这种多种心脏畸形合并感染的患者，诊断时不能只抓局部而漏掉其他重要信息，尽量避免一叶障目。

病例启示

梅奥诊所小儿心脏外科团队对Ebstein畸形有较深入研究。该团队研究发现，Ebstein畸形的最佳手术时间是2～5岁，同时研究也指出每个Ebstein畸形患者的三尖瓣和右心室心肌病病变程度均不相同，因此，必须根据每个患者的具体病变情况制定个体化治疗方案。目前该团队倡导的Cone重建手术方案，以患者右心解剖和功能的生理学修复为目标，随访研究显示该方案目前已取得良好的远期疗效，患者的三尖瓣反流复发率、右心室功能也得到有效改善。

（陆 景 李 爽）

法洛四联症术后肺动脉分支栓塞

病史

患儿男性，3岁，因“检查发现心脏杂音5月余”入院。入院前5个月患儿稍活动后气促，无咳嗽、咳痰、恶心、呕吐，不伴活动后蹲踞症状，于当地医院就诊，行心脏CDFI提示先天性心脏病（法洛四联症）可能（未见报告）。建议于上级医院就诊。为进一步诊治来我院就诊，门诊以“先天性心脏病”收入我科。自患病以来，患儿精神可，饮食可，夜间睡眠可，体重无变化，大、小便正常。既往体质较好，否认高血压、糖尿病及心、脑、血管、肺、肾、肝等重要器官疾病史，按当地卫生防疫部门要求预防接种，具体不详。

体格检查

T 36 ℃，P 104次/分，R 30次/分。胸部未见明显瘀斑、瘀点，胸廓体型正常，无鸡胸、桶状胸及胸骨塌陷等异常。双肺呼吸音清，未闻及明显异常杂音，HR 104次/分，胸骨左缘第三、第四肋间可闻及收缩期杂音。

辅助检查

胸部CTA：主动脉骑跨于左、右心室，室间隔后份缺损，肺动脉瓣狭窄，肺动脉主干、左肺动脉狭窄，右心室明显增大，考虑法洛四联症。

实验室检查：脑钠肽666.5 pg/mL，肌红蛋白256.5 ng/mL，高敏肌钙蛋白I 5895.7ng/L，钠157.3 mmol/L。

超声心动图

右心房室内径增大，左心房室内径正常；右心室前壁厚约7 mm。

主动脉骑跨于室间隔上，骑跨率约52%，主动脉弓降部未见明显异常；肺动脉主干细窄，最窄处内径约4 mm，左肺动脉起始段内径约4 mm，右肺动脉内径约7 mm（图2–4–26）。

肺动脉瓣瓣叶开放呈穹隆状，开口径约2 mm；余瓣膜形态未见明显异常；室间隔上份可探及回声中断，宽约8 mm；房间隔回声未探及确切中断。

多普勒超声及CDFI：室间隔回声中断处可探及以右向左为主的双向分流信号，右向左分流速度约0.80 m/s，左向右分流速度约0.55 m/s；收缩期三尖瓣可探及微量反流；余瓣膜区未探及异常血流频谱。

超声提示法洛四联症；室间隔大缺损室水平右向左为主双向分流；肺动脉瓣狭窄，肺动脉主干及左肺动脉狭窄；主动脉骑跨；右心室肥厚。

术中所见

室间隔缺损为非限制性，大小约10 mm × 12 mm，主动脉骑跨于室间隔上，三尖瓣部分隔瓣遮挡室间隔缺损。可见卵圆孔未闭。右心室流出道可见增厚肌束至右心室流出道狭窄。肺动脉瓣及肺动脉瓣瓣环发育差，直径约5 mm。肺动脉瓣可见增厚、挛缩。左肺动脉开口径约4 mm，右肺动脉开口径约8 mm，主肺动脉直径约7 mm。予以室间隔缺损补片修复+右心室流出道疏通术，延长肺动脉切口至左肺动脉开口，剪取15 mm × 30 mm心包补片，6–0丙烯线连续缝合拓宽左肺动脉开口、主肺动脉及右心室流出道。

术后呼吸机辅助呼吸7天，血氧饱和度85% ~ 99%，HR 98 ~ 149次/分，双侧胸腔积液。

术后凝血酶原时间国际标准化比值1.04 ~ 1.35，活化部分凝血活酶时间32.6 ~ 42.1秒，纤维蛋白原含量0.71 ~ 2.13 g/L，D-二聚体0.16 ~ 4.02 mg/L，纤维蛋白原降解产物0.7 ~ 9.3 mg/L。

术后半月后复查超声心动图显示右心增大，室间隔矛盾运动，三尖瓣明显反流，反流速度梯度＞65 mmHg（图2-4-27），而未能满意探及左肺动脉情况，诊断肺动脉高压。经降肺压治疗近一个月后痊愈出院。

术后半年及1年后复查CTA显示左肺动脉明显狭窄、闭塞（图2-4-28，图2-4-29）。

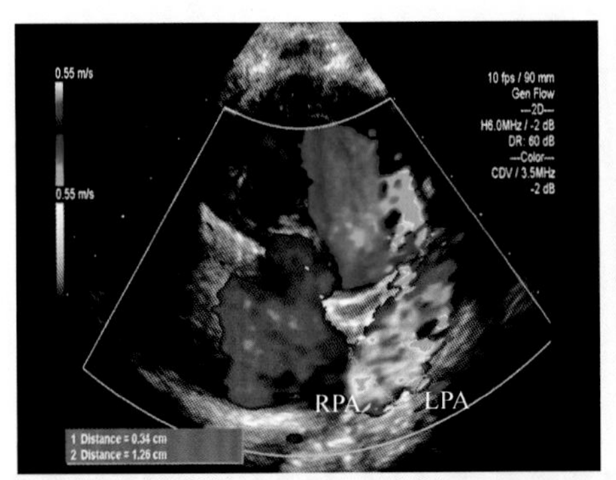

左肺动脉起始处 4 mm，右肺动脉起始处 7 mm。

图 2-4-26　肺动脉主干及左肺动脉狭窄

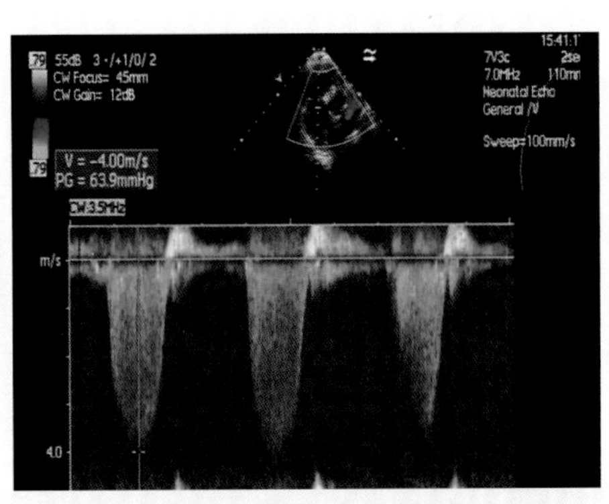

反流速度梯度＞65 mmHg。

图 2-4-27　三尖瓣明显反流

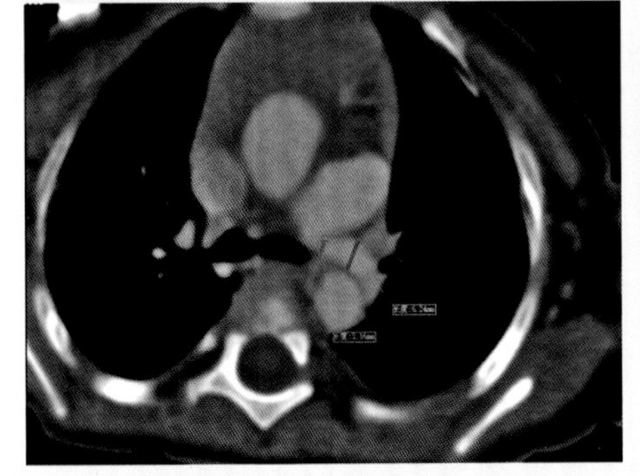

左肺动脉起始处明显变窄。

图 2-4-28　术后半年 CTA

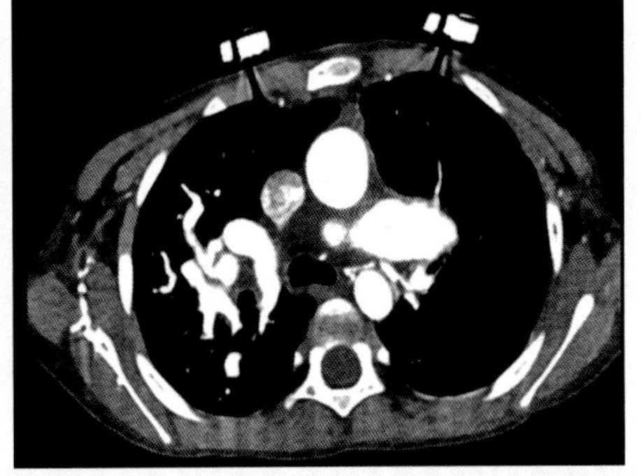

左肺动脉起始处闭塞。

图 2-4-29　术后一年 CTA

鉴别诊断

肺动脉栓塞：主要是由体循环的各种栓子脱落阻塞肺动脉及其分支引起肺循环障碍的临床病理生理综合征。最常见的栓子为血栓。肺动脉栓塞患者常突然发生不明原因的虚脱、面色苍白、出冷汗、呼吸困难、胸痛、咳嗽等，并有脑缺氧症状如极度焦虑不安、倦怠、恶心、抽搐和昏迷。该患儿术后并未长期卧床，且患儿并未出现突发的上述症状，患儿术后症状是逐渐显现的，外周血栓脱落导致肺动脉栓塞的可能性较低。

吻合口狭窄：患儿术前心脏超声即提示左肺动脉开口处直径约4 mm，且肺动脉发育较差。虽然，术中行肺动脉拓宽，切口延长至左肺动脉开口处，但远端的左肺动脉仍然存在管径细小。术后吻合口血管翳等增生可能导致血管进一步狭窄，最终引起官腔闭塞。该患儿不除外此种情况。

肿瘤栓塞：肿瘤栓子脱落可能导致肺动脉栓塞。该患儿其他部位未发现肿瘤占位性病变。

最终诊断

法洛四联症术后左肺动脉栓塞。

分析讨论

法洛四联症是最常见的发绀型先天性心脏病，在所有先天性心脏病患者中约占10%。文献报道其术后合并肺动脉高压极少见，通常情况下仅约1%合并肺动脉高压，且多见于肺动脉侧支丰富患者。本例患儿术后半月超声心动图复查发现右心增大，室间隔矛盾运动，三尖瓣明显反流，速度梯度为63.9 mmHg，而未能满意探及左肺动脉情况。出院前复查CTA提示左肺动脉狭窄，1年后复查CTA提示左肺动脉闭锁，考虑慢性血栓形成。Wu等曾报道法洛四联症合并肺动脉栓塞1例；El等报道4月龄婴儿行完全性房室管缺损修补+法洛四联症矫正术后出现右侧心力衰竭，超声显示三尖瓣中度反流，右心室增大，右心室收缩压50 mmHg，与本例相似；CTA检查显示左肺动脉和下腔静脉栓塞，左肺灌注1%。行球囊扩张及支架植入后，左肺动脉通畅。可见，早期诊断、早期治疗将有助于改善预后。

经验 / 教训

先天性心脏病患者的血液处于高凝状态，代偿性红细胞增多，血液黏度增加，动脉和静脉血栓栓塞事件的发生率增高，有或无慢性代偿性红细胞增多者的肺动脉栓塞发生率分别为39%和10%。此外，缺氧诱导促凝途径激活、组织因子表达增多，体外循环，炎症介质增加等均是血栓形成的危险因素。因此，对于法洛四联症术后合并肺动脉高压应引起高度重视，警惕是否合并肺动脉血栓性栓塞可能。既往Meta分析显示超声心动图对肺动脉栓塞诊断特异度高，但敏感度低，故应仔细探查，了解超声心动图诊断肺动脉栓塞的局限性。同时，及早进行CTA/肺灌注显像检查，早期治疗。

病例启示

由于急性肺动脉栓塞症状、体征缺乏特异度，同时，本例患者Wells评分≤4，或简化Wells评分为1分，发生急性肺动脉栓塞可能性均低。尽管D-二聚体的表达水平对急性APE的诊断有一定灵敏性，然而，血浆D-二聚体水平在创伤性手术等患者中均呈上升趋势，且其升高程度与其创伤严重性呈正相关。可能是导致本例未能被及时诊断的原因。

（张 文 向 波）

先天性主动脉瓣及瓣下膜性狭窄合并动脉导管未闭

病史

患者女性，42岁，因“发现动脉导管未闭20年余，心累4月余”入院。20年前患者体检时发现动脉导管未闭（未见报告），患者无不适感，未予重视，未予以进一步处理。4个月前患者自觉感冒后心累感明显，呈阵发性发作，发作时间不规律，偶伴心慌，偶有胸痛不适，胸痛呈阵发性刺痛感，疼痛不剧烈，无发热、畏寒，无气紧、气促、呼吸困难，无胸闷，无咳嗽、咳痰，无头晕、头痛，无夜间阵发性呼吸困难，无心前区疼痛，无恶心、呕吐、反酸，无腹胀、腹痛等不适。患者为求进一步诊治来我院就诊。

既往体质较好，否认高血压、糖尿病及心、脑、血管、肺、肾等重要器官疾病史。

体格检查

BP 139/49 mmHg，生命体征平稳，双侧胸廓对称无畸形，胸廓扩张度一致。心尖搏动正常，心前区无异常隆起或凹陷；心前区未触及抬举样搏动，无心包摩擦感，未扪及震颤。双肺呼吸音清，未闻及明显干湿啰音，胸骨右缘第二肋间及左缘第二、第三肋间可闻及收缩期舒张期连续性杂音，二尖瓣听诊区可闻及收缩期杂音。双下肢无明显水肿。

辅助检查

实验室检查：脑钠肽357.3 pg/mL；血常规：血红蛋白85 g/L，余未见明显异常。红细胞沉降率18 mm/h。

心电图：窦性心律，心电轴正常，左心室高电压，ST-T改变，V1 ~ V4 R波递增不良。

超声心动图

左心房、左心室内径增大，左心室壁增厚；左肺动脉起始部与降主动脉之间可探及管状结构，宽约6 mm，长约12 mm（图2–4–30）。

主动脉瓣回声增强、增厚，钙化，以无冠瓣为著，动度降低（图2–4–31）。

多普勒超声及CDFI：大动脉水平可探及连续性左向右分流，V_{max}=4.52 m/s，V_{min}=2.89 m/s；收缩期主动脉瓣前向血流速度明显增快，平均跨瓣压差约53 mmHg（图2–4–32），舒张期主动脉瓣可探及中量反流（图2–4–33），收缩期左心室流出道流速约1.2 m/s，收缩期二尖瓣可探及轻中度反流（图2–4–34，图2–4–35）。

超声提示先天性心脏病：动脉导管未闭（管型），大动脉水平左向右分流；主动脉瓣重度狭窄伴中度关闭不全，二尖瓣轻–中度关闭不全。

术中所见

切开肺动脉探查动脉导管未闭，大小约5 mm，在肺动脉分叉水平，直接缝合后无残余分流；停跳切开见主动脉瓣三叶畸形，三个瓣叶均有不同程度增厚，尤其是无冠瓣增厚、钙化严重，瓣膜活动僵硬，呈重度狭窄伴轻-中度关闭不全。牵开主动脉瓣，见瓣膜下方约1～3mm绕周长2/3区域均有瓣下隔膜（图2-4-36）。行主动脉瓣置换+主动脉瓣下隔膜切除+动脉导管未闭内口缝合术。术后半月痊愈出院。

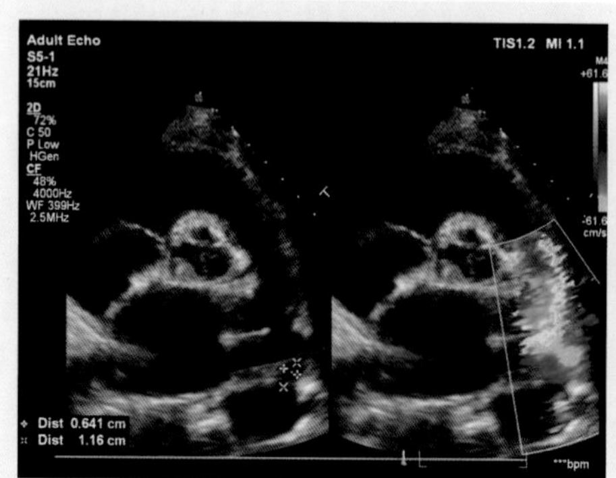

大小约 6 mm × 12 mm。

图 2-4-30　动脉导管未闭

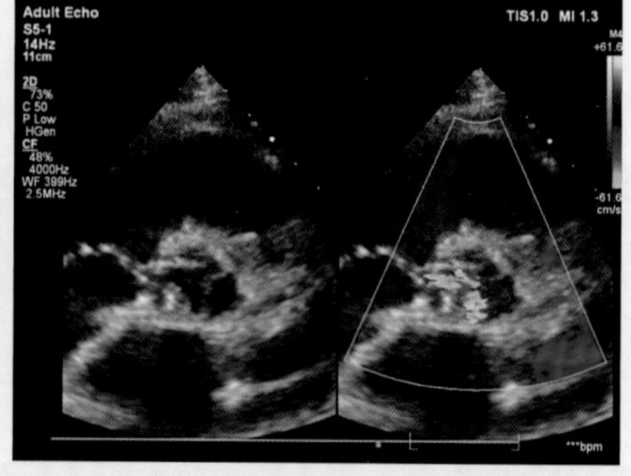

可见主动脉瓣回声增强、增厚、钙化，动度僵硬。

图 2-4-31　大动脉短轴切面

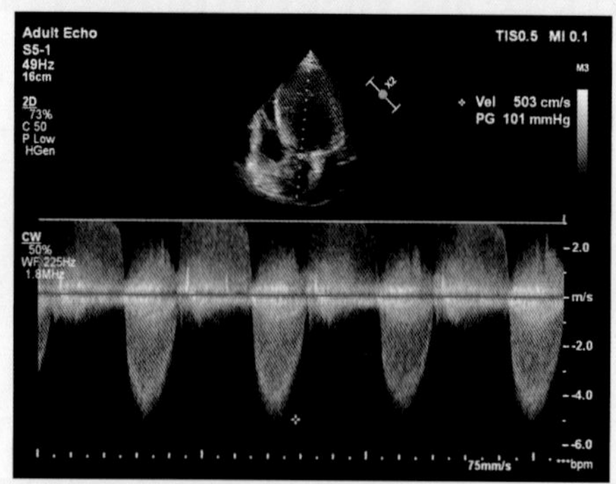

可见主动脉瓣前向血流速度明显增快。

图 2-4-32　心尖五腔心切面

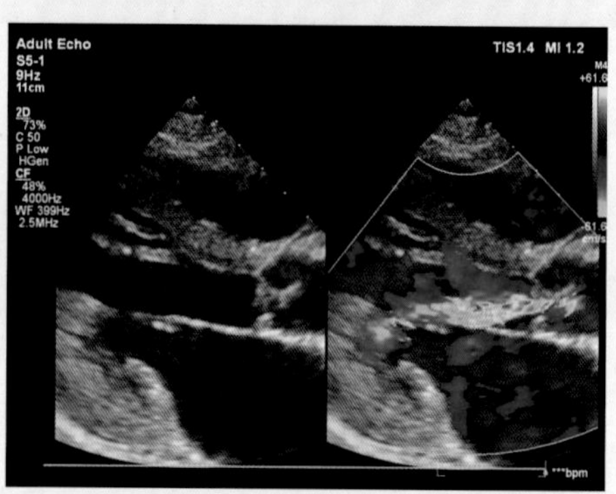

可见舒张期主动脉瓣中度反流。

图 2-4-33　左心室长轴切面

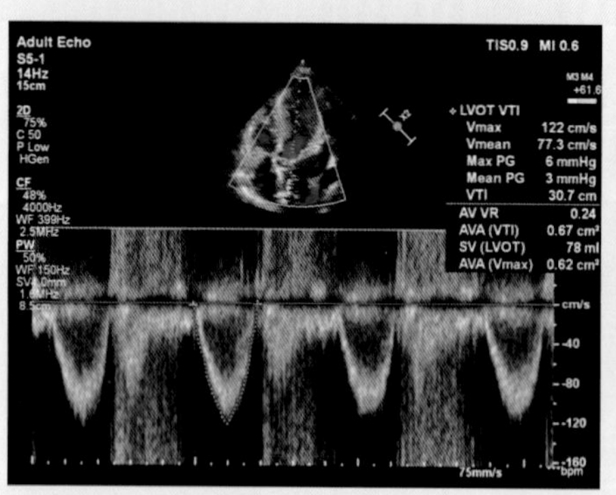

左心室流出道流速约 1.2 m/s。

图 2-4-34　左心室流出道流速

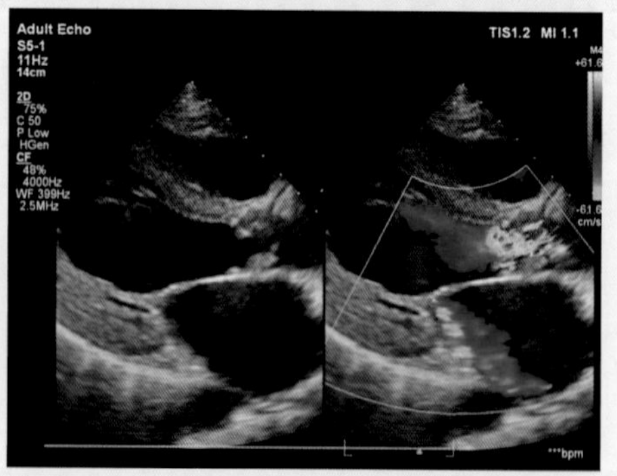

可见二尖瓣明显反流，主动脉瓣前向血流速度增快。

图 2-4-35　左心室长轴切面

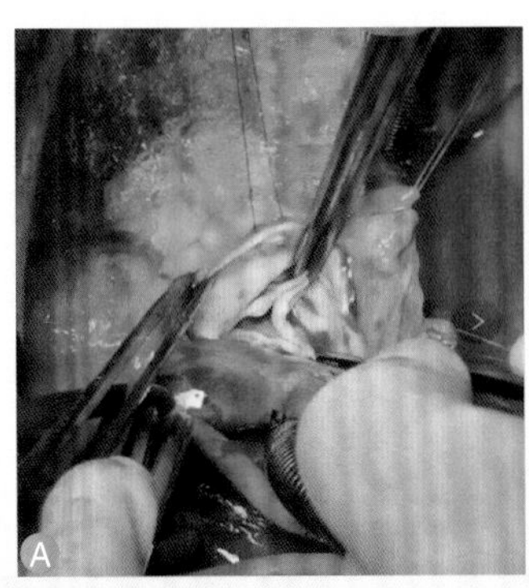

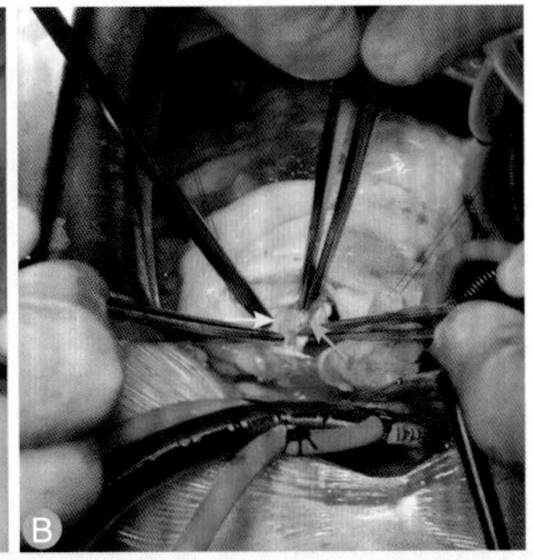

A. 主动脉瓣瓣叶，可见其增强、增厚，无冠瓣钙化明显；B. 主动脉瓣瓣环（黄箭头）及紧邻（距主动脉瓣瓣环 2 mm 处）主动脉瓣瓣环处瓣下隔膜（绿箭头）。

图 2-4-36 术中所见

鉴别诊断

主动脉瓣狭窄：主动脉瓣狭窄表现为主动脉瓣无正常的开放波形和关闭波形，而是呈较粗的曲线。同时，二维结构检查显示主动脉瓣形态、启闭情况，观察血流动力学加速位置并排除瓣下异常结构，即可诊断主动脉瓣狭窄。

最终诊断

先天性心脏病：动脉导管未闭（管型）大动脉水平左向右分流；心脏瓣膜病：主动脉瓣及瓣下隔膜形成，伴重度狭窄、中度关闭不全。

分析讨论

先天性主动脉瓣下狭窄根据病变形态和病理学可分为纤维隔膜型和肌型，其中纤维隔膜型瓣下狭窄在主动脉瓣下可见隔膜样结构，肌型主动脉瓣下狭窄可见左心室基底紧邻主动脉瓣下并影响左心室流出道的肌性组织。主动脉瓣下狭窄是一种罕见的、临床诊断具有挑战性的先天性心脏病，约占所有先天性心脏病的1.2%，同时合并动脉导管未闭的情况则更为少见。主要病理学改变是由隔膜样组织或纤维组织堵塞左心室流出道而造成左心室流出道梗阻。其发生原因可能是圆锥部与动脉干的交界处发育异常，该处组织吸收不全从而残留某些组织造成梗阻。

隔膜样组织或纤维组织累及范围可从主动脉瓣下方与瓣叶融合处至左心室流出道内，可附着在二尖瓣前瓣上。研究认为，超声心动图是诊断瓣下狭窄和解剖特征的首选方法，可用于评估左心室流出道受累情况、确定膜性狭窄导致的心脏结构和功能改变、区分其他原因导致的左心室流出道狭窄。

经验 / 教训

本例患者由于隔膜紧靠主动脉瓣（瓣下1 ~ 3 mm），且主动脉瓣增强、增厚、钙化较为明显，较难诊断为主动脉瓣下狭窄，可将取样容积从湍流出现的部位移至主动脉瓣上，比较流速的快慢变化，音频是否变得急促、尖锐、响亮，以此甄别是否合并瓣下狭窄。同时，应多切面扫查，仔细辨认血流加速起始和瓣下异常结构。

病例启示

既往研究发现主动脉瓣下狭窄多数位于右冠瓣和无冠瓣下约8 mm处的膜性回声。由于本例主动脉瓣下膜性结构紧邻主动脉瓣，且主动脉瓣增强、增厚、钙化而导致瓣下膜性狭窄漏诊。但仔细观察，血流加速区域位于主动脉瓣下，且二维显示主动脉瓣下异常小突起，应警惕是否合并主动脉瓣下狭窄。同时，瓣下狭窄可导致主动脉瓣结构破坏而引起主动脉瓣关闭不全。

（向艏博　左明良）

第五节　其他先天性心脏病

双腔右心室误诊右心室流出道狭窄

病史

患者女性，27岁，因“发现先天性心脏病5年余”入院。5年前因活动后心累、气紧，不伴头晕、恶心、呕吐等。在当地医院检查提示先天性心脏病：室间隔缺损；右心室流出道狭窄。未作特殊处理。患者近日自觉活动后心累、气紧症状加重，为进一步治疗来我院就诊，门诊以“先天性心脏病”收入院。既往体健，否认高血压、糖尿病及重大手术外伤史。

体格检查

一般情况良好，口唇轻度发绀，颈静脉无怒张，双肺呼吸音清，心界无扩大，HR 76次/分，心律齐，胸骨左缘第三、第四肋间4/5级粗糙的全收缩期杂音，并向肺动脉瓣听诊区传导。肝脾未触及，双下肢无水肿，双足背动脉搏动正常。

辅助检查

胸部X线片：心影增大。

CTA：肺动脉主干及分支显示清楚，未见确切充盈缺损征象，未见确切血管变异，未见局部狭窄及膨隆改变。

超声心动图

右心比例增大（图2-5-1），右心室肥大（图2-5-2），右心室腔流入道、流出道之间探及明显狭窄，最窄处约7 mm（图2–5–3），高压腔右心室壁明显增厚约15 mm，流出道内径约17 mm，运动幅度明显增强，右心室腔最窄处血流速度约7.2 m/s（图2–5–4）。三尖瓣回声尚可，瓣环径约43 mm，可探及中–重度关闭不全（图2–5–5），速度约6.7 m/s。室间隔未探及确切过隔血流信号。术后TTE显示右心室中份流速增快4.7 m/s（图2–5–6）。

超声提示先天性心脏病：双腔右心室（double chambered right ventricle，DCRV），右心室明显肥厚，右心增大，三尖瓣中重度关闭不全。

第二章 先天性心脏病

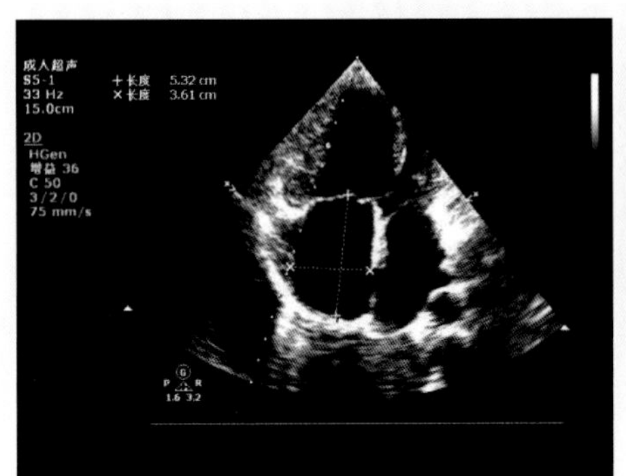

图 2–5–1　右心房、右心室增大

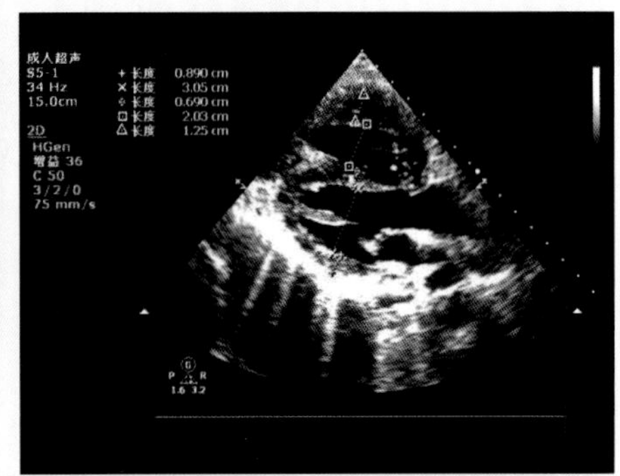

图 2–5–2　右心室前壁增厚约 12 mm

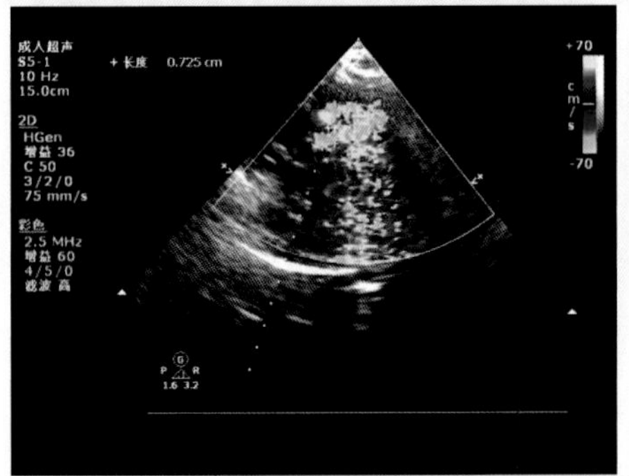

图 2–5–3　右心室流出道内径约 7 mm

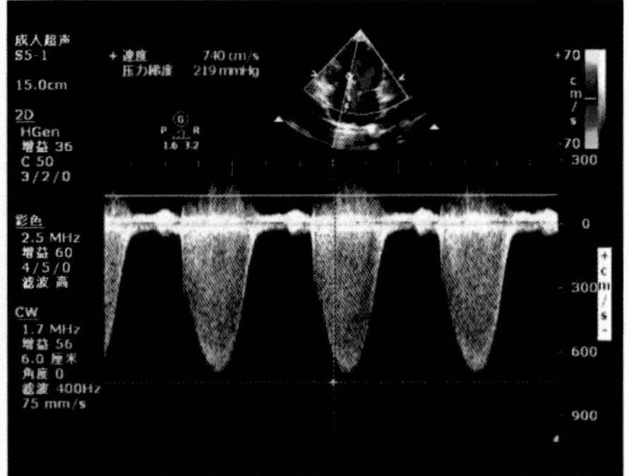

图 2–5–4　右心室流出道前向血流速度增快，V_{max}=7.2 m/s

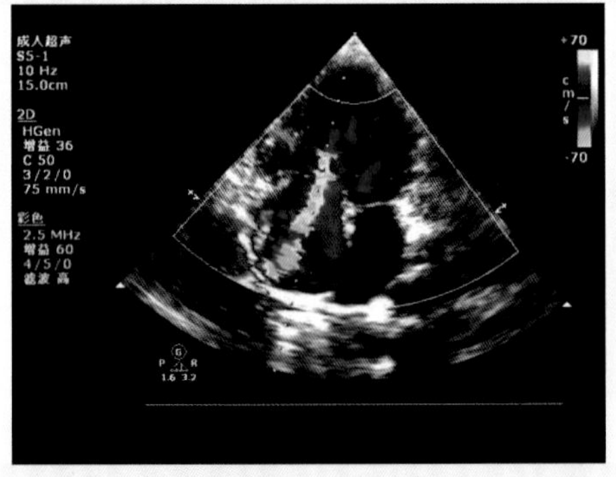

图 2–5–5　收缩期三尖瓣可探及中 – 重度关闭不全

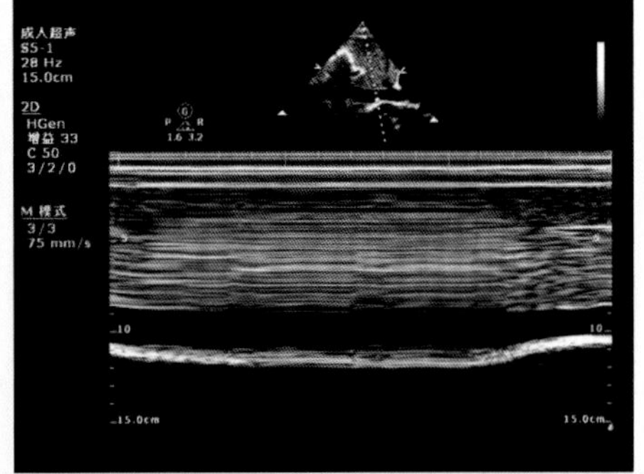

图 2–5–6　下腔静脉增宽，右心压增高

术中所见

右心室流出道扪及震颤，右心室中份靠近右心室流出道处可见明显纤维缩窄环形成（图2-5-7），直径约7 mm，右心室被分为流入道高压腔及流出道低压腔。三尖瓣瓣环增大，关闭时呈重度反流。

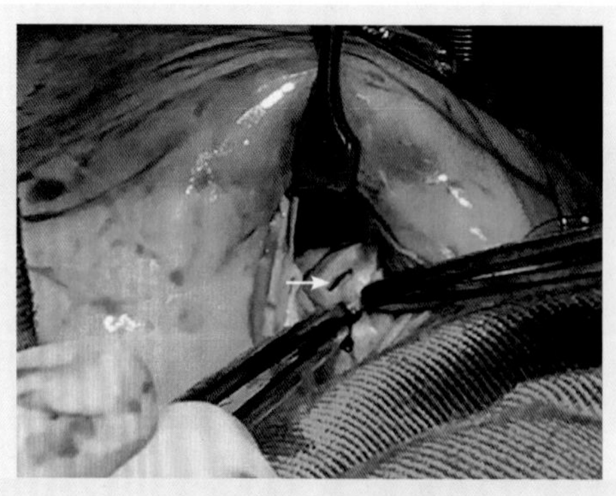

右心室内纤维缩窄环（箭头）。

图 2-5-7 经肺动脉切口

手术方式：体外循环下双腔右心室矫治+三尖瓣成形术。术中经肺动脉及右心房切口，切除纤维缩窄环，并切除右心室内粗大的限制肌束。术后患者恢复顺利，痊愈出院。

鉴别诊断

肺动脉瓣狭窄：在成年人先天性心脏病中发病率较高达25%，典型体征为胸骨左缘第二肋间有一响亮的收缩期喷射样杂音，可传导到颈部，整个心前区甚至背部，常伴震颤，P_2减弱。

室间隔缺损：胸骨左缘第三、第四肋间可闻及4/5级全收缩期杂音伴震颤，P_2可轻度分裂。

双腔右心室：胸骨左缘第三、第四肋间可闻及4/5级全收缩期杂音伴震颤。由于存在肌束将右心室腔分为近侧的高压腔和远侧的低压腔，临床上根据梗阻的严重性及是否存在合并畸形而出现不同的症状。病理解剖学上分为两种类型：肌隔型和肌束型。绝大多数病例合并室间隔缺损，尚可合并肺动脉瓣狭窄，或主动脉瓣膜或瓣下狭窄等心脏畸形。

最终诊断

双腔右心室；右心室明显肥厚；右心增大；三尖瓣中重度关闭不全。

分析讨论

双腔右心室是一种右心室梗阻性疾病，是指右心室被异常肌束分隔成为两个腔室，即近端的高压腔和远端的低压腔，占先天性心脏病的0.5%～2.0%。双腔右心室由Tsifutis于1961年首次提出。双腔右心室由胚胎发育时期并入右心室过程中的原始心球发生缺陷，或小梁间隔缘发出某些壁、隔束引起的间隔隆起、特别突出和肥厚造成。其病理特点是在右心室漏斗部入口水平，起自三尖瓣隔瓣附近间隔、室上嵴下方，向左前下跨越心室体部，终止于邻近室间隔、右心室前壁、右心室前乳头肌根部的肥大异常肌束将右心室分隔成近侧端高压腔和远端低压腔。近侧端高压腔室壁多肥厚，腔内有增粗肥厚的肌小梁；远侧端低压腔室壁多薄并且光滑，表面大多覆盖有灰白色的纤维组织膜。

根据异常肌束在右心室腔内形成狭窄的部位，可以将双腔右心室分为低位型、中位型和高位型。

根据异常肌束的形态，双腔右心室又可以分为以下两种：①肌隔型，在高压流入腔和低压流出腔之间形成肌性隔膜，把右心室分隔为两个腔室，两腔之间有狭窄的孔道互通；②肌束型，其特征是异常肥厚的肌束之间纵横交错分隔右心室腔，肌束之间以及肌束与右侧的心室漏斗皱襞之间形成裂隙从而相通。本例为肌隔型。

也可根据右心室阻塞程度和合并畸形将双腔右心室分为4种类型：Ⅰ型为阻塞严重，没有室间隔缺损或者有很小的室间隔缺损，血流动力学表现相当于肺动脉口狭窄；Ⅱ型为阻塞较轻，较大的室间隔缺损，血流动力学表现相当于单纯性室间隔缺损，早期多为左向右分流；Ⅲ型为阻塞严重，较大的室间隔缺损，血流动力学表现相当于法洛四联症，一般出现右向左分流；Ⅳ型为合并严重的心血管畸形，血流动力学表现变化比较复杂。结合超声诊断及术中实体探查本例为Ⅰ型。

经验 / 教训

双腔右心室是一种获得性肺动脉瓣下狭窄，由右心室膜部室间隔缺损分流区域内出现的异常肌束肥大导致。常合并其他心内畸形，较少单独存在，以室间隔缺损最常见，而其临床症状又多与合并的畸形相似，容易被漏诊或误诊。

本例患者外院超声误诊为室间隔缺损合并右心室流出道狭窄，可能是因为右心室梗阻部位的结构显示比较模糊，再加上经验不足，将高速血流误认为室间隔左向右分流信号。亦误诊为右心室流出道狭窄，究其原因可能是异常肌束在室间隔上的附着位置未显示清晰。

病例启示

本例患者只有右心室异常肌肉束，经手术证实无合并畸形，属单纯型双腔右心室，临床较为少见。由于双腔右心室患者的症状和体征无明显的特异度，有时会诊断为与其相似的心脏畸形，如本例患者被误诊为室间隔缺损合并右心室流出道狭窄，而有的患者只被诊断为合并畸形而忽略双腔右心室。所以，超声医师在检查患者时应仔细评估、分析，以免发生误诊、漏诊的情况。

超声心动图是临床诊断双腔右心室的首要检查方法。二维超声能够显示异常肌束的起止部位及形态，CDFI可清晰显示血流束的形态，确定狭窄口的位置，并可估测狭窄程度。双腔右心室需与肺动脉瓣狭窄、右心室流出道狭窄等进行鉴别诊断，同时还需明确是否合并存在其他先天性心脏疾病，尤其是室间隔缺损，若室间隔缺损处于高压腔时，可呈现左向右分流不明显的可能，这需要检查医师特别注意，避免漏诊。

检查时，CDFI下右心室流出道出现五彩镶嵌高速血流信号，此现象对检查者有所提示，频谱多普勒可测得高速血流。发现右心室腔内异常高速血流信号后，用二维灰阶切面观察高速血流的位置是否在右心室流出道内，右心室腔内探及异常肌束分隔右心室为两腔的特征性改变即可诊断为双腔右心室。本病应与肺动脉瓣下狭窄等鉴别，鉴别关键在于分辨异常肌束位置，位于室上嵴或其上为肺动脉瓣下狭窄。

一旦确诊，有手术指征应尽早施行手术，因右心室异常肌肉束有随年龄增长而增粗的倾向，可使高压腔压力不断上升最终导致右侧心力衰竭。双腔右心室是手术的绝对适应证，且手术效果佳。

（王正阳　向　波）

肺动脉瓣狭窄伴右心室流出道狭窄

病史

患者女性，72岁，活动后出现心累、气紧伴胸闷，既往有间断无诱因咳嗽症状。

体格检查

心尖区、肺动脉区触及抬举样搏动，未闻及震颤，心律齐；听诊胸骨左缘第二、第三肋间可闻及3/6级收缩期杂音，P_2不亢进。

辅助检查

胸部CT血管造影：右心室流出道远端狭窄；肺动脉瓣狭窄。

超声心动图

大动脉短轴切面：肺动脉瓣回声增强、增厚，开放受限，动度降低，开口径约12 mm，前后瓣环径为16～17 mm。CDFI：收缩期肺动脉瓣前向血流速度增快，呈五彩花色；舒张期探及反流（图2-5-8）。

右心室流出道远端见一肌束突入腔内，右心室流出道最窄处内径约13 mm，壁束长约12 mm、厚约10 mm，隔束厚约9 mm。CDFI：收缩期右心室流出道前向血流速度明显增快（图2-5-9～图2-5-12）。

超声提示：右心室流出道肌性狭窄；肺动脉瓣中-重度狭窄伴关闭不全。

术中所见

右心室流出道狭窄及肺动脉瓣狭窄，与超声诊断结果基本相符（图2-5-13）。

鉴别诊断

房间隔缺损：轻度肺动脉瓣口狭窄的超声心动图表现与房间隔缺损颇有相似之处，肺动脉瓣口狭窄引起的肺动脉高压可导致右心明显增大，房间隔变薄，肺动脉瓣口血流加速，

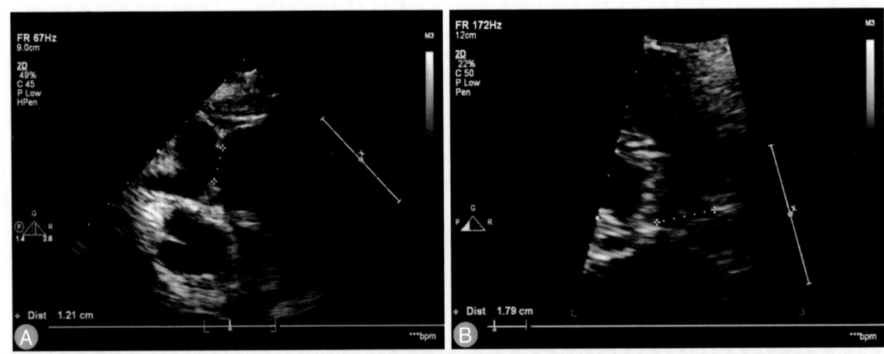

A. 大动脉短轴切面可见肺动脉瓣回声增强、增厚，开放受限，动度降低，开口径约 12 mm；B. 大动脉短轴切面可见肺动脉瓣回声增强、增厚，前后瓣环径为 16 ～ 17 mm。

图 2–5–8　肺动脉瓣狭窄

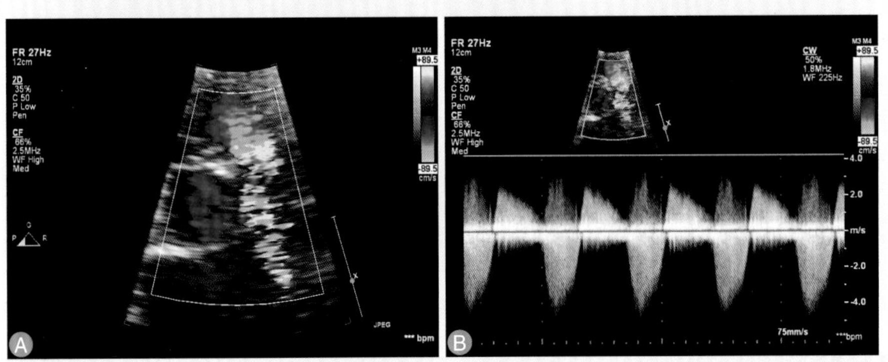

A. 大动脉短轴切面 CDFI 显示收缩期肺动脉瓣前向血流速度增快，呈五彩花色；B. 大动脉短轴切面频谱多普勒显示收缩期肺动脉瓣前向血流速度增快，V_{max} ＞ 4 m/s。

图 2–5–9　肺动脉瓣狭窄

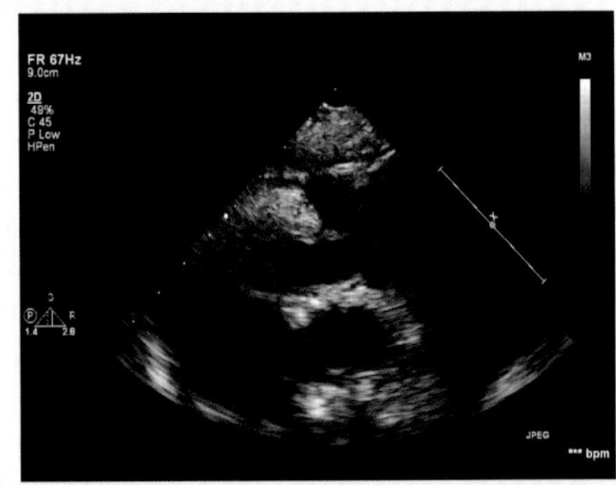

大动脉短轴切面见右心室流出道远端一肌束突入腔内；测量右心室流出道壁束厚约 10 mm，长约 12 mm。

图 2–5–10　右心室流出道肌束

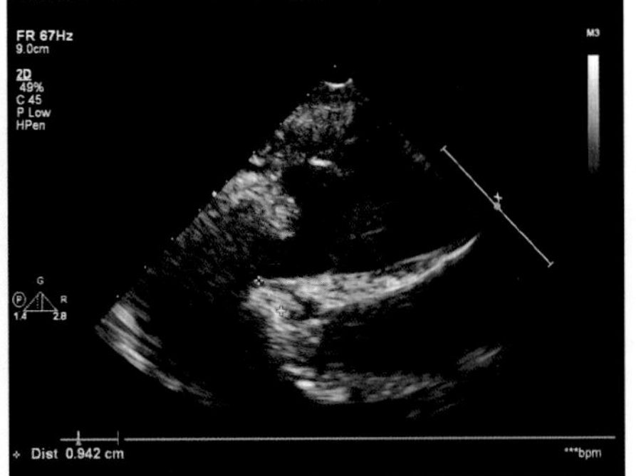

大动脉短轴切面见隔束厚约 9 mm。

图 2–5–11　右心室流出道肌性狭窄

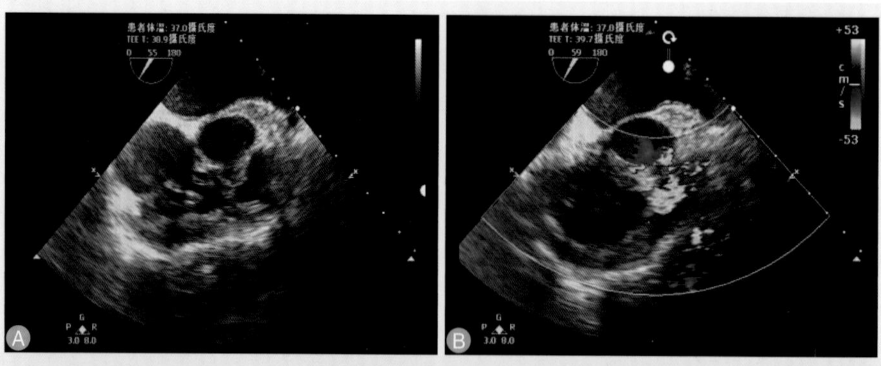

A.TEE 大动脉短轴切面测量右心室流出道最窄处内径约 13mm；B. 右心室流出道肌性狭窄，TEE 大动脉短轴切面 CDFI 显示收缩期右心室流出道花色血流信号。

图 2-5-12　右心室流出道肌性狭窄

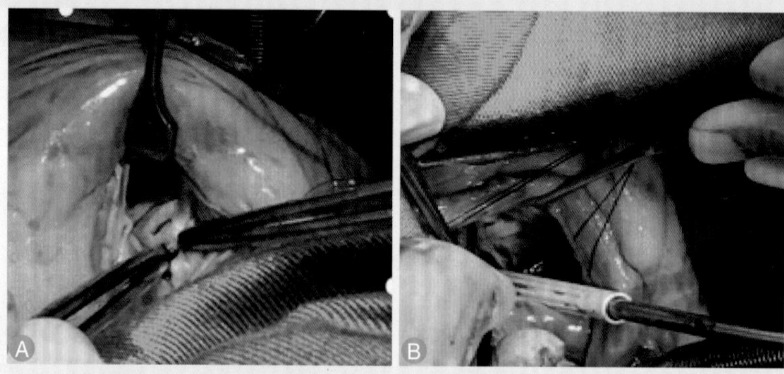

A. 术中可见肺动脉瓣口明显狭窄；B. 术中探查右心室流出道，可见粗大的壁束和隔束。

图 2-5-13　术中所见

卵圆窝处易出现假性回声失落等表现，易误诊为房间隔缺损。可通过调整增益等条件或选择TEE等方式进行鉴别。

室间隔缺损：右心室流出道狭窄的超声表现与室间隔缺损甚为相似，两者均可在右心室流出道内出现收缩期五彩湍流，但右心室流出道狭窄无穿隔血流信号，并可清晰地显示右心室流出道狭窄的部位与程度。

先天性原发性肺动脉扩张病：其临床表现和心电图变化与轻型的肺动脉瓣狭窄类似，鉴别诊断有一定困难。右心导管检查未能发现右心室与肺动脉收缩期压力阶差或其他压力异常，同时又无分流，而X线片提示肺动脉总干扩张，则有利于本病的诊断。

法洛四联症：重度肺动脉口狭窄伴房间隔缺损，且有右至左分流并出现发绀的患者（法洛三联症）需与法洛四联症相鉴别。

最终诊断

右心室流出道肌性狭窄；肺动脉瓣中–重度狭窄伴关闭不全。

分析讨论

广义的肺动脉狭窄是指右心室流出系统的梗阻畸形，发病率占先天性心脏病的12%～18%，主要包括肺动脉瓣和（或）瓣环、右心室漏斗部、肺动脉主干及其分支狭窄。

肺动脉瓣狭窄：M型超声可显示肺动脉瓣活动曲线“a”波加深，深度常常大于7 mm。二维超声显示收缩期肺动脉瓣呈“圆顶帐篷样”且向主肺动脉腔膨出，部分病例瓣叶明显增厚、短小，活动僵硬。由于长期高速血流冲击，轻、中度狭窄者常伴有肺动脉主干狭窄后扩张。超声多普勒：CDFI显示收缩期血流通过狭窄的肺动脉瓣口突然变细，后散开形成五彩涡流；CW于狭窄的肺动脉瓣口探及高速血流信号（一般>2 m/s应考虑可疑的肺动脉瓣狭窄）。

右心室流出道狭窄：二维超声显示隔膜型于右心室流出道出现垂直管腔的细线状回声，中央为一小孔；肥厚型在室上嵴心肌环形肥厚，壁束、隔束均明显肥厚。狭窄部位与肺动脉瓣之间可形成相对宽大的部分，称为第三心室；CDFI显示收缩期血流通过右心室流出道狭窄处变细，远端有多彩湍流；CW于狭窄处探及高速血流信号（一般>2 m/s应考虑可疑的狭窄）。

肺动脉主干及分支狭窄：二维超声显示主肺动脉管壁增厚，管腔狭窄，远端扩张或整个主肺动脉变细，或显示左右肺动脉近端管腔狭窄。由于左右肺动脉远端受肺气干扰，常显示不清。超声多普勒同上，均在狭窄处探及五彩血流信号和高速湍流。

对于此病例中同时伴有两处肺动脉狭窄的情况较为少见，肺动脉瓣瓣口狭窄和肺动脉主干及分支狭窄较容易发现，但右心室流出道狭窄常被忽略，因为在大动脉短轴切面上，右心室流出道基本与声束垂直，多普勒获得的血流速度常低于实际速度，且肺动脉瓣狭窄导致的右心压力增加同样会对右心室流出道梗阻的诊断造成困难，因此术前需要细致探查有无合并右心室流出道狭窄，避免漏诊。对于该病例右心室流出道狭窄的诊断也是通过非标准切面才获得相关图像和数据的。

经验 / 教训

超声心动图可以方便、快速地对肺动脉狭窄做出诊断。明确狭窄的部位及该处的解剖结构，对于临床治疗的方法和选择手术的方式尤为重要。此病例右心室流出道远端狭窄部位非常接近肺动脉瓣，狭窄处的五彩花色血流对诊断有较大的干扰，如果没有局部放大，极易误诊为单纯的肺动脉瓣狭窄。肺动脉狭窄可独立存在，亦可为复合心脏畸形（如法洛四联症、法洛三联症、右心室双出口等）的组成部分或与之伴发。所以，当发现有肺动脉狭窄时，一定要加倍留意有无其他心脏先天畸形的存在。

病例启示

超声心动图发现肺动脉及右心室流出道有血流加速时，一定要多切面观测，逐节段检测对应血流速度，确定最快加速的位置。对于肺动脉分支远段及肺内动脉的问题，常规超声心动图是无法显示和明确诊断的，如怀疑此处狭窄，应该建议患者做血管造影。

（张清凤）

冠状动脉瘘伴赘生物形成

病史

患者女性，54岁，因“心前区隐痛伴胸闷、心悸半年，加重伴发热1个月”入院。半年前，患者出现心前区隐痛不适，伴闷胀感，活动后为甚，伴全身酸痛。无发热、畏寒，无恶心、呕吐，无头晕、头痛，不伴双下肢水肿、夜间阵发性呼吸困难等。1个月前患者上诉症状进行性加重，并伴咳嗽，咳黄白色黏痰，偶伴痰中带血。伴发热，最高温度39 ℃。胸闷、胸痛的症状明显加重。外院诊断“感染性心内膜炎，三尖瓣轻–中度反流，肺动脉高压，右冠状动脉瘤样扩张，主动脉瓣退行性变伴中度反流，左心室舒张功能降低，局限性心包积液”。予以抗炎对症处理有所好转。自诉患高血压2年，并服药（具体不详）治疗后目前血压正常。否认糖尿病、心脏病病史。

体格检查

T 36.8 ℃。慢性病容。心前区无隆起，心尖搏动正常，搏动位于左锁骨中线外侧0.5 cm，无震颤，无心包摩擦感。心界增大，HR 83次/分，心律齐。三尖瓣听诊区可以闻及3/6级收缩期杂音。

辅助检查

心电图：未见明显异常。

冠状动脉造影：右冠状动脉全程发育畸形，伴瘤样扩张，造影剂通过冠状动脉进入右心室；左冠状动脉未见明显异常（图2–5–14）。

超声心动图

左心室长轴切面：左心房、左心室内径增大，主动脉瓣回声增强、增厚，呈轻度关闭

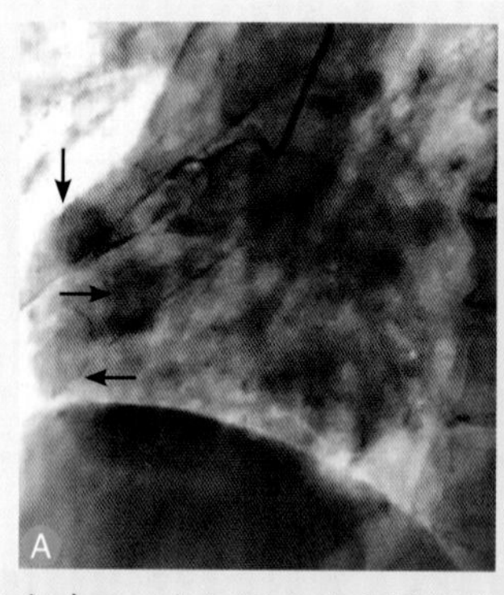

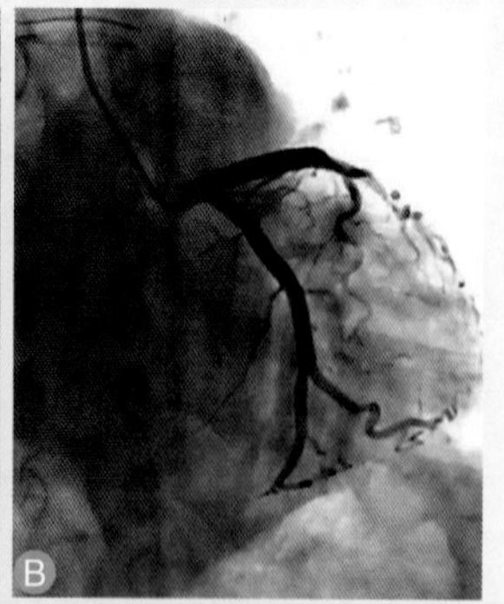

A. 右冠状动脉全程发育畸形，走行迂曲伴瘤样扩张，造影剂通过冠状动脉进入右心室（箭头）；B. 左冠状动脉未见明显异常。

图 2–5–14　冠状动脉造影

不全。

大动脉短轴切面：右冠状动脉扩张，起始处内径约19 mm，后降支内径约9 mm，稍远段似与一局限性膨大结构相通，局限性膨大处内径约30 mm，并于该处探及破口约5 mm，该处支配区域后室间隔上份心肌内冠状动脉呈窦隙样改变，回声增强，多个窦隙结构大小约4 mm、5 mm，其内血流与右心室腔相通；左冠状动脉位于短轴切面4～5点钟位置，内径约5.5 mm。

四腔心切面：胸骨旁四腔心切面向后探查，显示右冠状动脉远端扩张（图2–5–15）。心尖四腔心切面三尖瓣隔瓣右心房面探及一稍强回声团，大小约17.1 mm × 12.4 mm，随瓣叶甩动明显，舒张期进入右心室，收缩期位于右心房（图2–5–16）；收缩期三尖瓣可探及中度反流；右冠状动脉后降支流速偏快，V_{max}=0.74 m/s，右冠状动脉后降支远段心肌窦隙样结构内探及多束连续分流信号进入右心室，V_{max}=3.4 m/s，V_{min}=1.4 m/s。

术中TEE：主动脉瓣回声增强、增厚，呈轻度关闭不全，偏向二尖瓣前瓣；右冠状动脉内径明显增粗，后降支局限性膨最宽处约30 mm，并探及破口约5 mm，膨大处流速增快并探及漩流信号，支配区室间隔上份探及窦隙样结构，并与右心室相通，探及该处连续性左向右分流，与右心室相通处邻近三尖瓣隔瓣，该瓣环处回声明显，三尖瓣前瓣及隔瓣探及絮状回声大者约9 mm，小者约6 mm，随心动周期摆动明显；左冠状动脉起始处内径约5.3 mm，回旋支与前降支内径正常（图2–5–17）。

超声提示：右冠状动脉–右心室瘘，连续性左向右分流，后降支稍远段局部膨大处，提示冠状动脉瘤样扩张，不能除外假性动脉瘤形成，建议行冠状动脉造影检查明确；三尖瓣赘生物形成伴中度关闭不全。

术中所见

心脏增大，右冠状动脉增粗明显，直径约20 mm，走行迂曲，后降支处可见一直径约9 mm

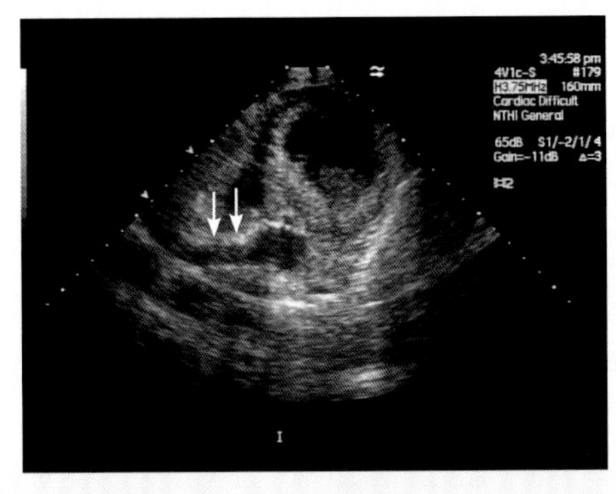

图 2–5–15 右冠状动脉远端扩张（箭头）

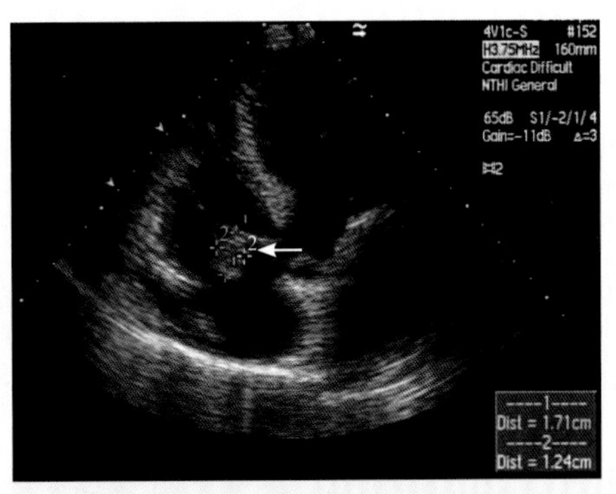

心尖四腔心切面白色箭头所示三尖瓣右心房面赘生物附着（箭头），大小约17.1 mm × 12.4 mm。

图 2–5–16 三尖瓣右心房面赘生物

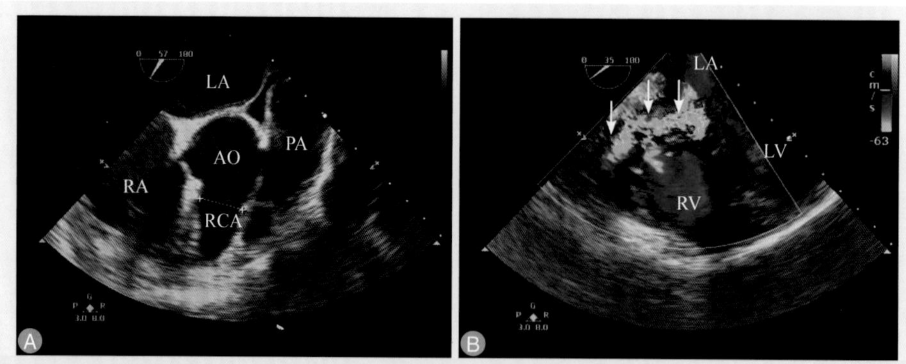

A. 右冠起始部增宽约 19 mm；B. 右冠状动脉瘘花色血流信号（箭头）。

图 2-5-17　明显增宽的右冠状动脉及其瘘口的花色血流信号

的瘘口，瘘入右心室，右心室内口位于三尖瓣隔瓣下，瘘口周围可见纤维组织增生及赘生物附着；三尖瓣前瓣及隔瓣下可见大量赘生物附着，右心房面也可见部分赘生物，呈中度关闭不全。

术中对患者行三尖瓣赘生物清除+三尖瓣机械瓣置换+右冠状动脉右心室瘘修补术。术后恢复好，痊愈出院。

鉴别诊断

冠状动脉瘤：先天性冠状动脉瘤是一种少见的先天性畸形，表现为冠状动脉的一段或多段呈瘤样扩张，通常位于冠状动脉的分叉处，与心腔或血管间无沟通。本例患者病变的右冠状动脉全程扩张，并于右冠状动脉后降支远段探及瘘口与右心室相通，可予以鉴别。

川崎病：多见于小儿，且有明显的发热、皮肤黏膜损害、淋巴结肿大等临床表现。本例患者为中老年女性，无川崎病史，可予以鉴别。

左冠状动脉起源异常（成年人型）：此型患者右冠状动脉也呈明显代偿性扩张。本例患者左冠状动脉起源正常，可予以鉴别。

最终诊断

感染性心内膜炎；三尖瓣赘生物形成；右冠状动脉-右心室瘘；右冠状动脉瘤样扩张；瓣膜性心脏病；主动脉瓣轻度关闭不全；三尖瓣中度关闭不全；肺动脉高压。

分析讨论

本例患者超声检查探及右冠状动脉扩张及三尖瓣赘生物形成较为容易，重点和难点在于进一步探查发现右冠状动脉-右心室瘘，外院超声心动图检查便将其漏诊。但右冠状动脉不会无缘无故扩张，进一步分析不难想到可能存在冠状动脉瘘。此外，感染性心内膜炎患者多有心脏结构异常，尤其单独三尖瓣赘生物形成且赘生物位于右心室面者更为罕见。本例患者三尖瓣右心室面的赘生物其实是冠状动脉-右心室瘘右心室开口处的赘生物蔓延而来的。

经验 / 教训

超声诊断不能只看到表面现象，应注重病因诊断及逻辑分析，通过逻辑分析常常会找到不合理现象的合理解释，从而更接近最准确的诊断。

病例启示

感染性心内膜炎的诊断不能止步于赘生物的检出，更重要的是心脏原发结构异常的发现与诊断。

（左明良　林燕青）

冠状动脉瘘术后左心室憩室

病史

患者男性，7岁，“先天性心脏病右冠状动脉-左心室瘘”术后半年。无胸前区疼痛、胸闷、乏力、晕厥，无呼吸困难、咳嗽、咳痰，无双下肢水肿。既往无明确川崎病、心肌炎、胸部外伤等病史。术前超声心动图诊断：右冠状动脉-左心室瘘，右冠状动脉扩张（图2-5-18）。

体格检查

发育正常，步入诊断室。心脏听诊区未闻及杂音，胸前可见手术切口瘢痕。Bp 85/50 mmHg。HR 88次/分，心律齐，未闻及心脏杂音。双肺呼吸音清，未闻及干湿啰音。R 19次/分。

超声心动图

左心室短轴切面：二尖瓣口水平可见左心室下后壁基底段心肌回声连续性中断，收缩期可见一向外膨出的菲薄三角形空腔，舒张早期该空腔塌陷消失（图2-5-19）。PW在心肌回声中断处可探及低速往返血流信号。

心尖三腔心切面：左心室后壁基底段心肌显著变薄，向外膨出（图2-5-20）。彩色血流显示有血流进出该腔隙。

大动脉短轴切面：右冠状动脉显著增宽（图2-5-21）。

非标准心尖五腔心切面：在右心房室沟处可见增宽的右冠状动脉横断面。

超声提示：左心室后壁基底段憩室。

术中所见

右冠状动脉粗大，中段切开处直径10 mm，与左心室相通的瘘口直径5 mm，远端冠状动脉内径细小，仅可通过1.5 mm的探条。采取以自体心包做补片，连续缝合修补右冠状动脉左心室瘘口的手术方式。

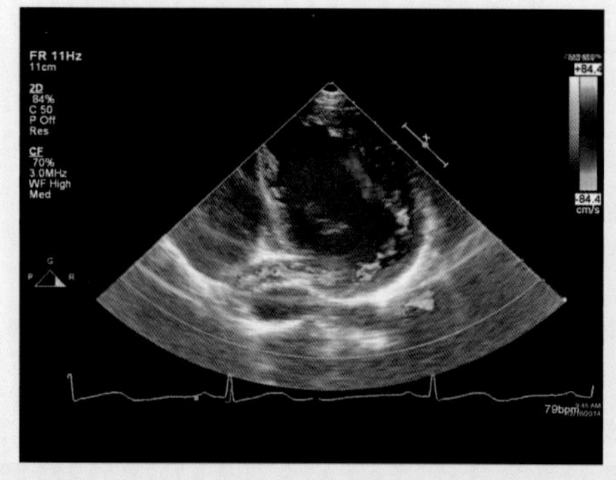

图 2-5-18　右冠状动脉血流漏入左心室

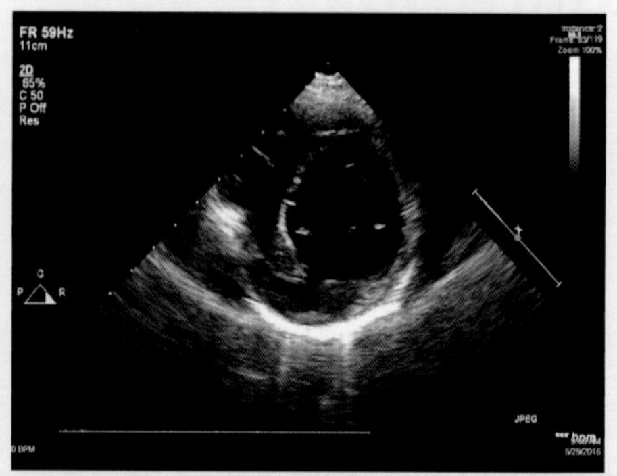

左心室短轴切面二尖瓣口水平可见左心室下后壁基底段心肌回声连续性中断，收缩期可见一向外膨出的菲薄三角形空腔，舒张早期该空腔塌陷消失。

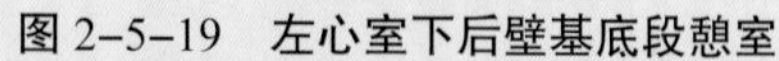

图 2-5-19　左心室下后壁基底段憩室

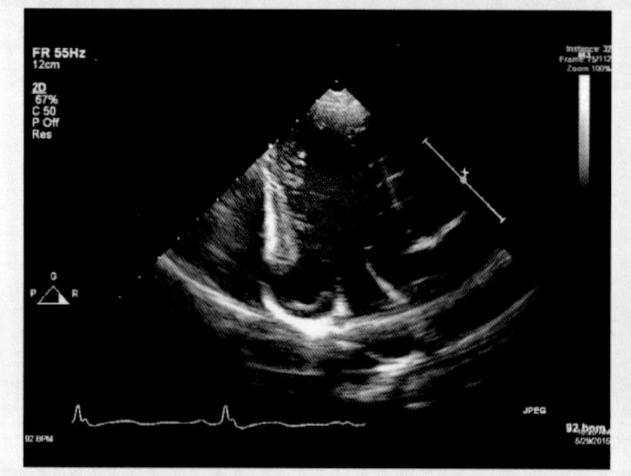

左心室后壁基底段心肌显著变薄，向外膨出。

图 2-5-20　心尖三腔心切面

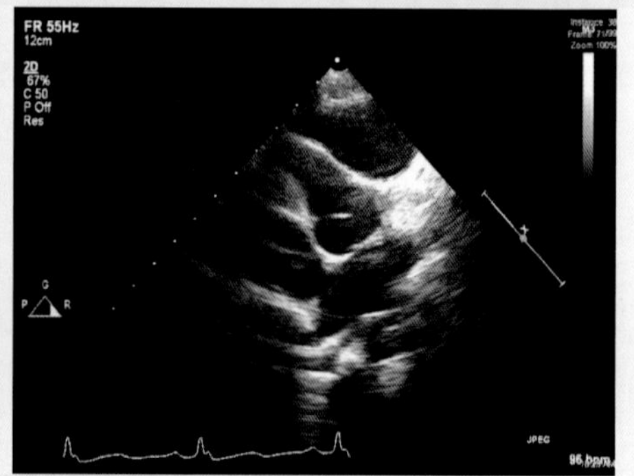

右冠状动脉显著增宽。

图 2-5-21　大动脉短轴切面

鉴别诊断

室壁瘤：真性室壁瘤瘤颈宽，瘤壁矛盾运动；假性室壁瘤瘤壁不规则且与心肌不连续，真假室壁瘤均有心肌梗死基础病变。患儿虽然有冠状动脉病变，但代偿良好，心电图没有心肌缺血和心肌梗死表现，超声表现没有室壁瘤超声声像特征。

先天性憩室：患儿的左心室憩室在术后才出现，术前超声心动图并没有发现憩室样结构，通过近似切面的前后比较可见术前右冠状动脉在左心室的出口正是术后左心室心肌回声中断的位置，也就是术后的憩室颈口，所以憩室并非先天性。

最终诊断

右冠状动脉左心室瘘术后，左心室后壁基底段憩室形成。

分析讨论

该患儿憩室形成的可能原因：术前为右冠状动脉-左心室瘘，瘘管从心脏表面斜行穿过左心室后壁基底段，开口于左心室腔；手术方案是将补片缝合瘘管靠近心外膜端，术后在补片和心内膜开口端之间遗留有一段斜行穿过心肌的冠状动脉管道，与左心室相通；左心室收缩时心室内压力增大，推挤该管道区域向外膨出，形成超声可见的左心室憩室。随着时间推移，相关结构重构，手术6个月后憩室变得更明显。

经验 / 教训

先天性心脏病术后超声心动图检查的方式方法与术前有所不同，需要全面评估手术带来的一系列变化，如置入心脏内的人工器械、分流的消失、房室大小恢复正常等等；对术后超声图像进行判读分析时一定要注意结合术前影像学图像和报告、手术记录等相关资料。

病例启示

对超声心动图检查中发现的特殊图像，应当追根究底，查明前因后果，才能做出对临床诊疗有指导意义的诊断。超声医师需要与临床医师积极交流，密切合作，不断提高诊断水平，更好地为临床服务。

（李　爽　王正阳）

胎儿卵圆孔早闭

病史

患者女性，孕33周初产妇，孕晚期常规检查。无妊娠并发症及基础疾病病史。

辅助检查

唐氏筛查低风险。

超声心动图

胎儿心房正位，心室右袢，静脉与心房连接正常，心房与心室连接正常，心室与大动脉连接正常；右心室比例偏大，房间隔继发隔冗长，局部向左心房膨出，卵圆窝瓣内径偏小，内径约2.7 mm，房水平见细小右向左分流血流信号，分流速度约0.6 m/s（图2–5–22）。收缩期三尖瓣可探及微量反流血流信号，余瓣膜区未见异常血流，主动脉峡部舒张期可探及逆向血流（图2–5–23）。

对孕妇进行动态观察，数次超声心动图随访观测指标如下（表2–5–1）。

超声提示：卵圆孔早闭（开放受限）。

随访

动态观察胎儿超声心动图，随着卵圆孔右向左分流血流速度增加，主动脉逆向血流逐渐占据优势，大脑中动脉血流阻力指数降低（图2–5–24），于孕34^{+5}周行剖宫产术产下一子

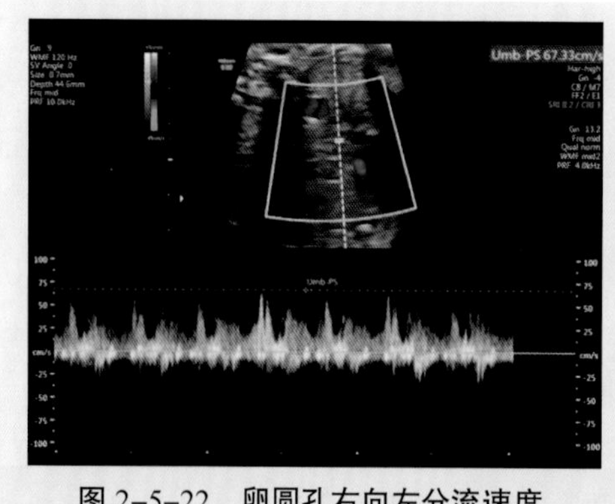

图 2-5-22　卵圆孔右向左分流速度

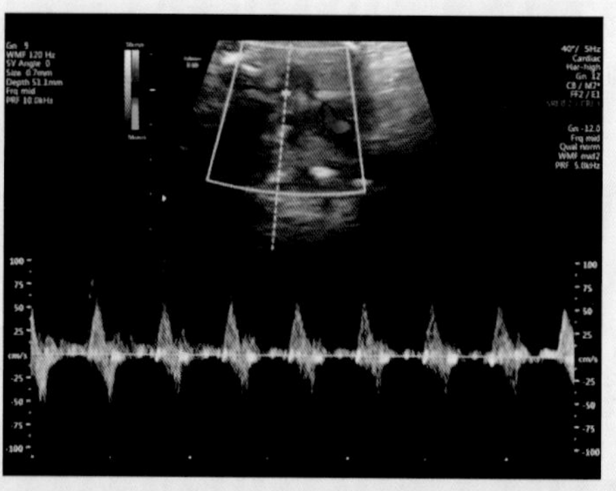

图 2-5-23　主动脉逆向血流频谱（基线下方）

表 2-5-1　超声心动图随访观测

日期	卵圆孔内径（mm）	卵圆孔右向左血流速度（m/s）	主动脉正向血流速度（m/s）	主动脉逆向血流速度（m/s）	大脑中动脉 RI	脐动脉 S/D	大脑中动脉 RI/ 脐动脉 RI
2018 年 10 月 29 日	0.27	0.67	0.67	0.62	0.6	0.45	1.33
2018 年 11 月 02 日	0.27	0.83	0.75	0.47	0.75	0.49	1.5
2018 年 11 月 06 日	0.27	0.58	0.8	0.62	0.68	0.4	1.7
2018 年 11 月 07 日	0.27	0.6	0.8	0.8	0.72	0.52	1.38
2018 年 11 月 09 日	0.27	0.92	0.77	0.81	0.64	0.47	1.36

注：RI 为血流阻力指数；S/D 为收缩期血流速度 / 舒张期血流速度。

2.57 kg，Apgar评分9。产后行超声心动图检查示房间隔继发隔中份菲薄，向右心房瘤样膨出，基底宽约6 mm，深约7 mm，在膨出部下份可见宽约2.5 mm细小左向右分流血流，血流速度约1.03 m/s（图2-5-25）。在左肺动脉外侧大动脉水平可见一管状结构，宽约3.8 mm，长约12 mm，大动脉水平可探及双期分流，收缩期左向右血流速度约1.25 m/s，舒张期右向左血流速度约0.7 m/s（图2-5-26）；收缩期三尖瓣上可探及微量反流，血流速度约2.4 m/s。产后新生儿超声诊断：①房间隔膨胀瘤伴卵圆孔未闭；②动脉导管未闭，大动脉水平双向分流。

鉴别诊断

动脉导管早闭：孕晚期的胎儿三尖瓣关闭不全，右心增大，还应排除有无动脉导管未闭。动脉导管早闭的超声表现为动脉导管内径细窄，细窄处血流速度增快。

主动脉弓缩窄：主动脉弓缩窄程度较重时也会出现主动脉峡部逆向血流，发现主动脉峡部逆向血流时，要多方位去考虑病因及血流动力学。

最终诊断

卵圆孔早闭（开放受限）。

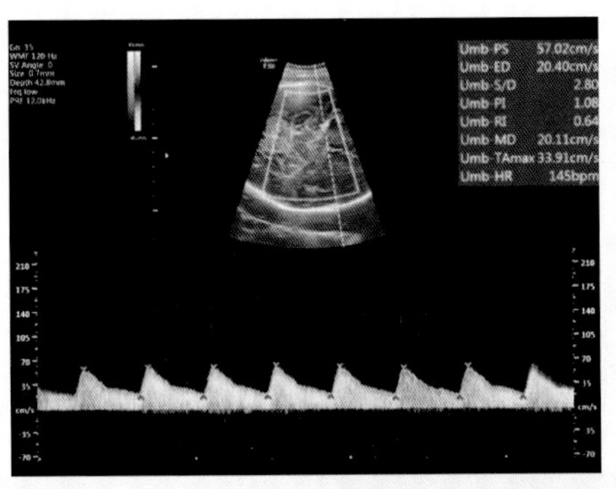

图 2-5-24 大脑中动脉血流阻力降低

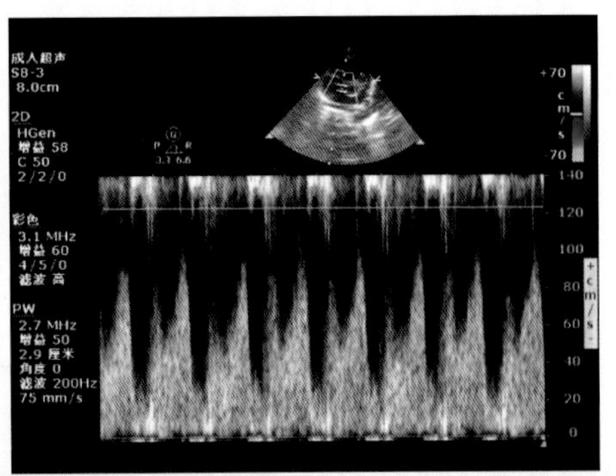

图 2-5-25 产后房水平左向右分流速度

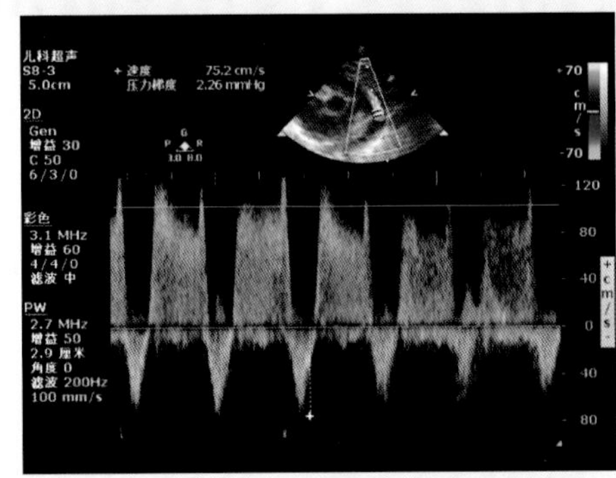

图 2-5-26 产后大动脉水平双向分流

分析讨论

卵圆孔开放受限，可以认为是卵圆孔早闭的早期表现。早在1875年就有报道称卵圆孔早闭可引起胎儿水肿。Hansmann与Redel在1982年首次报道可在产前诊断卵圆孔早闭。该病发病率为0.2% ~ 1%。Xiaoyan Gu等通过对6707例卵圆孔早闭或卵圆孔受限胎儿的研究发现该病发病率为0.97%。其胚胎发育机制可能与以下几个方面有关：①继发隔发育不良；②继发隔发育过长；③原发隔与继发隔过早融合。

卵圆孔是胚胎期重要的血流通道，来自胎盘的有氧血有80%通过脐静脉回流入右心房，经过卵圆孔进入左心房，为大脑和冠状动脉提供有氧血管床。卵圆孔早闭会直接导致右心血流动力学紊乱，从而引起右侧心力衰竭。

卵圆孔早闭的诊断标准：①卵圆孔内径＜2.5 mm；②卵圆孔处右向左分流速度＞0.4 m/s；③卵圆孔内径/右心房左右径＜0.3；④卵圆孔内径/升主动脉内径＜0.52。

卵圆孔早闭的预后：关于卵圆孔早闭的大型研究（6707例）显示有60例卵圆孔受限和5例卵圆孔早闭，发病率分别约0.89%、0.07%；11例失访，有3例发生新生儿死亡，另外51例预后良好，预后不良与宫内水肿、胎盘早剥、坏死性肠炎穿孔有关。

主动脉峡部逆向血流可作为观察卵圆孔早闭血流动力学影响的重要指标，正常情况下主动脉峡部的血流是正向的，其与左心室输出量和胎盘血流阻力相关。当主动脉峡部出现逆向血流时，需警惕其原因是左心室输出量降低还是宫内发育受限所致的胎盘血流阻力增高。主动脉舒张期逆向血流持续时间及血流速度可作为评价大脑是否缺氧的重要指标，当正向血流速度/逆向血流速度＞1时，对大脑影响较小；当正向血流速度/逆向血流速度约为1时，大脑供氧情况便处于濒临缺氧状态。因此，当卵圆孔早闭时，监测主动脉峡部的逆向血流具有重要意义。

经验 / 教训

当孕晚期房间隔局部向右心房膨出时，应避免单纯认为是房间隔膨胀瘤，应综合评估卵圆孔大小，三尖瓣反流程度，以及主要反应宫内有氧循环的大脑中动脉、主动脉峡部的血流情况。

病例启示

孕晚期的胎儿若出现三尖瓣反流，应仔细观察卵圆孔大小，有无宫内血供“再分配”的情况，如主动脉峡部舒张期持续逆向血流、大脑中动脉血流阻力降低等，如果出现，应警惕卵圆孔早闭，综合多学科做出最佳产科诊疗方案。

（舒庆兰）

右心耳瘤合并预激综合征

病史

患者男性，23岁，活动后反复出现心悸、胸闷，突发突止，持续约10分钟，休息后自行缓解。患者既往健康，无结核、痢疾、寄生虫等病史，无结核病接触史，无药物及食物过敏史，无外伤、手术史，未到过游牧地区。

体格检查

T 36.2 ℃，P 80次/分，R 21次/分，BP 100/70 mmHg。患者发育、营养良好，面容表情、体位、步态、神志正常，全身或局部无浅表淋巴结肿大。胸廓对称，呼吸频率、节律正常，听诊胸骨左缘第三、第四肋间闻及4/6级收缩期杂音，周围血管征阴性。腹部、四肢、脊柱、神经反射、实验室常规检查均无明显异常。

辅助检查

心电图：预激综合征。

CT：右心耳瘤向前下方延伸压迫右心室，使其形态失常（图2–5–27）。

心脏大血管磁共振成像（cardiovascular magnetic resonance imaging，CMRI）：右心耳瘤压迫右心室，使其形态异常，容量减小，每搏量降低（图2–5–28）；右心室、右心房、右心耳内膜面广泛延迟强化（图2-5-29）。不能除外与手术操作有关，建议：随访复查。

超声心动图

大动脉短轴切面：12点钟位置可探及回声连续性中断约7 mm；收缩期室水平左向右分流；分流速度V_{max}=5.7 m/s（图2-5-30）。

心尖四腔心切面：右心室形态失常，右心室外侧可见无回声区，形态规则，边界清楚，

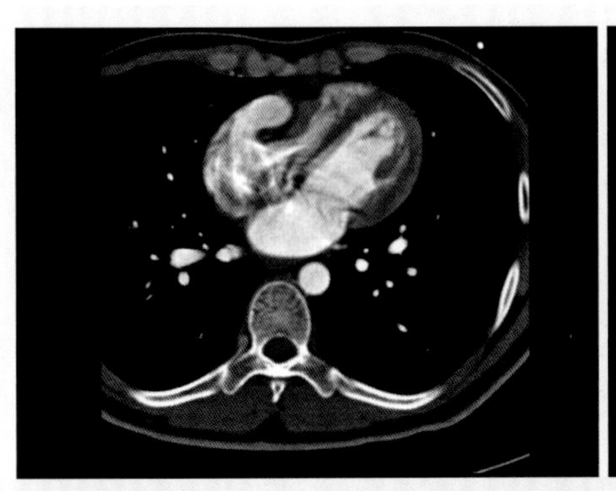
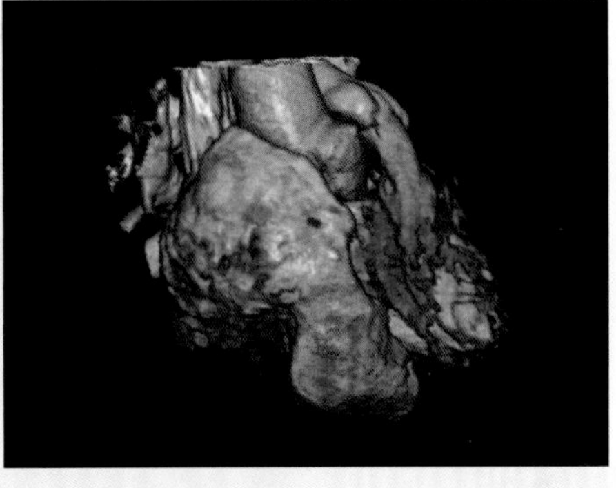

右心耳瘤压迫右心室。

图 2-5-27　CT 及 CT 三维重建

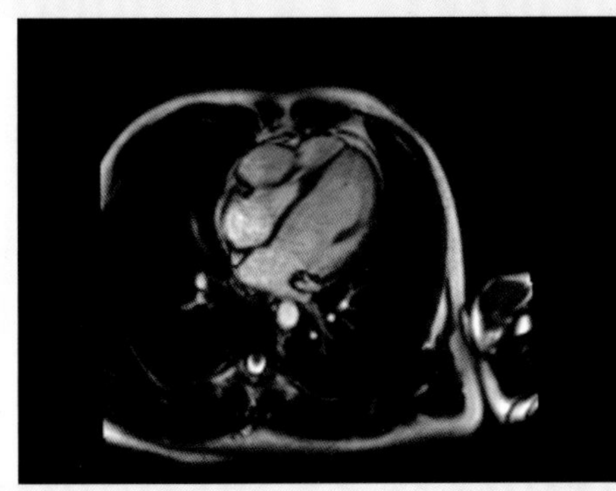
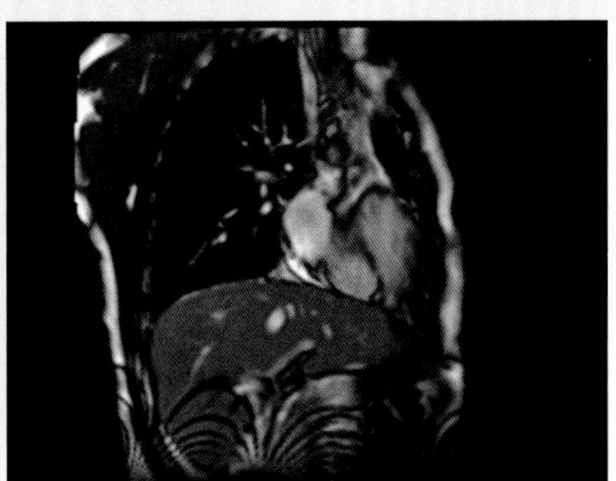

右心耳瘤压迫右心室。

图 2-5-28　CMRI 检查一

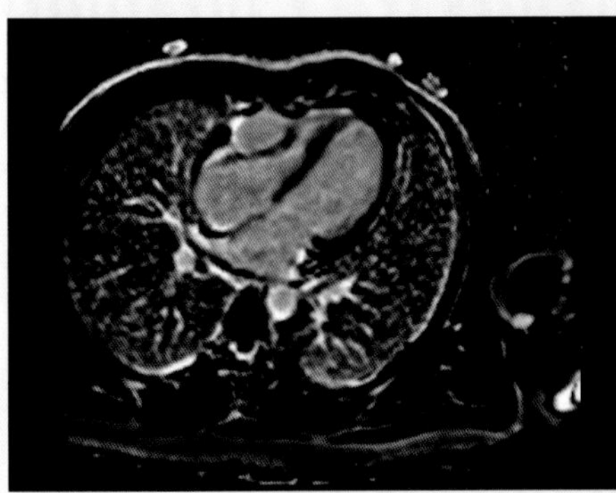
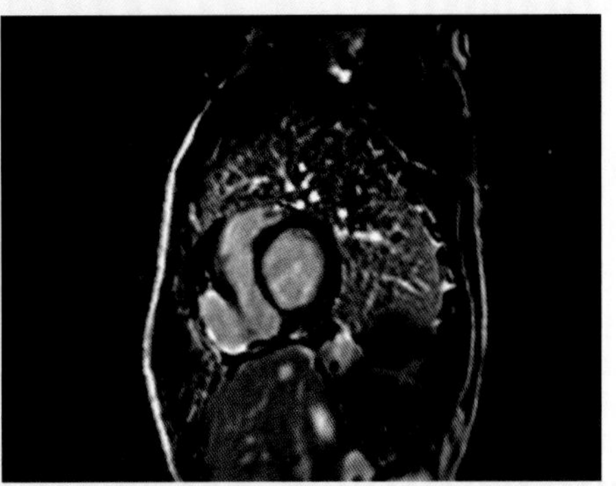

右心室、右心房、右心耳内膜面广泛延迟强化。

图 2-5-29　CMRI 检查二

大小约37 mm × 27 mm，其内未探及血流信号（图2-5-31，图2-5-32）。

超声提示先天性心脏病：室间隔缺损（膜周部）；室水平左向右分流；右心室外侧无回声，考虑右心耳瘤。

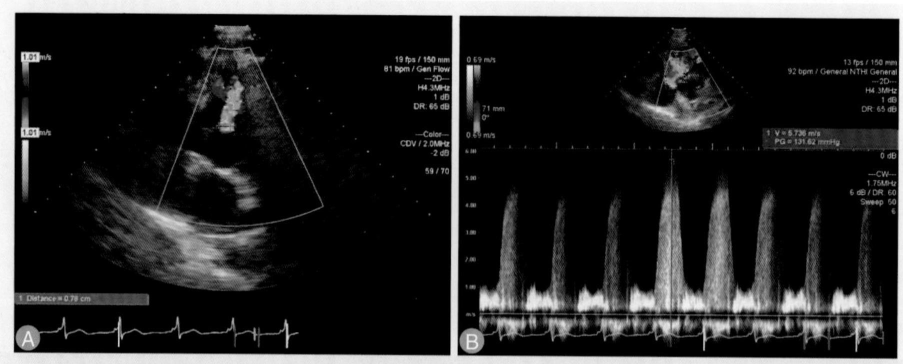

A.12 点钟位置见收缩期室水平左向右分流；B. 分流速度 V_{max} = 5.7 m/s。

图 2-5-30　大动脉短轴切面

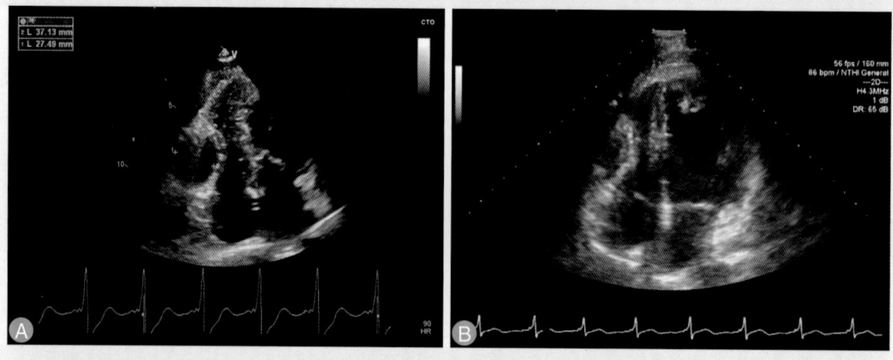

心尖四腔心切面见右心室形态异常，侧壁外可见无回声区，大小约 37 mm × 27 mm。

图 2-5-31　右心室侧壁外无回声区

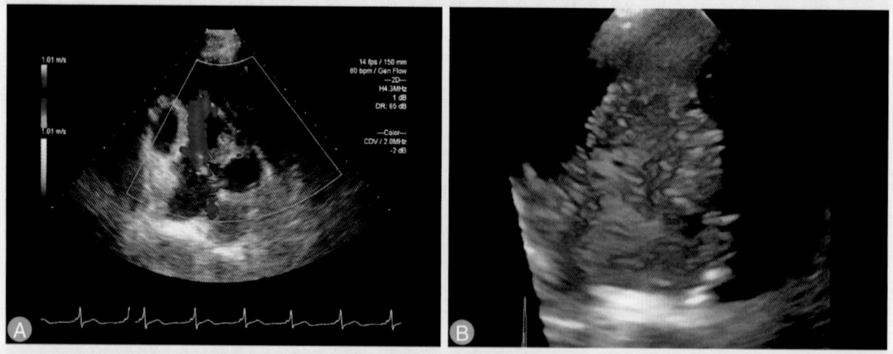

A. 心尖四腔心切面见右心室形态异常，侧壁外可见无回声区，内未探及血流信号；B. 三维 TEE 见右心室侧壁外无回声区。

图 2-5-32　左图为右心室侧壁外无回声区

最终诊断

先天性心脏病：室间隔缺损（膜周部）；室水平左向右分流；右心耳瘤。

治疗过程

入院后行心脏电生理检查+射频消融术，治疗过程中医师反复尝试未成功，曾诱发心动过速并予以电复律转律。怀疑心脏形态结构异常，遂行超声心动图检查。再次行心脏电生理检查+射频消融术，三维下反复标测，右心耳基底部可见旁道电位，但反复消融仍无效。

分析讨论

心房瘤最常见的好发位置是右心房游离壁的小梁部分，发生在心耳处极罕见，绝大部分为先天性。通常无临床症状，手术或辅助检查时发现，最常见的临床表现为心律失常，潜在的并发症为血栓形成和破裂。由于发病罕见，其自然病程的资料和最佳临床治疗策略缺乏。Silvio Henrique Barberato等报道了23岁男性突然发生心房扑动，行超声心动图检查时发现右心耳瘤，由于临床进展良好，无持续心律失常，故予以口服抗凝和抗心律失常药物治疗，每6个月随访一次。Ankur Gulati等通过心脏MRI、超声心动图检查对病例进行纵向随访，13岁男孩初次发现右心耳瘤2年后，无临床症状，超声心动图显示右心耳瘤大小没有明显变化，然而3年后，心脏MRI发现右心耳瘤的大小与躯体生长不成比例，瘤体压迫右心室流入道，因此进行手术切除。本例患者经导管射频消融术失败后，可考虑杂交手术，在三维电生理标测指导下，外科切断旁道组织。

病例启示

超声心动图是发现右心耳瘤的有效检查手段，通过结合心脏MRI来评估是否存在持续心律失常、血栓形成及压迫邻近结构，指导临床对患者进行个体化治疗。

（舒庆兰）

参考文献

[1] PALADINI D，PISTORIO A，WU L H，et al.Prenatal diagnosisi of total and partial anomalous pulmonary venous connection：multicenter cohort study and meta-analysis，Ultrasound.Obstet Gynecol，2018，52（1）：23–34.

[2] PAVY C，GAVIRA N，MAMINIRINA P，et al.Right partial anomalous pulmonary venous connection to the superior vena cava following the Warden procedure.J Card Surg，2018，33（9）：565–569.

[3] PATEL H R，BHUTANI S，SHAMOON F，et al.Deciphering a case of pulmonary hypertension in a young female：Partial anomalous pulmonary venous drainage the culprit.Ann Thorac Med，2018，13（1）：55–58.

[4] 丛利芙，刘晶哲，范沙丽，等.CT 血管成像和心动超声在肺静脉异位引流诊断中的价值.中西医结

合心脑血管病杂志，2017，15（18）：2350–2352.
[5] YONG M S，YAFTIAN N，WEINTRAUB R G，et al. Outcomes of surgery for mixed total anomalous pulmonary venous drainage in children. Semin Thorac Cardiovasc Surg，2017，29（3）：338–344.
[6] DEPIETRO D M，CURNES N R，CHITTAMS J，et al.Postembolotherapy pulmonary arteriovenous malformation follow-up：a role for graded transthoracic contrast echocardiography prior to high-resolution chest CT Scan.Chest，2020，157（5）：1278–1286.
[7] AFONSO L，KOTTAM A，REDDY V，et al.Echocardiography in infective endocarditis：state of the art.Curr Cardiol Rep，2017，19（12）：127.
[8] SESSIONS K L，VAN DORN C，DEARANI J A，et al.Quality of life in young patients after cone reconstruction for Ebstein anomaly.Cardiol Young，2019，29（6）：756–760.
[9] VAN ES N，KRAAIJPOEL N，KLOK F A，et al.The original and simplified Well srules and age-adjusted D-dimer testing to rule out pulmonary embolism：an individual patient data meta-analysis.J Thromb Haemost，2017，15（4）：678–684.
[10] AN Z P，HUANG H B，WANG Z G.Correlation between plasma D-Dimer level and severity and prognosis in patients admitted at emergency department with trauma.Clin Lab，2020，66（1）.
[11] FIELDS J M，DAVIS J，GIRSON L，et al.Transthoracic Echocardiography for diagnosing pulmonary embolism：a systematic review and meta-analysis.J Am Soc Echocardiogr，2017，30（7）：714–723.
[12] MOAFA H，ALNASEF M，DIRANEYYA O M，et al.Subaortic membrane and patent ductus arteriosus in rare association-case series.J Saudi Heart Assoc，2020，32（3）：410–414.
[13] 杨娇，孙妍，马宁.超声心动图在诊断双腔心室中的价值.临床超声医学杂志，2018，20（02），121–123.
[14] RUCKDESCHEL E，KIM Y Y.Pulmonary valve stenosis in the adult patient：pathophysiology，diagnosis and management.Heart，2019，105（5）：414–422.
[15] GU X，ZHANG Y，HAN J，et al.Isolated premature restriction or closure of foramen ovale in fetuses：echocardiographic characteristics and outcome.Echocardiography，2018，35（8）：1189–1195.
[16] SERAVALLI V，BLOCK-ABRAHAM D，MCSHANE C，et al.Aortic isthmus shunt dynamics in normal and complicated monochorionic pregnancies.Prenat Diagn，2017，37（9）：924–930.

3 第三章

心肌病

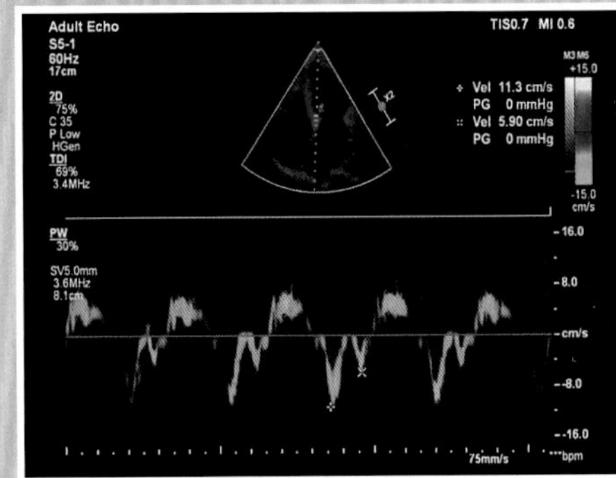
Adult Echo
TIS0.7 MI 0.6
S5-1
60Hz
17cm
Vel 11.3 cm/s
PG 0 mmHg
Vel 5.90 cm/s
PG 0 mmHg
75mm/s

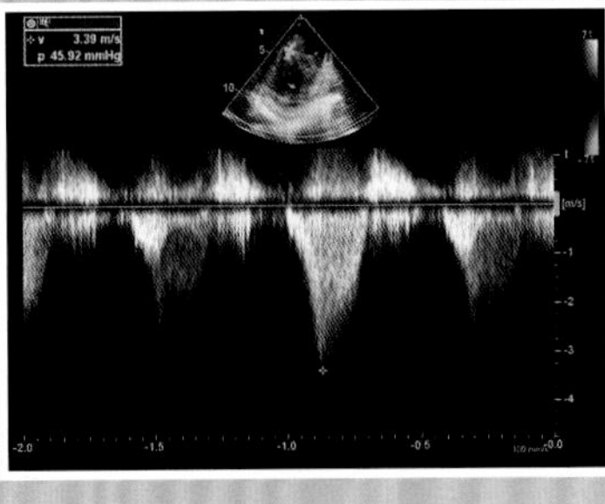
v 3.39 m/s
p 45.92 mmHg

第一节　梗阻性肥厚型心肌病Morrow手术超声应用

病史

患者女性，47岁，因“活动后头晕10年余”入院。患者于10年前出现活动后头晕，不伴头痛、胸闷、气紧及心前区疼痛，不伴咳嗽、咳痰，在当地医院就医，给予药物治疗（具体药物不详）后症状缓解。2天前，于我院门诊就诊，心脏超声：①左心室非对称性肥厚，左心室流出道梗阻；②左心室舒张功能降低，收缩功能亢进，二尖瓣重度关闭不全（偏心性）；③右心房稍大，肺动脉压轻-中度增高。为进一步诊治，门诊以“非对称性梗阻性肥厚型心肌病”收入院。

否认高血压、糖尿病等病史。否认冠心病、高血压、心肌病等家族史。

体格检查

T 36.5 ℃，P 70次/分，R 18次/分，BP 119/77 mmHg。心前区无隆起，心尖搏动位置偏左，心尖搏动正常，无震颤，心脏相对浊音界未见明显扩大。心尖区闻及收缩期吹风样杂音。

辅助检查

冠状动脉造影：左主干未见明显狭窄，前降支未见明显狭窄，回旋支未见明显狭窄；右冠状动脉未见明显狭窄；呈左冠优势型。

超声心动图

二维TTE：左心室呈非对称性增厚，室间隔基底段局限性增厚（约19 mm），前侧壁厚约10 mm，下壁厚约7 mm；收缩期左心室流出道见SAM征阳性（图3-1-1）。左心室收缩偏强，未见确切节段性运动异常。左心房内径增大，右心房内径稍大。二尖瓣回声偏厚。

多普勒超声：收缩期左心室流出道前向血流速度明显加快（约5.7 m/s）；收缩期二尖瓣探及重度偏心性反流，反流束偏向左心房后外侧壁（图3-1-1，图3-1-2）；收缩期三尖瓣探

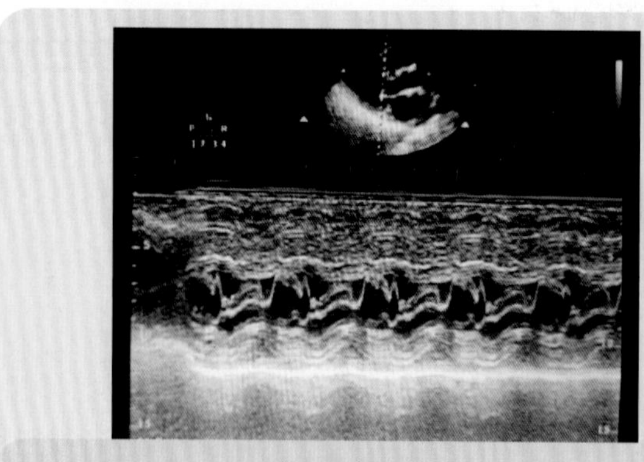

SAM征阳性。

图3-1-1　M型超声

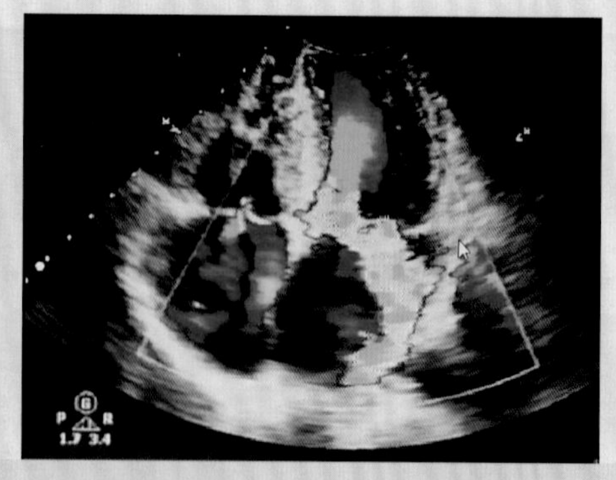

反流束偏向左心房后外侧壁。

图3-1-2　收缩期二尖瓣重度偏心性反流

及轻度反流（约3.3 m/s）。

术中TEE：室间隔基底段较厚（最厚处约20 mm），确定切除范围（图3-1-3）；二尖瓣大量反流（偏向左心房后外侧壁）。心脏复跳后：收缩期二尖瓣无明显反流，室间隔厚度正常，左心室流出道正常，SAM阴性（图3-1-4）。

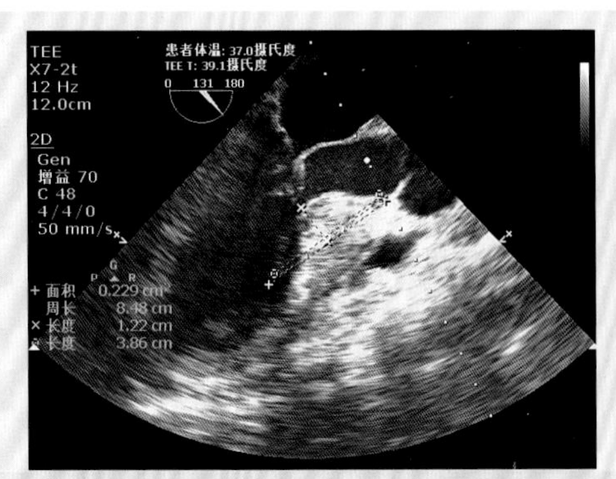

室间隔基底段增厚，评估切除深度和长度。

图3-1-3 术中TEE

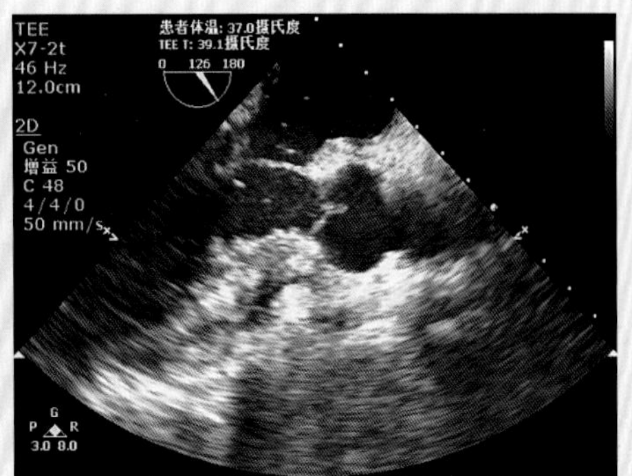

室间隔明显变薄，SAM阴性。

图3-1-4 Morrow术后评估

超声提示：左心室非对称性梗阻性肥厚型心肌病；左心室流出道梗阻；二尖瓣重度关闭不全；三尖瓣轻度关闭不全。

术中所见

室间隔呈非对称性肥厚，增厚肌束阻断部分左心室流出道；二尖瓣发育正常，瓣叶偏厚，瓣环扩大，中-重度关闭不全；三尖瓣发育尚可，瓣环稍扩大，轻度关闭不全。右冠开口细，约0.19 cm，左冠开口约0.55 cm。

手术方式：切除左心室流出道增厚的肌束+二尖瓣成形。

鉴别诊断

高血压心脏病：有高血压病史，室壁肥厚一般为向心性对称性肥厚，室壁的厚度一般<15 mm，室间隔与左心室后壁厚度之比<1.3，增厚的心肌回声较均匀。

主动脉瓣和主动脉狭窄性疾病：室间隔与左心室后壁呈向心性对称性肥厚，有明确的主动脉瓣或主动脉狭窄的病变。

心肌淀粉样变：左心室肥厚呈对称性，室间隔可增厚，室壁运动功能降低，在肥厚的心肌中可见颗粒样增强的光点回声，大部分患者有肾病史，左心室心功能降低。

最终诊断

非对称性梗阻性肥厚型心肌病；左心室流出道梗阻。

分析讨论

肥厚型心肌病指不能仅由异常负荷状态所解释的左心室壁增厚≥15 mm，伴有心功能异常的心肌病。肥厚型心肌病是最常见的遗传性心脏病，是青年人心源性猝死的第一原因。肥厚型心肌病由编码肌小节蛋白质的至少11个基因上超过1440种突变所致。肥厚型心肌病患者肥厚心肌可引起相应节段所在心腔的缩小，进而导致梗阻，常见于左心室流出道、心腔中份，以左心室流出道梗阻多见。

肥厚型心肌病诊断要点：①室间隔呈非对称性肥厚，室壁厚度≥15 mm，室间隔与左心室后壁之比>1.3，肥厚的室间隔运动幅度和收缩期增厚率下降；②如出现左心室流出道梗阻，可见左心室流出道内径变窄，<20 mm；③二尖瓣SAM征阳性；④CDFI可见左心室流出道出现五彩镶嵌的细窄血流束，频谱呈高速射流，压差>30 mmHg。

对于梗阻性肥厚型心肌病患者，肥厚心肌切除术推荐为首选治疗方案，解除流出道梗阻、消除二尖瓣反流是心脏外科手术治疗梗阻性肥厚型心肌病的重中之重。因此，术前需要精确评估二尖瓣有无器质性病变，精确评估室间隔切除范围，以免发生医源性室间隔穿孔。

经验 / 教训

肥厚型心肌病一般为非对称性肥厚，多有家族史，由基因突变所致。对于没有家族史的患者，若没有症状容易漏诊。室间隔一般厚度>15 mm，室间隔与左心室后壁厚度>1.3。需要明确有无梗阻，尤其是隐匿性梗阻。左心室流出道梗阻者常手术切除流出道肥厚的肌束或进行消融治疗。术前精确评估切除范围，评估切除长度时尤其需要跨过二尖瓣对合线。

病例启示

肥厚型心肌病的表现多样，多有基因突变。作为心脏超声科医师应深刻理解超声心动图的作用，不仅是重要而可靠的诊断肥厚型心肌病的证据，还可明确是否伴有梗阻及梗阻的具体部位、梗阻的发生机制、乳头肌位置有无异常，特别注意二尖瓣瓣叶对合点到前室间隔的最短距离以防SAM征，为临床制定手术方案和评估患者术后左心室流出道及二尖瓣反流改善情况提供策略。

（于　涛　向　波）

第二节　心肌淀粉样变

转甲状腺素蛋白心肌淀粉样变（ATTR-CM）

病史

患者女性，72岁，因“反复意识障碍5月余，全身乏力5天”入院。3年前因“突发言语不清伴四肢无力3小时余”入院，诊断为脑梗死，遗留右侧肢体活动不灵；超声心动图检查提示心肌淀粉样变可能，但未进一步进行相关诊治。5个月前患者无明显诱因出现意识障碍，表现为突然晕倒、失去意识，1～2分钟后缓解，反复发作5～6次，随后逐渐出现胸闷不适，再次住院，心电图显示ST-T改变，脑钠肽和心肌肌钙蛋白明显增高，但冠状动脉造影未见明显狭窄，诊断为“急性心力衰竭、阵发性房颤、心肌缺血、可疑心肌淀粉样变、脑梗死后遗症”，予以利伐沙班抗凝、地高辛强心等对症治疗，病情好转出院后继续居家治疗。10天前患者精神食欲差，全身乏力，体重降低，明显加重5天再次入院诊治。

否认高血压、糖尿病及重要器官疾病和传染病等病史，有“心肌淀粉样变家族遗传疾病”史。

体格检查

T 36.3 ℃，P 90 次/分，R 18次/分，BP 95/59 mmHg。神志淡漠，双肺未闻及明显干湿啰音，HR 90次/分，心律不齐，第一心音强弱不等，各瓣膜听诊区未闻及明显杂音，腹部无异常，双下肢无水肿，右侧肢体肌力0级，左侧肢体肌力Ⅲ级，右侧肢体肌张力增高，左侧肢体肌张力减弱，病理反射未引出。

辅助检查

实验室检查：血红蛋白114 g/L，红细胞压积34%。高敏肌钙蛋白I 1480.1 ng/L，氨基末端脑钠肽前体3974 pg/mL，脑钠肽555.6 pg/mL。肌酐98.9 μmol/L，尿微量白蛋白/尿肌酐比值正常。总蛋白55.9 g/L，白蛋白32.2 g/L，天冬氨酸氨基转移酶42 U/L，总胆红素26.9 μmol/L。血脂偏低。免疫球蛋白：免疫球蛋白G 11.9 g/L，免疫球蛋白A 2.17 g/L，免疫球蛋白M 0.75 g/L，游离轻链κ型30.2 mg/L（增高），游离轻链λ型29.7 mg/L（增高），游离轻链κ型/游离轻链λ型的值为1.02（正常）。免疫固定电泳：免疫球蛋白轻链κ 3.04 g/L、免疫球蛋白轻链λ阴性，免疫球蛋白轻链κ/免疫球蛋白轻链λ的值为1.94（偏高）；尿免疫球蛋白κ轻链8.07 mg/L（偏高），尿免疫球蛋白λ轻链阴性。其他相关实验室检查未见明显异常。

动态心电图：窦性心律，阵发窦性心动过缓，阵发房性逸搏心律，平均心率为76次/分。超过2.0秒的R-R间期共39次，最长为3.04秒，发生于房性心动过速终止后。频发房性期前收缩、阵发房性心动过速及房性心律；频发多源室性期前收缩、阵发室性心动过速及室性心律；间歇性完全性右束支阻滞；ST-T改变。

头颅MRI：轻度脑萎缩，脑白质脱髓鞘改变。小脑及脑干多发新的梗死灶；双层额顶叶、侧脑室旁及半卵圆中心见多发点状、斑片状小缺血灶。

全脑动脉造影：右侧后交通动脉起始部稍显膨隆；大脑中动脉M_1中远端可见狭窄样改变，最大狭窄处接近闭塞，远端显影尚可。余检查动脉未见明显异常。

心脏核磁显像：左、右心房增大，左、右心室未见明显增大；左心室收缩功能明显降低，左心室射血分数19%，室间隔稍增厚，延迟增强扫描显示室间隔、左心室游离壁及房间隔、右心室壁多发片状透壁强化。二尖瓣、三尖瓣及主动脉瓣反流。肺动脉主干增粗约3.6 cm；心包未见明显增厚，心包少量积液。影像学意见：考虑限制型心肌病表现，以心肌淀粉样变可能性大。

核素锝-99m-焦磷酸盐（^{99m}Tc-pyropho-sphate，^{99m}Tc-PYP）显像检查：心脏弥漫性摄取^{99m}Tc-PYP明显增高，高于肋骨摄取，视觉评分：3分。定量分析心脏与对侧胸部放射性计数比：H/C=2.0，延迟3小时，H/CL=1.77；胸部单光子发射计算机断层成像（singlephoton emission computed tomography，SPECT）/CT融合显像：左心室心肌放射性摄取明显增高，明显高于肋骨摄取。诊断：左心室心肌摄取^{99m}Tc-PYP明显增高，视觉评分为3分，提示心肌淀粉样变。

基因筛查：*TTR* chr18：29178612，Exon4，NM_000371.4：c.418G>T（p.Ala140Ser）；受检者所携c.418 G>T（p.Ala140Ser）变异为*TTR*基因编码区的错义变异。

超声心动图

3年前TTE：左心房、右心房内径增大，室间隔及左心室壁增厚约13 mm，心肌内可见颗粒状强回声（图3-2-1A），左心室壁运动幅度明显缩小，收缩功能重度降低（左心室射血分数23%），舒张期二尖瓣前向血流E=0.75 m/s，呈单峰，E/E′（二尖瓣瓣环舒张早期峰值速度）=12。房间隔增厚约7 mm（图3-2-1B），舒张期心包内右心房侧壁外液性暗区3 mm，左心室侧壁外液性暗区3 mm；二尖瓣中-重度关闭不全，三尖瓣轻-中度关闭不全，主动脉瓣中度关闭不全。提示心肌淀粉样变可能。

2年前TTE：双房增大，左心室壁增厚（图3-2-2A），运动显著减弱，以基底段为著，右心室游离壁厚约5.8 mm，心肌内少许颗粒状强回声，房间隔（除卵圆窝处）增厚约6.3 mm，舒张期心包内左心室后侧壁探及液性暗区4 mm，右心房侧壁外3 mm；舒张期二尖瓣前向血流E=0.99 m/s，呈单峰、节律不齐，E/E′=20，收缩功能重度降低（左心室射血分数23%）（图3-2-2B），限制性舒张功能降低；二尖瓣中-重度关闭不全，三尖瓣中度关闭不全，主动脉瓣增厚伴中度关闭不全；少量心包积液。考虑心肌淀粉样变可能性大。

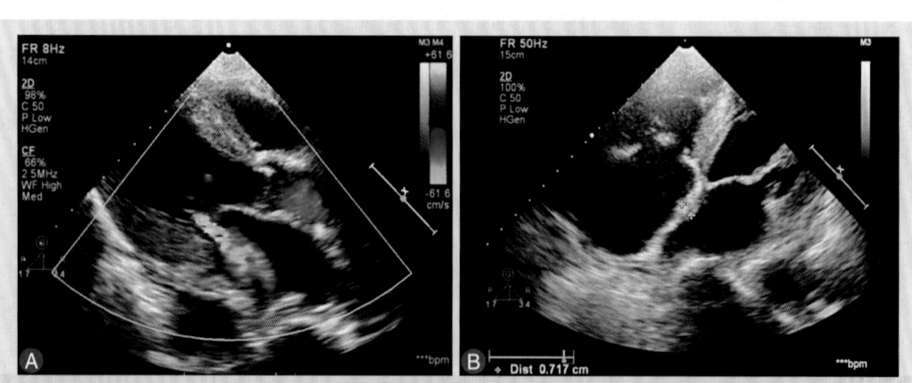

A.左心室壁增厚，心腔不大，二尖瓣反流；B.房间隔增厚，双房增大。

图3-2-1　3年前TTE

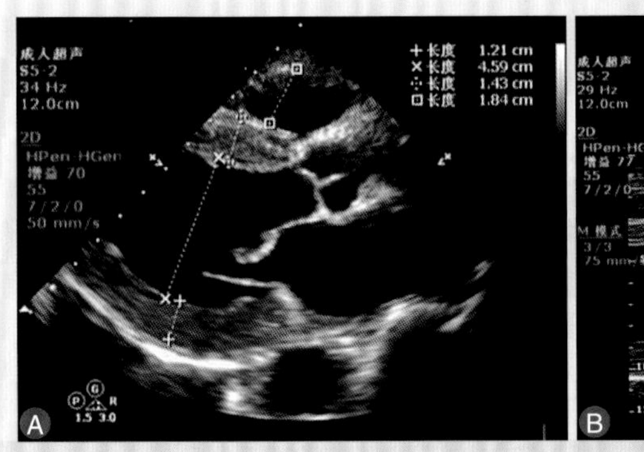

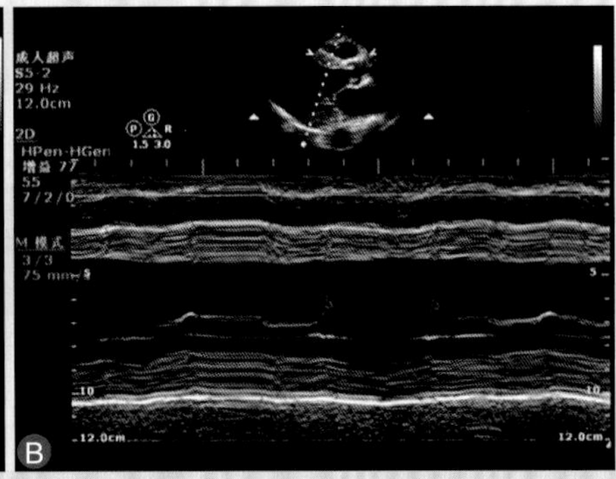

A.左、右心室内径正常，左心室壁增厚，心房扩大；B.左心室壁收缩幅度减小，左心室射血分数降低。

图3-2-2　2年前TTE

入院时TTE：双房内径稍增大，左心室壁增厚约13 mm，整体运动幅度明显降低，以基底段为著，右心室游离壁厚约5.8 mm，心肌内少许颗粒状强回声，房间隔增厚约6.5 mm，舒张期心包内左心室后壁、侧壁探及液性暗区3 mm，右心房侧壁外7 mm；舒张期二尖瓣前向血流E/A=1.15/0.44，E′ =0.05 m/s，E/E′ =23（图3-2-3，图3-2-4），收缩功能重度降低（左心室射血分数22%），限制性舒张功能降低；二尖瓣中-重度关闭不全，三尖瓣中度关闭不全，主动脉瓣增厚伴中度关闭不全。

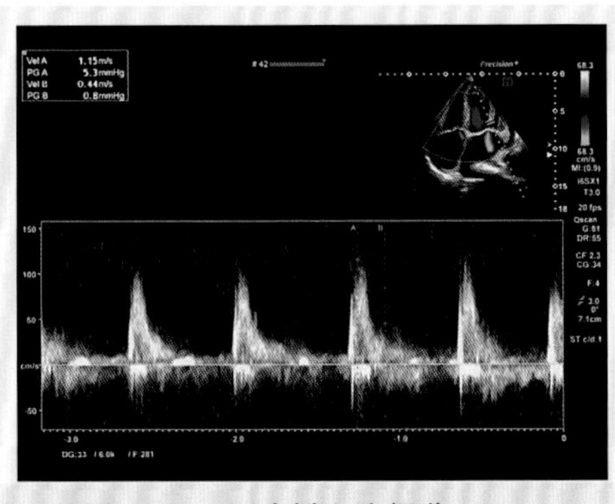

图3-2-3　二尖瓣血流频谱E/A>2

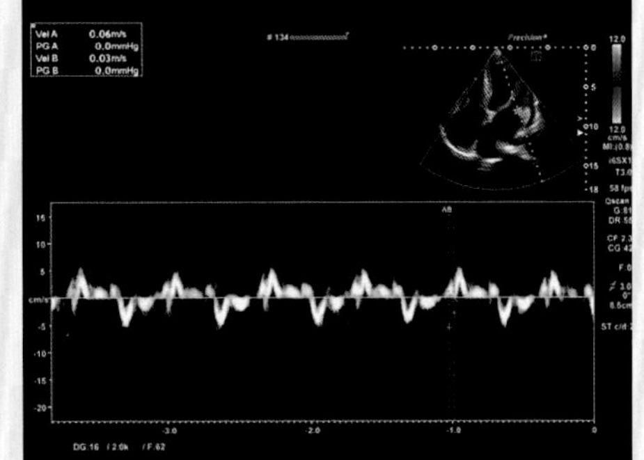

图3-2-4　E′ 降低

鉴别诊断

该例患者入院时心电图有ST-T改变，脑钠肽或脑钠肽前体及肌钙蛋白明显增高，表现为急性心肌梗死和急性心力衰竭，但冠状动脉造影未显示阻塞性病变，因此应与急性冠状动脉综合征鉴别。急性冠状动脉综合征是冠状动脉斑块破裂致血栓形成和狭窄或闭塞而产生的临床综合征，患者可有典型的胸前区持续剧烈压榨性疼痛伴大汗，急性心力衰竭是其最常见的并发症。急性冠状动脉综合征患者超声心动图典型的表现为左心室壁出现明显的室壁节段运动异常，17节段法显示的异常运动节段分布与狭窄冠状动脉的血供分布一致，通常冠状动脉造影显示“罪犯”冠状动脉狭窄大于75%。心肌淀粉样变患者左心室壁增厚，以舒张功能受损为主，通常左心室射血分数正常或轻度降低（晚期可重度降低），无室壁节段性运动异常。

最终诊断

遗传性转甲状腺素蛋白淀粉样变性心肌病（ATTRh-CM）。

轻链型淀粉样变性心肌病（AL-CM）

病史

患者女性，53岁，因“反复颜面水肿伴活动后心悸6月余”就医。入院6个月前，无明显诱因出现双眼睑水肿，伴活动后心悸、胸闷等，于当地医院被诊断为“缩窄性心包炎、冠心病？多浆膜腔积液”，进行相关治疗后症状未缓解，故来我院诊治。

体格检查

T 36.5 ℃，P 100次/分，R 20次/分，BP 98/73 mmHg。颈静脉怒张，肝颈静脉回流征阳性，双肺未闻及明显干湿啰音，心界不大，心律齐，未闻及明显杂音，腹软，肝脾肋下未触及，双下肢中度凹陷性水肿。

辅助检查

实验室检查：高敏肌钙蛋白I 3683.2 ng/mL，氨基末端脑钠肽前体9807 pg/mL。肌酐72.6 μmol/L，表皮生长因子受体81.8 mL/min，蛋白质（+）。红细胞沉降率30 mm/h。总胆固醇2.94 mmol/L，低密度脂蛋白1.6 mmol/L，白蛋白34.6 g/L。血清免疫球蛋白固定电泳：免疫球蛋白A-λ型M蛋白（+）。血清免疫球蛋白游离轻链异常：游离κ-轻链（21.06 mg/mL）/游离λ-轻链（120 mg/mL）=0.18（<0.26）。其他相关实验室检查未见明显异常。

心电图：电轴明显右偏，低电压，侧壁心肌梗死，QT间期延长，R波递增不良。

心脏核磁显像：左心室壁增厚，左心室射血分数42%，心肌广泛钆延迟强化，右心室增大，考虑：限制型心肌病可能性大，心肌淀粉样变?

骨髓检查：多发性骨髓瘤及浆细胞相关疾病免疫分型显示异常免疫单克隆浆细胞。

核素^{99m}Tc-PYP检查：心脏摄取^{99m}Tc-PYP，视觉评分2分，结合胸部SPECT/CT融合显像，考虑心腔内血池显像，转甲状腺素蛋白淀粉样变性心肌病低度可能。

超声心动图

双房增大（左心房前后径49 mm，右心房54 mm × 52 mm），左心室心腔稍小（33 ~ 37 mm），室壁稍增厚（11 ~ 12 mm），心肌内有少许颗粒状强回声，收缩搏幅正常（左心室射血分数58%），右心室增大，游离壁厚度正常，收缩降低（三尖瓣侧瓣环收缩期最大位移8 mm，峰速度0.03 m/s）。房间隔及各瓣膜厚度正常，心包脏层稍增厚，约5 mm，心包少量积液（舒张期后心包内7 mm）（图3-2-5）。右心房压增高（下腔静脉内径20 mm，塌陷率约9%），舒张期二尖瓣前向血流频谱E/A=0.96/0.2，E′=0.04 m/s，E/E′=24（图3-2-6，图3-2-7），呈限制性舒张功能降低；二尖瓣轻度关闭不全，三尖瓣中度关闭不全，肺动脉频谱呈双峰，估测肺动脉收缩压中度增高（肺动脉收缩压约52 mmHg）（图3-2-8，图3-2-9）。二维超声斑点追踪显像示收缩期左心室整体纵向应变（global longitudinal strain，GLS）明显降低（-7.8%），基底段及中段降低更明显（基底段：3%；中间段：5.8%；心尖段：13.2%），左心室17节段纵向应变图呈“樱桃征”（图3-2-10），左心室射血分数/整体纵向应变=6.8。考虑限制型心肌病，提示心肌淀粉样变。

鉴别诊断

该例患者特点是不明原因室壁增厚、限制性舒张功能降低、少量心包积液及低血压等，出现射血分数保留型心力衰竭症状，应与其他导致室壁肥厚的疾病、限制型心肌病及缩窄性心包炎（constrictive pericarditis，CP）鉴别。心肌淀粉样变常有浸润性心肌病典型特征：心室壁增厚伴颗粒样强回声（非特异度，如晚期肾功能不全可出现）、心腔变小、双房增大及功能异常、右心室壁及心瓣膜和房间隔增厚、心包积液及早期舒张功能受损为主要表现，临床伴有脑钠肽或氨基末端脑钠肽前体及肌钙蛋白增高、低血压、心电图低电压、假性心肌梗死及各种心律失常、心力衰竭表现。其他引起左心室肥厚的病因如高血压、严重主动脉瓣狭窄、肥厚型心肌病及法布里病等通常无典型左心室17节段纵向应变图的“樱桃征”，左心室应变明显降低的节段位于室壁明显增厚的部位，研究显示左心室射血分数/整体纵向应变>4.1也具有重要的鉴别价值。

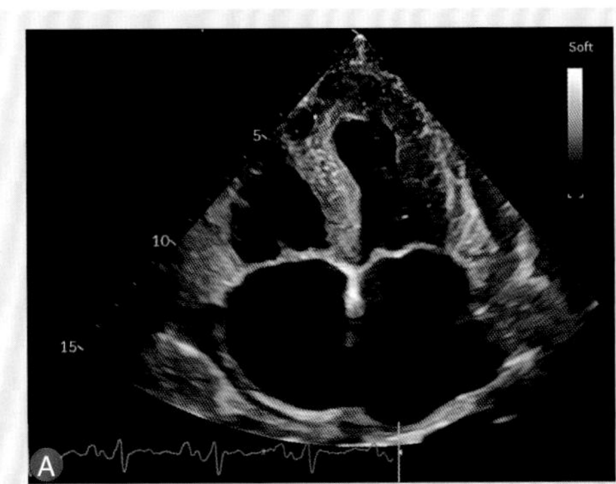

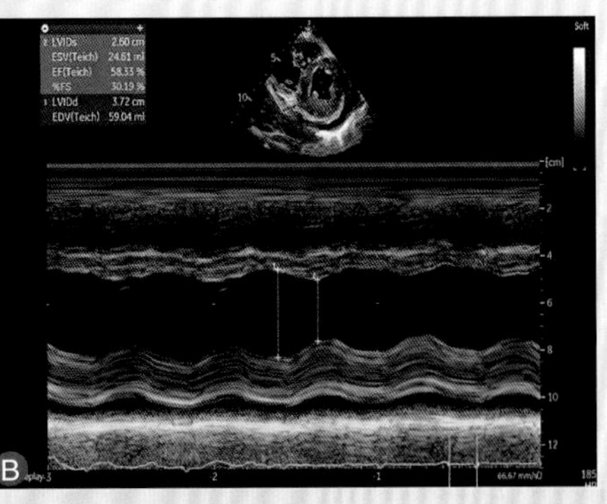

A.双房、右心室增大，左心室偏小，室壁轻度增厚；B.左心室收缩搏幅正常，少量心包积液，脏层心包稍增厚。

图3-2-5　轻链型淀粉样变性心肌病二维及M型超声

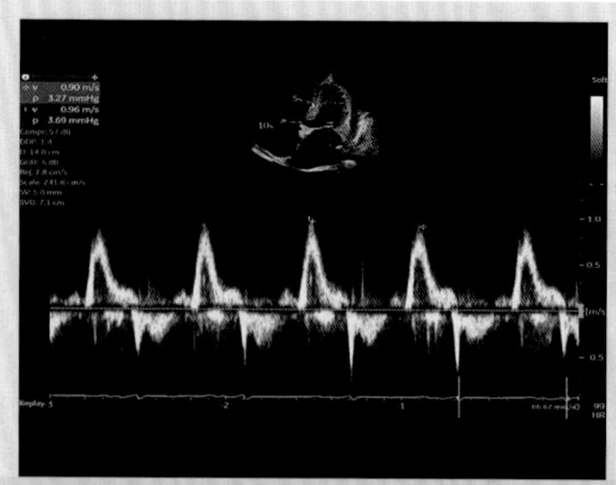

图3-2-6　二尖瓣前向血流频谱E/A＞2

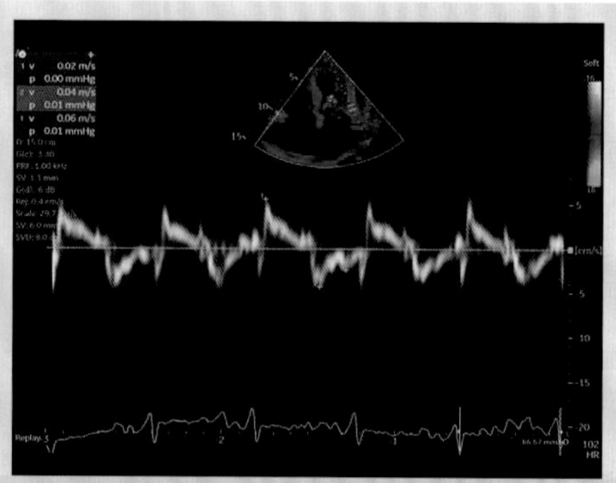

图3-2-7　E′降低

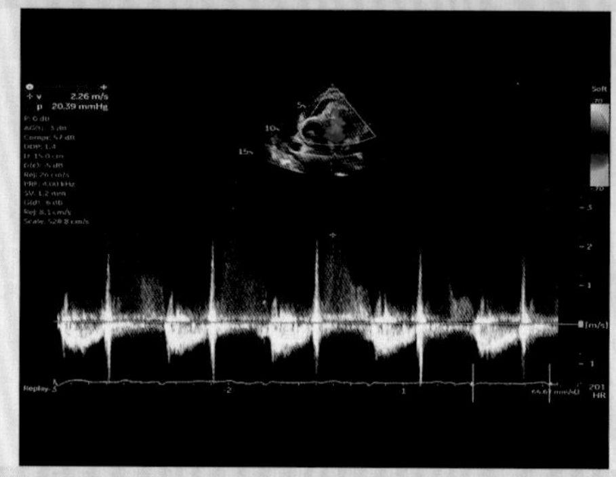

V_{max}＝2.3 m/s。

图3-2-8　左图示肺动脉瓣反流速度增快

图3-2-9　肺动脉瓣前向血流频谱呈双峰

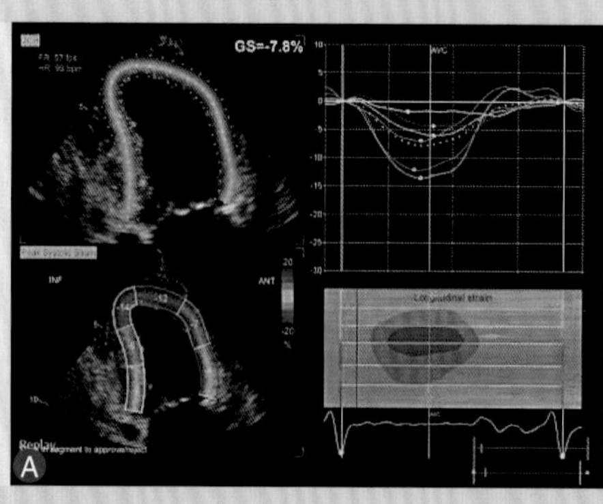

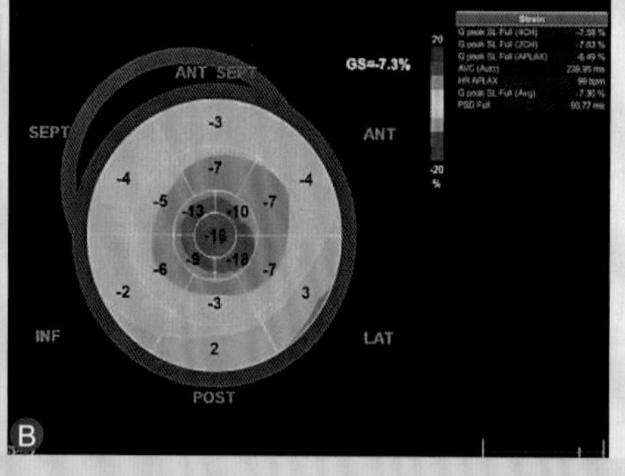

A.左心室整体及节段收缩期纵向应变明显降低；B.左心室17节段纵向应变图呈“樱桃征”。

图3-2-10　二维超声斑点追踪显像

缩窄性心包炎是心包慢性炎症导致心包增厚、粘连钙化，使心脏舒张受限，出现限制型心肌病样表现。通常超声心动图也可表现为心室腔缩小、双房明显增大，限制性二尖瓣血流充盈频谱形态，心包积液，血压降低，以及心电图低电压和ST-T改变等，但缩窄性心包炎患者心包增厚回声增强，二尖瓣瓣环舒张早期E′降低不明显，侧瓣环E′小于间隔瓣环E′，二尖瓣血流频谱形态随呼吸周期性变化明显，舒张期室间隔运动异常呈抖动样改变。

最终诊断

轻链型淀粉样变性心肌病（AL-CM）。

分析讨论

心肌淀粉样变是一种高死亡率的限制型浸润性心肌病，是不溶性淀粉样交叉错误折叠蛋白原纤维在心肌（及心外其他组织）细胞外间隙沉积浸润，导致心室壁增厚、心肌灌注减少、传导系统异常等一系列心脏形态与功能异常，早期出现心室舒张功能受损，可首先出现左心室射血分数保留型心力衰竭的临床表现，并逐渐发展为射血分数降低的心力衰竭，伴有心肌缺血和各种心律失常，如前一例患者的表现。根据淀粉样蛋白纤维来源不同，心肌淀粉样变分型包括由异常单克隆浆细胞产生的免疫球蛋白轻链聚集导致的轻链型（AL-CA）和肝脏产生的转甲状腺素蛋白浸润心肌导致的转甲状腺素蛋白型（ATTR-CA），后者根据有无转甲状腺素蛋白基因异常，又分为野生型（ATTRwt-CA，无基因突变，与年龄相关的蛋白错误折叠）和基因突变型（ATTRh-CA）。心脏受累的严重程度和范围是影响患者预后最主要的因素。由于轻链型与转甲状腺素蛋白型的发病机制、治疗策略及预后不同，早期诊断及准确分型具有重要价值。心肌淀粉样变临床表型多样、相对罕见且专业认知有限，早期准确诊断困难，具有挑战性。诊断心肌淀粉样变的金标准是心内膜下心肌活检，由于其创伤性，临床应用明显受限。目前无创性评价心肌淀粉样变的影像学方法包括超声心动图、心脏MRI及核素显像。核素^{99m}Tc-PYP显像诊断转甲状腺素蛋白型特异度高，成像视觉评分2～3级被认为是阳性，强烈提示转甲状腺素蛋白淀粉样变性心肌病，敏感度为58%～99%，特异度为79%～100%；心脏MRI显示心肌淀粉样变为特异度左、右心室肌及房间隔多发片状透壁钆延迟增强；超声心动图具有适用性广泛、价廉及安全性高的特点，是心肌淀粉样变筛查的首选影像学方法。

心肌淀粉样变的常规超声心动图特征：向心性、对称性或非对称性左心室肥厚（增厚≥12 mm或相对室壁增厚>0.42），部分患者伴右心室肥厚（增厚≥5～6 mm），肥厚心肌出现明显的颗粒状回声是其重要特征之一，但其他原因引起左心室肥厚的情况也可发生，特异度为71%～81%，敏感度只有26%～36%，目前超声仪器的谐波显像技术可使组织回声增厚，应注意鉴别和判断。左心室心腔大小正常或偏小（少数患者特别是晚期可扩大），右心室心腔正常或增大（明显增大常提示不良预后），病情严重时右心室功能降低。双心房增大及功能降低（二维斑点追踪显像技术可评价心房肌应变功能及受损程度），常有少量心包积液。房间隔增厚和瓣膜增厚（>6 mm）也是其重要特征。通常左心室舒张功能障碍是心肌淀粉样变的最早期表现，而左心室收缩功能左心室射血分数正常，中晚期可降低。

超声斑点追踪显像技术评价心肌淀粉样变患者心肌应变具有重要的死亡预测和鉴别诊断价值，研究显示左心室收缩期整体纵向应变可预测心肌淀粉样变的全因死亡。心肌淀粉样变特征性表现为左心室心尖收缩纵向应变保留或轻度降低，而基底和中段应变显著降低（室间隔心尖/基底纵向应变>2.1，鉴别心肌淀粉样变的敏感度为88%，特异度为85%），左心室应变17节段靶图上出现特异的“樱桃征”，常用于鉴别心肌淀粉样变及其他引起左心室肥厚的疾病，其敏感度为93%，特异度为80%。通常心肌淀粉样变患者左心室射血分数正常，而整体纵向应变降低，当左心室射血分数/整体纵向应变>4.1是筛查心肌淀粉样变相对最准确的指标。

经验教训

心肌淀粉样变是一种浸润性、进展性、具有不良预后的限制型心肌病，常被漏诊或误诊，或症状出现多年后延迟诊断，因此医师迫切需要提高对该病的认识，利用超声心动图的优势，掌握心肌淀粉样变的表现特征并与其他引起左心室肥厚的疾病相鉴别，结合临床相关知识，帮助临床尽早筛查出可疑的高危心肌淀粉样变患者，提高心肌淀粉样变诊断的准确性，使患者获得早期、有效、合理的治疗，改善预后及提高生活质量。

病例启示

前一例患者以神经系统症状首发，随后出现心力衰竭症状，虽然诊断心肌淀粉样变多年，但并未进一步明确心肌淀粉样变分型及进行针对性治疗。因此应规范心肌淀粉样变的诊断流程：可疑患者评价有无心脏及心外组织淀粉样变，明确心肌淀粉样变诊断、心肌淀粉样变分型；应重视心肌淀粉样变的“警示信号”，即心脏外疾病的临床证据（周围神经疾病如腕管综合征、肾脏受累），左心室肥厚但心电图QRS电压低，超声心动图表现左心室及右心室壁增厚、心瓣膜及房间隔增厚、左心室长轴基底段应变明显降低，但心尖应变相对保留，心电图异常Q波，但无心肌梗死证据等。心肌淀粉样变患者常表现为心肌损伤标志物明显增高及心电图ST-T改变，应根据超声心动图有无室壁节段性运动异常及其他临床信息与急性冠状动脉综合征鉴别。本例患者为限制性舒张功能受损，射血分数保留型心力衰竭，进行超声心动图检查时应重视心肌淀粉样变与其他导致左心室肥厚的疾病（包括限制型心肌病）相鉴别，如高血压、肥厚型心肌病、法布里病等，也需要与引起双房增大的其他疾病如缩窄性心包炎、心房颤动等相鉴别。两例患者均有心电图ST-T改变或假性心肌梗死表现，需要与冠心病急性冠状动脉综合征进行鉴别。超声心动图可全面系统评价心肌淀粉样变的心脏结构及功能，心肌淀粉样变具有特征的超声表现，包括超声新技术斑点追踪成像技术评价左心室纵向应变功能显示“樱桃征”及左心室射血分数/左心室整体纵向应变明显异常，这不仅有助心肌淀粉样变的诊断和鉴别诊断，还可为临床医师提供病情严重程度和预后信息，具有重要价值。此外，超声心动图需要结合临床、生物标志物及其他影像学检查结果来提高心肌淀粉样变诊断准确性。

（李春梅　罗　贤）

第三节 病毒性心肌炎

病史

患者男性，38岁，感冒3天后，无明显诱因出现心前区持续性疼痛18小时，伴胸部压榨感，无心慌、气紧，无下肢水肿，无恶心、呕吐反酸，无头晕、眼花。患者既往体健，否认高血压、糖尿病及心脏病史，否认遗传病史。

体格检查

T 36.5 ℃，R 101次/分。颈静脉无怒张，无淋巴结肿大。胸廓无畸形。心界无扩大，心尖无抬举样搏动，各瓣膜区未闻及病理性杂音，心音无分裂。

辅助检查

心脏MRI：左心室、左心房稍显增大，左心室心尖部、侧壁、前壁、下壁远段及近段，室间隔远段稍变薄，首过灌注未见明显灌注缺损，延迟增强扫描上述区域见片状强化，多位于心外膜下区域（图3-3-1）。心包未见明显增厚，心包少量积液。综合考虑心肌炎表现可能性大。

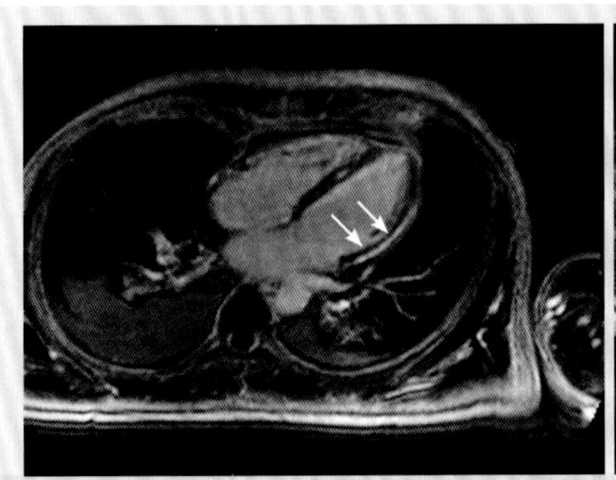
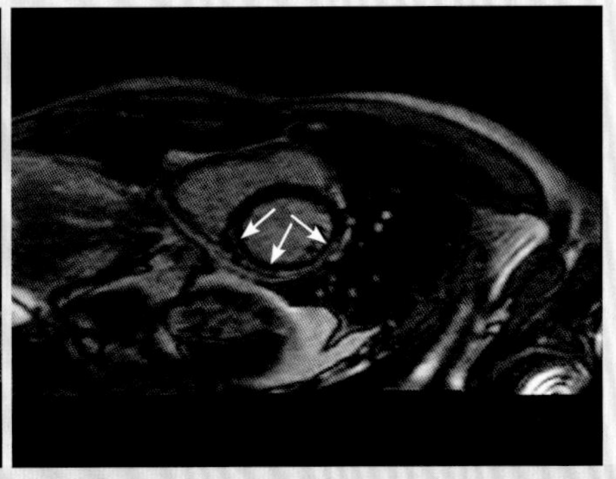

四腔心及短轴切面显示左心室心尖部、侧壁、前壁、下壁、后壁远段及近段心包下延迟心肌片状强化（箭头）。

图3-3-1 10天后MRI

急诊心电图：窦性心律不齐，电轴右偏，短阵房速，下壁导联ST段抬高0.3 mV（考虑急性ST段抬高型下壁心肌梗死）（图3-3-2）。10小时复查心电图下壁ST段仍抬高0.3 mV。

血清学检查：急查肌钙蛋白T升高约208 ng/mL；脑钠肽、血脂正常。心肌酶谱明显升高（谷草转氨酶258 U/L，乳酸脱氢酶640 U/L，肌酸激酶同工酶67.6 ng/mL，肌酸激酶2188 U/L），10小时后复查脑钠肽升高（218.3 pg/mL），心肌酶谱仍然升高（谷草转氨酶255 U/L，乳酸脱氢酶620 U/L）。患者的心肌酶学变化不符合急性心肌梗死的酶学变化特点。

急诊冠状动脉造影：左主干、左前降支、回旋支及右冠状动脉均未见明显狭窄。胸腹部

CTA：胸主动脉主干及分支显示清楚，未见血管变异，未见局部狭窄和膨隆，未见主动脉夹层征象。双侧胸腔少量积液。

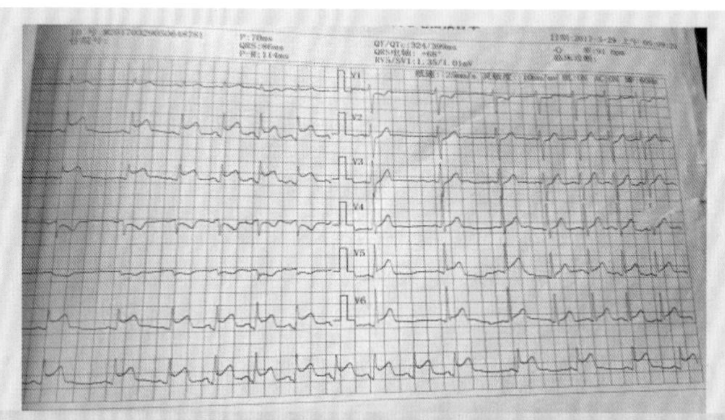

Ⅱ、Ⅲ、avF导联ST段弓背上抬0.3 mV。

图3-3-2　急诊心电图

超声心动图

急诊行心脏CDFI检查：心脏各腔室大小正常；左心室整体运动幅度稍降低，以左心室中段下、后壁搏幅降低更显著（图3-3-3）；二尖瓣、三尖瓣轻度关闭不全，射血分数52%。

1天后复查心脏CDFI：心脏各腔室大小正常；左心室中段下、后壁搏幅仍有降低（图3-3-4）；二尖瓣、三尖瓣轻度关闭不全，射血分数57%。

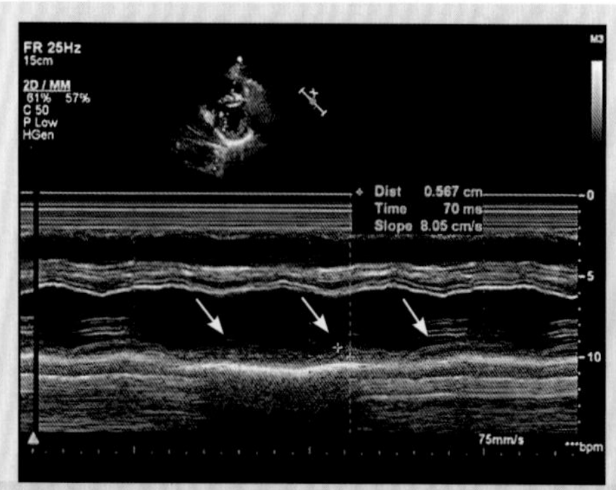

左心室壁整体运动幅度稍降低，以左心室中段下、后壁降低更明显（箭头），搏幅约5 mm。

图3-3-3　急诊心脏CDFI

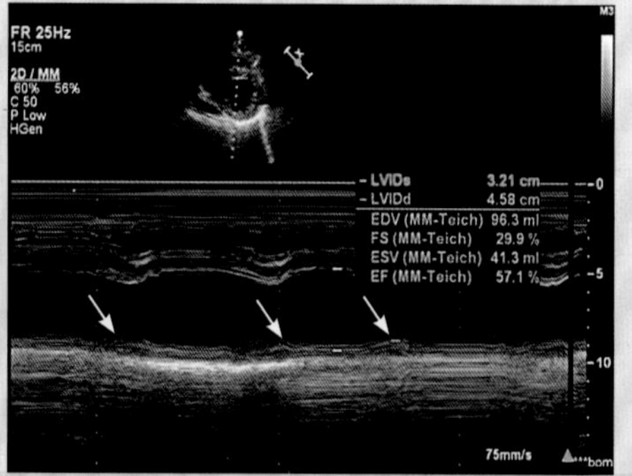

左心室前壁运动幅度较前好转，左心室中段下、后壁仍有搏幅降低（箭头）。

图3-3-4　1天后复查心脏CDFI

10天后复查心脏CDFI：心脏各腔室大小正常，各室壁运动异常恢复正常（图3-3-5）；三尖瓣轻度关闭不全，二尖瓣微量反流，少量心包积液，心功能正常（射血分数66%）。

超声提示：早期阶段超声显示左心室壁整体运动幅度稍降低，以左心室中段下、后壁为著，二尖瓣及三尖瓣轻度关闭不全。恢复期超声显示心包少量积液，三尖瓣轻度关闭不全。

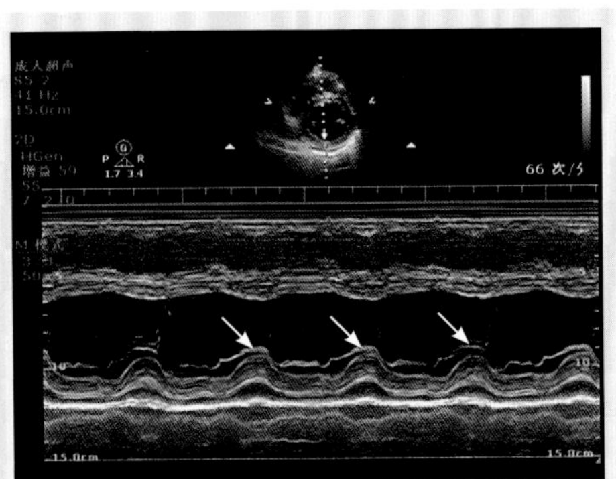

左心室中段下、后壁搏幅恢复正常，心包内可探及少量心包积液。

图3-3-5　10天后复查心脏CDFI

鉴别诊断

主要与心肌梗死、主动脉夹层、心包炎、肺炎及胸膜炎、胃食管反流等导致急性胸痛的疾病，扩张型心肌病、围生期心肌病（peripartum cardiomyopathy，PPCM）及限制型心肌病等室壁运动降低的心脏疾病相鉴别，尤其需与急性心肌梗死、主动脉夹层等凶险疾病相鉴别。

急性心肌梗死：好发于中老年患者，多有高血压、高血脂、糖尿病、吸烟等高危因素，心电图及心肌酶学检查随发病时间呈现规律性变化，超声心动图表现为梗死冠状动脉及与该冠状动脉分布相似的室壁区域运动幅度降低。本例为中青年患者，无高血压、高血脂、糖尿病等高危因素，心肌酶学呈不典型改变，超声心动图显示早期整个室壁运动幅度降低，也存在局部室壁更严重的情况，恢复期出现心包积液，冠状动脉造影显示冠状动脉未见明显狭窄，MRI恢复期可见心包下心肌片状强化。

主动脉夹层：胸腹部CTA未见主动脉夹层征象可予以排除。

最终诊断

心肌炎。

分析讨论

心肌炎是指各种原因引起的心肌炎症性病变。其发病机制与自身免疫反应或病毒感染后病毒持续复制有关。临床表现各异，常见症状有心悸、胸痛、呼吸困难等，轻症患者无任何症状，重症患者可发生心律失常、心力衰竭、心源性休克甚至猝死，有些患者在急性期之后发展为扩张型心肌病改变。超声心动图在评估心肌炎的发生发展过程中具有重要的作用，可以直观地评估心腔大小、室壁运动及瓣膜功能，仔细观察仍可与心肌梗死或心肌缺血进行鉴别，心肌炎不具有冠状动脉分布区域化的室壁搏辐降低，但不同区域严重程度不同，动态超声评估在本例严重心肌炎的评估中也具有重要临床意义，早期存在整体运动幅度的降低但各节段程度不同，可动态观察心肌运动功能的恢复及预后情况。心肌炎的病因可分为下列几种：①感染性因素：病毒如柯萨奇病毒、艾柯病毒、流感病毒、腺病毒等；②自身免疫性疾病：如SLE、巨细胞性心肌炎；③物理因素：如胸部放射性治疗引起的心肌损伤；④化学因素：多种药物如一些抗生素、肿瘤化疗药物等。心肌炎的诊断一般根据病因的特点、心脏相关的临床症状和体征、心电图的异常、心肌坏死标志物升高、超声心动图的异常，心脏MRI对心肌炎的诊断有重要作用，可帮助排除其他心脏疾病。心肌炎的确切诊断需要病理组织学证据，主要是心内膜心肌活检的结果。心肌炎的诊断在临床上也是一个难点。超声心动图可以根据是否有室壁运动异常、心脏扩大、左心室射血分数降低、心包积液及心律失常等判断心肌炎的严重程度。

经验 / 教训

本例患者出现胸痛，心电图显示下壁导联ST段弓背上抬，超声心动图检查提示节段性室壁运动异常，心肌酶学异常，极易误诊为急性心肌梗死。病毒性心肌炎常发生在相关病毒感染症状出现之后，而缺血性心脏病常有心血管病危险因素。本例患者早期室壁搏幅降低范围与冠状动脉分布的缺血范围不一致，但不同节段出现不同程度的室壁运动幅度降低，酷似缺血性心肌病，动态超声显示较轻的搏幅降低恢复较快。缺血性心脏病尤其是急性心肌梗死的心电图、心肌损伤标志物呈动态规律性变化，而心肌炎的心电图、心肌损伤标志物短期内变化小且不规律。仍难以鉴别时，进行冠状动脉造影及MRI检查有助于明确诊断。

病例启示

超声心动图是判断室壁节段性运动异常的重要方法，存在室壁节段性运动异常并不一定是心肌缺血的表现。如果存在室壁运动幅度降低还需结合病史，仔细辨别是否与冠状动脉分布区域一致，其他能导致室壁运动异常的疾病还包括心肌炎、心肌病、心包炎、扩张型心肌病等，需结合病史、动态超声及其他相关检查明确疾病的性质。

（刘学兵）

第四节　脊髓炎患儿成年后的心病：埃默里–德赖弗斯肌营养不良

病史

患者男性，33岁，因“起搏器植入术后10年余，反复腹泻伴心累2周”入院。入院1年前，因“心肌炎，心房扑动、房性心动过速、三度房室传导阻滞伴交界性逸搏心律”行心脏双腔永久起搏器植入术，术后规律服用“美托洛尔、螺内酯、呋塞米、华法林”，期间偶有活动后心累、气紧、头晕伴双下肢水肿。入院前2周，患者反复腹泻后出现心累伴头晕、胸痛，为牵扯样疼痛，于当地医院诊治（脑钠肽4860 pg/mL）无明显缓解。门诊以“扩张型心肌病”收入我院心力衰竭中心。

患者20年前高烧惊厥后双足呈渐进性畸形伴功能障碍，考虑小儿麻痹症，4年前于省骨科医院行矫治手术，目前功能恢复可；20年前有结核病史，自述已系统治愈；乙型肝炎病毒携带者。

体格检查

营养差，慢性病容。颈静脉无怒张，无心前区隆起，心尖搏动稍向左下移位，无心包摩擦感，心界稍增大。HR 60次/分，起搏器节律。三尖瓣区可闻及收缩期杂音，双下肢轻度水肿。双侧踝关节功能障碍，病理征阴性 。

辅助检查

肝肾功能：hsTnI 0.043 ng/mL（升高），Na 133.9 mmol/L（降低），白蛋白24.7 g/L（降低），血清总蛋白42.4 g/L（降低），肌酸激酶434 U/L（升高），肌酸激酶同工酶58.8 U/L（升高），脑钠肽217.9 pg/mL。

贫血相关产物、血脂、糖化血红蛋白、甲状腺功能阴性。

红细胞沉降率及超敏C-反应蛋白阴性。

输血全套：小三阳，乙型肝炎病毒定量检测为阴性。

大小便常规正常。

心电图：肢导联低电压，起搏器节律（图3-4-1）。

胸部X线片：双肺纹理增多、模糊，目前未见确切斑片影；双肺野可见纤维条索影；双侧胸腔少量积液；心影增大，左上胸见心脏起搏器影；电极位于心影区，起搏器影与之连接（图3-4-2）。

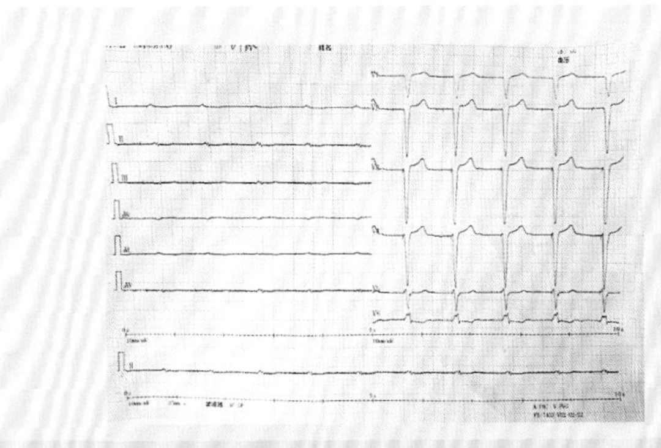

图3-4-1　肢导联低电压，起搏器节律

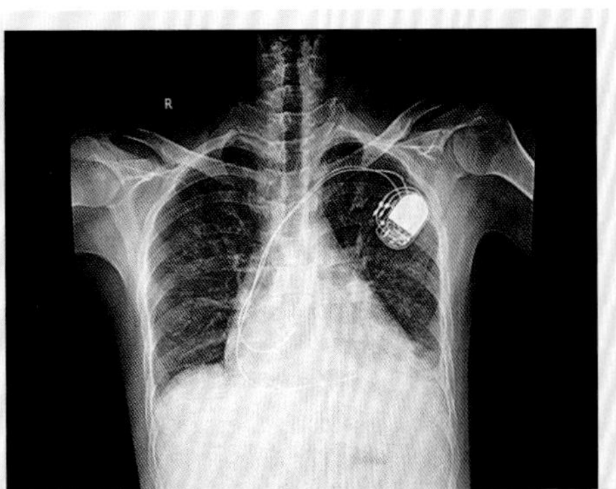

图3-4-2　胸部X线片见心脏起搏器影

动态心电图：窦性心律与起搏心律交替发生，平均为60次/分，心率最快108次/分，最慢心率51次/分；多源性期前收缩1861个；感知功能及起搏功能未见异常。

胸部CT：右肺下叶前段及后基底段胸膜下小结节影，密度较高，考虑硬结灶，心脏明显增大，双侧胸腔少量积液，纵隔内未见增大淋巴结。

结肠镜检查：未见明显异常。大小便常规为阴性，大便培养为阴性。

心脏CDFI：起搏器植入术后1年余，右心增大，三尖瓣重度关闭不全，右心室收缩功能降低，左心室饱满，收缩功能轻度降低，左心房增大，二尖瓣轻–中度关闭不全。微量心包积液，右侧胸腔积液，射血分数43%。

冠状动脉造影：未见明显异常。

胸腹部CT：双侧胸腔少量积液，下腔静脉及右侧髂静脉内见导管影，肝右叶见钙化灶，腹腔及盆腔少量积液，双侧肾周筋膜稍增厚 。

腹腔CDFI：肝脏实质回声稍增强，肝静脉增宽，肝脏钙化灶胆囊壁毛糙增厚，脾大，右肾旋转不良，双肾尿盐沉积。

心脏MRI：心脏各房室增大，心脏收缩功能降低，心包少量积液，三尖瓣关闭不全，心肌延迟扫描见异常强化区，考虑心肌病可能。

骨骼肌活检：慢性肌源性肌病改变伴神经源性肌肉改变。

基因分析：埃默里–德赖弗斯肌营养不良（Emery-Dreifuss muscular dystrophy）。

鉴别诊断

小儿麻痹症：该患者20年前高烧惊厥后双足渐进性畸形伴功能障碍，4年前于骨科医院行矫治手术，一直误认为是“小儿麻痹症”。该病特点：儿童时发病，早期表现为关节挛缩和心脏受累，相继出现对称性肢体肌萎缩和肌无力是本病的临床特征；尽管进行性肌萎缩和肌无力十分明显，但肌酸激酶仅轻度增高。

最终诊断

进行性肌营养不良症（埃默里–德赖弗斯肌营养不良）；扩张型心肌病、全心增大、心脏双腔永久起搏器植入术后、起搏器节律、射血分数降低型心力衰竭、慢性心力衰竭急性失代偿、心功能Ⅱ～Ⅲ级；多浆膜腔积液；低蛋白血症；慢性腹泻。

分析讨论

进行性肌营养不良症是一组以缓慢进行性加重的对称性肌无力和肌萎缩为特点的遗传性肌肉病变。病变可累及肢体肌、躯干肌和头面肌，少数累及心肌。

埃默里–德赖弗斯肌营养不良是进行性肌营养不良症的一种特殊类型，以早期肘、踝、颈部关节挛缩，肱–腓肌群无力和萎缩，心肌病三联征为主要特点，多为X连锁隐性遗传和常染色体显性遗传，常染色体隐性遗传较少见，该患者遗传谱不明确，父母及兄弟姊妹均无相关病史。致病基因定位于*Xq*28，其编码蛋白为Emerin，通常为女性携带，男性发病。

埃默里–德赖弗斯肌营养不良多于2～10岁发病，初期常表现为上肢近端及肩胛带肌无力，数年后逐渐累及骨盆带及下肢远端肌群，一般以胫骨前肌和腓骨肌无力和萎缩最为明显。少数可伴有面肌轻度无力。

本病常在早期出现颈、肘、膝、踝关节挛缩。几乎所有患者均伴有不同程度的心脏损害，可因心脏传导阻滞而突然致死。

心脏受累是本病最严重的并发症，通常随肌无力的进展而逐渐加重，可表现为心肌损害及传导系统缺陷，从而导致传导阻滞、室性心律失常、扩张型心肌病、充血性心力衰竭，乃至猝死。

本病目前无特异度治疗措施，以锻炼、理疗、矫形手术、维持呼吸功能等支持治疗为主。对本病患者应尽早进行心功能检查以便早期发现心脏受累情况，对于心脏传导功能缺陷，治疗包括抗心律失常药物、心脏起搏器、可植入性心脏复律器等，对于广泛心肌损害患者可行心脏再同步化治疗，严重的心力衰竭可能需要心脏移植治疗。

经验 / 教训

对不明原因的扩张型心肌病先证者，建议行家族性临床筛查。先证者所有一级亲属应该进行超声心动图评价。基因检测结果可能与心律失常风险相关。扩张型心肌病基因检测对治疗意义在于合并心脏传导阻滞的扩张型心肌病通常由*LMNA*突变所致。由于心脏传导阻滞（如一度、二度或三度心脏传导阻滞）和室上性心律失常通常发生于致命性室性心律失常之前，因此建议在猝死发生之前早期进行ICD植入。对于无临床表现的突变基因携带者，早期药物治疗能否阻止或延缓疾病进展尚不清楚。

病例启示

埃默里-德赖弗斯肌营养不良是一种罕见的原发性肌营养不良症的特殊类型，1966年Emery和Dreifuss将该症确定为独立的遗传性肌肉疾病。多为性连遗传，次为常染色体显性遗传，也可无遗传背景，其临床特征：①早期出现肢体关节挛缩；②缓慢进展的肢体肌肉萎缩与无力；③心肌与心脏传导改变严重。

埃默里-德赖弗斯肌营养不良往往在儿童期发病，与其他类型肌营养不良所不同的是在肌肉出现明显无力和萎缩之前，肘、跟腱和脊柱关节即出现挛缩。相继出现四肢无力，双侧肱二头肌、肱三头肌、胫前肌、腓肠肌尤为明显。其特点是上肢以近心端肌肉受累为主，而下肢则以远心端受累为主，最后下肢近心端肌肉也被侵犯；心脏早期被侵犯是本病的另一特点，表现为心肌和房室传导系统受累，甚至可造成猝死；本病还有一个特点是进展缓慢，直至晚期也不出现智力障碍。

埃默里-德赖弗斯肌营养不良诊断标准：①早期出现跟腱、肘和脊柱关节挛缩；②缓慢出现腓-肱分布为主的双侧对称性肌萎缩；③心脏传导受阻和心肌受累；④肌肉活检显示肌营养不良特征；⑤遗传形式多为性连遗传或常染色体显性遗传，但也可以是无任何遗传背景而散发的埃默里-德赖弗斯肌营养不良。

（袁小媚）

第五节 围生期心肌病

病史

患者女性，31岁，反复心累、气紧1月余（分娩后24天），加重2天。伴咳嗽、咳痰、恶心、呕吐、胸痛，夜间不能平卧，一般活动受限。不伴头晕、头痛、腹痛、腹泻、发热、双下肢水肿等不适。当地医院查心肌酶：高敏肌钙蛋白大于10 000 pg/mL，脑钠肽3761 pg/mL。心脏CDFI：左心增大，收缩功能降低，二尖瓣中量反流，微流心包积液。1个月前高敏肌钙蛋白6625 pg/mL，脑钠肽2845 pg/mL。考虑诊断为重症心肌炎、心力衰竭、肺部感染、围生期心肌病？剖宫产术后。给予丙种球蛋白、甲泼尼龙冲击治疗，注射用哌拉西林钠他唑巴坦钠抗感染，无创呼吸机辅助通气，以及血管活性药物等对症治疗后，患者病情稍有好转，但仍夜间啼哭、不遵医嘱，且有自残倾向。4个月前剖宫产分娩1女，3个月前离异。

体格检查

T 36.0 ℃，急性病容，表情痛苦，心尖搏动正常，无心包摩擦感，心脏相对浊音界增大，心律齐，HR 103次/分，各瓣膜区未见明显病理性杂音。

辅助检查

实验室检查：高敏肌钙蛋白I 0.0792 pg/mL，脑钠肽2336 pg/mL，血浆凝血酶原时间12.7秒，血浆凝血酶时间原国际标准化比值为1.21，D-二聚体：7.40 mg/L，尿酸625 μmol/L。

胸部X线片：肺纹理增多、模糊，呈肺瘀血改变，心影明显增大。

心电图提示：室性期前收缩，怀疑侧壁梗死，I、R波上升不良（V2、V3、V4、V5），右心电轴明显偏转。

心脏MRI：全心增大，以左心室、左心房、右心室为重，左心室四腔心层面约70 mm × 50 mm。心脏各房室未见反常运动，运动幅度降低，左心室射血分数约31.4%。左心室游离壁明显变薄，首过灌注未见明显灌注缺损，延迟增强扫描室间隔见壁间强化，游离壁见多处点、小片状强化（图3-5-1）。心包未见明显增厚，心包少量积液。二尖瓣、三尖瓣收缩期反流低信号束。考虑围生期心肌病可能性大。

超声心动图

第一次检查：全心增大，左心室腔内未见确切异常回声。收缩期二尖瓣、三尖瓣重度反流信号（图3-5-2），左心室壁运动幅度显著降低，舒张功能重度降低（图3-5-3）；肺动脉压中度增高，舒张末压约25 mmHg，右心室收缩功能降低。

20天及40天后进行第二次、第三次检查，左心增大如前，收缩功能中度降低，二尖瓣重度反流；右心正常高限，三尖瓣中度反流，肺动脉压中度增高，舒张末压约9 mmHg，右心室收缩功能降低。

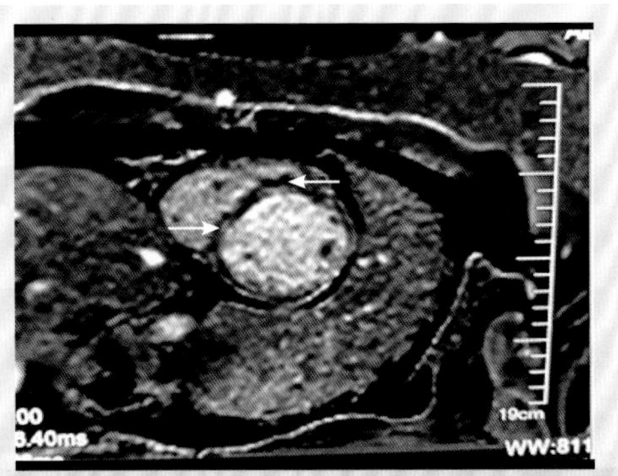

图3-5-1 室间隔壁间强化（箭头）

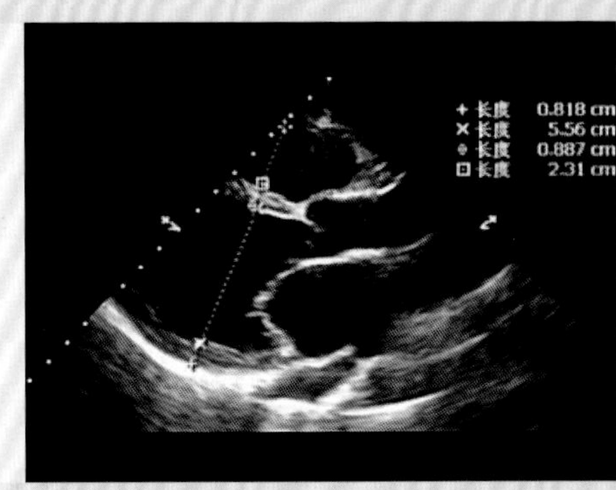

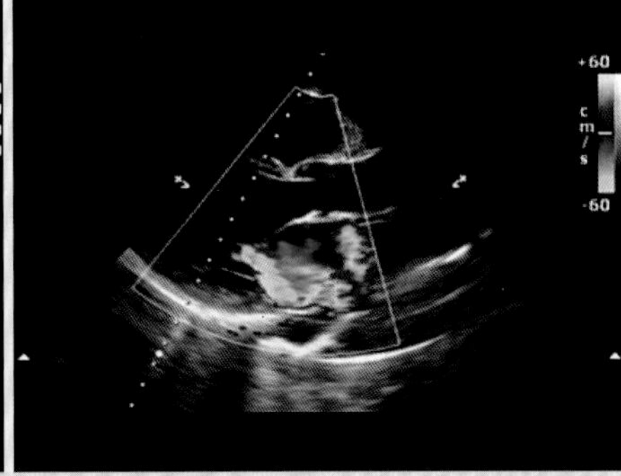

图3-5-2 全心增大，二尖瓣重度反流

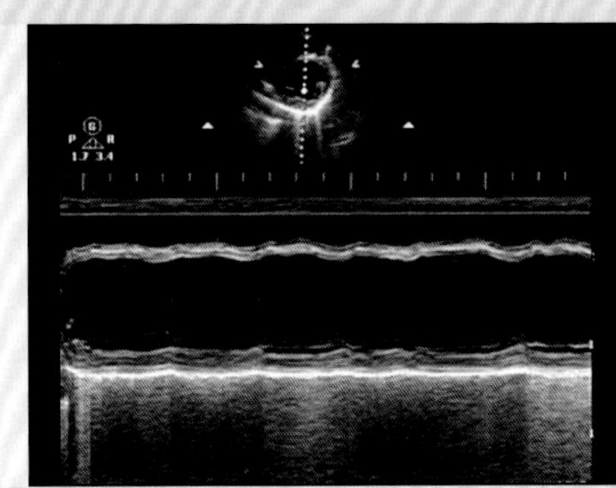

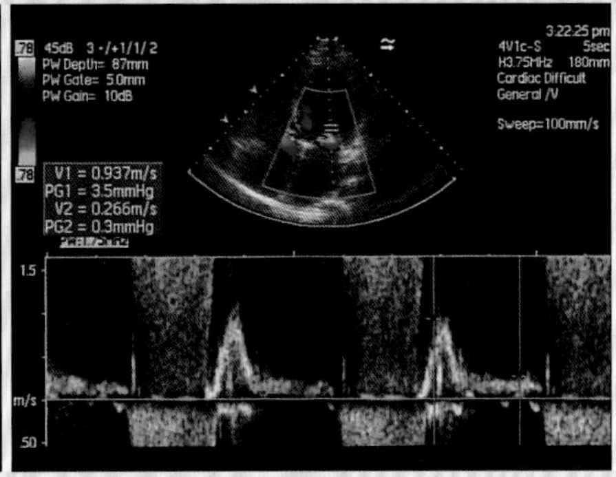

图3-5-3 左心室收缩功能重度降低，限制性舒张功能降低

4个月、10个月后进行第四次、第五次检查，全心增大（较之前明显增大），收缩功能重度降低，房室瓣重度反流，肺动脉压增高，右心室收缩功能降低。

治疗经过

入院后给予呋塞米及螺内酯利尿并补钾，甲强龙60 mg qd静脉滴注冲击治疗，后改为口服醋酸泼尼松片40 mg qd，注射用美洛西林钠舒巴坦钠2.5 g bid静脉滴注抗感染，好转出院。出院后继续利尿补钾，予以曲美他嗪、美托洛尔、地高辛等治疗。期间患者情绪波动大，睡眠欠佳，眠浅易醒，烦躁，精神差。心身医学科诊断为产后焦虑抑郁状态。

鉴别诊断

围生期心肌病为排除性诊断，由于妊娠相关性血流动力学改变，一些妊娠前已有心脏病可能会在妊娠期显像出来。因此，应当与特发性扩张型心肌病、家族性扩张型心肌病、人类免疫缺陷病毒/获得性免疫缺陷综合征心肌病相鉴别。对于妊娠前已存在心肌病的患者，心力衰竭更可能在分娩前出现，而相比之下围生期心肌病最常在分娩后出现。高血压心脏病引起的舒张性心力衰竭，可通过重度高血压病史和超声心动图的相符表现来提示这一诊断。

妊娠前已存在的，又因为妊娠而显现出来的获得性或先天性心脏瓣膜病可能在分娩前出现，而相比之下围生期心肌病一般在产后出现，但有时候存在重叠。

心肌炎：心肌的炎性疾病。可通过心内膜心肌活检，并按照已制定的组织学、免疫组织化学标准诊断。心肌炎由感染（主要是病毒，肠病毒、腺病毒、流感病毒、人类疱疹病毒6）及自身免疫低下所致。该病临床表现多种，如轻微胸痛、心悸，心电图瞬时改变，甚至可能引起心源性休克、室性心律失常，可影响各个年龄阶段的人群，更容易累及年轻人。需要排除冠心病、其他心血管病（如高血压）或心外非免疫性疾病能解释的临床改变。其他可能存在的冠心病、心肌病、高血压心脏病，当同时存在心肌炎而导致临床恶化时，易误以为是之前存在疾病的自然恶化，需要做心肌活检，且是金标准。心电图：ST-T段凹面上抬而不是缺血的凸面抬高，AV传导阻滞，QRS延长，Q波、复极异常。

可排除非免疫性心脏病，监测心腔变化、室壁厚度、心功能，以及有无心包积液、全心功能降低、节段性运动异常、收缩功能正常而舒张功能降低；暴发性心肌炎可能由于间质水肿，引起心脏收缩功能丧失，从而显示心脏不大、增厚，左心室收缩功能降低。

自身免疫组织学显示心肌组织中炎症浸润，心肌细胞退行性变，非缺血区坏死。免疫组织化学方面包括白细胞14/mm^2，单核细胞4/mm^2，CD3$^+$T淋巴细胞≥7/mm^2。

最终诊断

围生期心肌病。

分析讨论

围生期心肌病为排他性诊断，在无其他明确的心力衰竭病因的情况下，妊娠后期或分娩后数月内出现的收缩性心力衰竭伴左心室射血分数低于50%，很少发生于妊娠36周前，常发病于产后第1个月。

不同报道中围生期心肌病的发病率各不相同。如美国报道1/4000～1/2289，南非1/1000，海地1/300。围生期心肌病亦称妊娠相关性心肌病（pregnancy-associated cardiomyopathy，PACM），是在妊娠晚期或产褥期早期孕产妇发生心力衰竭的罕见病因。关于诊断围生期心肌病，欧洲心脏病学会有3条标准：①发生于妊娠最后1个月或产后5个月内；②可除外其他引起心力衰竭的原因；③超声心动图证实为左心室收缩功能减低，左心室射血分数＜45%，伴或不伴左心室扩大。

可能有多种因素参与，且可能导致共同的最终通路，即氧化应激增加、催乳素极速裂解为有抑制血管生成作用的氨基末端16kDa催乳激素片段、血管内皮生长因子信号受损上调。炎症细胞因子可能参与了心肌病和心力衰竭的发病机制和病程进展。

部分研究者提出心肌炎可能是围生期心肌病的病因。例如，5例患者的心内膜心肌活检结果与“治愈”的心肌炎相符；18例患者中14例存在心肌炎，相比而言，特发性心肌病对照组中55例患者仅5例（9%）存在心肌炎。

经验 / 教训

本例患者主要表现为妊娠后1个月出现急性心功能衰竭的临床表现，超声显示左心增大，收缩功能重度降低，应当寻找导致心功能降低的原因并予以鉴别，如特发性扩张型心肌病、家族性扩张型心肌病或人类免疫缺陷病毒/获得性免疫缺陷综合征心肌病、高血压心脏病等。起初在诊断中发现心肌酶谱增高，且达高峰，认为重症心肌炎可能大，但结合妊娠史，以及围生期心肌炎也可能是围生期心肌病的病因，因此诊断围生期心肌病。

病例启示

超声心动图是诊断围生期心肌病的重要方法，患者全心增大，收缩功能重度降低，心肌酶谱曾明显增高。而患者分娩后1个月发病，应考虑围生期心肌病。

（袁小媚　左明良）

第六节　致心律失常型右心室心肌病/发育不良

病史

患者男性，28岁，以“反复心悸、头昏3年余，再发并加重3小时”入院。3年前患者因反复心悸、胸闷不适，晕倒一次就诊（晕倒不伴恶心呕吐，无大小便失禁，自行缓解，无肢体活动障碍）。实验室检查：D-二聚体、肌钙蛋白等正常。心电图检查：V1 ~ V3导联T波倒置。院外曾口服美托洛尔、阿司匹林肠溶片等治疗，3年来心悸头晕仍反复发作，3小时前上述症状加重，再次于我院就诊，心电图检查提示室性心动过速，持续1小时后症状缓解。查体无特殊。

辅助检查

心电图：3年前就诊时行心电图检查提示窦性心律，V1 ~ V3导联T波倒置（图3-6-1）。实验室检查未见明显异常。此次就诊心悸发作时心电图（图3-6-2）提示室性心动过速，波形呈完全性左束支传导阻滞形态，提示异位起搏点位于右心室。恢复期常规心电图提示V1导联可见Epsilon波，V3、V4导联T波倒置，肢体导联QRS低电压。实验室检查心肌损伤标志物呈阳性（高敏肌钙蛋白明显增高约6.78 ng/mL）。

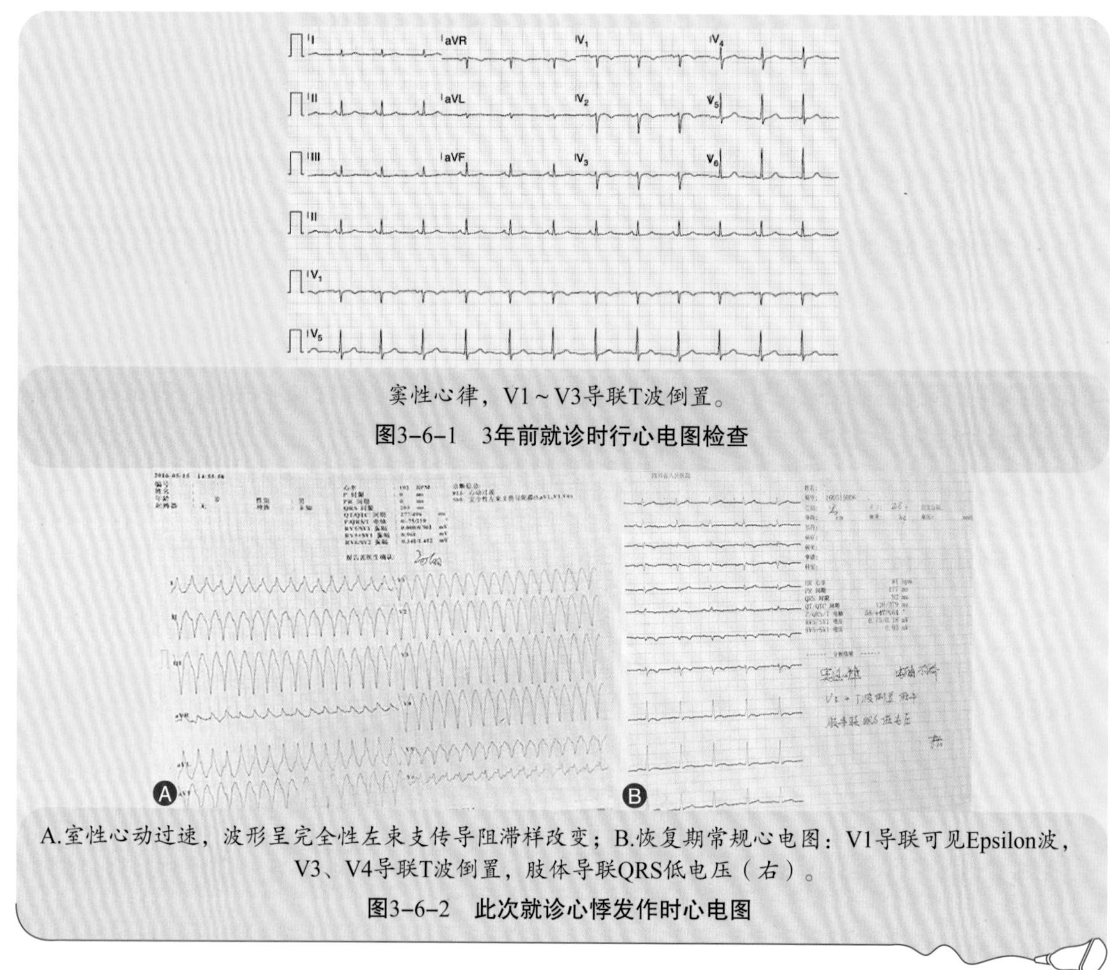

窦性心律，V1～V3导联T波倒置。

图3-6-1　3年前就诊时行心电图检查

A.室性心动过速，波形呈完全性左束支传导阻滞样改变；B.恢复期常规心电图：V1导联可见Epsilon波，V3、V4导联T波倒置，肢体导联QRS低电压（右）。

图3-6-2　此次就诊心悸发作时心电图

动态心电图：窦性心律，心率平均59次/分，最快95次/分，最慢48次/分，房性期前收缩109次/分；24小时多源室性期前收缩1493次，包括1333次单发，80次成对室性期前收缩，ST未见明显异常，部分导联T波低平或倒置，心率变异性正常。

MRI：考虑致心律失常型右心室心肌病（arrhy-thmogenic right ventricular cardio-myopathy，ARVC）可能性大，右心室射血分数明显降低；左心室射血分数轻度降低，下侧壁运动减弱，考虑左心室受累？或其他，请结合临床（图3-6-3）。

冠状动脉造影：未见明显异常。

超声心动图

3年前TTE：心尖四腔切面显示右心房、右心室比例饱满；三尖瓣环侧壁组织多普勒频谱E/A<1，提示右心室舒张功能降低（图3-6-4，图3-6-5）。

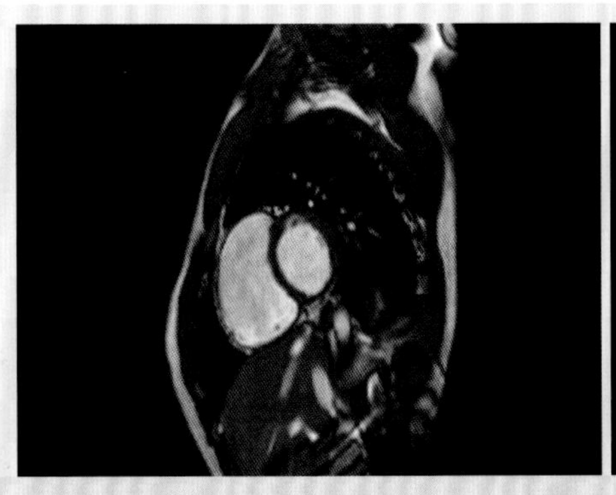

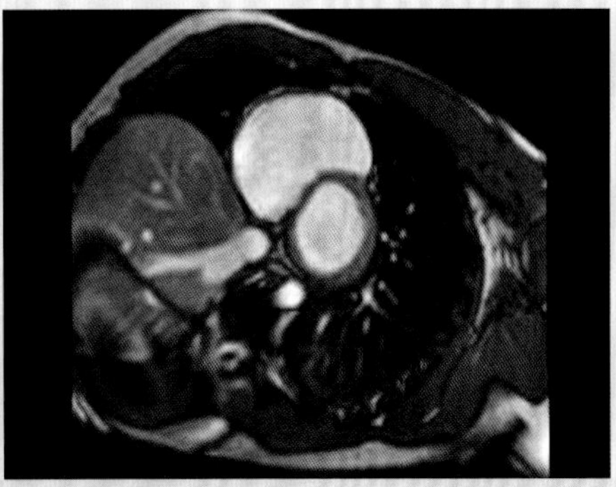

图3-6-3 MRI提示右心室明显增大

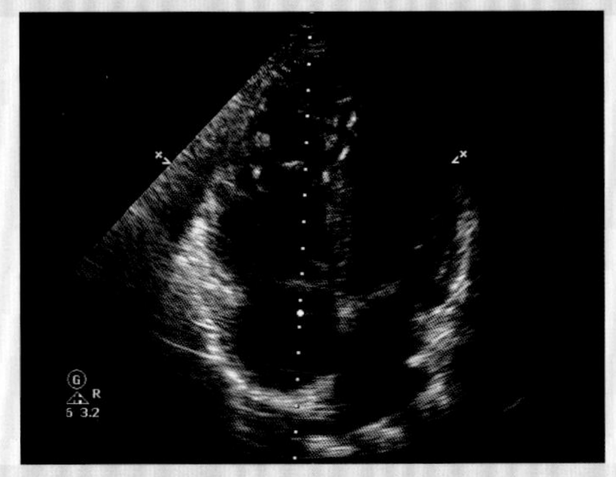

右心房、右心室比例饱满。

图3-6-4 心尖四腔切面

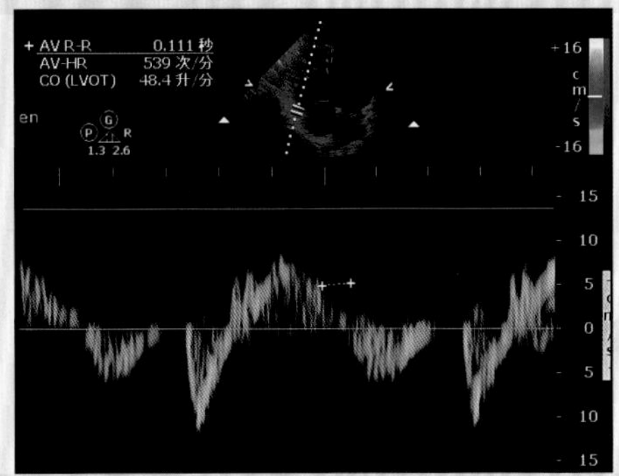

图3-6-5 三尖瓣环侧壁组织多普勒频谱E/A<1

此次就诊TTE：胸骨旁左心室长轴切面显示右心室明显增大（图3-6-6）。胸骨旁大动脉短轴切面显示右心室流出道增宽42 mm（图3-6-7）。心尖四腔切面显示右心室内径增大，右心室心尖向外膨出，大小约25 mm × 9 mm，右心室收缩期面积变化率约28%；M型超声测得三尖瓣侧壁瓣环位移约15 mm；CDFI：收缩期三尖瓣探及轻度反流（图3-6-8 ~ 图3-6-11）。

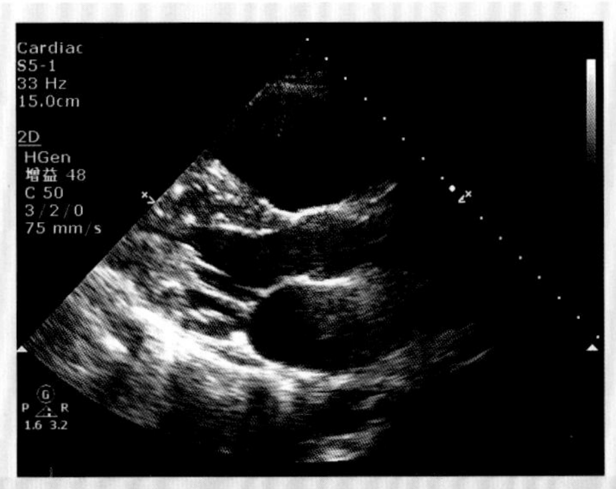

右心室增大。

图3-6-6 左心室长轴切面

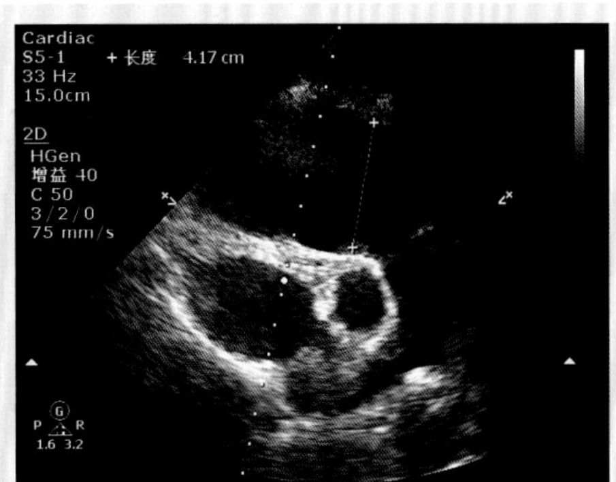

右心室流出道增宽。

图3-6-7 大动脉短轴切面

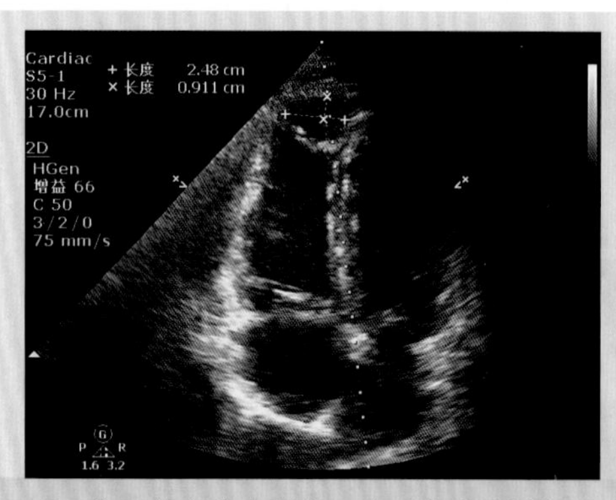

右心室心尖室壁瘤形成，右心室明显增大。

图3-6-8 心尖四腔心切面

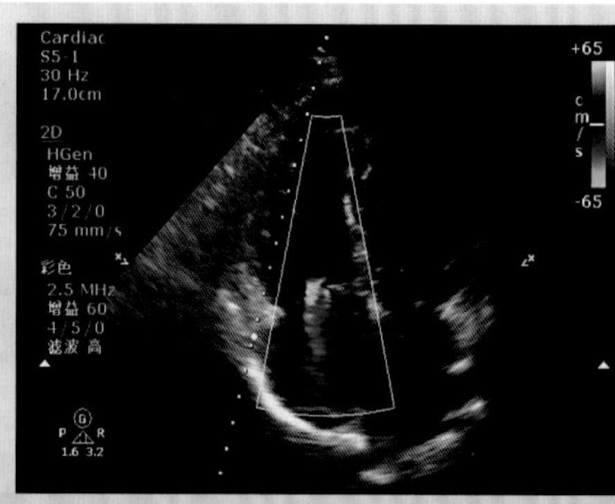

收缩期三尖瓣探及轻度反流。

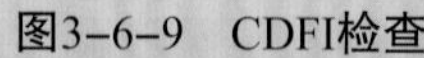

图3-6-9 CDFI检查

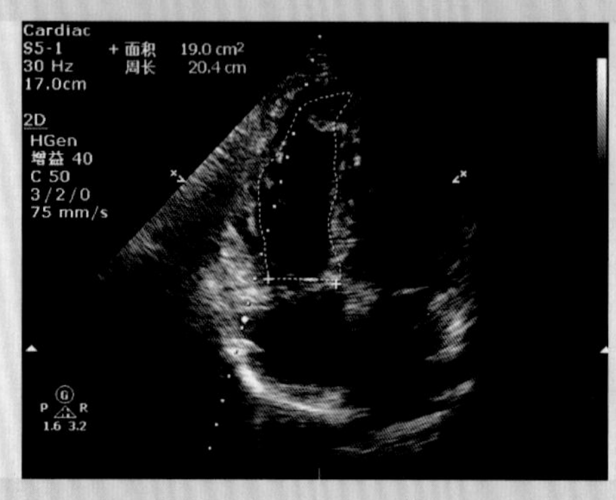

右心室收缩期面积变化率约28%。

图3-6-10 心尖四腔切面

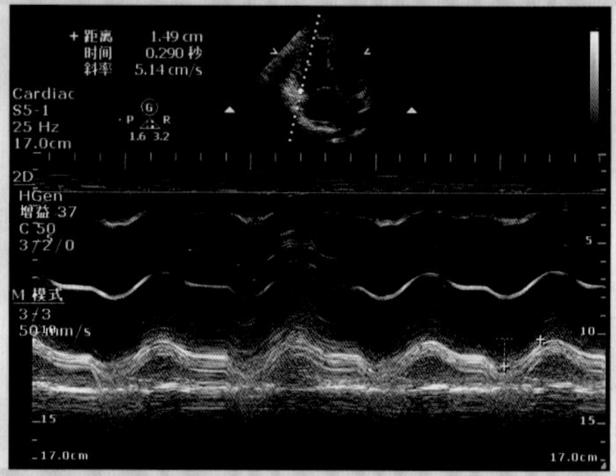

测得三尖瓣侧壁瓣环位移约15 mm。

图3-6-11 M型超声

综上所述，患者的主要问题为右心室增大、右心室流出道增宽、右心室心尖室壁瘤形成、右心室收缩功能减弱。

鉴别诊断

扩张型心肌病：全心增大，相对均匀变薄，以左心室受累为主，CDFI可见心尖部暗淡血流。

心肌致密化不全：左心受累为主，室壁厚薄不均，心内膜面可见多数突出的肌小梁，之间有深隐窝，CDFI小梁间见血流充盈，并与心腔相通。

最终诊断

致心律失常型右心室心肌病。

分析讨论

致心律失常型右心室心肌病于1982年首次报道，其发病特点为右心室心肌被进行性纤维脂肪组织所替代，旧称致心律失常型右心室发育不良（arrhy-thmic right ventricular dysplasia,

ARVD），随着认识不断深入，逐渐发展为如今普遍接受的致心律失常型右心室心肌病/发育不良，以ARVC/D表示，是一种遗传性心肌病。最初认为人群发病率为1/5000～1/2000。最初发病隐匿，仅有轻度右心室结构改变或轻度的室性心律失常发生，后疾病进展为症状性的右心室恶性心律失常，局限性右心室功能和结构改变，进展期右心室由局限性病变进展为整体右心室病变，终末期出现双室受累，全心力衰竭。

1994年，美国心脏协会发布关于ARVC/D的诊断标准，主要包括右心室结构异常和（或）功能障碍、心肌组织活检、复极化异常、去极化及传导功能异常、心律失常、家族史等6个方面。2010年，其在此基础上进行了补充和修订，增加了早期诊断的敏感度和特异度。其中右心室结构异常和（或）功能障碍的诊断依赖超声心动图、心脏MRI及右心室造影。超声心动图诊断右心室结构异常主要标准为右心室局部运动异常、运动障碍或室壁瘤形成及以下情况之一：①胸骨旁长轴切面见右心室流出道（胸骨旁长轴切面）≥32 mm或胸骨旁长轴切面/体表面积≥19 mm/m^2；②胸骨旁短轴切面见右心室流出道（胸骨旁短轴切面）≥36 mm或胸骨旁短轴切面/体表面积≥21 mm/m^2；③面积变化率≤33%。次要标准为局部右心室运动异常、运动障碍及以下情况之一：①胸骨旁长轴切面见右心室流出道（胸骨旁长轴切面）为29～32 mm或胸骨旁长轴切面/体表面积为16～19 mm/m^2；②胸骨旁短轴切面见右心室流出道（胸骨旁短轴切面）为32～36 mm或胸骨旁短轴切面/体表面积≥18～21 mm/m^2；③面积变化率为33%～40%。

ARVC/D的治疗主要包括药物治疗、ICD植入、射频消融等，根据病情的轻重进行选择。

本例患者右心室心尖可见室壁瘤形成，右心室收缩期面积变化率为28%，右心室结构与功能异常的诊断明确。结合患者临床表现及心电图、MRI所见，ARVC/D诊断明确。

经验 / 教训

本例患者3年前因晕厥首诊时，右心室结构已出现异常，但临床医师与超声医师均忽略了两者的关系，根本原因在于对ARVC/D的认识不足。由于右心特殊的解剖形态和位置，在临床疑诊ARVC/D时，要求超声医师对心腔进行多个角度探测，以充分显示右心室及右心室流出道，尤其注意右心室的大小和收缩运动情况，以免漏掉局限性的室壁运动异常或室壁瘤。必要时应用应变率成像、心室造影及三维超声，有利于探查患者的心室功能，早诊断早治疗，降低猝死发生率。

病例启示

超声心动图、MRI与右心室造影均可用于诊断右心室结构与功能异常，但都有其优缺点。MRI的优势在于识别心肌纤维脂肪化程度，观察右心室流出道宽度、不同节段室壁运动异常或扩大的高敏感度以及心室厚度。局限性在于观察到的纤维脂肪改变和室壁变薄可能出现假阳性，心律失常对图像的干扰，有植入装置的心脏受限，以及中小医院尚未开展。右心室造影则为有创检查。总体而言，超声心动图检查更加便捷，但超声心动图由于切面的限制，右心室显示不够全面，并且平时对右心室的评估和重视不够，可能导致误诊和漏诊。

（张清凤）

第七节 Löffler心内膜炎

病史

患者男性，19岁，因“确诊慢性粒细胞白血病1年余，心悸1天”入院。1年前，患者无明显诱因出现乏力、肢软，活动后加重，伴腹胀。当地医院检查后转入上级医院，行骨髓穿刺后，初步诊断慢性粒细胞白血病。长期予羟基脲、干扰素治疗。1天前，患者无明显诱因出现心悸，无胸痛、胸闷，无咯血，无发热等。入院诊断：①慢性粒细胞白血病；②心悸原因待查。

辅助检查

实验室检查：血常规检查显示白细胞39.4×10^9/L，血红蛋白101 g/L，血小板154×10^9/L，嗜酸性粒细胞13.14×10^9/L［参考范围（0.02～0.46）$\times10^9$/L］。心肌酶谱正常。

心电图：窦性心律，各导联ST段低平（图3–7–1）。

头颅CT：未见明显异常。

骨髓穿刺结果：骨髓增生极度活跃，结合临床及免疫表型，符合慢性粒细胞白血病。

冠状动脉造影：未见明显异常。

心脏MRI：钆成像可见增强的心内膜和心尖部血栓形成（图3–7–2）。

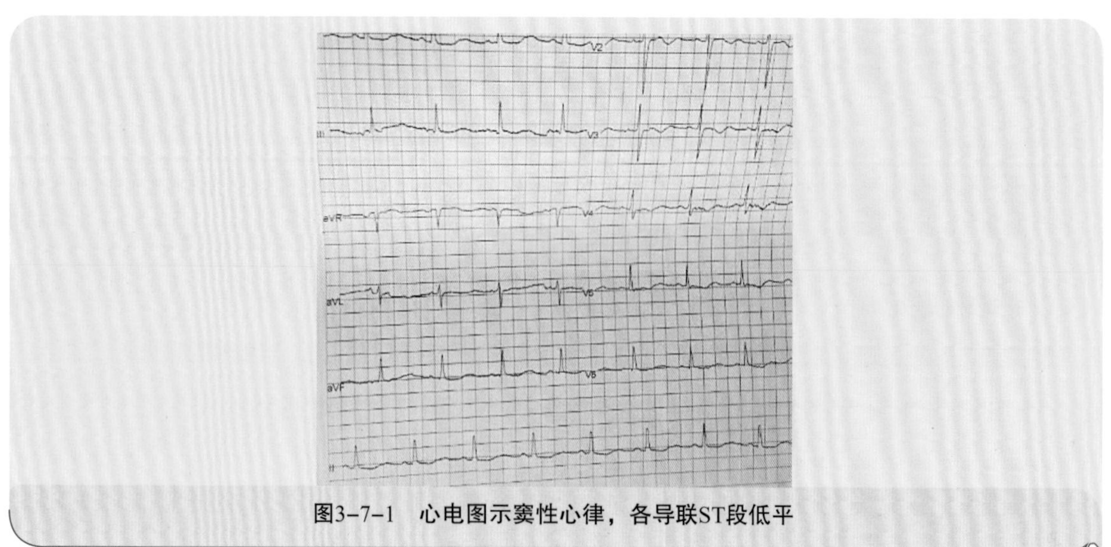

图3–7–1 心电图示窦性心律，各导联ST段低平

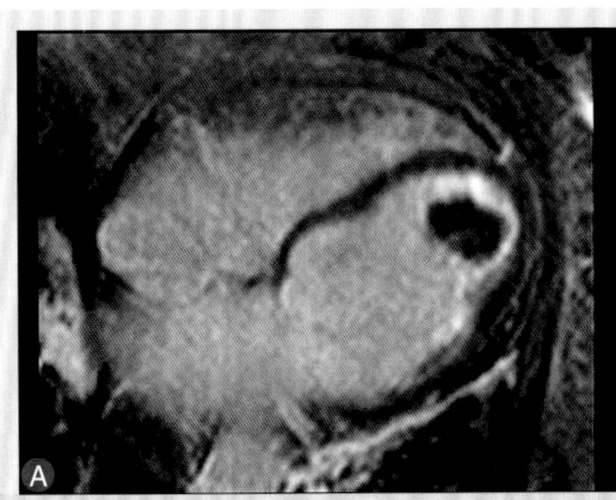

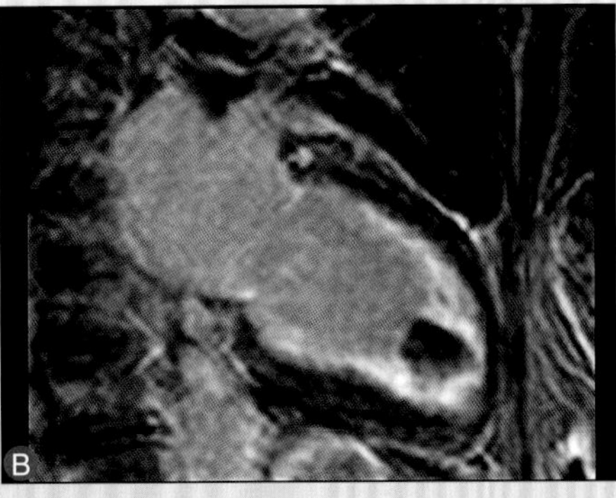

A.四腔心切面；B.两腔心切面。可见增强的心内膜和心尖部血栓形成。

图3-7-2　CMRI检查

超声心动图

胸骨旁左心室短轴切面：左心室心内膜回声明显增强、增厚，呈中等回声（图3-7-3）；心尖区增强增厚的内膜可探及低弱回声附着，不除外心尖血栓形成（图3-7-4）。

四腔心切面：增厚的心内膜致左心室腔中段变窄，左右径约14 mm，CDFI显示变窄处可见花色血流信号，V_{max}=3.38 m/s（图3-7-5）；收缩期三尖瓣探及轻度反流，V_{max}=3.3 m/s，估测肺动脉收缩压约51 mmHg（图3-7-6）。

综合以上超声心动图检查结果，患者主要表现为左心室心内膜回声明显增强、增厚，致左心室腔狭窄，同时合并心尖部血栓形成可能；三尖瓣轻度关闭不全，肺动脉收缩压轻度增高。

超声提示Löffler心内膜炎可能性大，左心室腔狭窄伴心尖部血栓形成。

鉴别诊断

应注意与冠心病心肌梗死合并心尖部血栓的鉴别，后者为冠状动脉堵塞所致心肌缺血，部分节段室壁运动幅度降低，血流淤滞形成，冠状动脉造影可明确诊断。

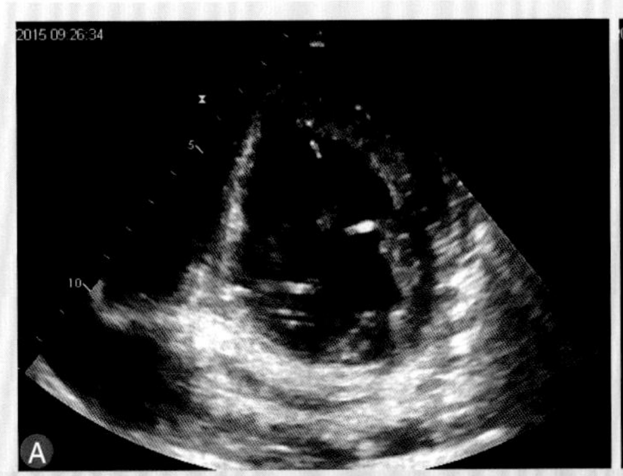

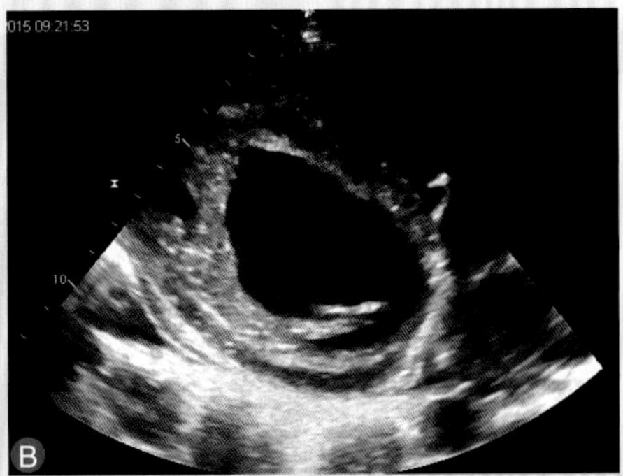

A.胸骨旁四腔心切面；B.非标准短轴切面。

图3-7-3　心内膜回声明显增强、增厚

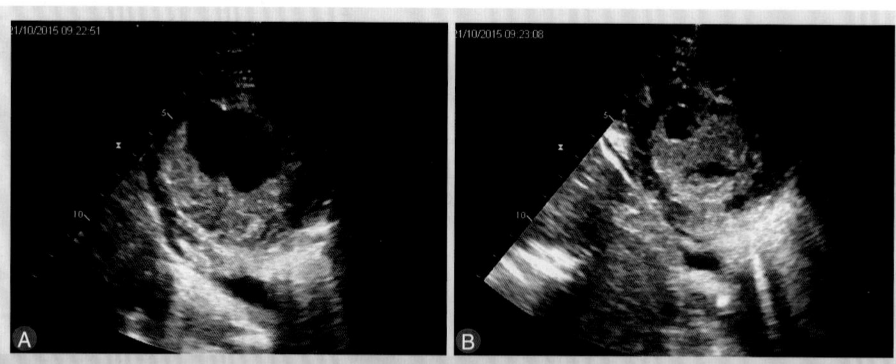

A.心内膜回声明显增强、增厚；B.增厚的心内膜面可探及低弱回声附着，考虑合并血栓形成可能性大。

图3-7-4　左心室心尖短轴切面

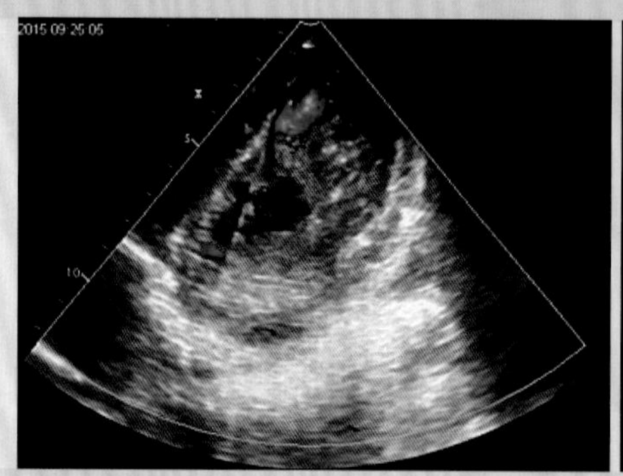

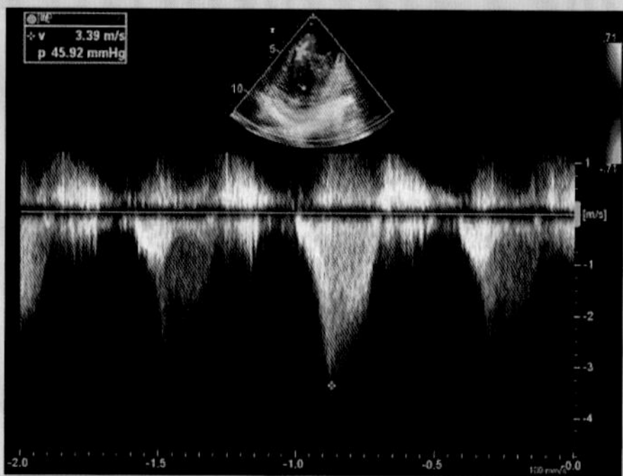

探及花色血流信号，可见腔内血流加速，V_{max}=3.38 m/s。

图3-7-5　胸骨旁四腔心切面

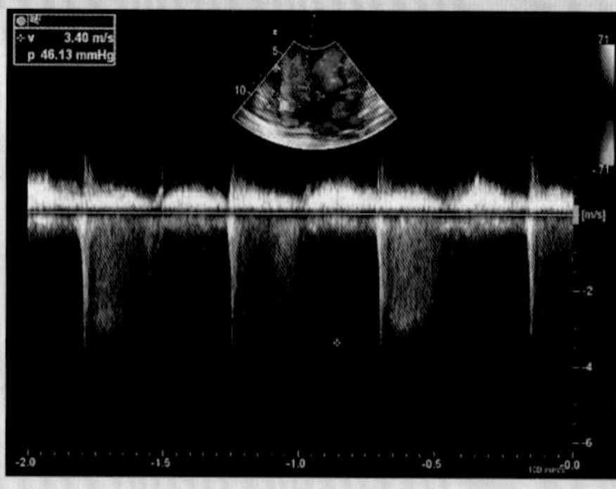

图3-7-6　三尖瓣轻度关闭不全，V_{max}=3.4 m/s

最终诊断

Löffler心内膜炎可能性大，合并心尖血栓形成。

分析讨论

Löffler心内膜炎又称嗜酸性粒细胞增多性心内膜炎，此病于1932年由Löffler最早报道而得名，热带地区相对多见，国内有散在报道。任何原因所致的嗜酸性粒细胞增多均可引起Löffler心内膜炎。Löffler心内膜炎的病理特点：①坏死期主要表现为心肌嗜酸性粒细胞浸润及炎性改变导致局部心肌损伤或坏死；②血栓形成期心肌炎症消退，随之心腔附壁血栓形成；③纤维化期嗜酸性粒细胞等炎症细胞消失，主要表现为广泛的胶原纤维增生。其具体机制未明，推测为增高的嗜酸性粒细胞直接浸润心肌或释放心肌毒性物质，引起心内膜炎并进一步发展为心肌纤维化和血栓形成。该病早期以炎症损害为主，缺乏特异度改变，本例患者可见心内膜回声环状增强，心尖部似可见血栓形成，随着病情进展，应注意与限制型心肌病相鉴别。

经验 / 教训

此类患者在行超声检查时不能忽略对心尖部的探查，以免漏诊，同时应结合临床病史，给出合理诊断，针对病因积极治疗。心脏继发改变主要见于免疫性疾病（如变应性肉芽肿血管炎）、肿瘤性疾病（淋巴瘤、嗜酸性粒细胞白血病）。

病例启示

本病例相对罕见，若早期发现，应重视抗凝治疗，避免血栓脱落造成栓塞症状，可选择低分子肝素、华法林这类抗凝药物。因Löffler心内膜炎仅是嗜酸性粒细胞增多心脏受累的表现，一旦发现此类疾病，应积极结合临床表现，寻找原发病因，帮助治疗。

（张清凤）

第八节　急性心肌梗死伴室间隔穿孔并封堵

病史

患者女性，80岁，因“反复胸闷、气促20天余”入院。患者入院前20天受凉感冒后出现喘息、气促，夜间不能平卧，伴干咳，伴心悸、胸闷，伴恶心，无呕吐，无发热畏寒，无胸痛、肩背部反射痛，无腹痛、腹胀，遂前往当地医院住院治疗，完善冠状动脉造影后予以前降支支架植入术、扩管、利尿等对症治疗，病情稍好转后出院，出院后规律服用“阿司匹林肠溶片100 mg qd、替格瑞洛90 mg bid、阿托伐他汀钙片20 mg qn、琥珀酸美托洛尔缓释片23.75 mg qd、呋塞米20 mg qd、螺内酯20 mg qd”。3天前患者再次出现胸闷、恶心、进食差等不适，无头晕、头痛，无乏力，无畏寒发热，无咳嗽、咳痰，未咯粉红色泡沫痰，无心悸，无喉头紧缩、胸痛、肩背部放射痛等不适，患者遂至我院就诊，以“心力衰竭、冠心病”收入急诊科。院外心血管超声：左心房增大，室间隔增厚，三尖瓣反流（中度），肺动脉高压（中度），左心室收缩功能正常。

既往“高血压”病史20年余，既往最高血压168/? mmHg，平素服用“美托洛尔23.75 mg”降压，自诉血压控制可；10年前因“乳腺癌”行左侧乳房切除术；5年前因摔伤致子宫脱出，行阴道缝合术。否认冠心病、高血压等家族史。

体格检查

T 36.8 ℃，P 88次/分，R 21次/分，BP 121/79 mmHg。患者体型肥胖，表情焦虑，口唇无发绀，颈静脉无怒张，肝颈静脉回流征阴性，双肺呼吸音低，左下肺可闻及湿啰音，心界不大，HR 88次/分，节律整齐，各瓣膜性听诊区未闻及病理性杂音，双下肢无水肿。

辅助检查

血常规：白细胞9.52×10^9/L，中性粒细胞87.1%，血红蛋白128 g/L，血小板293×10^9/L，全血超敏C-反应蛋白4.57 mg/L。

出凝血功能：凝血酶原时间18.9秒，活化部分凝血活酶时间26.5秒，D-二聚体2.18 mg/L，纤维蛋白降解产物6.1 mg/L，纤维蛋白原3.3 g/L。

肝肾功能：总胆红素 40.6 μmol/L，直接胆红素28.3 μmol/L；尿素27.23 mmol/L，肌酐215.8 μmol/L，尿酸1648 μmol/L。

心肌酶：高敏肌钙蛋白I 331.1 ng/L，肌酸激酶同工酶7.1 ng/mL。

脑钠肽6725.6 pg/mL，氨基末端脑钠肽前体51 471 pg/mL。

床旁心电图：窦性心律，电轴正常，房性期前收缩，V1 ~ V4呈QS型或rS型，肢体导联低电压，J点上抬，T波改变。

超声心动图

入院第2天，听诊心尖区全收缩期粗糙杂音，考虑室间隔破裂可能。转入ICU进一步治疗，血压80/45 mmHg，持续抢救中，血管活性药物进行性加量。ECMO治疗。

急诊超声心动图检查：左心室心尖瘤样膨出，膨出大小约45 mm × 42 mm × 34 mm（图3-8-1A）；室间隔下段及心尖区室壁明显变薄，最薄处约2 mm，运动幅度明显降低，余节段运动幅度偏强；尖间隔多个回声中断，呈筛孔样（图3-8-1B）。

收缩期可探及多束大量左向右分流信号（图3-8-2）。

患者血压降至64/61 mmHg，予以ECMO植入（转速3375 rpm，流量3.39 lpm）后，全麻下（气管插管、有创机械通气）介入行室间隔缺损（穿孔）封堵术。

术中所见

穿刺左股动脉、股静脉，成功后分别植入一根5F及8F血管外鞘，肝素75 ~ 100 U/kg静脉注射抗凝。取5F“猪尾巴”导管，经动脉鞘在X线透视下沿导引钢丝送至左心室，左心室造影，证实为室间隔肌部大型缺损，造影见过隔分流直径约12 mm。取JR冠状动脉导管，在X线透视下经右股动脉鞘，后沿交换钢丝送至左心室，经室间隔缺损、右心室送至下腔静脉；取索套器由右心导管经右静脉鞘管送至下腔静脉，捕捉交换钢丝后，自静脉鞘管拖出。拔出静脉鞘管，自静脉端交换钢丝送入传送外鞘，退出传送长鞘内芯，传输鞘管通过不顺利。改右侧颈静脉途径，建立轨道，送入鞘管，使用封堵器14 ~ 16G型号至左心室，打开封堵器。心脏超声监测封堵器位置正常，少量残余分流，之后左心室造影室间隔分流明显减少（图3–8–3），超声提示各瓣膜功能无明显异常。证实封堵成功，在X线透视下释放封堵器。

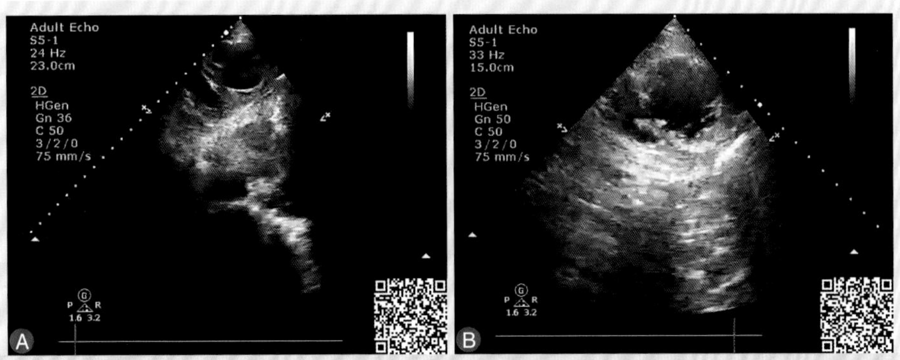

A.心尖膨出大小约45 mm × 42 mm × 34 mm；B.尖间隔多个回声中断，呈筛孔样。

图3–8–1 心尖室壁瘤及穿孔（动态）

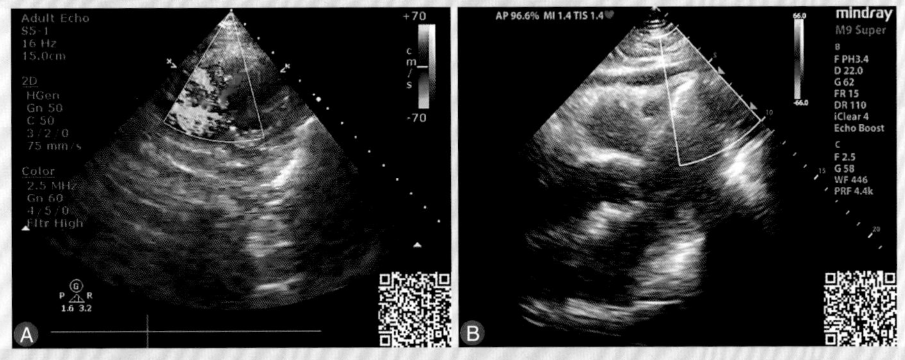

A.尖间隔回声中断处可见多处左向右分流；B.封堵术后尖间隔残余少量分流。

图3–8–2 封堵术前后超声表现（动态）

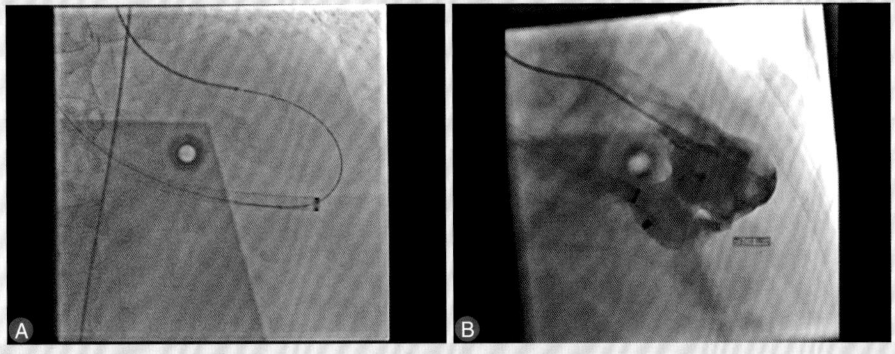

A.建立轨道；B.封堵术后左心室造影见少量残余分流。

图3–8–3 室间隔穿孔封堵术

鉴别诊断

该患者心肌梗死后有心脏杂音，需要除外乳头肌功能障碍所致二尖瓣反流。

二尖瓣反流：常由后内侧乳头肌的供血左回旋支或右冠状动脉阻塞所致，而前乳头肌因为左前降支或左回旋支双重供血而不易发生缺血而导致二尖瓣反流。本例患者为前壁心肌梗死，同时，超声心动图检查发现存在收缩期二尖瓣反流，对合错位，偏心性反流，可明确诊断。

最终诊断

急性心肌梗死后室间隔穿孔，室间隔破裂封堵术；急性失代偿性心力衰竭；冠心病，广泛前壁心肌梗死，前降支支架植入术后；肾功能不全，CKD4期；肝功能不全。

分析讨论

室间隔穿孔（室间隔破裂）是急性心肌梗死的一种严重并发症，临床较少见，多发生在急性心肌梗死后1周内，病情凶险，死亡率高。该病好发部位为室间隔下方近心尖部，常合并前壁心肌梗死。临床表现：常突然发病，心前区痛、气短、迅速发生心力衰竭及心源性休克，听诊胸骨左缘闻及2/4级全收缩期吹风样杂音，而CDFI可明确本病的诊断。

文献报道，仅采用内科保守治疗，其死亡率1天内为24%，7天内为46%，2个月内为46%。外科手术修补穿孔一直是改善室间隔穿孔患者预后的有效手段。随着介入治疗手段和水平的不断进步及发展，介入封堵术成为部分室间隔穿孔患者的新选择，而急性期通常选择较穿孔直径的2倍或至少＞10 mm，以避免出现因室间隔穿孔周围组织继续坏死、瘢痕化引起残余分流或分流增加，以及由于封堵器移位造成栓塞等并发症。心肌梗死慢性期行介入封堵治疗，选择封堵器的直径应比穿孔直径大4～7 mm。

经验 / 教训

急性心肌梗死后室间隔穿孔死亡率高，应及时诊断、及时治疗以使患者获益。本例患者听诊杂音发现异常后经超声心动图确诊。文献报道，经皮室间隔穿孔封堵心肌梗死后室间隔缺损是相对安全、微创、成功率高且30天死亡率低的治疗手段。本例患者急性期（以凝固性坏死和中性粒细胞裂解酶释放为特征）经皮封堵获得成功救治，进一步表明早期及时干预的重要性。此外，超声心动图在检测穿孔位置、分流大小及术中引导封堵器释放、确定封堵器位置等方面发挥了重要价值。同时，围术期通过ECMO维持血流动力学稳定亦是治疗策略的关键。

病例启示

心肌梗死后室间隔穿孔是一种罕见而严重的并发症，其患病率低于1%，即使患者得到及时的医疗管理，死亡率也高于90%。心脏外科修复相较于药物保守治疗可中等程度改善患者的预后，但其死亡率亦较高。Meta分析显示，经皮封堵术是心肌梗死后室间隔缺损高危患者可行且安全的治疗手段，其植入成功率高且微创，能维持血流动力学稳定，从而降低死亡率。

（李天龙　左明良）

第九节 其他心肌病

原发性限制型心肌病

病史

患者女性，37岁，因“气促、双下肢水肿1月余”入院。1个月前患者无明显诱因出现活动后心累、气促不适，伴双下肢水肿，轻微咳嗽，无明显咳痰，无明显胸闷、胸痛，无夜间阵发性呼吸困难，无咯血、胸痛，无畏寒、发热。在当地医院住院治疗，诊断为心力衰竭、心功能Ⅲ级、胸腔积液、心包积液、腹腔积液，给予呋塞米、螺内酯利尿，福辛普利、比索洛尔抑制心室重构，氯化钾补钾，环磷腺苷葡胺营养心肌等治疗，症状有所缓解，为进一步诊疗到我院就诊。自发病以来，食欲睡眠可，二便正常，体重无明显变化。无糖尿病、高血压等病史，个人史无特殊。

否认慢性病史，无关节疼痛，否认毒物接触史、烟酒嗜好；13年前生有1子，目前体健；父亲60多岁因“气紧”去世。

体格检查

T 36.6 ℃，P 75次/分，R 19次/分，BP 103/70 mmHg；神志清，精神可，查体合作，颈静脉充盈，肝颈静脉回流征阴性，双肺呼吸音清，双肺未闻及明显干湿啰音，心界正常，HR 80次/分，心律齐，各瓣膜区未闻及病理性杂音。腹软，腹部无压痛、反跳痛及肌紧张，双下肢无明显水肿。

辅助检查

血常规、肝肾功能检查正常。氨基末端脑钠肽前体1030 pg/mL，脑钠肽240 pg/mL。

心电图：窦性心律齐，P波轻度高尖，V1导联rSR′，Ⅲ导联Q波，T波倒置，不完全右束支传导阻滞。

胸部CT平扫：心脏增大，肺动脉段突出。

胸部CT血管造影：肺动脉主干及分支显示清楚，未见确切充盈缺损征象。未见确切血管变异，未见局部狭窄及膨隆改变。肺动脉CT未见确切栓塞表现。

右心导管检查：①右心房压力升高，肺楔压升高，Ⅱ型肺动脉高压（轻–中度）；②三尖瓣中–重度反流；③左、右心室舒张功能明显降低，心脏指数=2.72 L/（min·m^2），肺血管阻力为0.73 wood。

CMRI：左心房及右心房增大，收缩末期左心房前后径约81 mm，右心房前后径约75 mm。

心脏各房室未见反常运动，运动幅度稍降低，左心房房间隔区局部膨隆。射血分数：53.1%；舒张末期容积：51.7 mL；收缩末期容积：24.2 mL；每搏输出量：27.4 mL；心输出量：2.61 mL。心肌未见明显增厚、变薄，首过灌注扫描未见明显异常强化，延迟增强扫查室间隔中份及尖间隔心内膜下延迟强化（图3–9–1），心包未见明显增厚。心包少量积液。收缩期三尖瓣见反流信号达心房中份。

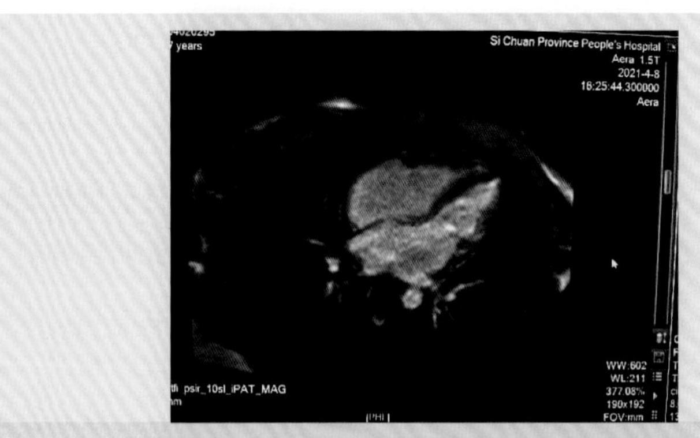

图3–9–1　室间隔中份及尖间隔心内膜下延迟强化

结论：左心房及右心房增大，左心房房间隔区局部膨隆，请结合临床及其他相关检查；室间隔中份及尖间隔心内膜下延迟强化；三尖瓣中度反流；心包少量积液。

超声心动图

第一次：左心房、右心房内径增大（左心房38 mm × 75 mm × 44 mm，右心房65 mm × 49 mm）（图3–9–2）；左心室、右心室内径正常；室间隔、左心室后壁厚度及运动幅度正常（射血分数68%），未见确切节段性运动异常（图3–9–3）；主动脉、肺动脉内径正常；各瓣膜形态未见明显异常；房间隔、室间隔回声未探及确切中断；心包内未见液性暗区及其他异常回声；多普勒超声及CDFI：舒张期二尖瓣前向血流频谱E＞2A（图3–9–4），收缩期二尖瓣可探及反流Ⅰ级；收缩期三尖瓣可探及中度反流；舒张期肺动脉瓣可探及反流；E/E′ =6（图3–9–5）。

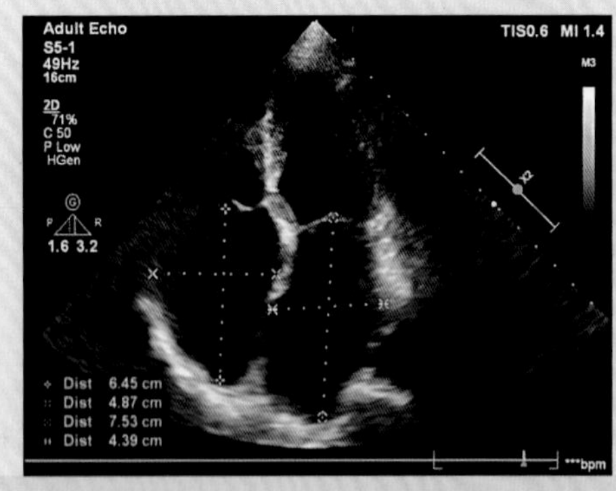

图3–9–2　左右心房增大

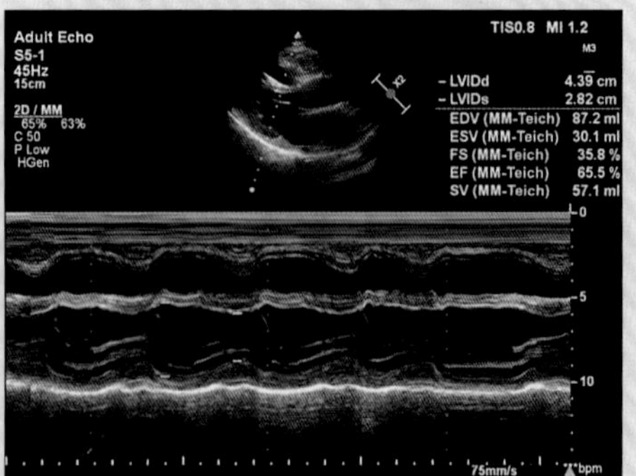

图3–9–3　室间隔、左心室后壁厚度及运动幅度正常

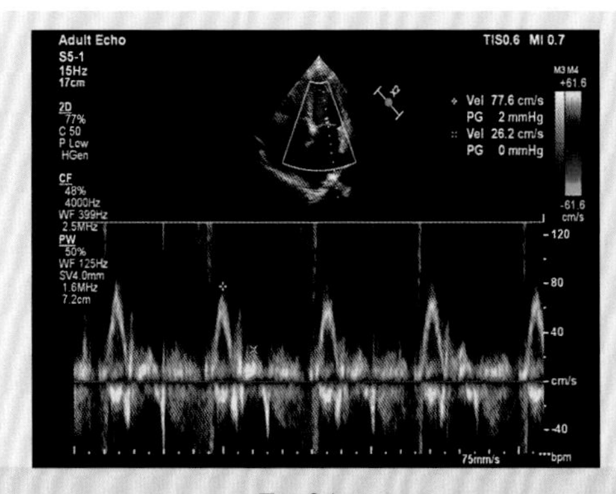

E>2A。

图3-9-4 舒张期二尖瓣前向血流频谱

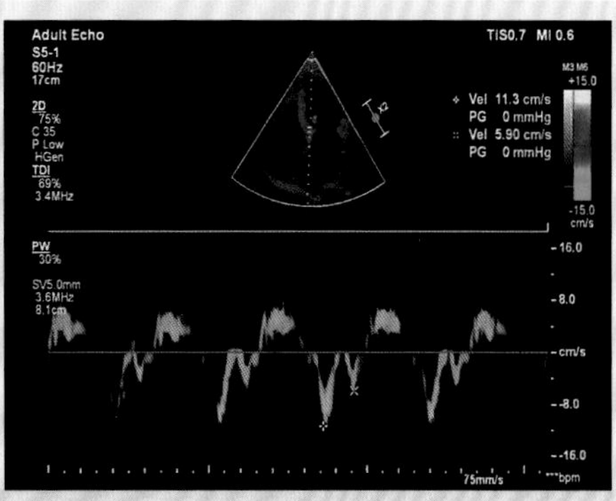

E/E′ 平均为6。

图3-9-5 二尖瓣瓣环组织多普勒

超声提示：左心房增大，二尖瓣轻度关闭不全；右心房增大，三尖瓣中度关闭不全；肺动脉瓣关闭不全，肺动脉压增高。

第二次［半年后（2021年11月）复查］：左心房、右心房内径增大；左心室、右心室内径正常；室间隔、左心室后壁厚度及运动幅度正常，未见确切节段性运动异常；三尖瓣侧壁瓣环最大位移约14 mm；主动脉、肺动脉内径正常，下腔静脉内径约19 mm，随呼吸运动内径变化率<50%；各瓣膜形态未见明显异常；房间隔、室间隔回声未探及确切中断；心包内未见液性暗区及其他异常回声；多普勒超声及CDFI：舒张期二尖瓣前向血流频谱E/A>2，收缩期二尖瓣可探及反流Ⅱ级，收缩期三尖瓣可探及反流Ⅱ～Ⅲ级，舒张期肺动脉瓣可探及反流，舒张末期肺动脉瓣反流速度为1.57 m/s，组织多普勒二尖瓣间隔瓣环运动E峰约0.11 m/s，A峰约0.06 m/s；肝静脉可探及双向血流信号；估测肺动脉收缩压约65 mmHg，肺动脉舒张压约25 mmHg，肺动脉平均压约32 mmHg。

超声提示：左心房增大，二尖瓣轻度关闭不全；右心房增大，三尖瓣中-重度关闭不全，肺动脉压增高（中度）；右心房压增高，下腔静脉偏宽，肝静脉双向血流；左心室限制性舒张功能降低；右心室收缩功能降低。

心肌活检

“心肌（窦间隔）瓶①②④”：心肌纤维变性，横纹模糊，部分心肌细胞核增大，细胞核大小不一，心肌纤维间纤维增生（图3-9-6），个别淋巴细胞浸润，小血管内皮增生。

“心肌（窦间隔）瓶③”：送检少许血液成分。

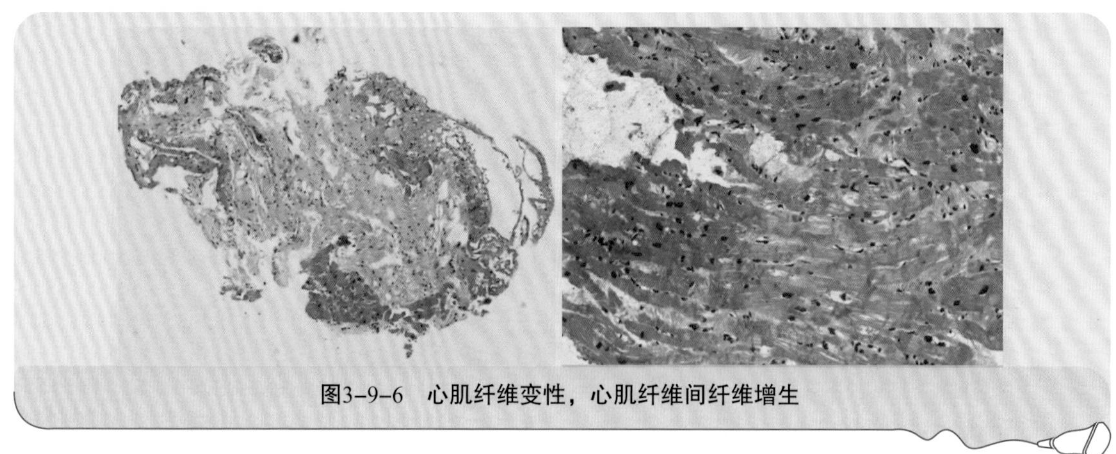
图3-9-6　心肌纤维变性，心肌纤维间纤维增生

基因测序检查

患者基因测序检查见表3-9-1。

表 3-9-1　基因测序

	突变	突变类型
TTN	exon169:c.G67398A:p.A22466A	同义突变
TTN	exon154:c.G56633C:p.G18878A	错义突变
TTN	exon112:c.30683-3T> -	剪切位点突变
TTN	exon47:c.C11027T:p.T3676M	错义突变
TTN	exon46:c.G13915T:p.E4639X	无义突变
AGXT	exon8:c.T836C:p.I279T	错义突变
IDUA	exon1:c.G76A:p.A26T	错义突变
MYOT	exon2:c.A220C:p.K74Q	剪切位点突变
SGCD	exon8:c.C717G:p.D239E	错义突变
SMPD1	exon1:c.108_113del:p.36_ 38del	缺失突变

家系图：其哥哥、儿子、堂兄均未查到上述突变基因（图3-9-7）。

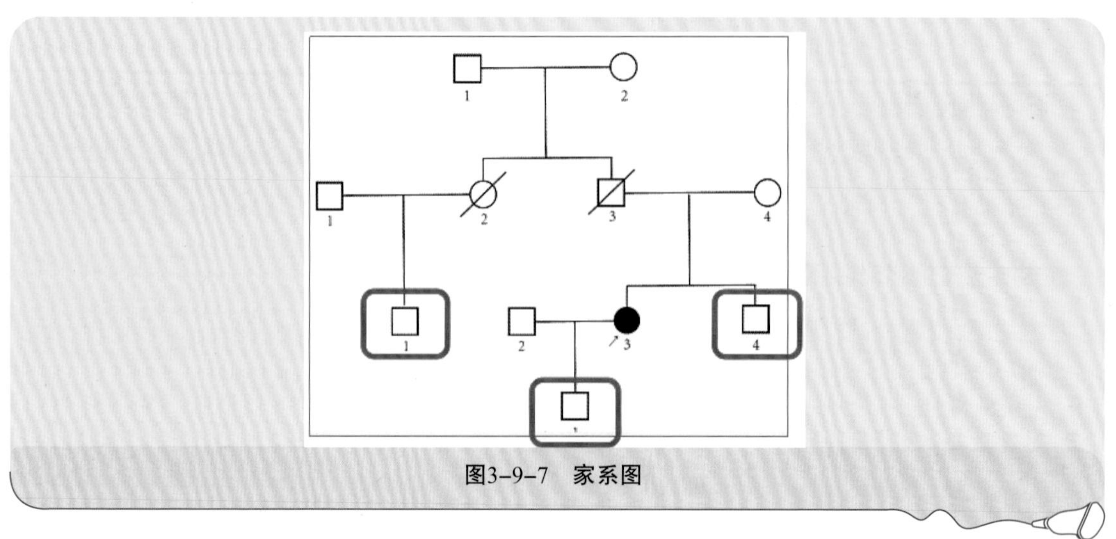

图3-9-7　家系图

鉴别诊断

高血压心脏病：患者多有长期高血压病史，长期血压控制不理想，在持久的后负荷作用下心肌纤维增厚、增粗，呈向心性肥厚，在失代偿后出现心肌纤维拉长、心腔扩大、心功能减退的表现，患者长期高血压控制不理想有助于诊断。

扩张型心肌病：本病缺乏特异度诊断指标，临床上可以出现心脏增大、心律失常和充血性心力衰竭的表现，如心脏CDFI示心脏增大、室壁变薄、心脏弥漫性运动减弱。

缩窄性心包炎：与限制型心肌病临床症状及血流动力学改变相似，但两者发病机制不同，治疗方法各异。缩窄性心包炎是慢性心包炎或心包切开术的一种并发症，心包僵硬，导致呼吸过程中心室内压和胸腔内压的室间隔依赖性分离。传统超声心动图及组织多普勒可为临床诊断提供重要价值，如间隔组织多普勒舒张早期峰值<8 cm/s可鉴别缩窄性心包炎和限制型心肌病，室间隔“弹跳征”，二尖瓣血流速度随呼吸改变，亦可通过二尖瓣瓣环位移测值；CMRI包括心包钙化、电影序列、左心室应变曲线形态等进行鉴别。

最终诊断

原发性限制型心肌病，双房长大，Ⅱ型肺动脉高压，窦性心律，射血分数保留型心力衰竭，心功能Ⅰ～Ⅱ级。

分析讨论

限制型心肌病是一类较罕见的心脏疾病，由于心肌僵硬度增加导致心室松弛性降低，临床表现为心脏舒张功能严重下降，且常伴有心律失常和传导障碍的心肌疾病；主要特征是双房明显扩大，心室内径正常，心肌僵硬度增加而导致心室充盈障碍和舒张功能障碍，而心室收缩功能和室壁厚度通常正常；患者表现为射血功能储备的左侧/右侧心力衰竭、心房颤动、室性心律失常、传导障碍。总体预后较差，被确认遗传所致成年患者5年生存率为56%。在没有系统筛查的情况下很容易被当作单纯的心力衰竭治疗。非浸润性遗传的治疗无特异度，包括限制液体、钠盐以及通过降低容量超负荷、抗凝来治疗心力衰竭、抗心律失常。

根据病因，限制型心肌病可分为原发性和继发性。继发性限制型心肌病通常是由引起蛋白质、糖原和铁异常沉积的过程导致的；原发性限制型心肌病通常是遗传性的，目前已确定多个突变的基因，大部分存在于常染色体，为常染色体显性遗传疾病。继发性限制型心肌病根据病变累积部位可分为心肌受累（包括浸润性、贮积性和非浸润性）和心内膜受累，其中以心肌淀粉样变性、心脏结节病和血色素沉着症最为多见。

原发性限制型心肌病早期无明显特异度体征，后期合并心房扩大及心力衰竭时会出现颈静脉怒张、下肢水肿、腹腔积液，听诊可闻及收缩期杂音。心电图：肢体导联及左胸导联（V5、V6）低电压、假性梗死波及胸前导联R波递增不良。超声心动图作为常规检查意义重大，典型形态特征包括双心房扩大、双心室扩张，同时心室壁厚度正常，可伴有舒张功能障碍。

特殊检查中，CMRI在限制型心肌病的诊断中非常重要，是新的诊断和鉴别的参考标准。原发性限制型心肌病的心脏结构在T_1WI、T_2WI序列表现为心室正常或缩小，心室壁厚度正常或轻度增厚，而双心房明显扩大，心包不增厚。钆对比剂延迟显性增强可用于识别心肌纤维化，且可提供预后信息。本例部分节段心内膜下延迟增强，进一步支持CMRI作为原发性限制型心肌病的诊断依据。

限制型心肌病的基因诊断在2011年欧洲心律学会关于心肌病基因检测状况的专家共识中为Ⅱb级推荐，其推荐在疑诊限制型心肌病或有家族史的患者中应用，检出致病基因突变可以明确诊断及病因。在基因遗传图谱中，目前已发现超过19种不同致病基因的突变，均位于常染色体上，且仍在不断发现中。大多数限制型心肌病基因编码肌节、细胞骨架或Z盘蛋白，如心肌肌钙蛋白、细丝蛋白，可与其他心肌病尤其肥厚型心肌病，以及某种程度上与扩张型心肌病、左心室心肌致密化不全或致心律失常型右心室心肌病有遗传重叠。同一基因突变导致不同的心肌病，可能是其他遗传修饰物以及不同的环境因素促成了这些表型差异。

本例致病基因为*TNN*，TNN蛋白是人类已知的最大蛋白质，代表心脏和骨骼肌第三个细丝系统。它的主要作用是维持肌节组织，在肌肉伸展和调节收缩过程中产生被动张力。TTN主要表型是扩张型心肌病，却很少有人提出其他如限制型心肌病、肥厚型心肌病表型也与*TTN*突变有关。发现的其他基因突变的确切作用未知。

经验 / 教训

由于该病临床表现缺乏特异度，常规检查难以明确其诊断，确诊需行心内膜下心肌活检，故常被临床医师误诊。因此在临床实践中应高度警惕、早期诊断，为后续治疗提供宝贵经验。

初期由于心室充盈障碍而表现为劳力性呼吸困难、运动不能耐受、疲乏、远端肢体水肿，而心力衰竭症状仅发生在晚期阶段；心房扩大可导致心律失常，伴发血栓栓塞并发症并不少见。TTE最常见的表现为左右心室收缩功能正常、双房扩大，由左心房压高而导致舒张早期充盈速度增快、舒张功能异常，晚期常伴心室血栓，可为临床诊断提供重要线索。

病例启示

限制型心肌病导致心肌僵硬度增加，从而导致心室舒张功能受损。严重的舒张功能障碍，鉴于其为不常见心肌病类型，由于其病因未明，可能与营养不良、寄生虫感染、遗传等触发炎症、免疫调节等而导致的心内膜心肌损伤和瘢痕形成有关，诊断较为困难，需要多模态成像（提供补充信息）、多学科参与确诊。

（左明良　王文艳）

VA-ECMO成功救治新型冠状病毒性肺炎期间的暴发性心肌炎

病史

患者女性，22岁，因“腹痛6天余，恶心、呕吐4天余，咳嗽、胸闷2天余，呼吸困难1天余”入院。入院前6天余患者受凉后出现中上腹疼痛，为阵发性疼痛，间断加重，饮热水后稍缓解，伴畏寒、发热，最高体温为37.5 ℃，无恶心、呕吐、腹泻、咳嗽、胸闷、心悸、头痛、头晕，患者未予以重视，故未治疗。4天前，患者腹痛程度较前加重，且伴有恶心、呕吐（数次，具体情况不详），呕吐物为胃内容物，无咖啡色样物质，呕吐后腹痛稍缓解，患者未予以治疗，3天前患者呕吐数次，进食后呕吐加剧，仍有腹痛，且全身乏力，纳差，无腹泻、胸闷、心悸，患者剑突下有压痛，无肌紧张、反跳痛，考虑急性胃肠炎，给予奥美拉唑抑酸护胃，铝碳酸镁保护胃黏膜，患者腹痛、恶心、呕吐稍缓解，感腹胀、全身乏力、出汗。2天前患者出现咳嗽，为阵发性干咳，无痰，伴胸闷，有腹胀，无腹痛、腹泻、呼吸困难，予以莱阳梨止咳糖浆止咳，枸橼酸莫沙比利缓解腹胀，但患者病情无改善，1天前出现气促、呼吸困难，活动后加重，无胸痛、咯血、畏寒、发热，经120送往当地医院急诊科，血压86/55 mmHg，血气分析pH 7.48，乳酸3.5 mmol/L，HCO_3^- 18.2 mmol/L。胸部CT：双侧胸腔积液伴邻近组织压缩肺不张，双肺近肺门区模糊影，双肺胸膜下散在斑片状模糊影，少量心包积液。因病情危重，以“休克”收入当地医院ICU治疗。心脏超声：射血分数25.7%，脑钠肽2651 pg/mL，TNI 2.5 ng/mL；胸腔超声：右侧胸腔大量积液（12.7 cm），左侧胸腔少量积液（1.2 cm）。予以右侧胸腔穿刺引流，并予以左西孟旦强心、呋塞米联合新活素利尿、间羟胺及去甲肾上腺素升压、呼吸机辅助呼吸等治疗。治疗后患者病情无好转，出现循环衰竭，请我院ECMO团队会诊，安置VA-ECMO维持循环。现患者为求进一步治疗，以“暴发性心肌炎”收入我科。自患者发病以来，精神状态极差，睡眠差，食欲不振明显，乳果糖通便后解大便（具体不详），小便少，在当地医院给予利尿剂处理后尿量仅50 mL，体重变化不详。

既往体质较好；有胃炎病史（具体不详）。否认高血压、糖尿病及心、脑、血管、肺、肾、肝等重要器官疾病史；否认肝炎、结核、伤寒等传染病史；否认重大手术外伤史。

因患者从新型冠状病毒性肺炎高风险地区返回，入住我院负压隔离病房救治。

体格检查

患者处于镇静、镇痛状态，经气管插管，进行呼吸机辅助呼吸治疗，持续ECMO支持，流量4 L/min，气血比1∶1。呼吸机模式V-AC，潮气量380 mL，R 12次/分，呼气末正压为10 cmH_2O，右侧胸腔积液引流管置管在位，引出淡黄清亮胸腔积液；右侧桡动脉置管在位，持续进行动脉血压监测；左侧、右侧股静脉ECMO置管在位，持续ECMO治疗。T 37.5 ℃，P 146次/分，R 12次/分，BP 64/52 mmHg（升压药维持），患者急病面容，巩膜无黄染，全身浅表淋巴结未触及明显肿大。颈动脉正常，胸廓对称，双肺叩诊音清，双肺呼吸音清晰，闻及湿啰音，未闻及胸膜摩擦音，腹部平坦，未见肠型及蠕动波，肠鸣音正常，双下肢无水肿。心前区无隆起，未见心尖搏动，强度正常，未触及震颤，无心包摩擦感，HR 146次/分，无心音分裂。未闻及额外心音，未闻及心包摩擦音。扪及左右足背动脉微弱，肢端微凉。

辅助检查

血常规：白细胞计数22.510 × 10^9/L，中性粒细胞数18.256 × 10^9/L，淋巴细胞数3.331 × 10^9/L，单核细胞数0.900 × 10^9/L，中性粒细胞率81.1%。全血超敏C-反应蛋白37.64 mg/L，降钙素原检测26.70 ng/mL。

出凝血功能：凝血酶原时间为44.9秒，凝血酶原时间国际标准化比值为4.19，活化部分凝血活酶时间为33.0秒，活化部分凝血活酶比率为1.23，D-二聚体为47.92 mg/L，纤维蛋白102.6 mg/L。

动脉血气分析：pH 7.31，氧分压21.4 kPa，乳酸10.5 mmol/L，氧饱和度99.1%，阴离子间隙25 mmol/L。

心肌酶：高敏肌钙蛋白I 2758.8 ng/L，肌红蛋白8692.8 ng/mL。

肝肾功能：尿素10.59 mmol/L，肌酐185.5 μmol/L；总蛋白49.3 g/L，白蛋白35.1 g/L；天冬氨酸氨基转移酶22 340 U/L，丙氨酸氨基转移酶10 510 U/L，总胆红素40.4 μmol/L，直接胆红素24.6 μmol/L。

心力衰竭指标：氨基末端脑钠肽前体69 713.0 pg/mL，脑钠肽3445.7 pg/mL。

心电图：窦性心动过速，电轴−73°，Ⅲ、AVF、V1 ~ V3导联呈QS型。广泛ST-T改变，左胸导联低电压，R波递增不良，QTc延长。

超声心动图

TTE：左心室内径正常约47 mm；主动脉瓣活动度明显降低；左心室壁稍增厚，左心室壁整体运动幅度明显降低（图3-9-8）；舒张期心包内：左心室后壁后可探及液性暗区4 mm；多普勒超声及CDFI：收缩期二尖瓣可探及反流Ⅱ级，各瓣口前向血流速度明显降低，主动脉瓣前向血流正常波峰消失。

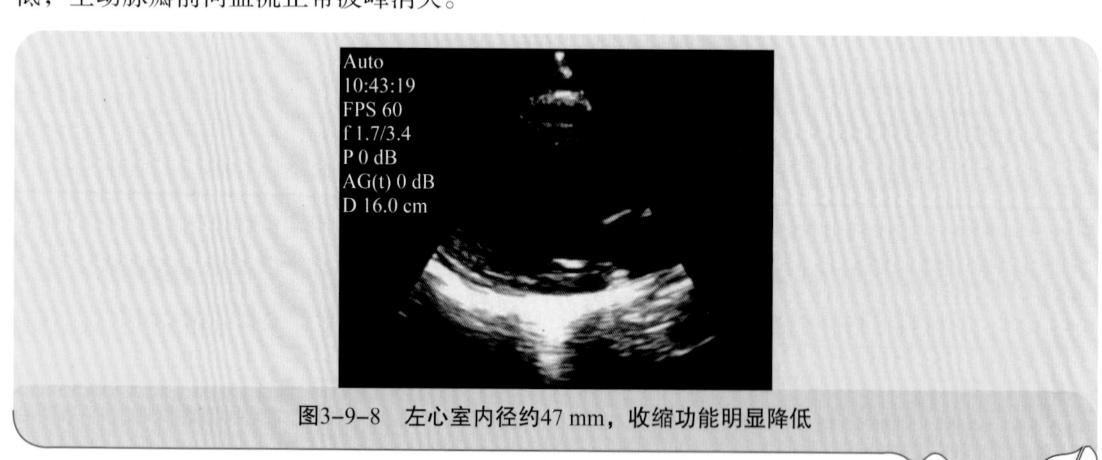

图3-9-8　左心室内径约47 mm，收缩功能明显降低

超声提示：左心室轻度肥厚，收缩功能重度降低；二尖瓣轻度关闭不全；微量心包积液。

按照防控要求，转入普通病房后，因胸腔积气，予TEE检查，全心变小，乳头肌短轴切面左心室腔前后径约19 mm，室壁增厚约13 mm，轴向运动明显增强，整体纵向应变明显降低约-4.8%（图3-9-9）；降低ECMO流量后乳头肌短轴切面左心室腔前后径约23 mm。

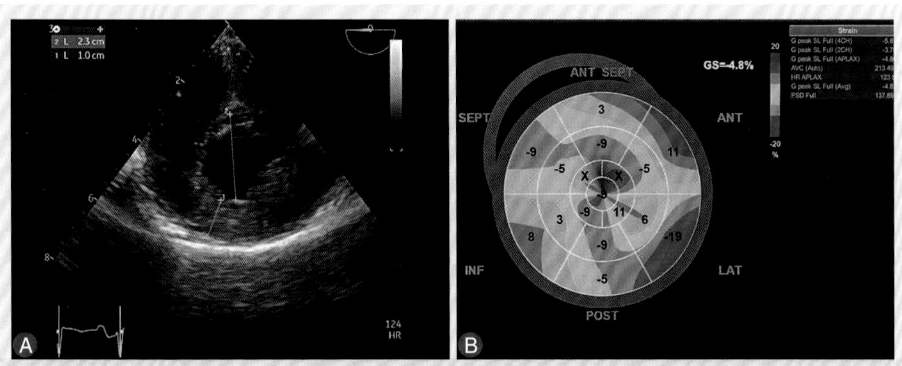

A.左心室壁增厚约13 mm，心腔变小，降低ECMO流量后乳头肌短轴切面左心室腔前后径约23 mm；B.左心室整体纵向应变明显降低约-4.8%。

图3-9-9 ECMO植入后左室心腔变小，左心室纵向应变降低

继续给予连续性肾脏替代治疗，氢化可的松改善血管通透性及张力，液体复苏且给予胶体，复苏后循环逐渐稳定，升压药逐渐减量，并在全麻下行ECMO拔除术+左侧股动脉取栓术+破口修补术。

再次TTE检查：左心室内径约35 mm，室壁较前变薄为9～12 mm，轴向运动幅度明显增强，纵向应变明显改善约-16.8%，下腔静脉内径约10 mm，变异度>50%（图3-9-10）。

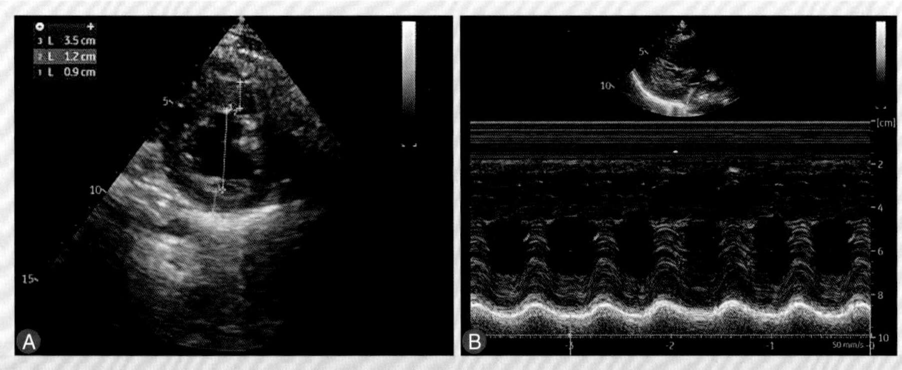

A.左心室内径约35 mm，室壁较前变薄为9～12 mm；B.轴向运动幅度明显增强。

图3-9-10 心腔增大，轴向运动增强

鉴别诊断

风湿性心肌炎：本病有风湿活动病史，化验可有抗“O”滴定度增高，红细胞沉降率增快，蛋白电泳α、γ球蛋白增高，给予抗风湿治疗有效。通过临床发病过程、化验检查可与风湿性心肌炎鉴别。

甲状腺功能亢进症：心肌炎的低热、出汗、心律失常、心率增快应与甲状腺功能亢进症相鉴别，后者有代谢亢进的临床表现，甲状腺激素水平增高，且没有心肌炎的感染症状和酶学改变。

最终诊断

急性暴发性心肌炎；心源性休克；多器官功能衰竭（肝、肾、呼吸、循环、血液、凝血）；心源性肺水肿；肺部感染；呼吸衰竭；急性肝功能不全；急性肾功能不全；急性凝血功能障碍；双侧胸腔积液。

分析讨论

心肌炎是自身免疫性疾病导致心肌炎症，可由多种感染性、毒性和自身免疫原因直接、病毒性介导的心肌细胞损伤和（或）免疫介导的细胞损伤。可分为急性心肌炎和慢性心肌炎，急性心肌炎分为暴发性心肌炎和非暴发性心肌炎。暴发性心肌炎可表现为3种组织学亚型：淋巴细胞型、嗜酸性粒细胞型和巨细胞型。其中以淋巴细胞型多见，并常由病毒引起，巨细胞型由系统性自身免疫疾病继发的T细胞诱导炎症。病程通常呈自限性。

暴发性心肌炎发病特点是早期出现明显的病毒性前驱症状如发热、嗜睡、肌痛等，出现严重的心血管功能障碍，活检发现有活动性淋巴细胞性心肌炎，1个月内出现病毒性前驱症状、严重心力衰竭，导致症状完全缓解或死亡。

在诊断方面，包括生物标志物、影像学检查和心肌活检。生物标志物可以帮助诊断暴发性心肌炎和估计疾病程度，血浆心肌肌钙蛋白、肌酸激酶同工酶浓度显著升高，出现白细胞及终末器官损伤的迹象（血尿素氮、肌酐、转氨酶升高）是心肌功能障碍的非特异度间接标志物。据报道，暴发性心肌炎较急性非暴发性心肌炎的血浆C-反应蛋白和肌酸激酶同工酶显著增高。影像学方面，CMRI和超声是诊断暴发性心肌炎的重要工具。CMRI可提供水平更高的成像治疗，对心肌炎症较轻而未进行心肌活检的患者尤为重要。其表现一是心肌水肿，心肌充血，二是心肌纤维化或延迟钆增强。而超声可于床旁检查评估心脏解剖和功能改变，对于鉴别急性心肌炎和其他临床表现重叠的心脏病非常重要。然而，超声心动图预测暴发性心肌炎病程的能力有限。暴发性心肌炎常见表现为接近正常的左心室舒张内径、室间隔厚度增加、左心室射血分数降低。左心室射血分数降低是暴发性心肌炎的独立预测因子。心肌组织活检可通过炎症细胞对心肌的浸润，导致心肌细胞损伤、坏死；免疫组织化学用于增强心肌活检的诊断能力。此外，心内膜心肌活检可区分淋巴细胞性和非淋巴细胞性心肌炎，淋巴细胞浸润、心肌细胞溶解可诊断淋巴细胞性心肌炎。如怀疑暴发性心肌炎应尽早进行心肌活检。本例患者为年轻女性，结合患者病史、心电图、心肌酶及C-反应蛋白、肌酸激酶、白细胞等检查，支持暴发性心肌炎的诊断，可进一步考虑进行MRI、心肌活检。然而，由于患者来自高风险地区，按照国家级社区防疫政策需要集中隔离7天，居家隔离7

天，仍需在隔离病房救治，减少与外界的接触，防控方面所有操作短、频、快，限制了部分检查。

此外，正性肌力药物可用于治疗血流动力学不稳定，如血压正常可给予扩血管药物。免疫抑制治疗作用仍不确定，对于巨细胞性心肌炎和嗜酸性粒细胞心肌炎，类固醇（如甲泼尼龙）是管理的基础。由于暴发性心肌炎患者心力衰竭严重，常常发生心源性休克，通常需要机械辅助装置支持。本例患者给予ECMO可成功改善顽固性暴发性心肌炎，以维持全身灌注，防止终末器官损伤，给予时间等待心脏恢复。最近亦有关于新型冠状病毒感染未接种疫苗的暴发性心肌炎患者给予VA-ECMO支持取得良好结果的报道。

经验 / 教训

暴发性心肌炎最早定义是指急性疾病严重炎症导致血流动力学紊乱和室性心律失常，需要心脏泵功能支持和（或）紧急处理严重心律失常。因此，早期识别和积极管理是取得良好结果的关键。超声心动图可在暴发性心肌炎诊治过程中发挥重要价值，包括心脏解剖及功能评价、容量评估，尤其是对于血流动力学不稳定的患者，可鉴别心源性（心肌收缩力差）、容量不足、外周阻力降低等病因。

病例启示

暴发性心肌炎是一种独特且罕见的心肌炎，其表现为急性心力衰竭，通常发生在发热、嗜睡和肌痛的病毒性前驱症状之后。通过应用生物标志物包括心肌酶学、心肌功能障碍的非特异度间接标志物及心脏成像辅助诊断，但心内膜心肌活检仍是诊断的金标准。最近认为可溶性ST2细胞因子可作为快速诊断暴发性心肌炎的生物标志物，其升高与机械应力强或炎症重有关。

（左明良　李天龙）

心尖附壁血栓被误诊为肥厚型心肌病

病史

患者男性，69岁，因“胸痛2天”入院。患者2天前开始在活动后出现胸痛不适，伴全身大汗、恶心、腹泻不适，胸痛持续约10分钟，性质为绞痛，难以忍受，遂至当地医院就诊，心肌酶提示肌红蛋白100.80 ng/mL，肌钙蛋白T 27.89 pg/mL，心电图：窦性心动过速，异常q/Q波。完善冠状动脉造影，左冠状动脉：左主干未见明显狭窄，前降支示开口发出高位对角支后闭塞，远段可疑见同侧逆向血流，高位对角支近段局限狭窄约80%，回旋支未见明显狭窄；右冠状动脉：发育细小，未见明显狭窄，行高位对角支经皮腔内冠状动脉成形术，前降支未开通。予以“头孢唑肟抗感染、抗血小板聚集、稳定斑块、纠正血压”等对症支持治疗后，患者血压仍低，为求进一步治疗，遂至我院急诊科，完善心电图“急性前间壁前壁心肌梗死”，以“心肌梗死”收入我急诊科。既往史无特殊。

体格检查

T 36.2 ℃，P 80次/分，R 20次/分，BP 85/56 mmHg。神志清，精神稍差，皮肤巩膜无黄染，口唇无发绀，双肺呼吸音清，未闻及明显干湿啰音，HR 80次/分，心律齐，各瓣膜听诊区未闻及明显病理性杂音。腹软，无压痛、反跳痛及肌紧张。肝脾肋下未扪及，上下肢无水肿。右侧手腕处可见一压迫止血器。

辅助检查

血常规：白细胞计数19.400 × 10^9/L，中性粒细胞数17.518 × 10^9/L，中性粒细胞率90.3%，血小板计数65 × 10^9/L（低），全血超敏C-反应蛋白 106.27 mg/L。

脑钠肽：303.9 pg/mL。

心肌损伤酶谱及肝肾功能：肌红蛋白302.1 ng/mL（正常＜140 ng/mL）逐渐下降至33 ng/mL（正常），高敏肌钙蛋白I 104.6 ng/L（正常＜34）逐渐下降至9.9 ng/L（正常），肌酸激酶同工酶正常。肌酐137.4 μmol/L（偏高），尿酸438 μmol/L（偏高），总蛋白及白蛋白为33.3 g/L（偏低），谷草转氨酶/谷丙转氨酶3.8，乳酸脱氢酶324 U/L（偏高），后逐渐恢复正常。血脂偏高。

弥散性血管内凝血检查：凝血酶原时间14.3秒（延长），凝血酶原时间活动度57.1%（偏低，正常为70% ~ 130%），凝血酶原时间国际标准化比值1.33（偏高），凝血酶时间＞150秒（延长），纤维蛋白原4.37 g/L（偏高，正常1.80 ~ 3.50 g/L）；D-二聚体10.45 mg/L（明显增高），纤维蛋白（原）降解产物31.3 mg/L（增高，正常为5 mg/L以下）。

复查弥散性血管内凝血：凝血酶原时间10.5秒（正常），凝血酶原时间活动度112.8%，凝血酶原时间国际标准化比值0.96，凝血酶时间16.1秒（正常），纤维蛋白原5.7 g/L（偏高），D-二聚体2.92 mg/L（增高），纤维蛋白（原）降解产物9.3 mg/L（偏高）。

感染及血培养：降钙素原26.29 ng/mL；血培养大肠埃希菌阳性。

床旁心电图：窦性心率，异常q/Q波，前壁心肌梗死，轻度ST段压低，T波改变。

心脏CMRI：左右心室及左右心房未见明显增大。心脏各房室未见反常运动，心肌前壁、下壁及心尖运动幅度明显减低。射血分数：39.5%；舒张末期容积：174.9 mL；收缩末期容积：105.8 mL；每搏输出量：69.1 mL；心输出量：4.7 mL。室间隔局部稍增厚，舒张期约1.3 cm，左心室流出道未见变窄。首过灌注见大片状缺损区域，大小约52 mm × 27 mm。延迟增强扫描室间隔壁、心尖部、侧壁及前壁见大范围心内膜下层状或透壁强化区域；心尖区见片状无强化区域。心包未见明显增厚，有少量积液（图3-9-11 ~ 图3-9-13）。通过上述表现，考虑缺血性心肌病伴心腔巨大血栓形成可能大。室间隔略增厚，请密切随访。

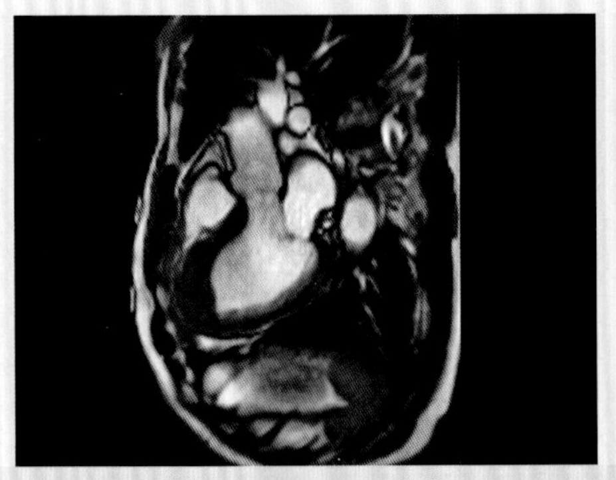

三腔心切面。

图3-9-11 多平面电影扫描见心尖明显增厚

四腔心切面。

图3-9-12 首过灌注见大片状缺损区域

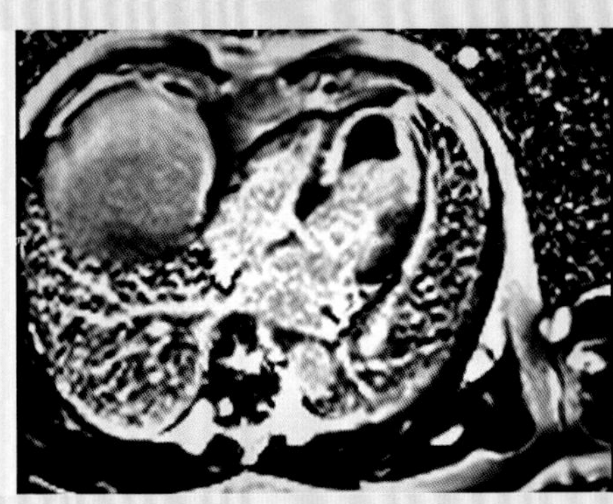

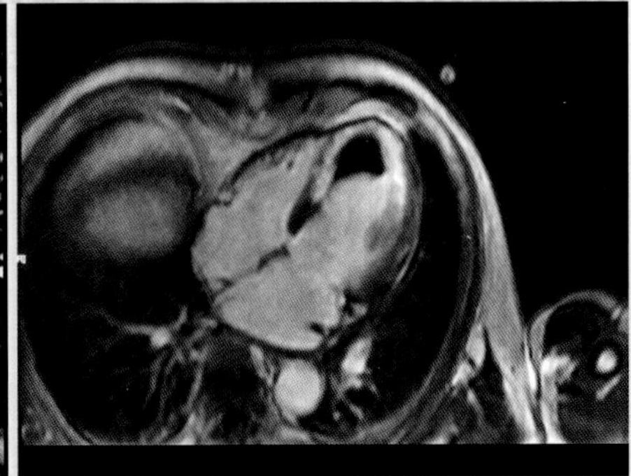

心腔心切面：室间隔壁、心尖部、侧壁及前壁见大范围心内膜下层状或透壁强化区域，心尖区见片状无回声区域。

图3-9-13 延迟增强扫描

超声心动图

床旁超声心动图：左心房内径增大，余房室内径正常；左心室壁非对称性增厚，以室间隔、左心室前壁中下段及左心室心尖段明显，室间隔最厚约17 mm，左心室前壁最厚约14 mm，心尖段最厚处约22 mm，室间隔、左心室前壁中下段及左心室心尖段运动幅度降低（图3-9-14），升主动脉内径偏宽，主动脉管壁回声增强，搏动僵硬，肺动脉内径正常，主动脉瓣回声增强、增厚，余瓣膜形态未见明显异常，房间隔、室间隔回声未探及确切中断；心包内未见液性暗区及其他异常回声，多普勒超声及CDFI显示收缩期二尖瓣可探及反流Ⅱ级，收缩期三尖瓣可探及反流Ⅰ级，组织多普勒二尖瓣侧壁瓣环运动E<A。

超声提示：室间隔、左心室前壁中下段及左心室心尖段节段性运动异常。左心室非对称性肥厚（以室间隔、左心室前壁中下段及左心室心尖段明显），收缩功能轻度降低，不除外肥厚型心肌病可能。左心房增大；二尖瓣轻度关闭不全。

双下肢静脉：床旁超声检查提示双侧股总静脉、双侧腘静脉、双侧胫后静脉、双侧胫前静脉、双侧足背静脉未见明显异常。

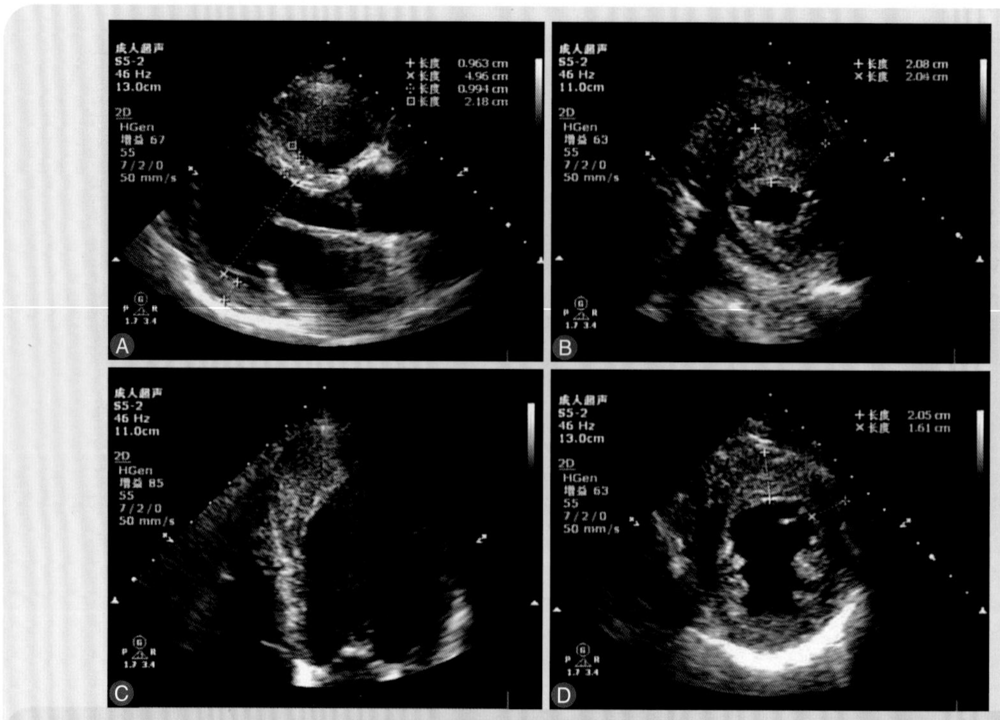

A.中上份室间隔、左心室后壁厚度正常；B～D.心尖间隔、前壁、侧壁增厚。

图3-9-14　床旁超声心动图

复查心脏CDFI：左心房内径增大，余房室内径正常；左心室前壁、前间隔、尖前壁及尖间隔运动幅度降低，表面可见低弱回声附着（该低弱回声较心肌回声偏强），低弱回声最厚处位于尖间隔，厚约20 mm，与心肌回声分界不清（图3-9-15）；主动脉管壁回声增强，搏动僵硬；肺动脉内径正常；主动脉瓣回声增强、增厚，余瓣膜形态未见明显异常；房间隔、室间隔回声未探及确切中断；心包内未见液性暗区及其他异常回声；多普勒超声及CDFI：收缩期二尖瓣可探及反流Ⅰ级，收缩期三尖瓣可探及反流Ⅰ级，舒张期肺动脉瓣可探及反流。

超声提示：左心室前壁、前间隔、尖前壁及尖间隔节段性运动异常；左心室心尖附壁血栓形成；左心房增大；二尖瓣轻度关闭不全。

鉴别诊断

主动脉夹层动脉瘤：以剧烈胸痛起病，颇似急性心肌梗死。但疼痛一开始即达高峰，常放射到背、肋、腹、腰和下肢，两上肢血压及脉搏可有明显差别，少数有主动脉瓣关闭不全，可有下肢暂时性瘫痪或偏瘫。胸部X线片示主动脉明显增宽，心电图无心肌梗死图形，可资鉴别。

肥厚型心肌病：是一种常染色体显性遗传疾病，是导致患者猝死的主要原因之一。家族史、临床症状、体检及心电图可提示诊断，但不足以诊断为肥厚型心肌病。心电图对肥厚型心肌病患者敏感度较高，心尖肥厚型心肌病可出现巨大T波倒置、ST段压低、左心室高电压，一般无病理性Q波。

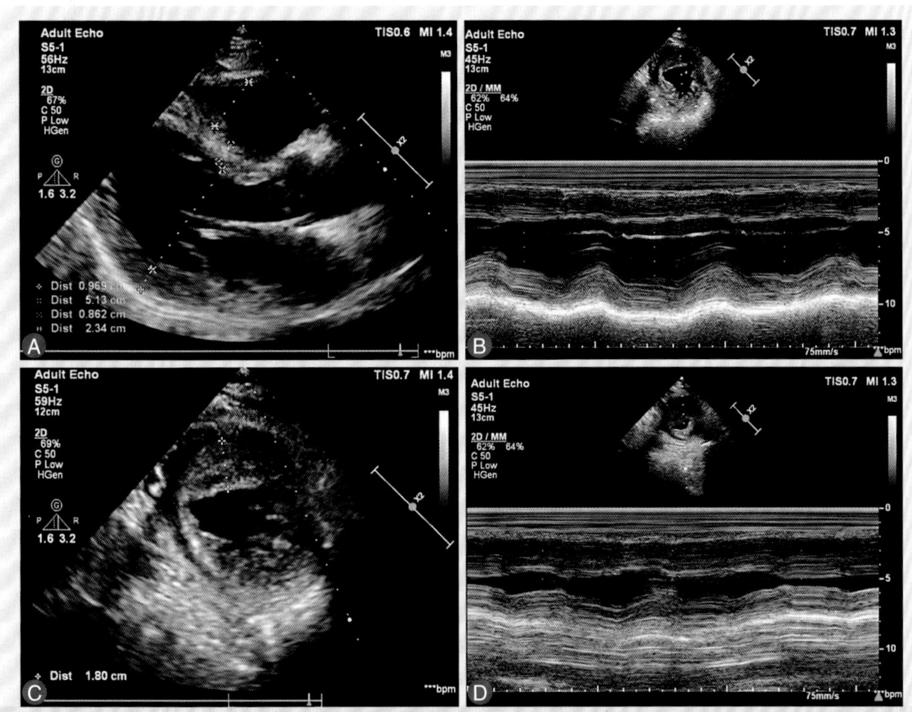

A.中上份室间隔、左心室后壁厚度正常；B.尖间隔运动幅度降低；C、D.低弱回声附着（该低弱回声较心肌回声偏强），低弱回声最厚处位于尖间隔，厚约20 mm，与心肌回声分界不清。

图3-9-15　复查超声心动图见心尖附壁血栓

最终诊断

冠心病，不稳定型心绞痛；陈旧性心肌梗死，心尖血栓形成；败血症；感染性休克；肾功能不全。

分析讨论

CMRI是目前公认评估心脏形态、功能和组织特征的金标准，是诊断左心室心尖血栓最有效的手段，但其存在耗时长，费用昂贵等缺点，并且不是所有的医院都能进行该检查。TTE是目前筛查和评价左心室血栓最常用的影像学检查方法，应用广泛且费用低廉。然而，常规TTE由于近场分辨率低，超声伪影明显，不能清晰显示心尖部的心内膜边界，尤其是心尖室壁瘤和附壁血栓，容易导致漏诊或误诊。首先，可以通过造影提高诊断的准确性，超声心动图造影可以将血栓与小梁和肌腱线区分开来，并对左心室腔提供很高的评价；其次，高频超声能清晰显示浅表组织和器官的细微变化。左心室心尖部是心脏最顶端的部分，位置较表浅，高频探头分辨率高，可以很好地显示左心室心尖部。结合高频超声和超声造影的优点，可以更加有效地诊断左心室心尖血栓。当然，这仅仅是已发现的诊断左心室附壁血栓的部分较新的超声技术，医师不仅需要继续挖掘新技术，也需要不断提高自身的诊断水平。

经验 / 教训

尽管我国急性心肌梗死管理指南并未将左心室附壁血栓作为急性心肌梗死常见并发症阐述，但左心室附壁血栓作为急性心肌梗死并发症的发病率并不低，流行病学研究表明，在ST段抬高型心肌梗死患者中左心室附壁血栓的发生率可能高达15%～25%。因此建议患者在接受3个月治疗后再次进行影像学复查，如果左心室血栓已消退则停止抗凝治疗，并根据急性心肌梗死的管理继续行双联抗血小板治疗。如果左心室血栓依然存在，则继续抗凝，每3个月进行影像学复查。一旦抗凝停止，也建议3个月后复查。

病例启示

左心室附壁血栓的主要危害是由于局部的血栓脱落，可导致周围动脉、重要脏器的栓塞，因此，及时有效地识别左心室附壁血栓的形成，早期采取有效的干预手段，对预防严重的栓塞事件具有重要的临床意义。这一病例启示我们，遇到心肌肥厚的患者时，一定要追问病史并仔细多切面观察，同时还需结合其他影像学检查来弥补普通心脏超声的扫查限制，千万不要忽略左心室附壁血栓的患者。

同时，需要结合病史，如该患者已确诊冠心病，且心电图未见巨大T波倒置，左心室高电压等心尖肥厚型心肌病改变，用一元论可解释为心尖血栓。

（彭盛坤　向韬博）

参考文献

[1] TANAKA H.Illustrative review of cardiac amyloidosis by multimodality imaging.Heart Fail Rev，2022，26.

[2] FINE N M，DAVIS M K，ANDERSON K，et al.Canadian Cardiovascular Society/Canadian Heart Failure Society Joint Position Statement on the evaluation and management of patients with cardiac amyloidosis.Can J Cardiol，2020，36（3）：322-334.

[3] GARCIA-PAVIA P，BENGEL F，BRITO D，et al.Expert consensus on the monitoring of transthyretin amyloid cardiomyopathy.Eur J Heart Fail，2021，23（6）：895-905.

[4] KITAOKA H，IZUMI C，IZUMIYA Y，et al.JCS 2020 guideline on diagnosis and treatment of cardiac amyloidosis.Circ J，2020，84（9）：1610-1671.

[5] KITTLESON M M，MAURER M S，AMBARDEKAR A V，et al.Cardiac amyloidosis：evolving diagnosis and management：a scientific statement from the American Heart Association.Circulation，2020，142（1）：e7-e22.https://doi.org/10.1161/cir.0000000000000792.

[6] FREY T，ARAIN N.Pediatric viral myocarditis-a review.S D Med，2018，71（1）：29-34.

[7] HUBER A T，BRAVETTI M，LAMY J，et al.Non-invasive differentiation of idiopathic inflammatory myopathy with cardiac involvement from acute viral myocarditis using cardiovascular magnetic resonance

imaging T_1 and T_2 mapping.J Cardiovasc Magn Reson，2018，20（1）：11.

[8] COLLINS M A，MANDIGO T R，CAMUGLIA J M，et al.Emery-Dreifuss muscular dystrophy-linked genes and centronuclear myopathy-linked genes regulate myonuclear movement by distinct mechanisms. Mol Biol Cell，2017，28（17）：2303–2317.

[9] GANDJBAKHCH E，REDHEUIL A，POUSSET F，et al.Clinical diagnosis，Imaging，and Genetics of Arrhythmogenic Right Ventricular ardiomyopathy/Dysplasia：JACC State-of-the-Art Review.J Am Coll Cardiol，2018，72（7）：784–804.

[10] OOMEN A W G J，SEMSARIAN C，PURANIK R，et al.Diagnosis of Arrhythmogenic Right Ventricular Cardiomyopathy：Progress and Pitfalls.Heart Lung Circ，2018，27（11）：1310–1317.

[11] CZIMBALMOS C，CSECS I，DOHY Z，et al.Cardiac magnetic resonance based deformation imaging：role of feature tracking in athletes with suspected arrhythmogenic right ventricular cardiomyopathy.Int J Cardiovasc Imaging，2019，35（3）：529–538.

[12] HONDA S，KAWASAKI T，YAMANO M，et al.Löffler' s Endocarditis：the importance of the direction of thrombus resolution.Intern Med，2017，56（20）：2809–2810.

[13] 宋萍，刘焦枝．急性心肌梗死后心脏破裂并假性室壁瘤 1 例．医学影像学杂志，2019，29（9）：1453，1457.

[14] YANG X，YU Z，WANG Y，et al.Transcatheter closure for postinfarction ventricular septal defect：A meta-analysis of the current evidence.J Card Surg，2021，36（12）：4625–4633.

[15] PEREIRA N L，GROGAN M，DEC G W.Spectrum of restrictive and infltrative cardiomyopathies：part 1 of a 2-part series.J Am Coll Cardiol，2018，71（10）：1130–1148.

[16] BRODEHL A，GERULL B.Genetic Insights into Primary Restrictive Cardiomyopathy.J Clin Med，2022，11（8）：2094.

[17] RASSI D D C，MARÇAL P C，CRUZ C B B V，et al.Multimodality imaging in endomyocardial fibrosis：diagnosis and assessment of the extent of the disease.Circ Cardiovasc Imaging，2021，14（5）：e012093.https://doi.org/10.1161/circimaging.120.012093.

[18] SHARMA A N，STULTZ J R，BELLAMKONDA N，et al.Fulminant Myocarditis：Epidemiology，Pathogenesis，Diagnosis，and Management.Am J Cardiol，2019，124（12）：1954–1960.

[19] WANG J，HE M，LI H，et al.Soluble ST2 is a sensitive and specific biomarker for fulminant myocarditis.J Am Heart Assoc，2022，11（7）：e024417.https://doi.org/10.1161/jaha.121.024417.

[20] BHARDWAJ A，KIRINCICH J，RAMPERSAD P，et al.Fulminant myocarditis in COVID-19 and favorable outcomes with VA-ECMO.Resuscitation，2022，175：75–76.

[21] 张玉琳，秦浙学，王燚，等．急性心肌梗死伴左心室附壁血栓一例．中国临床案例成果数据库，2022，4（1）：E01067.

[22] LATTUCA B，BOUZIRI N，KERNEIS M，et al.Antithrombotic therapy for patients with left ventricular mural thrombus.J Am Coll Cardiol，2020，75（14）：1676–1685.

[23] MCCARTHY C P，VADUGANATHAN M，MCCARTHY K J，et al.Left ventricular thrombus after acute myocardial infarction：screening，prevention，and treatment.JAMA Cardiol，2018，3（7）：642–649.

[24] 翟玫，黄丽燕，邹长虹，等．肥厚型心肌病和限制型心肌病合并心内血栓患者的临床特点分析．中华心血管病杂志，2021，49（8）：809–812.

第四章 心脏占位性疾病

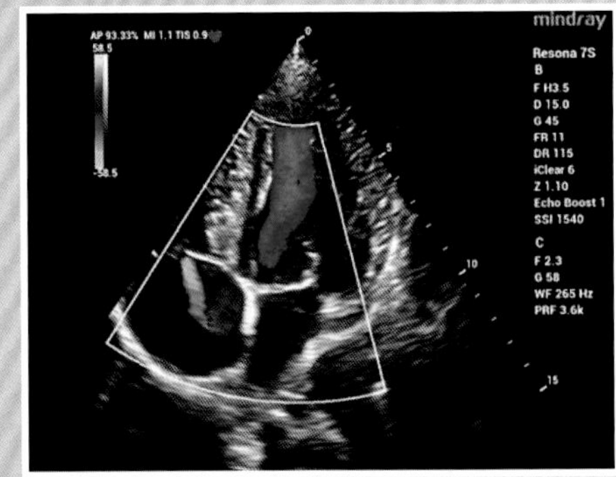
mindray
Resona 7S
B
F H3.5
D 15.0
G 45
FR 11
DR 115
iClear 6
Z 1.10
Echo Boost 1
SSI 1540
C
F 2.3
G 58
WF 265 Hz
PRF 3.6k

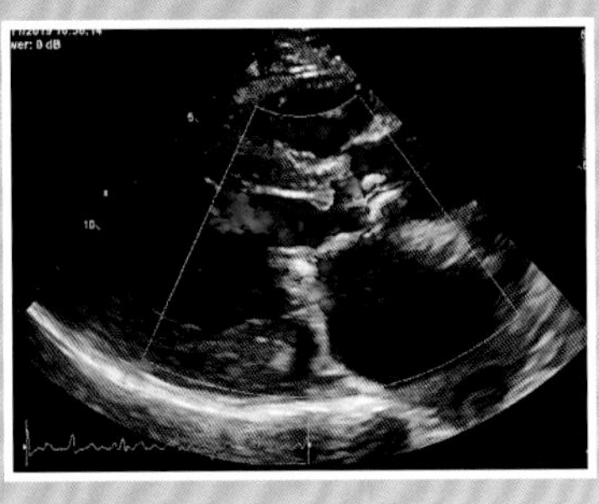

第一节　心房占位

右心房巨大黏液瘤

病史

患者男性，66岁，因“发现血压升高6年余，心悸10天”入院。

体格检查

T 36.0 ℃，R 20次/分，P 82次/分，BP 145/104 mmHg。

辅助检查

血气分析：氧分压较低。

腹部超声：肝大、肝静脉扩张，腹腔少量积液。

动态心电图：心房扑动。

PET-CT：排除恶性占位可能。血肌酐最高时超过200 μmol/L。

超声心动图

胸骨旁四腔心切面、右心室流入道切面、胸骨旁大动脉短轴及剑突下大动脉短轴切面：右心房、右心室增大，右心房室内可探及一个巨大不均质稍强回声团，大小约101 mm × 48 mm × 52 mm，边缘清楚，形态不规则，质地松软，呈穗状，活动度较大，可探及一瘤蒂附着于下腔静脉右心房开口处，团块堵塞三尖瓣口（图4–1–1）。

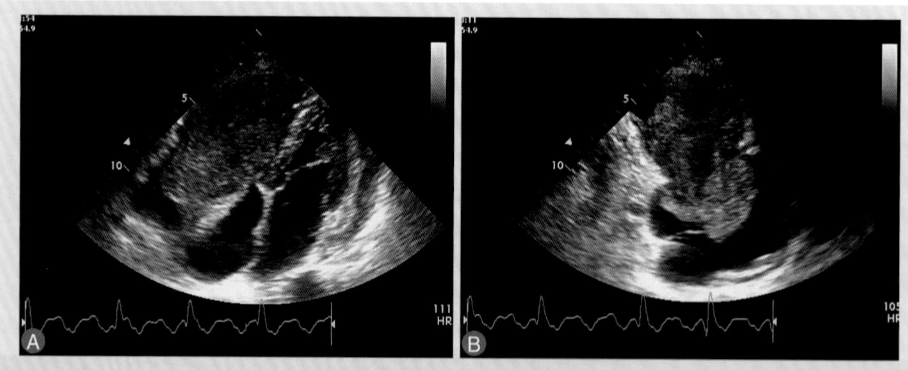

A.胸骨旁四腔心切面见右心房室内巨大不均质稍强回声团，边缘清楚，形态不规则，质地松软，呈穗状，活动度较大，团块堵塞三尖瓣口；B.右心室流入道切面见右心房室内巨大不均质稍强回声团，可探及一瘤蒂附着于下腔静脉右心房开口处。

图4–1–1　右心房室内巨大占位

CDFI：团块边缘可见右心房入右心室的花色血流信号（图4–1–2）。

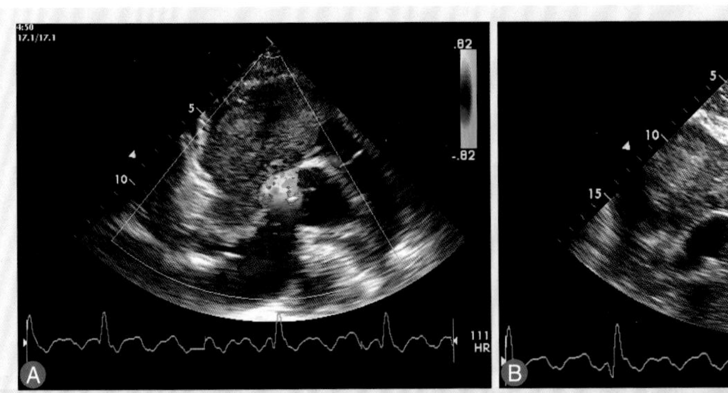

A.胸骨旁大动脉短轴切面见右心房室巨大不均质稍强回声团，堵塞三尖瓣口，团块边缘可见右心房入右心室的花色血流信号；B.剑突下大动脉短轴切面见右心房室巨大不均质稍强回声团。

图4-1-2 右心房室内巨大占位

综合以上超声心动图检查，该患者的主要问题是右心内巨大占位，堵塞三尖瓣口。

超声提示：右心房占位，考虑黏液瘤可能性大。

术中所见

肿瘤直径为100 mm × 60 mm × 60 mm，胶冻样，符合黏液瘤特点，肿瘤经三尖瓣突入右心室，能轻易将肿瘤从右心室拖回右心房；进一步探查发现肿瘤只有一个附着点，位于下腔静脉开口处心房前壁，长约1 cm；三尖瓣瓣环直径约三指，关闭对合尚可，有轻度反流。手术顺利，心脏自动复跳（图4-1-3）。病理检查结果为心脏黏液瘤。

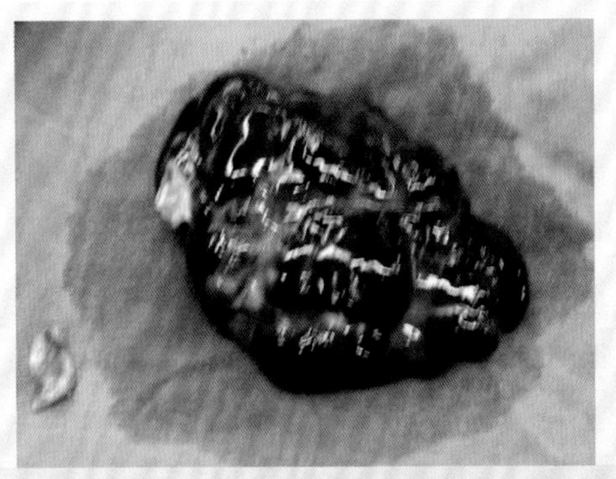

图4-1-3 手术切除的黏液瘤标本

术后返回ICU，循环不稳定，尿少。床旁超声心动图提示右心房室增大，三尖瓣重度关闭不全。遂于当晚行三尖瓣成形术。术中见纵隔和心包内无明显积液和血凝块，心脏收缩乏力，右心房张力很高。TEE提示三尖瓣重度关闭不全。转机前中心静脉压20 cmH_2O以上。重新建立体外循环，切开右心房，三尖瓣瓣环扩张至四指，瓣叶柔软，收缩期可见大量中心反流，植入Edward 30 mm C型成形环。注水试验轻–中度反流。停机后心脏张力明显降低，收缩力稍改善，中心静脉压10 cmH_2O。TEE显示三尖瓣轻–中度反流。左侧胸腔600 mL淡黄色清亮积液，再入ICU，并发急性肾衰竭，给予血液透析治疗。术后20天，超声心动图提示三尖瓣轻–中度反流，肌酐120 μmol/L且进行性下降。心电图提示窦性心律，BP 74次/分，心律齐，无杂音，双肺呼吸音良好，未闻及干湿啰音，切口愈合好，拆线复查胸部X线片，结果满意。腹围、腹腔积液都明显改善，口服利尿剂剂量不大，准予出院。

鉴别诊断

心脏其他肿瘤：心脏黏液瘤需与心脏的其他肿瘤相鉴别，如心脏转移瘤、原发性心脏恶性肿瘤及其他心脏良性肿瘤。心脏恶性肿瘤多无蒂，形态多不规则，内部回声不均匀，与周围心肌组织分界不清，且多合并心包积液；良性肿瘤多有蒂，形态规则。原发性心脏良性肿瘤中最常见的是黏液瘤，质地多松软，边界清楚，可探及瘤蒂与心房壁或心室壁相连。

右心血栓：血栓多继发于三尖瓣狭窄、右心室梗死室壁瘤形成等疾病基础上，与右心房、右心室的附着面常较大，该患者无相关病史，超声心动图表现也不符合血栓表现，可以排除血栓的诊断。

最终诊断

右心黏液瘤。

分析讨论

黏液瘤（myxoma）是最常见的心脏良性肿瘤，任何年龄均可发病，无性别差异。75%发生于左心房，20%发生于右心房，发生于双室的仅占5%。心脏黏液瘤最常见的发生部位是房间隔卵圆窝附近，瘤体根部大多有较多的纤维组织和较短的蒂与房间隔相连，也可发生于心房的其他部位。瘤体大小不一，直径一般为5～6 cm，小者约1 cm，大者可达15 cm。黏液瘤的临床表现多样，主要为血流阻塞现象、栓塞症状和全身症状。黏液瘤可产生不同程度的房室瓣口狭窄或关闭不全，如完全梗阻可发生晕厥和（或）猝死。本例黏液瘤较大，占据右心房、右心室，甚至达右心室流出道，但该黏液瘤为一个整体，并经单一瘤蒂附着于下腔静脉入口处的右心房壁上，所以在严格意义上属于右心房黏液瘤。但是本病例又与通常意义上的右心房黏液瘤有所不同，表现在无论是舒张期还是收缩期，瘤体都没有完全回缩至右心房，而是始终填塞三尖瓣口及右心室，导致三尖瓣口的持续梗阻。二维超声显示三尖瓣因受瘤体推挤，与右心室壁完全帖服，瓣叶较纤细，无明显运动；CDFI显示舒张期三尖瓣环与瘤体之间仅有少量亮红色血流通过。三尖瓣口的持续梗阻导致出现肝大、肝静脉扩张、腹腔积液等腔静脉回流受阻的表现。该瘤体具有黏液瘤的典型超声表现：质地松软，分叶，活动度大，有瘤蒂附着于房壁。但由于瘤体较大，超声心动图显示部分瘤体与右心室壁贴合紧密，难以清晰、准确地判断瘤体与右心室壁的关系，这对明确诊断是一个干扰。因此本病例的超声观察重点与难点是瘤体与心房、心室壁及三尖瓣的关系。此外，三尖瓣的形态结构及运动情况也是观察的重点，这对手术有一定的指导作用。如果三尖瓣结构及运动有改变，可能涉及术中进行三尖瓣置换或成形。此病例三尖瓣形态结构上无明显改变，瓣膜运动方面的信息因受瘤体挤压而无法获得，但术中可以通过观察、注水试验及TEE弥补，不过术前可以初步判断三尖瓣不涉及瓣膜置换问题。

经验 / 教训

本病例之所以进行再次手术，原因可能有两点：一是瘤体摘除后，三尖瓣的梗阻解除，右心室容量负荷较术前显著增加，短期内出现收缩乏力，造成右心充血性心力衰竭；二是术中转机状态下，心脏空虚，对三尖瓣瓣环径的评估可能过低。若是在停机之后能及时采用TEE对三尖瓣的反流情况及右心功能进行评价，上述情况应该是可以避免的。

病例启示

超声心动图在心脏黏液瘤的诊断上发挥着重要作用，尤其是TEE对心脏黏液瘤的术前诊断、术中监测及术后评估有着不可比拟的优势。

（李赵欢）

右心房血管瘤漏诊

病史

患者女性，47岁，因“劳累后出现心累、气紧不适，伴心悸10天余”入院。当地医院诊断为风湿性心脏病，门诊以“风湿性心脏病”收入院。13年前被诊断为“甲状腺功能亢进症”，常感心率增快不适，自诉药物治疗1年余后治愈（具体不详），否认高血压、糖尿病等病史。

体格检查

生命体征平稳，口唇无发绀，颈静脉无怒张，心律齐，HR 71次/分，心音亢进，心尖区闻及舒张期杂音，余瓣膜区未闻及明显病理性杂音。

辅助检查

心电图：窦性心律，左心房负荷重

红细胞沉降率17 mm/h（–），抗链球菌溶血素O 276 IU/mL（稍高，正常0～200 IU/mL），类风湿因子（–），抗甲状腺球蛋白抗体689 IU/mL（正常<75 IU/mL），抗甲状腺过氧化物酶抗体>400 IU/mL（正常<30 IU/mL），TT3正常，TT4 60 nmol/L（正常62～150 nmol/L），促甲状腺激素5.4 mIU/L（正常0.35～4.94 mIU/L），FT3、FT4正常。脑钠肽正常。

超声心动图

左心房内径增大；二尖瓣回声增强、增厚，瓣缘联合粘连呈中–重度狭窄，主动脉瓣增强、增厚，呈中度关闭不全（图4–1–4，图4–1–5）。

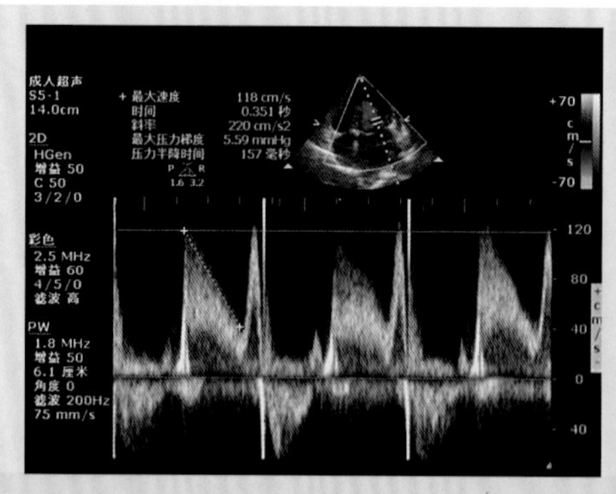

图4-1-4 二尖瓣狭窄，前向血流加速

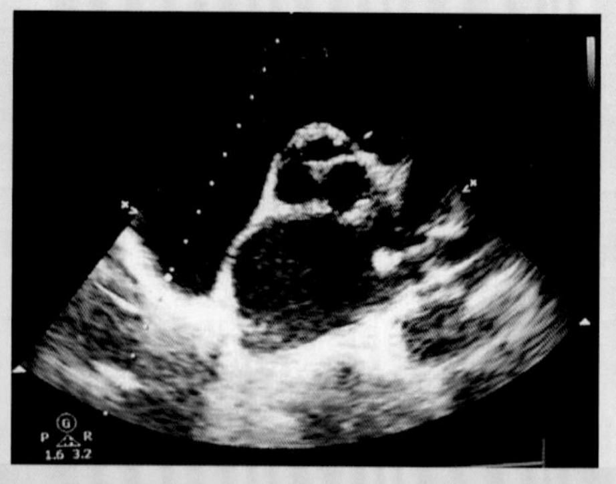

右心房内未探及确切占位，主动脉瓣回声增强、增厚。

图4-1-5 TEE大动脉短轴切面

术前TEE及TTE（图4-1-6）。

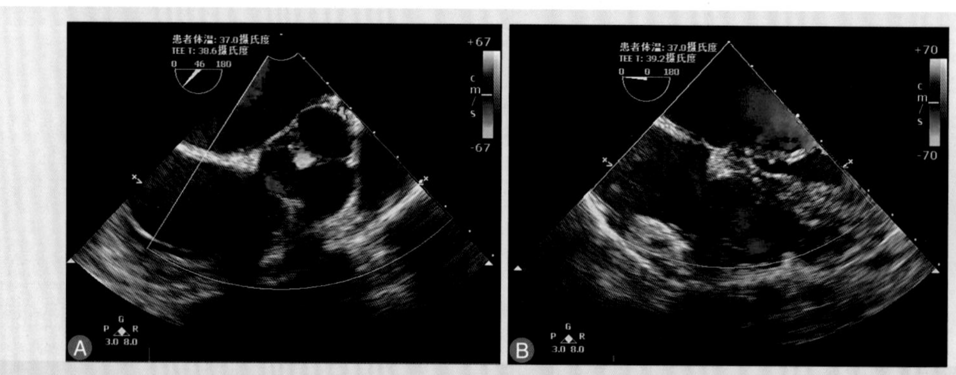

A.大动脉短轴切面可见主动脉瓣中度反流；B.术前TEE四腔心切面右心房内亦未探及确切占位。

图4-1-6 术前TEE

超声提示风湿性心脏病：二尖瓣中-重度狭窄伴轻度关闭不全，左心房增大；主动脉瓣中度关闭不全。

术中所见

打开右心房壁即可见占位，大小约40 mm × 30 mm，表面光滑，呈紫红色，内含静脉血及少量血栓，蒂连于卵圆窝位置，质软，内富含新鲜血液（图4-1-7）。

二尖瓣增厚伴点状钙化，瓣缘卷曲，瓣叶交界处粘连，瓣下腱索增粗、挛缩，二尖瓣呈中度狭窄伴轻度关闭不全。主动脉瓣为三叶瓣，瓣叶增厚，瓣缘卷曲对合不良，呈中度关闭不全。给予二尖瓣、主动脉瓣机械瓣置换，三尖瓣成形，右心房占位切除术。术后8天痊愈出院。

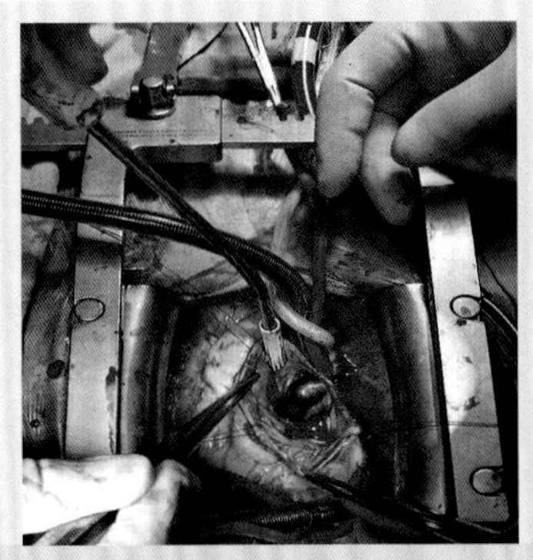

可见紫红色占位，蒂连于卵圆窝位置，质软，内富含新鲜血液。

图4-1-7 打开右心房壁

病理学诊断

血管瘤，另见血栓机化伴钙化、软骨化。二尖瓣、主动脉瓣纤维组织增生、黏液变性。

鉴别诊断

本病例术前漏诊右心房占位，病理学确诊为血管瘤，应注意与黏液瘤、右心房血栓鉴别。

黏液瘤：黏液瘤是最常见的心脏良性肿瘤，30～60岁多见，男、女发病率无明显差异。黏液瘤可发生于心腔任何部位，但最常见位于左心房，其次是右心房，心室及瓣膜黏液瘤相对少见。其附着部位最常见于房间隔卵圆窝附近，形态多样。黏液瘤瘤体质脆易出血，可变性、坏死及发生钙化。患者临床表现多样，根据有无瓣膜阻塞引起血流动力学改变、有无瘤体碎片脱落引起体循环栓塞而异。二维超声心动图常可清晰显示黏液瘤形态，通常为低弱回声团，伴有钙化灶，可见强回声灶，变性坏死则有低-无回声区，部分瘤体可见滋养血管，瘤蒂较长时可摆动于右心房、右心室间引起右心室流入道梗阻。

右心房血栓：根据血栓形成“Virchow三要素”，右心房血栓多基于三尖瓣狭窄及其他导致右心房排空障碍的病变而发生，血栓附着面较广，活动度小。该患者无三尖瓣狭窄，且为窦性心律，无发生血栓的病理生理学基础。

最终诊断

风湿性心脏病（二尖瓣中-重度狭窄伴轻度关闭不全，主动脉瓣中度关闭不全）；右心房血管瘤。

分析讨论

心脏血管瘤较罕见，仅占心脏原发性肿瘤的0.8%～2.8%。可发生于任何年龄，无明显性别差异，瘤体可位于心脏和心包的任意位置。根据组织病理学，可将心脏血管瘤分为海绵状血管瘤、毛细血管瘤、蔓状血管瘤等，其中海绵状血管瘤发生率相对较高，瘤体较小且通常无明显临床症状或仅自觉心悸、胸闷、气短等，若瘤体挤压心脏、影响瓣膜活动，可导致明显症状。

心脏海绵状血管瘤由冠状动脉分支血管供血，因此冠状动脉造影对该病有较高的诊断价值。超声心动图可显示血管瘤部位、大小及累及范围，是评估其是否引起明显血流动力学改变的简单常用的方法，但术前超声心动图确诊血管瘤较困难，文献报道其主要呈低–无回声，易误诊为心包囊肿、积液、憩室伴血栓形成。海绵状血管瘤增强CT可表现为随时间延迟从边缘开始逐渐向中心填充，延迟扫描对其定性诊断具有重要价值，而发生纤维化、囊变者强化可不明显。心脏MRI可清楚显示肿瘤部位、形态及浸润情况，还可结合MRI造影观察肿瘤的活动度。心脏海绵状血管瘤在MRI上常为等/长T_1、长T_2信号改变，且随回波时间延长，病灶与周围正常组织的对比逐渐加大，形成“灯泡征”。

经验 / 教训

该患者主要心脏病变为风湿性心脏病，当医师集中注意力观察该病变时，容易忽略其他合并存在的问题，而且该患者还进行了术前TEE，也未观察到该占位团块。虽然TEE更适合观察左心房病变，但通过变换切面和探头角度，同样可以完整地显示右心房，避免发生漏诊。

病例启示

风湿性心脏病可伴随多种心脏病变发生。当二尖瓣狭窄较重，不合并二尖瓣中或重度反流，但合并心房颤动时，应重点观察有无心房血流淤滞或血栓形成，这将对手术方式选择具有决定性作用。另外，如果观察到占位性病变，应注意不同病变的鉴别，必要时使用TEE或心脏声学增强剂检查评估占位团块的形态和性质，以确定后续检查及治疗方式。

（左明良　王　胰）

左心房蛇形血栓被误诊为黏液瘤

病史

患者女性，54岁，因“发现心房颤动心律3月余，心悸、胸闷1月余”入院。3个月前患者因“间歇性答非所问3月余”于外院就诊，行头颅MRI提示左侧额叶、岛叶、颞叶脑梗死，心电图提示心房颤动，诊断“心源性脑梗死，阵发性心房颤动”，予阿托伐他汀降脂、达比加群酯抗凝等治疗后好转出院。1个月前，患者自觉心悸、胸闷不适，伴活动后心累、气促，于外院就诊，予达比加群酯抗凝、阿托伐他汀调脂稳斑、美托洛尔控制心室率等治疗，为进一步治疗入我院，门诊以“心房颤动”收入心脏外科。

既往史：支气管哮喘30年余，长期吸入“布地奈德福莫特罗粉吸入剂”治疗。

体格检查

T 36.5 ℃，P 57次/分，R 20 次/分，BP 107/68 mmHg。颈静脉正常，肝颈静脉回流征阴

性，无心前区隆起，心尖搏动正常，心脏相对浊音界正常，心律不齐，HR 71次/分，第一心音强弱不等，无心包摩擦音，无杂音，双下肢无水肿。

辅助检查

心电图：HR 71次/分，心房颤动心律，ST-T段异常。

头颅CT：左侧额叶见片状低密度影，考虑梗死灶可能性大。左侧基底节见小片状脑软化灶。

冠状动脉造影：冠状动脉未见明显狭窄。

实验室检查：白细胞及分类，超敏C-反应蛋白在正常范围。D-二聚体0.93 mg/L（偏高），活化部分凝血活酶时间35.8秒（偏高），凝血酶时间104.9秒（偏高），纤维蛋白/纤维蛋白原降解产物2.8 μg/mL，血浆凝血酶原活动度–血浆凝血酶原时间国际标准化比值（PT-INR）为1.07，血浆凝血酶原时间及血浆纤维蛋白原浓度均在正常范围。脑钠肽642.1 pg/mL（偏高）。

超声心动图

TTE：左心房增大，左心房内探及大小约53 mm × 35 mm稍强回声团，随心动周期往返于左心房、左心室，似连于左心房前侧壁，二尖瓣前向血流未见明显加速，收缩期探及轻度反流；右心房增大，三尖瓣轻度关闭不全，下腔静脉增宽；心律失常（图4–1–8）。

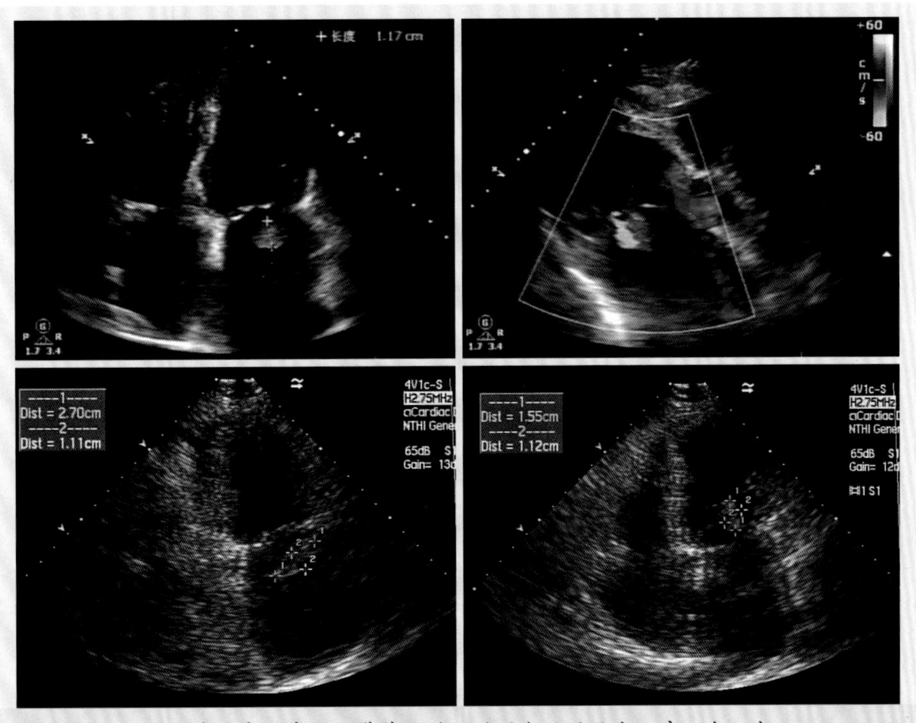

左心房内有异常回声团，带蒂，随心动周期往返于左心房、左心室。

图4–1–8　TTE检查

三维TEE显示：左心耳探及带蒂细长形条索状回声长约6.2 cm，基底窄，活动度大，随心动周期经二尖瓣口往返于左心房、左心室（图4–1–9）。

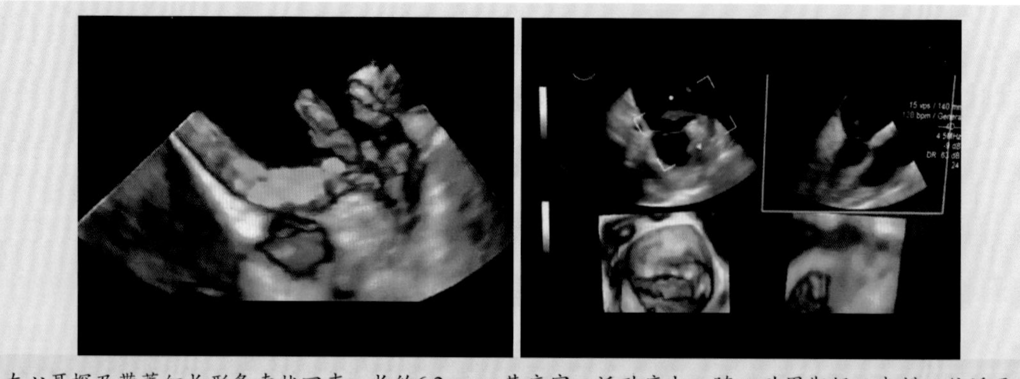

左心耳探及带蒂细长形条索状回声，长约6.2 cm，基底窄，活动度大，随心动周期经二尖瓣口往返于左心房、左心室。

图4–1–9　三维TEE

超声提示：左心房占位，黏液瘤可能；双房增大，二尖瓣、三尖瓣轻度关闭不全。

术中所见

左心房内左心耳处见血栓形成，细长呈“蛇形”，一直延伸进入左心房，基底部连于左心耳内的细长梳状肌，术中摘除条索状结构，长约6 cm（图4–1–10）。

行左心房血栓清除术+二尖瓣成形术+三尖瓣成形术+左心耳内口封堵术+心脏起搏导线植入。术后伤口恢复好，痊愈出院。

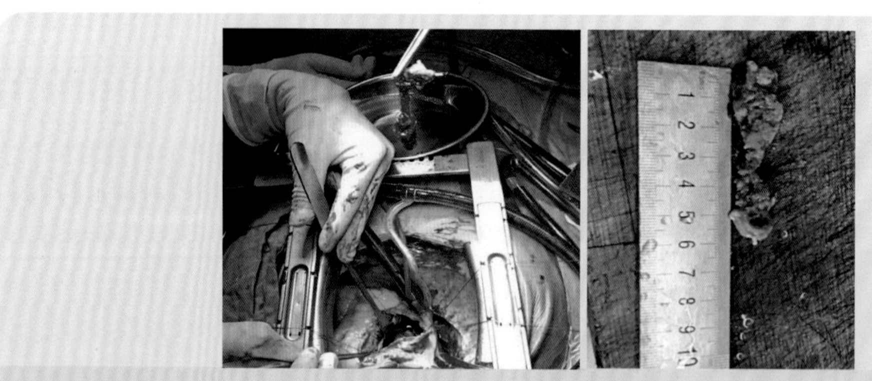

图4–1–10　术中摘除条索状结构，长约7.0 cm

条索状结构病理结果：坏死组织伴混合血栓形成，灶性中性粒细胞浸润。

鉴别诊断

左心房黏液瘤：多数经细长的蒂附着于房间隔上，异常回声的位置多在左心房下部，活动度大，随血流摆动，通常无心血管病史，无室壁运动异常。D-二聚体正常。

赘生物：多有先天性心脏病、瓣膜病基础，有高热病史，血培养可呈阳性，有感染证据，通常为蓬草样回声团块，多位于二尖瓣或主动脉瓣，均与本病例不符。

最终诊断

左心房血栓形成，心房颤动；脑梗死后遗症期。

分析讨论

当左心房血栓与黏液瘤在超声表现上难以鉴别时，可通过询问及查阅病史寻找更多诊断依据。首先，患者有心房颤动病史，为左心房血栓形成的高危因素；其次，尽管已使用达比加群酯抗凝，但血浆D-二聚体偏高，活化部分凝血活酶时间、凝血酶时间延长。D-二聚体是纤维蛋白单体经活化因子Ⅷ交联，再经纤溶酶水解产生的一种特异度降解产物，其含量增加与机体的凝血和继发性纤溶系统活性异常相关，是血栓形成或溶解的标志。既往研究发现，心腔内血栓患者D-二聚体高于正常参考值，且差异具有统计学意义，再者，患者3个月前曾于外院行心脏超声心动图检查，未见左心房异常回声团，不支持黏液瘤诊断，因为黏液瘤多生长缓慢，不太可能在3个月内长到6 cm。综上，诊断血栓的准确性高，但亦不能排除黏液瘤合并血栓可能。

经验 / 教训

左心房内团块最常见的为黏液瘤，常通过细长的蒂与房间隔卵圆窝处相连，活动度大。黏液瘤是生长扩大的黏液组织，质地松软，因此密度低、形变大；而血栓常呈扁或半椭圆形，无蒂，附着面大，活动度小。在本病例中，左心房及左心耳内的血栓可能由于血流冲击，大部分与左心耳壁分离，成为带蒂血栓，并延伸至左心房，随血流飘动，受TTE的图像质量限制，只能隐约看到团块似有蒂与左心房前壁相连。尽管黏液瘤常见的附着部位为房间隔卵圆窝，但亦有黏液瘤位于其他位置的报道，并不能因位于心耳就否定黏液瘤的诊断。该病例仅从超声图像上很难与黏液瘤相鉴别。但结合病史，应考虑血栓的诊断。因此，超声心动图检查过程中，应密切结合病史、其他辅助检查，必要时可使用超声造影鉴别心腔内团块性质，提高诊断的准确率。

病例启示

不典型带蒂血栓超声常易误诊为肿瘤，为减少误诊，一方面需多切面探查，另一方面，一定要结合病史或进一步的诊断性治疗来鉴别。

（左明良　李　爽）

左心房黏液瘤？干酪样钙化？

病史

患者女性，72岁，头昏2月余，伴胸闷及双下肢肿痛，否认心累、气紧，否认头痛、黑矇、晕厥，无心前区疼痛及其他不适。当地医院行心脏CDFI检查：左心房占位。临床以“左心房占位”为初步诊断收入院。患者27年前行左乳房全切除术，发现高血压4年余。否认糖尿病、冠心病病史。

体格检查

T 36.6 ℃，BP 154/89 mmHg。无心前区隆起，心尖搏动正常，心界未见明显增大，HR 83次/分，心律齐，心尖区未闻及明显杂音，无心包摩擦音。双下肢水肿。

辅助检查

血常规：正常，血脂偏高。

心电图、胸部X线片：正常。

冠状动脉造影：左主干未见明显狭窄，前降支近中段有弥漫性病变，最狭窄处缩窄为50%；近中段回旋支有弥漫性病变，最狭窄处缩窄为50%；右冠状动脉中段壁不光滑。

超声心动图

左心房内径稍大，余房室内径正常。二尖瓣根部后方探及偏强回声团块，大小约21 mm × 19 mm，活动不明显，边界清楚，收缩期二尖瓣探及中量反流（图4-1-11～图4-1-13）。

超声提示：左心房占位：肿瘤？

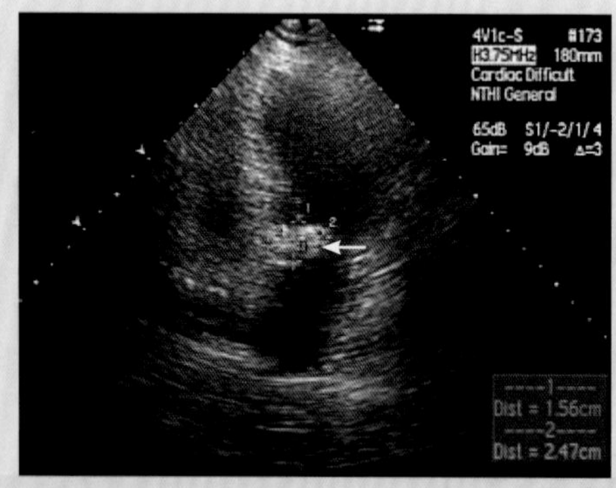

二尖瓣根部强回声团块，大小约25 mm × 16 mm，活动不明显，边界清楚，左心房内径稍增大。

图4-1-11　心尖四腔心切面

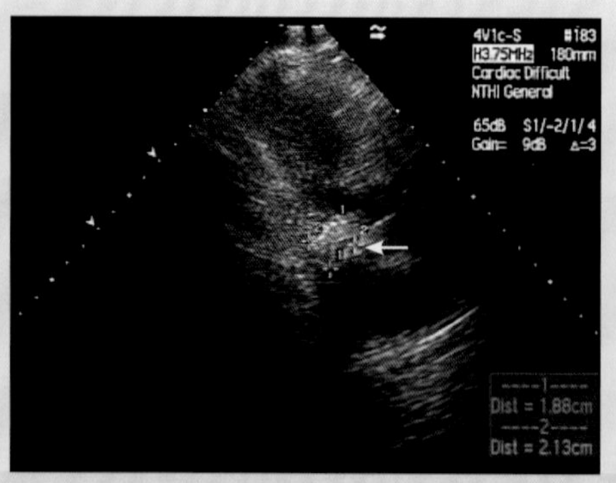

二尖瓣后瓣根部强回声团块，大小约21 mm × 19 mm。

图4-1-12　心尖三腔心切面

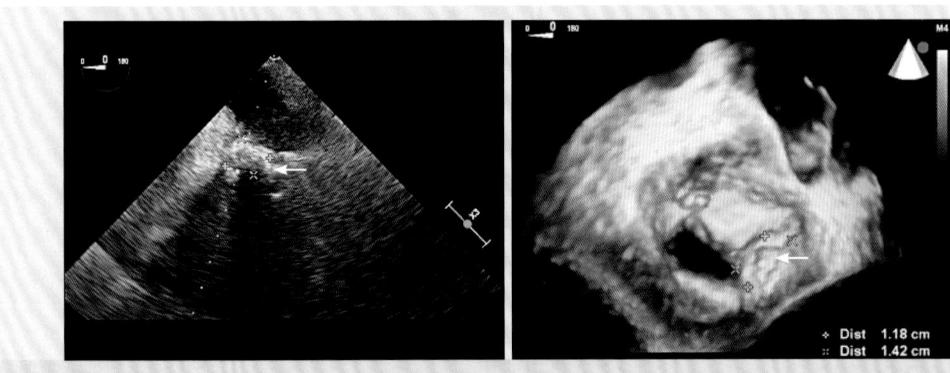

二尖瓣后联合根部局部增强，有钙化团块（箭头）。

图4-1-13　二维及三维TEE

术中所见

左心房内壁光滑，内面未见确切新生物；二尖瓣瓣叶发育良好，瓣缘轻微卷曲，瓣环扩大，二尖瓣后瓣P_3处局部瓣叶增厚、钙化，深入瓣环及左心室后壁，瓣下腱索挛缩，局部形成一个占位样病变，大小约2.0 cm；注水试验见瓣膜中度关闭不全。行二尖瓣成形术，术后恢复好。

鉴别诊断

左心房黏液瘤：超声心动图检查一般表现为活动度较大的致密、均匀、规则的回声团块，通常借助一个蒂连接于房间隔左心房面卵圆窝处，故在心脏收缩时可上下移动，甚至造成二尖瓣口阻塞。本例患者二尖瓣根部的强回声团块固定，未见蒂与左心房壁相连，故可排除。

最终诊断

二尖瓣瓣环干酪样钙化（caseous calcification of mitral valve）伴中度关闭不全。

分析讨论

二尖瓣钙化为一种老年性瓣膜退行性病变，以后叶根部及瓣环处多见，可向周边延伸累及瓣叶体部和左心室后壁，但累及瓣尖者少见，常常与主动脉瓣退行性变同时存在。

轻度钙化仅表现为钙化小斑或结节，重度钙化可表现为二尖瓣后叶强回声团块，呈干酪样改变，因此又称为二尖瓣瓣环干酪样钙化。

有研究报道，二尖瓣瓣环干酪样钙化为二尖瓣瓣环钙化少见的类型，整个人群中二尖瓣瓣环钙化的患病率约10.6%，其中二尖瓣瓣环干酪样钙化仅占0.63%～0.64%，在整个人群中的患病率为0.06%～0.07%，但在尸检中发现二尖瓣瓣环钙化中约2.7%为二尖瓣瓣环干酪样钙化。这种差异的产生是因为医师对二尖瓣瓣环干酪样钙化的认识不足，常常将其误诊为左心房肿瘤、脓肿或赘生物等，甚至为此进行了不必要的外科手术。

经验 / 教训

TTE被认为是最可靠的检查方法，TTE检查二尖瓣瓣环干酪样钙化通常表现为位于瓣环周边的圆形高回声大团块，边缘清晰，后方多不伴声影，中心常常有液化形成的环形无回声区。该患者未能及时做出正确诊断，考虑原因为患者TTE声像图质量不好，同时对该病的认识不足。建议在不能确定诊断时可进一步行TEE检查；此外，心脏MRI在团块的定性诊断方面亦有帮助。

病例启示

老年患者左心房内强回声团块位于二尖瓣后叶房室交界处，凸向左心房面或邻近的左心室后壁，团块内无血流信号，甚至伴随后方声影，可考虑二尖瓣瓣环干酪样钙化的诊断。

（左明良　林燕青）

左心房副神经节瘤

病史

患者男性，47岁，因“中上腹不适8个月，晕厥6天”入院。患者于8个月前无明显诱因出现中上腹疼痛不适，伴胃灼热、反酸，不伴恶心、呕吐、胸闷、胸痛、气促、呼吸困难等不适，于当地医院就诊，行无痛胃镜检查提示胃炎，检查后发现血压偏高，最高血压超过240/110 mmHg，给予口服降压药物苯磺酸氨氯地平5 mg bid等对症治疗，血压控制欠佳。6天前，患者行走时无明显诱因出现晕厥，持续约几秒钟，不伴头痛、四肢抽搐、大小便失禁等症状，到当地医院就诊并住院，住院期间行心脏超声：左心房内弱回声团块，黏液瘤？二尖瓣、三尖瓣轻度反流。为进一步诊治来我院就诊，以“左心房占位”收治入院。

既往胃溃疡病史2年。否认高血压、糖尿病、高脂血症、传染病等病史。否认冠心病、高血压等家族史。

体格检查

T 36.8 ℃，P 81次/分，R 20次/分，BP 94/158 mmHg。心尖搏动正常，心前区无异常隆起或凹陷；心前区未触及抬举样搏动，无心包摩擦感，未扪及震颤；心界稍扩大；未闻及心包摩擦音，心律齐，瓣膜听诊区未闻及明显病理性杂音。双下肢无水肿。

辅助检查

实验室检查：肝肾功能、凝血功能和心肌酶检查正常。

超声心动图

二维TTE：左心房内径稍增大，其内可探及均质团块样回声（图4–1–14～图4–1–16），基底附着于房间隔中份，大小约36 mm × 29 mm，蒂宽，形态规则；室间隔、左心室后壁增厚。

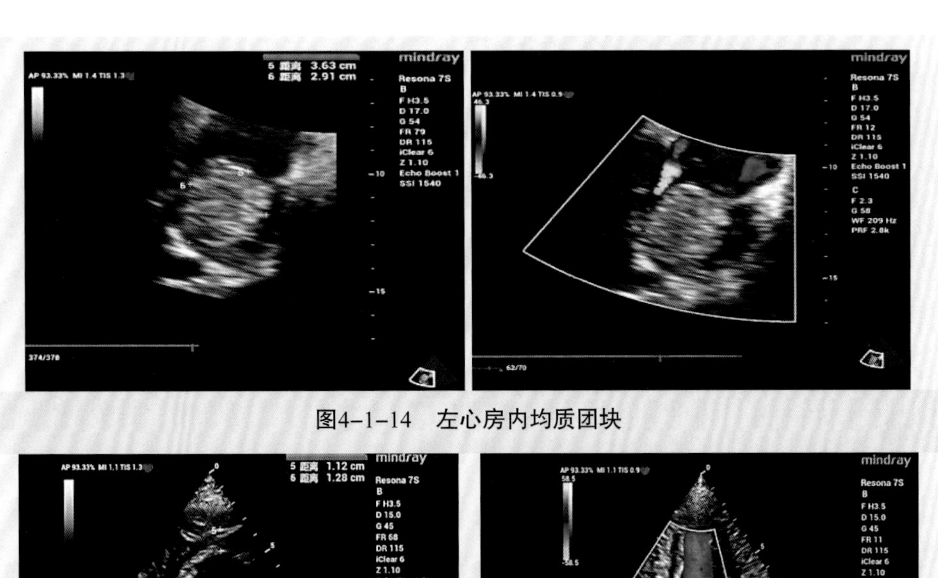

图4–1–14　左心房内均质团块

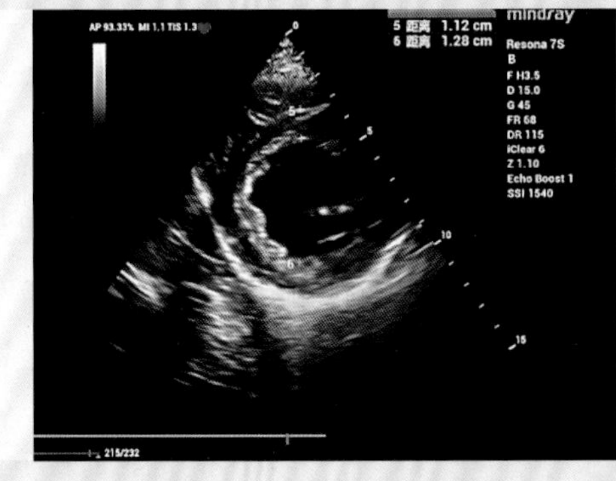

图4–1–15　左心室肥厚

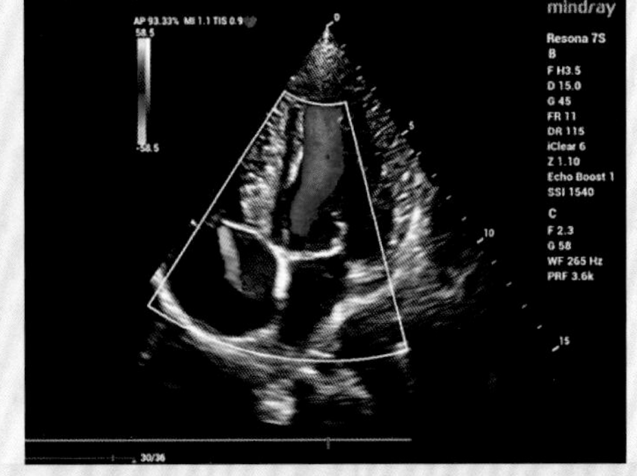

图4–1–16　三尖瓣轻度关闭不全

多普勒超声：收缩期三尖瓣可探及轻度反流；余瓣膜区未探及异常血流频谱；组织多普勒二尖瓣瓣环运动E＜A。

超声提示：左心房黏液瘤？左心室肥厚，左心房稍大，三尖瓣轻度关闭不全。

术中所见

TEE：左心房壁探及一形态规则、回声偏低占位，大小约46 mm × 43 mm，包膜完整，其内探及丰富血供，血流呈低阻频谱；左心房占位致上腔静脉受压，血流加速；左心室壁均匀增厚（约15 mm）。

术中可见：左心房顶部外可见一个突出的肿块，质硬。占位组织附着于房间隔内，从卵圆窝延伸至左心房顶部，瘤体大小约50 mm × 40 mm，切开呈鱼肉状，质硬。术中冰冻结果提示肿瘤性病变，细胞呈上皮样形态，巢团状结构，血窦样间质，轻度非典型性。

病理学诊断

灰褐色不整组织一块，大小50 mm × 30 mm × 15 mm，切面呈灰黄灰褐色，实性质中，选1 ~ 4“房间隔占位”：肿瘤性病变，细胞排列成巢团样，细胞巢之间见血窦样间质，考虑副神经节瘤或神经内分泌肿瘤等。待免疫组化进一步诊断。

鉴别诊断

黏液瘤：最常见的心脏肿瘤，以左心房多见，多附着于卵圆窝附近，多有蒂与心壁相连，质地柔软，可见摆动。

心腔内血栓：多有血栓高危因素，血栓回声较低，不规则，活动度较大，亦可无附着点而在心腔内活动。

横纹肌瘤：为第二位的心脏常见良性肿瘤，年幼者多见，常深入心肌组织内，突出于心腔内。超声表现为多发的稍高回声团。

乳头状弹性纤维瘤：为最常见的心脏瓣膜肿瘤，多起源于主动脉瓣及二尖瓣。多数肿瘤和瓣膜的附着面较宽，也有部分带蒂。

赘生物：有感染病史，出现感染性心内膜炎时，可有赘生物，在超声上典型的表现为形态不规则的中等强度的块状回声，可附着在腱索、瓣膜、心内膜面，附着在瓣膜上的赘生物可与瓣膜一起运动。

继发性心脏肿瘤：有心外肿瘤的原发灶，可出现相应的原发临床表现。

最终诊断

左心房占位性病变：房间隔副神经节瘤。

分析讨论

心脏肿瘤是一种少见的心脏病变，包括原发性心脏肿瘤和继发性心脏肿瘤两大类。原发性心脏肿瘤是指原发于心脏各个腔室及其相连大血管的肿瘤，较少见，发病率为0.0017% ~ 0.003%，其中70%为良性肿瘤，一半以上为黏液瘤，而恶心肿瘤则来源于间叶细胞，以肉瘤多见。

原发性心脏肿瘤缺乏特异度，患者临床表现和心脏各种肿瘤的发生部位、病理类型、大小及活动度有关，最常见的临床表现为劳累后心悸、心累、胸闷，如有肿瘤部分脱落，可有栓塞表现。

心脏黏液瘤可见于各个心腔，多见于左心房，约占75%。多数可见瘤蒂，80% ~ 90%瘤蒂和卵圆窝相连。其形态多样，多呈圆形或椭圆形，呈半透明“胶冻状”改变，为实性，可伴有囊变、出血坏死等改变。瘤体软，易发生表面脱落，进入血液循环，导致外周血管栓塞，少数脱落的瘤体亦可附着于血管壁形成血管瘤。黏液瘤阻碍静脉回流或者邻近瓣膜开闭时，会引起静脉回流不畅及瓣膜关闭不全或狭窄；脱落的瘤体会导致相应血管栓塞或肺动脉栓塞的表现；心房扩大或者心电传导系统受侵后出现心房颤动或房室传导阻滞等心律失常；

亦可以出现贫血、盗汗等的全身非特异度表现。黏液瘤常有少量血供，可以行低机械指数的左心声学造影，观察瘤体内的低速血流。

本例患者有中上腹不适、头晕及患有高血压，术中见瘤蒂、质硬，黏液瘤可能性不大。病理学提示来源于神经内分泌组织。发生于心脏的神经鞘类肿瘤极为罕见，常附着于室间隔，有良性亦有恶性。本病例患者超声缺乏特异度，需要病理检查进行最终诊断。

经验 / 教训

心脏肿瘤较少见。需要寻找心外器官是否有肿瘤原发灶，如有，则考虑为心脏继发性肿瘤；如没有心脏外的原发灶，则考虑为心脏原发性肿瘤。超声心动图可以发现心内的肿瘤，可以探及数目、大小、血供、活动度等，但明确诊断还是很难，需要结合实验室检查、核磁共振，最后还是需要病理诊断。

病例启示

超声心动图发现心脏肿瘤容易，但明确类型很难。需要密切结合病史及其他检查综合考虑。

（刘洪涛）

右心房转移性肿瘤

病史

患者男性，60岁，因“活动后心累1周，发现右心房占位1天余”入院。1周前患者无明显诱因出现活动后心累，不伴气紧、胸闷、心悸不适，无头晕、头痛、胸痛、恶心、呕吐等不适。遂于当地医院输液、口服中药治疗（具体不详），症状稍好转。1天前患者为进一步治疗于当地医院就诊，行心脏CDFI：右心房内实性占位，性质？今患者为求进一步诊治自愿于我院就诊，门诊以“右心房占位”收入我科。既往史：发现乙型肝炎3年余，自诉口服保肝药物治疗“转阴”。

体格检查

T 36.7 ℃，P 100次/分，R 20次/分，BP 145/91 mmHg。视诊：双侧胸廓对称无畸形，胸廓扩张度一致，心尖搏动正常，心前区无异常隆起或凹陷；触诊：双侧语音震颤正常，无胸膜摩擦感，无皮下捻发感，心前区未触及抬举样搏动，无心包摩擦感，未扪及震颤；叩诊：双肺呈正常清音，未闻及干湿啰音及胸膜摩擦音，未闻及心包摩擦音，HR 100次/分，心律齐，各瓣膜听诊未闻及明显病理性杂音。双下肢无水肿。

辅助检查

乙型肝炎大三阳。

心电图：窦性心律，完全性右束支传导阻滞。

腹部B超：肝脏形态尚可，包膜完整光滑，右肝探及大小约18 mm × 15 mm的稍强回声结节，边界尚清，左肝探及大小约32 mm × 28 mm的稍强回声结节，边界尚清，余肝实质回声弥漫性稍增强，肝静脉走行正常。下腔静脉偏宽，管腔内探及12 mm × 10 mm的稍强回声团（图4–1–17，图4–1–18）。超声提示：肝脏实性占位可能性大，肝脏实质回声弥漫性稍粗糙。

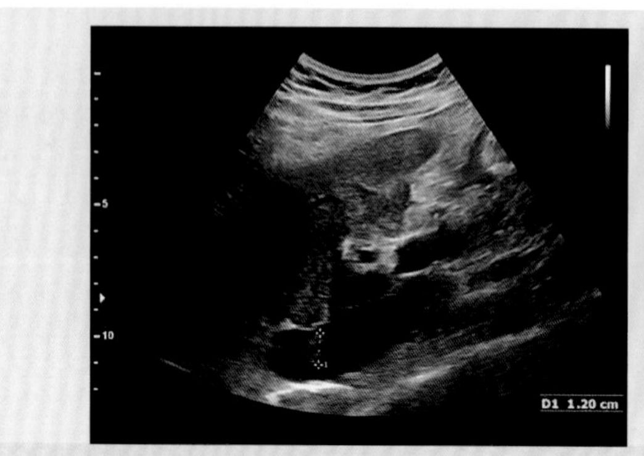

图4–1–17　下腔静脉内探及稍强回声团

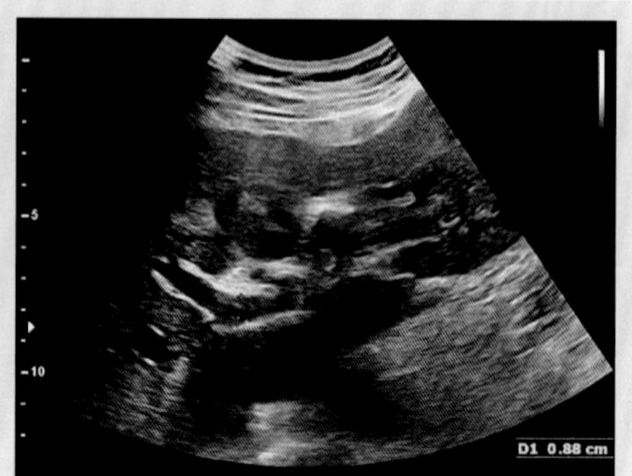

图4–1–18　门静脉主干内稍强回声区

冠状动脉CTA：冠状动脉造影为右优势型，其开口、走行及分支未见变异，无明显狭窄。右心房内见一充盈缺损影，最大径约4.5 cm，形态不规则，呈分叶状，凸向下腔静脉及肝左静脉，其内见多发血管影。扫查双下肺静脉内见结节状充盈缺损，提示右心房占位，突向下腔静脉及肝左静脉，考虑肿瘤可能性大，双下肺动脉栓塞，为癌栓？

腹部CT：肝左叶密度稍减低，左外叶局部见等密度团块影，突出肝轮廓外，边界不清，长径约5.4 cm，中心密度较低，考虑肿瘤性病变可能性大，性质？肝右叶内见稍低密度结节影，边界模糊，转移？其他？腹腔、腹膜后见小淋巴结。

超声心动图

各房室内径正常，右心房及下腔静脉汇入处探及大小约26 mm × 43 mm的等回声团，未见明显活动。室间隔、左心室后壁厚度及运动幅度正常，未见确切节段性运动异常;主动脉、肺动脉内径正常，下腔静脉内径约23 mm。各瓣膜形态未见明显异常。房间隔、室间隔回声未探及确切中断。心包内未见液性暗区及其他异常回声。多普勒超声及CDFI：各瓣膜区未探及异常血流频谱，下腔静脉汇入右心房处血流速度偏快（图4–1–19）。

超声提示：右心房及下腔静脉汇入处见低回声团，血栓？癌栓？请结合其他检查以明确诊断。

治疗经过

住院期间予以对症支持治疗，同时拟下一步完善ECT检查以明确肿瘤来源及制定相应治疗方案。但患者拒绝进一步治疗，自动出院。

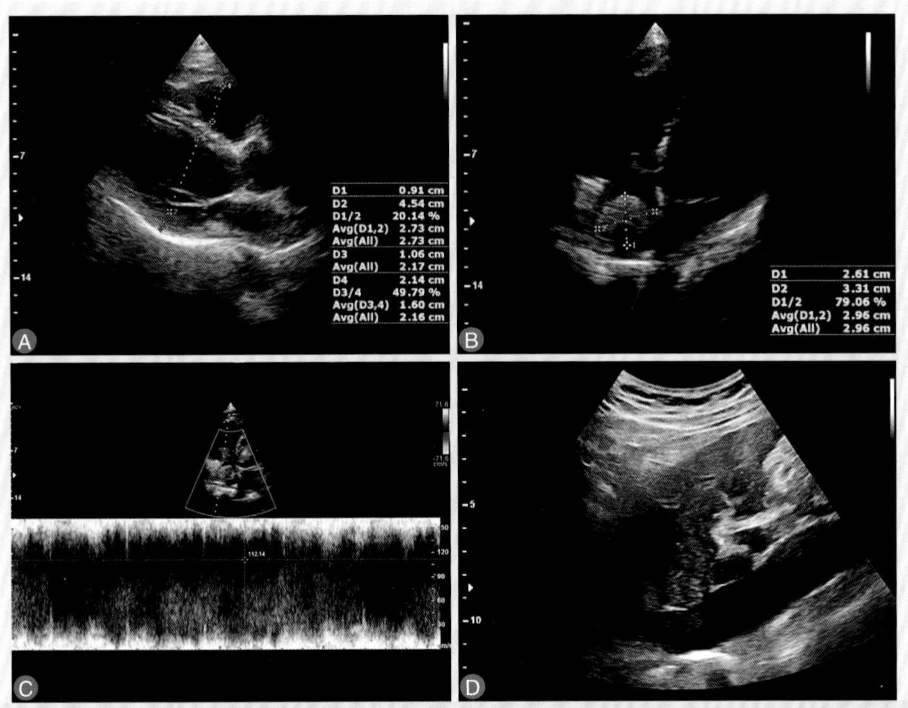

A.各房室大小正常；B.右心房及下腔静脉汇入处等回声团；C.下腔静脉汇入右心房处血流速度增快；D.下腔静脉增宽约23 mm，其内见低回声团块。

图4-1-19　超声心动图表现

鉴别诊断

右心房血栓：孤立性右心房血栓平常在临床上很少见，常继发于心房颤动、下肢深静脉血栓形成、上腔静脉梗阻等，也可因血栓脱落出现肺动脉栓塞。该患者心电图呈窦性心律，现有资料并未发现有静脉血栓的征象。

心脏肿瘤：原发于心腔内最多见的一种真性肿瘤是心脏黏液瘤。一般认为属良性，有一些复杂的表现和恶性倾向。黏液瘤可发生于心脏各个腔室，好发于左心房。因心脏黏液瘤的组织疏松、脆弱、易有碎片脱落，右心黏液瘤脱落可进入肺动脉引起肺梗死。该例患者不排除原发心脏肿瘤可能，但腹部CT提示肝内肿瘤性占位，以原发性心脏肿瘤难以解释。

最终诊断

肝脏占位（肝内肿瘤？）；右心房占位（转移性肿瘤？），主动脉硬化；双下肺动脉栓塞（癌栓）？

分析讨论

心脏肿瘤无论良性、恶性，临床均比较少见。有资料报道，良性肿瘤约占心脏肿瘤的3/4，其中良性肿瘤接近一半为黏液瘤，其他良性肿瘤为脂肪瘤、乳头状弹力纤维瘤和横纹肌瘤等。恶性肿瘤中最常见的为血管肉瘤、横纹肌肉瘤、淋巴瘤等。继发性心脏肿瘤多为恶性，其中最常见的是转移瘤，检出率为原发性心脏肿瘤的20～40倍。心脏及心包转移瘤大多来源于腹腔脏器及肺部肿瘤。

该例患者在肝、心脏及肺血管均发现占位性改变，且影像描述趋于恶性肿瘤可能。因此从单病因分析的角度来看，该患者应高度怀疑肝肿瘤合并心脏转移及肺部肿瘤栓塞。在诊疗过程中，与患者及家属沟通后，拟行进一步检查确诊，但患者及家属拒绝进一步检查及治疗，因此最终诊断缺失。

经验 / 教训

在接诊该患者时，明确患者有右心房占位，但并未激进地去行手术切除治疗，而是进一步明确占位性质，了解占位来源。在充分了解患者病情后，再制定治疗方案，才不至于在手术台上出现“遭遇战”的情况。

病例启示

孤立性心脏占位在临床上较少见，尤其是右心孤立性占位。当医师在临床中遇到这类患者时，不要急于下结论，而是需要进一步排查是否有外周肿瘤转移的可能。

（向　波　石　岚）

第二节　心室占位

右心室炎性团块

病史

患者男性，30岁，因“胸痛、咯血10天余”入院。入院前10天余患者无明显诱因出现左侧胸痛不适，阵发性发作，伴咳嗽。咯少量黏痰，咳嗽及深吸气时左侧胸痛明显，伴乏力、食欲下降，伴夜间盗汗。于当地医院就诊，完善胸部X线片提示支气管炎，双侧胸腔少量积液。考虑为肺部感染，给予抗感染治疗。在当地医院住院第2天患者出现咯血，咯少量暗红色血块，量不多，同时诉右侧胸痛不适。复查胸部CT：双肺见大小不等片状渗出影，与邻近胸膜粘连。抗感染效果不佳，为进一步明确病因患者于我院就诊。既往患有地中海贫血。

体格检查

T 36.7 ℃，P 68次/分，R 19次/分，BP 122/67 mmHg。双肺呼吸音稍粗；心律齐，未闻及杂音。

辅助检查

血常规：白细胞9.0×10^9/L，血红蛋白100 g/L，血小板364×10^9/L。

痰涂片：查见大量杆菌（特别是革兰阳性杆菌），抗中性粒细胞核周抗体阳性，未查见真菌。

心电图：二度Ⅰ型房室传导阻滞，室性期前收缩。

胸部CTA及增强CT：右肺下叶后基底段、左肺下叶内前基底段动脉内栓子形成；左肺下叶内前基底段、右肺下叶后基底段见片团影，密度较均匀，边界较清晰，与邻近胸膜粘连，周围见条索影，增强扫描轻-中度强化均匀，考虑炎性病灶可能大，如炎性假瘤；双肺散在纤维条索影；右肺下叶外侧基底段结节影，密度较高，考虑硬结灶可能；纵隔内有数个小淋巴结。

左肺穿刺病理活检：送检穿刺肺组织大部分区域坏死，伴纤维组织及小血管增生，未见肉芽肿结构。

超声心动图

右心室中部可探及一中等偏强回声团，大小约17 mm×7 mm，质地较软，可探及一细长蒂与室间隔右心室面近心尖部相连，随心动周期摆动明显。经外周静脉途径注入超声造影剂后，该团块内未探及造影剂回声（图4-2-1，图4-2-2）。

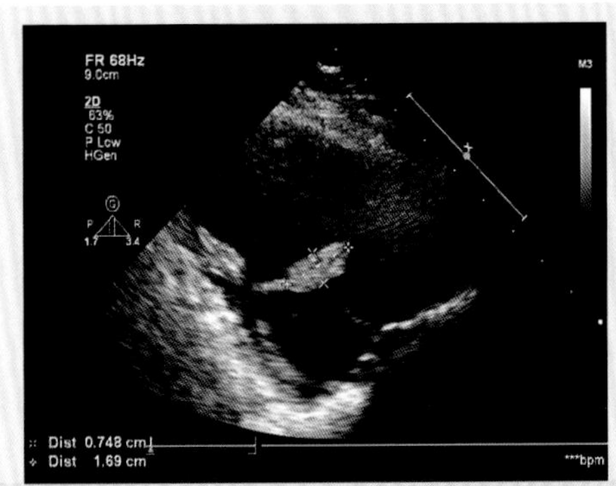

右心室中部可探及一中等偏强回声团，大小约17 mm×7 mm，可探及一细长蒂与室间隔右心室面近心尖部相连。

图4-2-1 右心室流入道切面

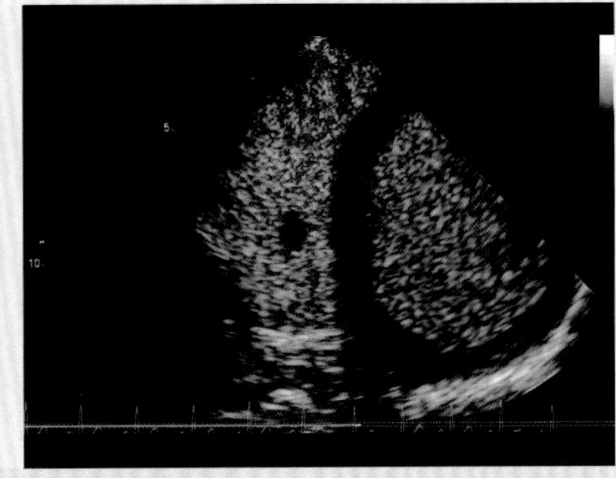

经外周静脉途径注入超声造影剂后，该团块内未探及造影剂回声。

图4-2-2 大动脉短轴切面

超声提示：右心室内乏血供占位，考虑黏液瘤可能性大。

血管CDFI：双侧下肢静脉未见明显异常。

术中所见

三尖瓣前瓣腱索上可见一大小约10 mm×10 mm块状物附着，可自由活动，取下后三尖瓣前瓣腱索光滑（图4-2-3，图4-2-4）。病理学诊断结果：送检纤维蛋白样物混有急、慢性炎细胞，边缘见组织细胞反应。

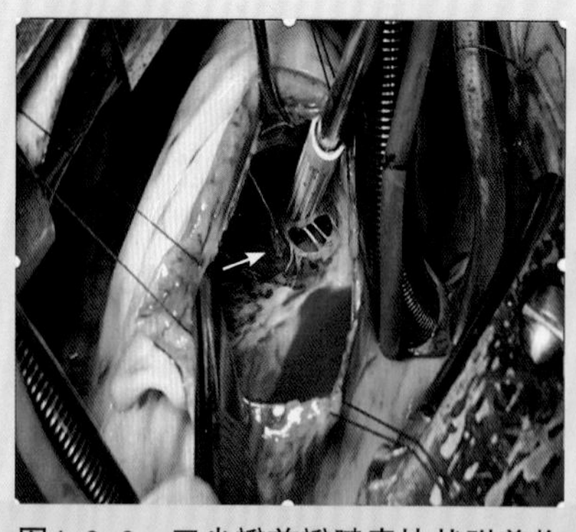

图4-2-3　三尖瓣前瓣腱索块状附着物（箭头）

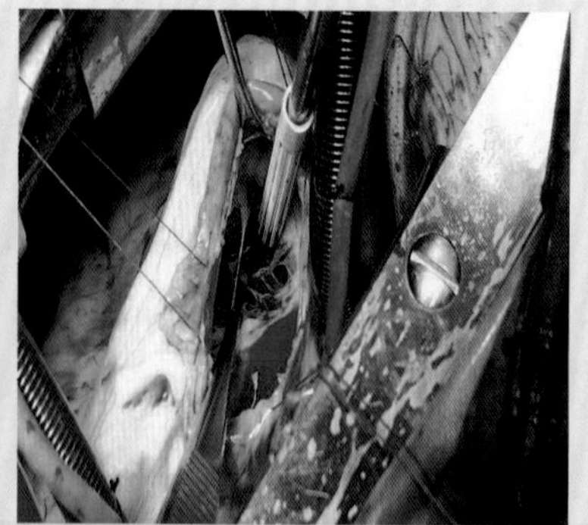

图4-2-4　附着物取下后前瓣腱索光滑

鉴别诊断

超声对心脏占位的定性诊断缺乏特异度，可结合病史及其他检查对占位的性质做出初步判断，本病例需要与黏液瘤、右心室血栓、心脏原发性恶性肿瘤及转移性肿瘤等疾病相鉴别。

黏液瘤：本病例的初步诊断考虑黏液瘤，本病例与黏液瘤的表现相似，但右心感染性心内膜炎赘生物一般常附着于瓣膜及瓣膜下的腱索上；而心脏黏液瘤一般附着于房间隔卵圆窝处。需结合其他检查综合鉴别。

心室血栓：血栓活动度较差，基底一般较宽，心室血栓一般有心肌梗死或心力衰竭病史。

心脏恶性肿瘤：分为原发性恶性肿瘤及转移性肿瘤，转移性肿瘤有肿瘤病史；心脏恶性肿瘤一般形态不规则，内部回声不均匀，活动度较小，多合并心包积液。

最终诊断

右心室占位：炎性团块。

分析讨论

此例患者结合手术病理学诊断结果及病史诊断应考虑为右心感染性心内膜炎致脓毒性肺动脉栓塞。脓毒性肺动脉栓塞是极易误诊的呼吸系统危急重症，它是一种特殊类型的肺动脉栓塞，其机制是右心赘生物或其碎片脱落形成栓子，随血流进入肺动脉导致肺动脉栓塞，栓子中含有病原体导致栓塞部位感染。临床症状一般为突发胸痛、咳嗽、咯血、呼吸困难、发热等，表现非特异度。脓毒性肺动脉栓塞致病菌以球菌最常见，其次为杆菌。

右心感染性心内膜炎赘生物一般常附着于瓣膜及瓣膜下腱索上，而心脏黏液瘤一般附着于房间隔卵圆窝处。

本例患者胸部CT提示感染部位（左肺下叶内前基底段、右肺下叶后基底段）与胸部CTA提示栓塞部位（左肺下叶内前基底段、右肺下叶后基底段）完全吻合，符合右心感染性心内膜炎致脓毒性肺动脉栓塞的特征。

经验 / 教训

本例超声检查发现右心室占位团块形态较规则，内部回声较均匀，有蒂，活动度较大，超声造影团块内部未见造影剂回声等，较符合黏液瘤的特征，因此诊断为黏液瘤。超声对于定性诊断较困难，因此在以后的诊断中需要密切结合患者的临床资料，这个患者一直存在感染病灶，但是在超声诊断过程中忽略了，故造成误诊。

病例启示

超声造影可有效改善心腔占位的定性诊断，结合患者病史及CTA检查，不难做出正确诊断。

（王　珊）

右心室原发性心脏淋巴瘤

病史

患者女性，62岁，因“反复出汗1个月，伴心悸、气短10天”入院。

体格检查

T 36.7 ℃，P 78次/分，R 20次/分，BP 137/85 mmHg，肝颈静脉征阴性，双肺呼吸音清，未闻及干湿啰音；心律齐，第一心音低钝，未闻及杂音；移动性浊音阴性；双下肢无水肿。

辅助检查

CT检查：右心室占位伴纵隔淋巴结转移、心包受侵可能性大，右肺动脉主干起始部受压变细（图4–2–5）。

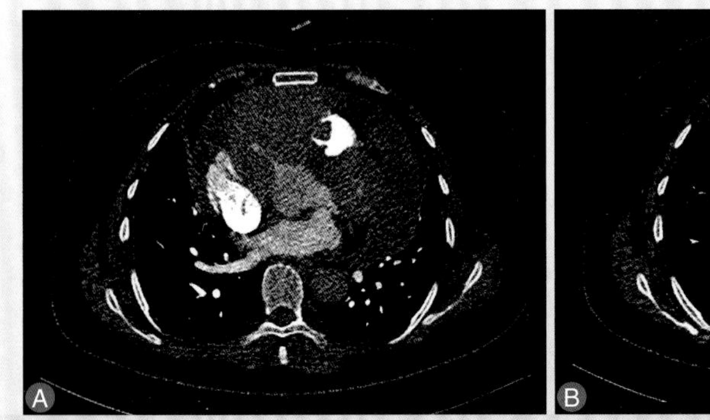

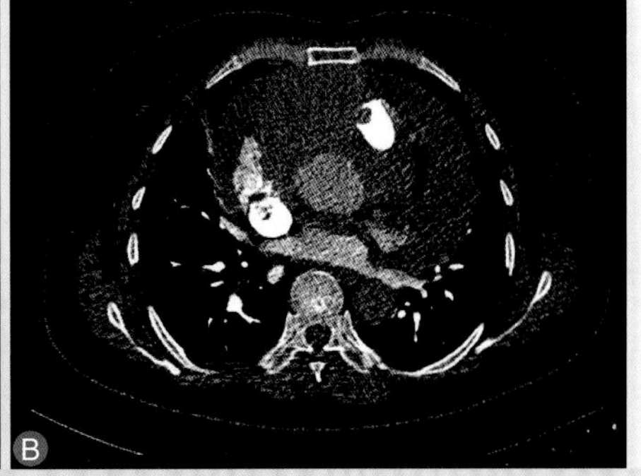

A.右心室占位，累及右心室流入道及流出道；B.右心室占位，累及右心室流入道及流出道。

图4–2–5　增强CT

超声心动图

常规TTE：右心房、右心室增大；右心室腔内可探及“蜂窝状”不均质回声团，大小约47 mm × 64 mm × 68 mm（图4–2–6），自右心室流入道前壁贯穿右心室达右心室流出道后壁近肺动脉瓣处，右心室前壁局部心外膜回声中断。右心室流入道异常回声团内可探及以舒张期为主的细小动脉血流信号（图4–2–7，图4–2–8）。

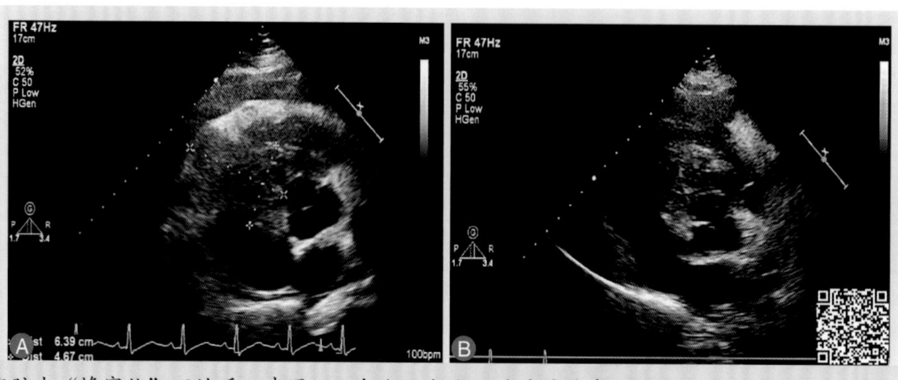

A.右心室腔内“蜂窝状”不均质回声团；B.自右心室流入道前壁贯穿右心室达右心室流出道后壁近肺动脉瓣处，右心室前壁局部心外膜回声中断（动态）。

图4–2–6　右心室腔内“蜂窝状”不均质回声团

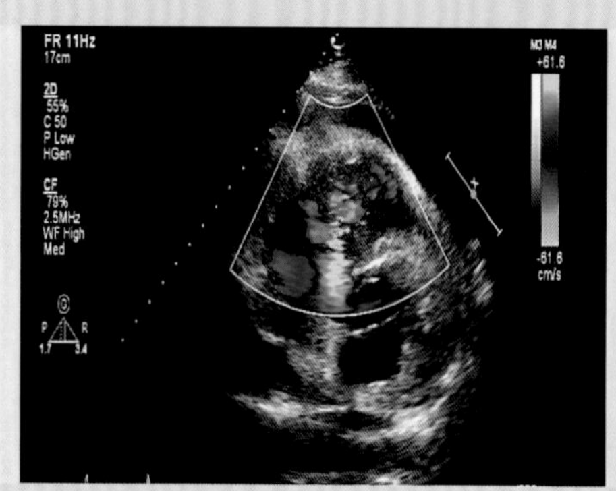

该团块内以舒张期为主的血流信号。

图4–2–7　CDFI检查

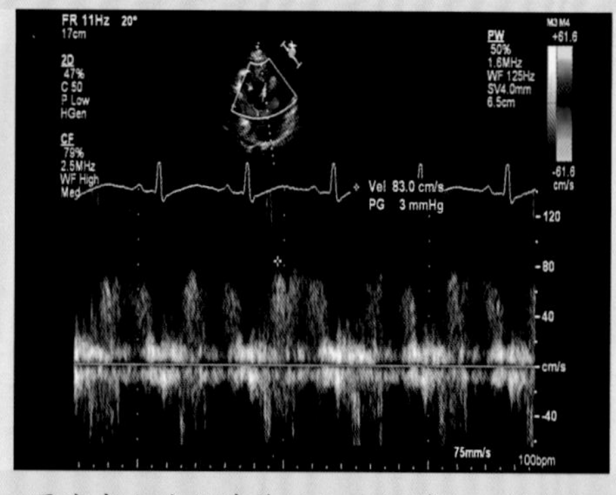

团块内血流呈连续性血流频谱，以舒张期为主，V_{max}=0.83 m/s。

图4–2–8　频谱多普勒

心脏声学造影：右心室内不规则团块累及右心室流入道及右心室流出道，并凸向心包腔；心肌灌注显像示注射造影剂后，右心室不规则团块内可探及造影剂快速灌注充盈（图 4–2–9，图 4–2–10）。

病理学诊断

结合免疫表型，符合恶性淋巴瘤特征，B细胞来源，倾向小细胞性B细胞恶性淋巴瘤。

鉴别诊断

本病需与心脏黏液瘤、原发性心脏肉瘤等鉴别。

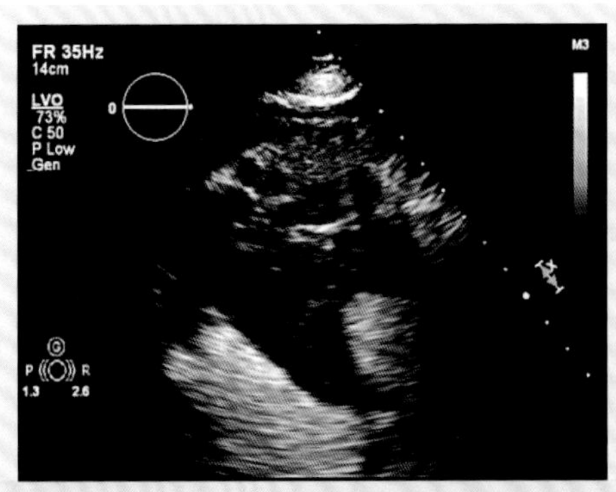

清晰显示右心室团块边界，占据右心室流入道及流出道。

图4-2-9 心脏声学造影LVO模式

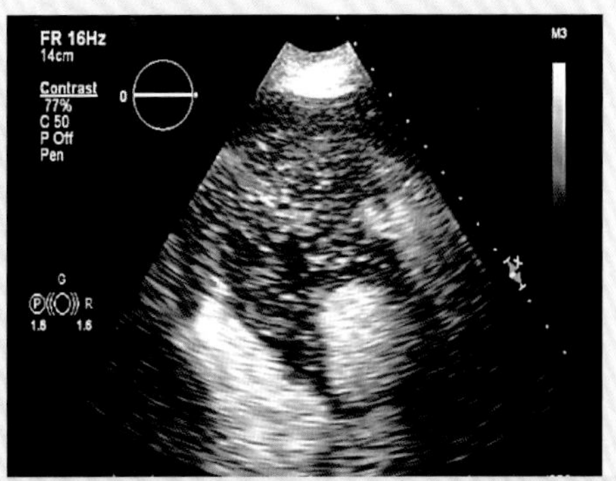

团块内造影剂快速灌注充盈，提示为富血供占位。

图4-2-10 心脏声学造影MCE模式

黏液瘤：好发于左侧房室腔，活动度大，易碎裂脱位，常附着血栓；典型黏液瘤起源于房间隔卵圆窝附近，单蒂，多局限于左心房。

原发性心脏肉瘤：可发生于心脏任何部位，以心室游离壁、肌间隔和心房多见。

最终诊断

淋巴瘤。

分析讨论

原发性心脏淋巴瘤（primary cardiac lymphoma，PCL）极为罕见，国内有文章统计表明原发心脏淋巴瘤仅占原发性心脏肿瘤的0.38%。关于原发性心脏淋巴瘤的概念，目前有两种不同观点，第一种由McAllister及Fenogho首先提出，是指仅累及心脏及心包的恶性淋巴瘤；另一种认为，初诊时发现心脏有大块肿瘤组织或以淋巴瘤心肌浸润引起的心脏症状为主要表现，即可诊断为原发性心脏淋巴瘤，可伴有纵隔淋巴结肿大、胸膜渗出、肺动脉栓塞等转移征象。目前本病发病机制尚不明确，相关报告显示感染或免疫功能紊乱可导致淋巴样组织的出现，接着可继发从淋巴样组织到淋巴瘤的转变，包括人免疫缺陷病毒感染、EB病毒感染、先天性免疫缺陷或同种异体骨髓及实体器官移植等。

原发性心脏淋巴瘤可侵犯心脏的任何部位，以右心房最多见。肿瘤多向心腔内呈结节状或球状生长，可不同程度地填塞心腔，亦可在心肌内呈浸润性生长，形成结节状或不规则状肿物，并可侵犯心包膜，引起心包积液，少数病例肿瘤可侵犯心脏邻近的大血管，如上腔静脉、下腔静脉。由于原发心脏淋巴瘤发病率较低，自然病程极短，又缺乏特异度临床表现，诊断相当困难，部分已报道的原发性心脏淋巴瘤病例都是通过尸检做出诊断。诊断的延误往往导致此病预后较差，因此早期正确诊断尤为重要。

超声心动图、CT和MRI等可确定病变部位和大小，并提示病变性质。超声心动图是诊断原发性心脏淋巴瘤的非侵入性、安全、较敏感的方法，其可从不同层面显示心脏的空间结构，可发现心肌增厚、心肌组织异常、局段心壁异常运动或减弱、心肌肿物浸润等。TTE是最便捷、最直接的检查手段，由于患者多数因出现心力衰竭、胸闷等症状前来就诊，所以超声心动成为发现肿块最主要的方法。值得一提的是，对于存在中到大量心包积液的患者，有时只有在抽取心包积液后才能发现占位，应引起临床医师的注意。

经验 / 教训

超声心动图是一种无创、简便而敏感的检查方法，二维超声可显示心腔内、心壁及心包的肿瘤组织，对多数良性和恶性肿瘤进行鉴别诊断，直观地显示心腔流入道、流出道有无阻塞，同时还能显示心脏结构和心功能状态，并可用CDFI探测病变部位的血流情况，能获得较全面的血流信息资料，而且对病情危重不能搬动的患者可在床边进行检查。

病例启示

对于心脏占位性病变，超声心动图是重要的一线评估方法。不仅可以显示肿瘤大小、形态、位置及对周围组织的侵犯，还能显示其导致的血流动力学改变，通过声学造影检查还可显示肿瘤血供，对临床决策起着至关重要的作用。

（王　腆）

右心原发性血管肉瘤

病史

患者男性，48岁，2个月前无明显诱因出现胸骨后疼痛，呈阵发性刺痛，活动后明显，休息后未见明显缓解，偶有活动后心累、气紧，无头痛、头晕，无咯血，无发热，无夜间阵发性呼吸困难，无双下肢水肿，无恶心、呕吐等不适，于某医院行胃镜检查提示食管炎，予以口服药物治疗（具体不详）后未见明显缓解。期间反复发作，患者为求进一步治疗，来我院就诊。

体格检查

视诊：双侧胸廓对称无畸形，胸廓扩张度一致，心尖搏动正常，心前区无异常隆起或凹陷。触诊：双侧语音震颤正常，无胸膜摩擦感，无皮下捻发感，心前区未触及抬举样搏动，无心包摩擦感，未扪及震颤。叩诊：双肺正常清音，心界扩大。听诊：双肺呼吸音稍粗，未闻及明显干湿啰音，未闻及胸膜摩擦音，未闻及心包摩擦音，HR 98次/分，心律齐，各瓣膜听诊区未闻及明显病理性杂音。双下肢未见明显水肿。

辅助检查

生化检查：凝血酶原时间13.9秒，凝血酶原时间国际标准化比值1.27，活化部分凝血活酶时间36.8秒；超敏C-反应蛋白15.72 mg/L，白蛋白35.2 g/L。

心电图：窦性心律，未见明显异常。

胸部CT：双肺未见斑片、结节影；气管、支气管通畅；纵隔、肺门未见增大的淋巴结；右心房、右心室区域可见团状形态不规则软组织样密度影，边缘较光滑，性质？

颅脑CT：颅内及颅骨未见明显异常。

全腹CT：肝右叶前上段囊肿；胆囊、脾脏、胰腺、双肾、膀胱、前列腺未见明显异常；扫查腹膜后及盆腔未见淋巴结肿大，腹腔、盆腔未见积液征象。

CTA检查：右心房、右心室内占位，侵及心包，考虑为肿瘤病变可能；肺动脉未见确切栓塞表现；双肺下叶后基底段慢性感染；气管前、主动脉窗淋巴结显示右肺门淋巴结肿大；少量心包积液（图4-2-11，图4-2-12）。

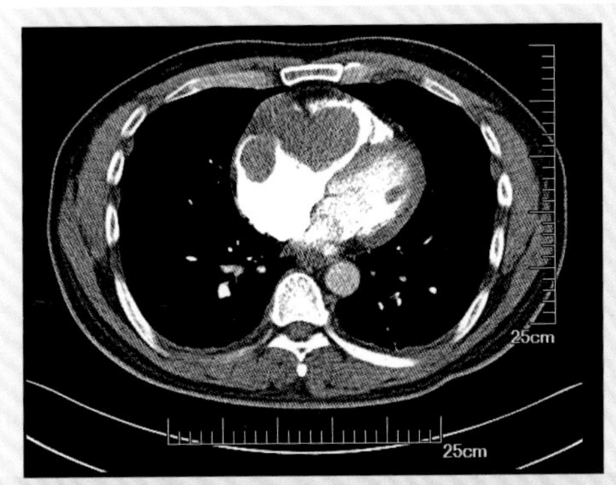

图4-2-11　CT显示右心占位侵及心包

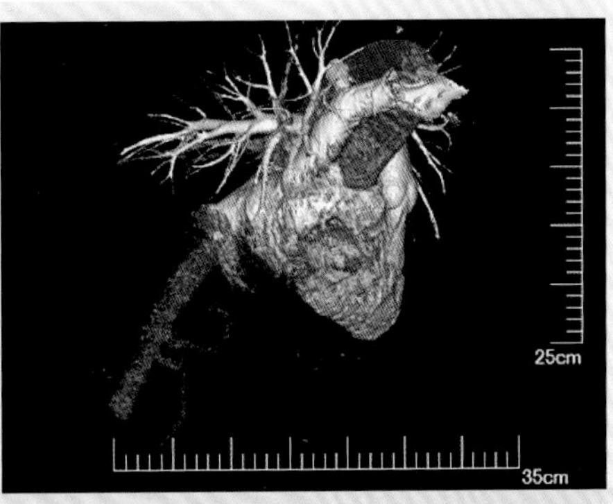

图4-2-12　CT三维成像显示与周围组织毗邻关系

超声心动图

TTE及TEE：右心房大小约58 mm × 47 mm，右心室前后径约23 mm，左心房前后径34 mm，左心室前后径约43 mm；右心房、右心室内可探及大小约82 mm × 51 mm的中等回声团块，附着于右心房后侧壁，附着面较宽，随心动周期经三尖瓣口往返于右心室流入道；注入超声造影剂观察，团块内明显低灌注，仅见稀疏造影剂显影；舒张期三尖瓣前向血流E峰约1.43 m/s，A峰约1.74 m/s（图4-2-13 ~ 图4-2-16）；心包内未见液性暗区及其他异常回声。

超声提示：右心内占位，性质？黏液瘤可能性大；三尖瓣瓣口相对狭窄；右心房增大，右心室饱满。

术中所见

全麻体外循环下行右心占位切除术。

术中所见：心包内少量淡黄色清亮积液。右心房前壁经右心房室沟及部分右心室表面肿瘤侵犯，局部呈紫红色，质地坚硬，右心房壁部分向内凹陷，右心室壁受累处向外膨隆，心包未受侵犯；停跳切开见右心房内巨大肿瘤，大小约90 mm × 50 mm × 60 mm，包膜基本完整，颜色青紫，内有血栓和坏死物质，部分组织类似黏液瘤，基底位于三尖瓣前瓣瓣环外侧对应主动脉瓣位置，大小约15 mm（图4-2-17）；心房内肿瘤较易切除，切除后可见累及右心房室沟和右心室前壁内膜下，部分外膜受累，同时累及右冠主干，肿瘤位于右冠表面，包绕冠状动脉前壁和侧壁，长度约60 mm，轻度推挤冠状动脉，充分解剖后切除肿瘤，三尖瓣瓣环仅残余心内膜面和部分脂肪组织，重建右心房壁靠近房室沟侧（图4-2-18）。

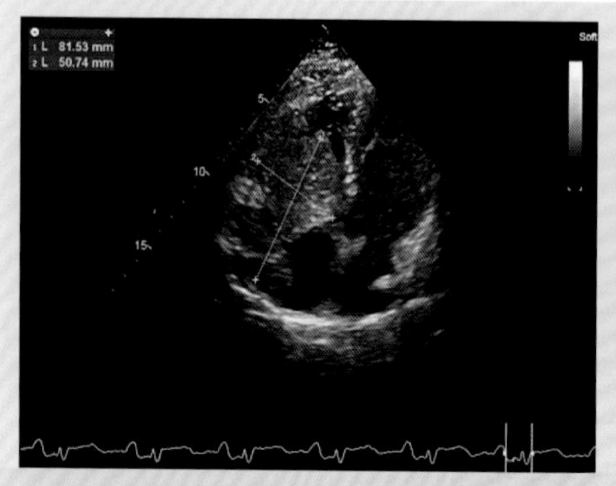

附着面较宽，随心动周期经三尖瓣口往返于右心室流入道。

图4-2-13 右心内可探及占位等回声团块

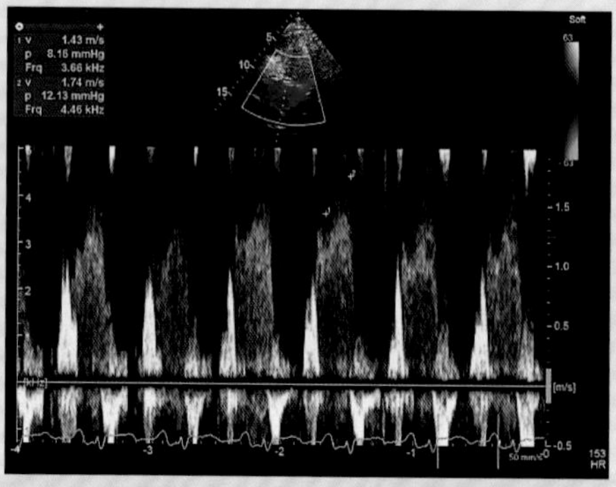

图4-2-14 舒张期三尖瓣前向血流加速

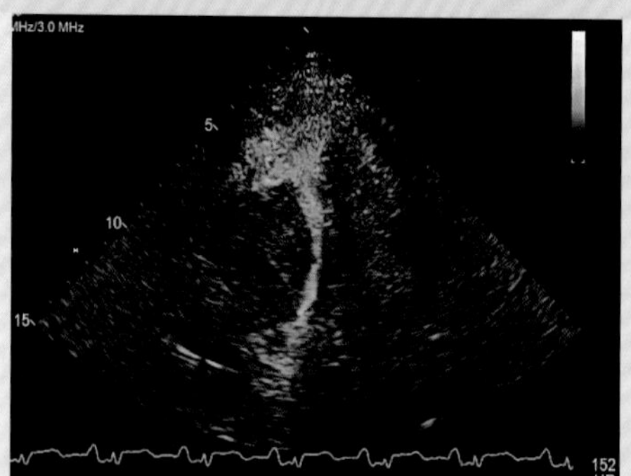

图4-2-15 右心占位团块内声学造影灌注稀疏

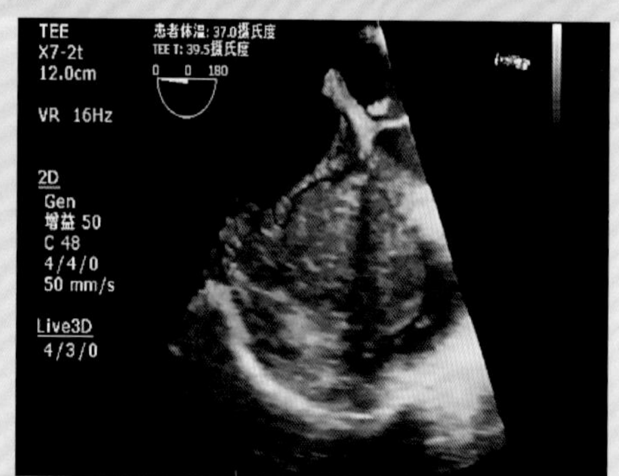

图4-2-16 三维TEE显示右心团块

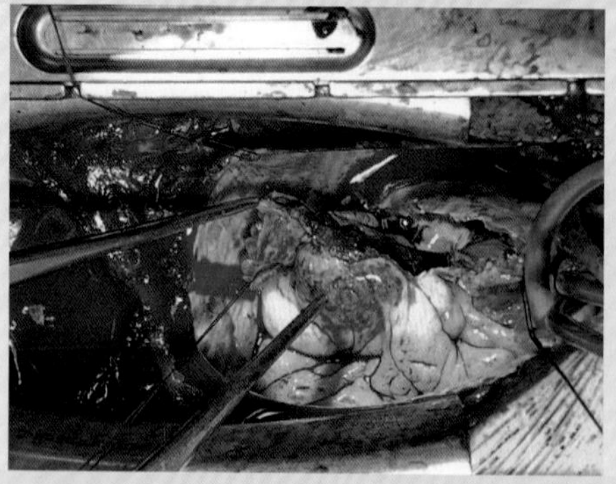

图4-2-17 手术视野观察右心团块颜色青紫

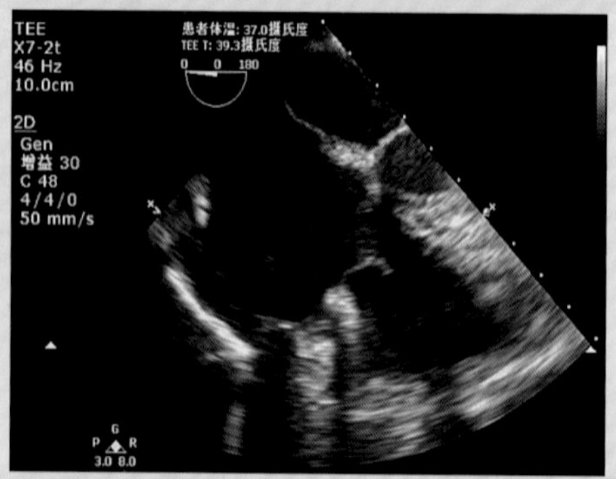

图4-2-18 用人工心包重建三尖瓣环和右心房室沟

术中切除所有可视肿瘤，冰冻切片病理结果为恶性肿瘤。

免疫组化病理诊断：梭形细胞恶性肿瘤，伴出血坏死，血管内膜肉瘤（高级别）伴血管肉瘤分化；ERG（+），CD34（+），Desmin（-），Myogenin（-），SMA（±），S-100（-），SOX-10（-），AE1/AE3（-），MDM2（-），Ki-67（约30%）（图4-2-19）。

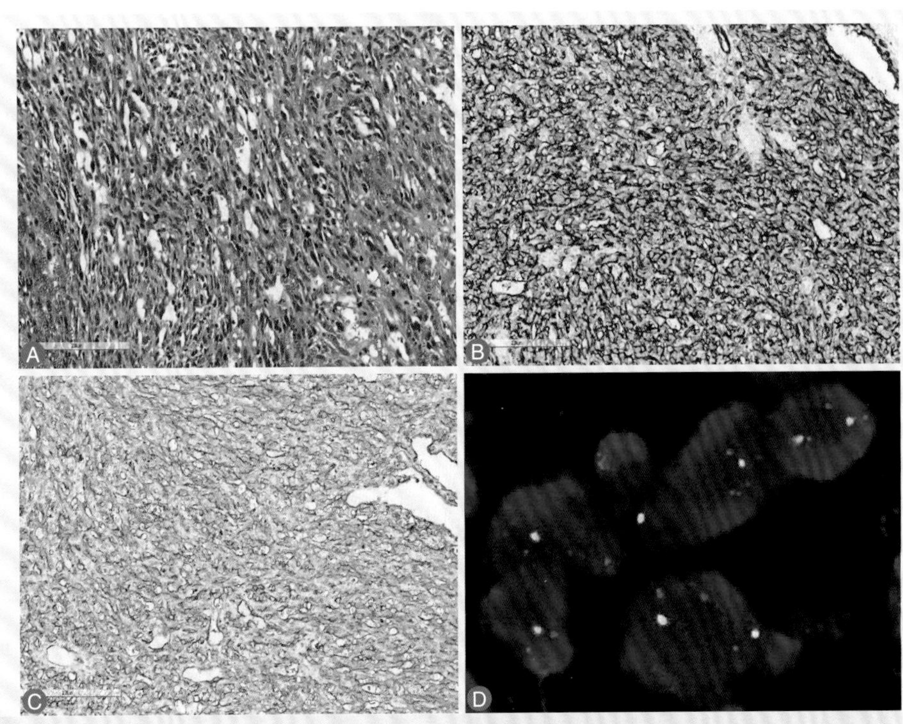

A.HE×200；B.CD31×200；C.CD34×200；D.MDM2-negative。

图4-2-19　病理学检查

鉴别诊断

原发性血管肉瘤：通常产生于心脏的右侧，基底较宽，无蒂，与周围组织浸润，血流供应较丰富。

右心房黏液瘤：往往有蒂附着于房间隔的右心房面或右心房壁上，活动度较大，随心动周期可往返于三尖瓣口，可能会对瓣口造成梗阻或关闭不全。

右心房血栓：多在三尖瓣狭窄或其他导致右心房排空障碍病变的基础上发生。血栓与右心房附着面较广，活动度较小。

最终诊断

右心原发性血管肉瘤。

分析讨论

原发性心脏肿瘤是非常罕见的肿瘤，尸检发生率为0.0001%～0.03%，大多数心脏肿瘤是来自其他部位的继发性转移。黏液瘤约占所有原发性良性肿瘤的50%，其他如横纹肌瘤、脂肪瘤和乳头状纤维脂肪瘤。原发性心脏恶性肉瘤中血管肉瘤最常见，其他还包括未分化肉瘤、恶性纤维组织细胞瘤、平滑肌肉瘤和骨肉瘤，报道最少的恶性心脏肿瘤是梭形细胞肉瘤。

原发性心脏血管肉瘤主要发生在65岁以下的男性人群中，通常来源于右心房、右房室沟，侵及周围心包。血管肉瘤的明确诊断通常需要通过影像学、组织学和血管蛋白标志物的阳性表达（包括CD31和CD34）来证实。原发性心脏血管肉瘤患者即使进行综合治疗，平均生存期也只有4个月，90%以上的患者诊断后1年内死亡。

经验 / 教训

该病例将原发性心脏血管肉瘤误诊为良性黏液瘤，对于不是典型黏液瘤的位置、形态的心脏内占位，应该更多地鉴别两者之间的差异性，结合临床症状和体征做出更加准确合理的诊断。

病例启示

原发性心脏血管肉瘤是一种罕见疾病，由于症状出现在疾病较晚阶段且缺乏特异度，且肿瘤本身侵袭性高，容易远处转移，因此预后差。超声心动图是检测和评估心脏占位的主要手段，除此之外，需要进行其他影像学检查如CMRI、CT等以排除一些少见恶性肿瘤，还需要进行组织活检明确病变性质。

（李文华）

心脏转移性肿瘤

病史

患者男性，58岁，因“吐词不清伴右侧肢体无力4小时”入院，伴口角歪斜，伸舌左偏，无恶心、呕吐，无意识障碍，无大小便失禁，急诊查体NISS评分3分。既往行冠状动脉造影，诊断为冠心病，否认高血压、糖尿病、肺部疾病等慢性病史。临床初步诊断为脑梗死。

体格检查

T 36.2 ℃，P 91次/分，R 20次/分，BP 130/78 mmHg。右侧鼻唇沟变浅，颅神经检查未见明显异常。四肢肌力及肌张力正常，深浅感觉正常，四肢腱反射（++）。共济运动可，右侧病理征（±），脑膜刺激征阴性。完善头颅CT未见出血，后再次查体，上述体征缓解，神经系统检查阴性。

辅助检查

急查颅CT未见出血，肺部CT见多个结节，占位不能排除。

全身PCET-CT：右心室内见团块，氟代脱氧葡萄糖代谢明显异常活跃，考虑局部恶性肿瘤。

右肺下叶软组织密度占位，内见偏心空洞，氟代脱氧葡萄糖代谢明显异常活跃；左肺上叶尖后段占位，FDG代谢显著异常活跃，累及左侧第三肋后支、左肩胛提肌。

双侧肾上腺、右侧髂腰肌占位，左中腹降结肠区占位，盆腔左前份见结节影，左肾门前方肠系膜区见结节，氟代脱氧葡萄糖代谢明显异常活跃。综上考虑右肺下叶恶性肿瘤伴多处转移。

超声心动图

胸骨旁四腔心切面：右心房、右心室内径增大，右心室内探及不均匀回声团，长约68 mm，其内可探及无回声区，呈分叶状，质地疏松，似可探及瘤蒂附着于室间隔右心室面，随心动周期部分活动度较大，团块部分堵塞三尖瓣瓣口；CDFI：右心室内仅可在团块边缘探及血流信号，收缩期三尖瓣探及轻度反流，V_{max}约3.3 m/s，估测右心室收缩压增高（图4-2-20，图4-2-21）。

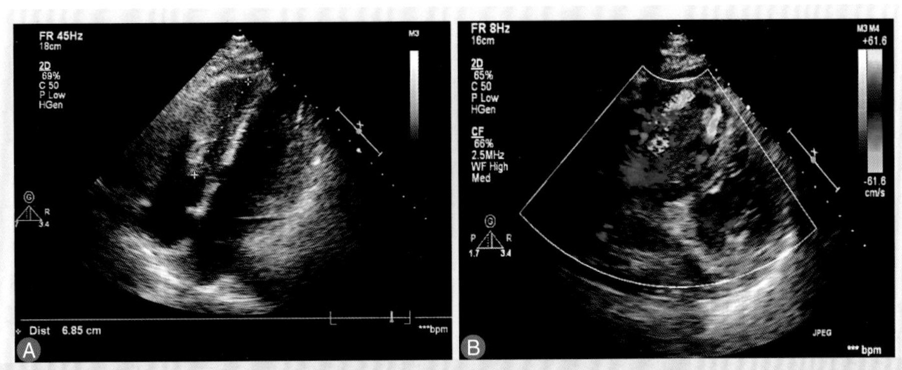

A.右心室内不均匀回声团，呈分叶状，质地疏松，长约68 mm；B.CDFI显示右心室内仅可在团块边缘探及边缘信号。

图4-2-20　胸骨旁四腔心切面

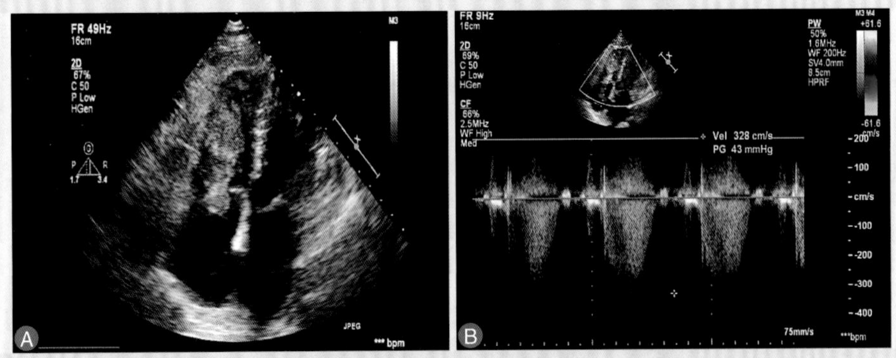

A.瘤体部分堵塞三尖瓣瓣口；B.收缩期三尖瓣探及轻度反流，V_{max}约3.3 m/s。

图4-2-21　胸骨旁四腔心切面

胸骨旁大动脉短轴切面：右心室流出道内探及不均匀回声团，大小约44 mm × 46 mm；CDFI：右心室流出道内仅可在团块边缘探及血流信号，局部血流加速，V_{max}约2.1 m/s（图4-2-22）。

综合以上超声心动图检查，该患者的主要异常表现为右心室及右心室流出道内不均匀回声团，导致右心室流出道梗阻，根据团块回声及质地考虑黏液瘤可能性大。

超声提示：右心室及右心室流出道内占位，考虑黏液瘤可能性大。

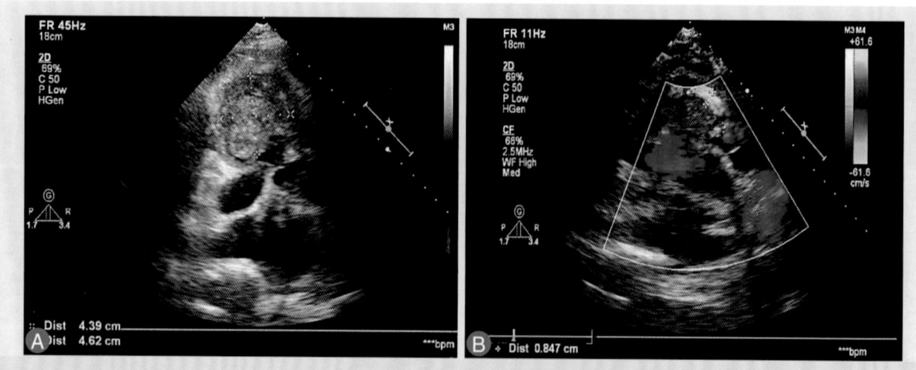

A.右心室流出道内探及不均匀回声团，大小约44 mm × 46 mm；B.右心室流出道内仅可在团块边缘探及血流信号，血流加速。

图4-2-22　胸骨旁大动脉短轴切面

鉴别诊断

本病例是转移性肿瘤，主要与原发性肿瘤及黏液瘤等鉴别。

原发性心脏肿瘤在所有心脏肿瘤中所占比例很小，可为良性或恶性。心脏转移性恶性肿瘤发病率为原发性恶性肿瘤的20～40倍，鳞状细胞癌、腺癌和淋巴瘤是转移到心脏的常见肿瘤，它们占全部心脏转移性肿瘤的2/3以上。

心脏良性肿瘤超声心动图多表现为形态规则，内部回声均匀，与周围心肌组织界限清晰，有一定活动度；而心脏恶性肿瘤形态多不规则、内部回声不均匀，与周围心肌组织分界不清，并多合并心包腔积液。良性肿瘤多有蒂，形态规则，而恶性肿瘤多无蒂，形态不规则。

原发性心脏肿瘤中，良性与恶性的比例约3：1，原发性心脏良性肿瘤中最常见的是黏液瘤。心脏黏液瘤多为单发，75%发生于左心房，最常见附着于卵圆窝部位。其大小、形状及质地变化很大，表面平滑但形态不规则，质地不均，可出现中心液化或部分区域钙化。肿瘤位于左心房并起源于房间隔中部，可与其他肿瘤相鉴别诊断，表现不典型的黏液瘤仍容易误诊，需结合病史进一步鉴别。原发性心脏恶性肿瘤非常罕见，包括血管肉瘤、横纹肌肉瘤和纤维肉瘤等，原发性恶性肿瘤可侵犯或取代心肌组织，从而使心脏形态和（或）功能出现明显改变，导致心脏结构的连续性破坏，心脏受到牵拉而运动受限。由于心脏原发性恶性肿瘤远少于转移瘤，超声心动图发现肿瘤侵犯时应首先考虑转移性肿瘤，结合临床病史或其他检查进一步确诊。

最终诊断

右肺下叶恶性肿瘤伴全身多处转移（肺内、心脏、双侧肾上腺、右侧髂腰肌、盆腔、降结肠等部位）；短暂性脑缺血发作。

分析讨论

恶性肿瘤侵犯心脏有 4 条途径：①直接侵犯：发生在心脏邻近组织脏器的恶性肿瘤，如肺癌、乳腺癌、恶性纵隔淋巴瘤等；②淋巴结转移：往往是纵隔淋巴结转移后，淋巴液逆流导致心脏转移；③血行播散：癌细胞通过血液循环进入冠状动脉、静脉使心脏受累；④经静脉转移：是心脏继发性肿瘤较特殊的转移方式，这是由于大静脉都回流入左、右心房这一解剖生理基础所决定的，肿瘤往往通过下腔静脉或者肺静脉转移至心脏。

心包是心脏最常见的转移部位，可出现心包积液和心外膜受累。本例患者超声心动图检查未见明显心包积液，心肌未见异常，同时该患者因神经系统症状入院，无肿瘤病史，同时右心室内肿物边界清楚，呈分叶状，活动度大，并似有蒂与室间隔相连，因此初步诊断未考虑到恶性肿瘤心脏转移的可能，误诊为心脏黏液瘤。

经验 / 教训

常规超声心动图观察心脏占位性病变时容易误诊，医师应仔细观察肿瘤的大小、形态、轮廓；肿瘤的边缘回声是否清楚，有无包膜；区别局限性及弥漫性肿瘤；侵及范围是单心腔或多心腔；瘤体的数目及其运动过程中的形态变化程度；最大程度显示瘤蒂的附着部位、长度或其他形式的起始点；观察心脏是否有继发改变，如腔室内径增大、活动受限、功能异常、心包积液、室壁运动异常等。这些表现均能反映心脏肿瘤的特征，同时结合临床病史，有助于心脏肿瘤的良恶性的鉴别诊断，做出准确的评估。

病例启示

本病例启示我们心脏转移性肿瘤表现形式多样，特征性表现及相关病史缺乏时与良性肿瘤鉴别困难。当根据常规超声心动图不能做出准确判断时，可进一步行超声造影检查，结合常规超声表现及临床病史可提高其诊断准确率，为临床诊治提供更可靠的信息。

（李赵欢）

左心室内多发黏液瘤

病史

患者男性，53岁，因“反复心累、气紧5年余”入院，休息后可自行缓解，不伴有夜间阵发性呼吸困难、胸痛、晕厥等症状，院外心脏超声提示风湿性心脏病，建议手术，患者拒绝，给予地高辛、华法林、美托洛尔、利尿剂治疗，症状缓解，但未坚持服用上述药物。1年前，患者因感冒导致上述症状明显加重，休息时可出现心累、气紧，合并阵发性呼吸困难，双下肢轻微水肿，再次于三甲医院就诊，建议手术，因患者肺部感染较重，需将感染控制后再行手术，患者及家属考虑治疗时间长、手术风险大，拒绝手术。2天前患者因感冒再次出现上述症状，休息后未见明显缓解，现患者为求进一步治疗于我院就诊，门诊以“风湿性心脏病”收入院。患者患有2型糖尿病，否认高血压病史。

体格检查

T 36.3 ℃，P 100次/分，R 22次/分，BP 111/88 mmHg。神志清楚，慢性病容，查体合作，口唇发绀，颈静脉无充盈、无怒张，颈部可见明显大片烧伤愈合瘢痕，双肺呼吸音粗，双下肺可闻及明显痰鸣音，心律不齐，心音强弱不等，胸骨左右第三肋间可闻及明显病理性杂音。双下肢轻微水肿。

辅助检查

生化检查：胆红素升高，余指标基本正常。

腹部超声：胆囊结石。

胸部X线片：双肺纹理增多、粗，见条絮影；心影增大（图4-2-23），主动脉迂曲、钙化。

冠状动脉造影：左冠状动脉：左主干未见明显狭窄，左前降支未见明显异常，回旋支未见明显狭窄；右冠状动脉：未见明显狭窄。冠状动脉呈右冠优势型。

胸部CT平扫：①双肺可见多个实性结节，考虑炎性结节可能、左肺下叶后基底段钙化灶，双肺肺气肿；②双肺可见数个磨玻璃小结节，考虑炎性病变可能；③双肺轻度肺水肿，心脏普遍增大，心包少量积液，主动脉瓣及二尖瓣高密度影（图4-2-24），钙化可能；④双侧胸腔少量积液；⑤双侧腋窝及纵隔内多发淋巴结，部分轻度增大。

颅脑CT：左侧额顶部皮质下见点结状低密度灶，余双侧大脑半球对称，灰白质对比正常，未见局灶性密度异常，各脑室、脑池大小未见异常；中线结构居中，幕下小脑未见异常。

超声心动图

TTE：左心室内可探及多处絮状、中等偏强回声附着，质地松软，较大者位于室间隔基底部左心室面、后内侧乳头肌、左心室下壁中份，大小分别约21 mm × 7 mm、15 mm × 20 mm、23 mm × 14 mm（图4-2-25）。

主动脉瓣回声增强、增厚，瓣叶开放和关闭明显受限，瓣环径约24 mm，收缩期前向血流V_{max}约5.24 m/s，舒张期可探及中心性反流Ⅳ级（图4-2-26，图4-2-27）；二尖瓣回声增强、增厚，瓣叶可见粘连，开放受限，解剖瓣口面积约0.64 cm^2，有效瓣口面积约0.87 cm^2，收缩期可探及中心性反流Ⅱ级；三尖瓣回声增强、增厚，闭合不良，收缩期可探及反流Ⅲ级；心包内可探及少量液性暗区。

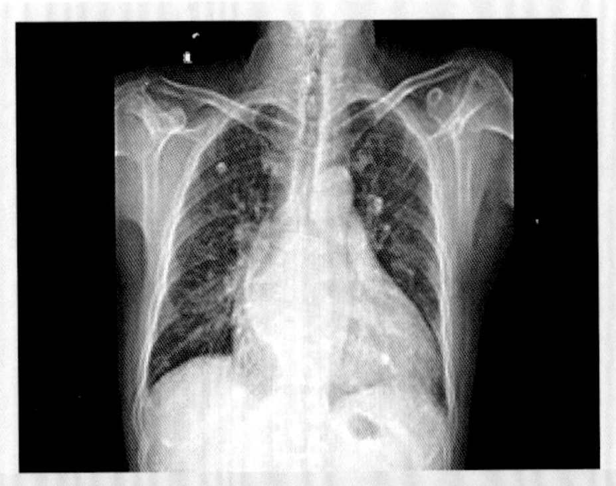

图4-2-23　胸部X线片显示心影增大

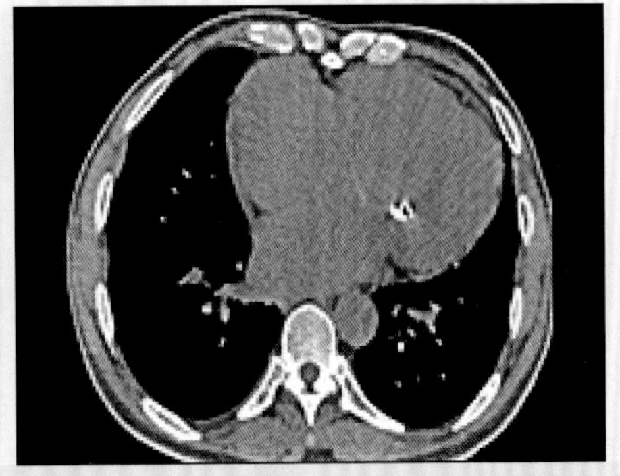

图4-2-24　CT显示主动脉瓣钙化明显

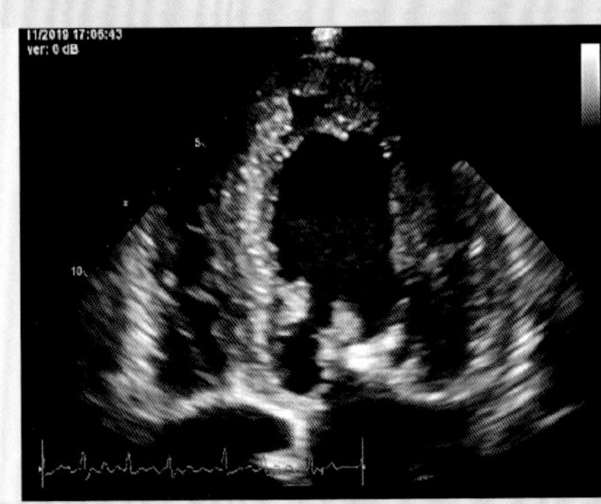

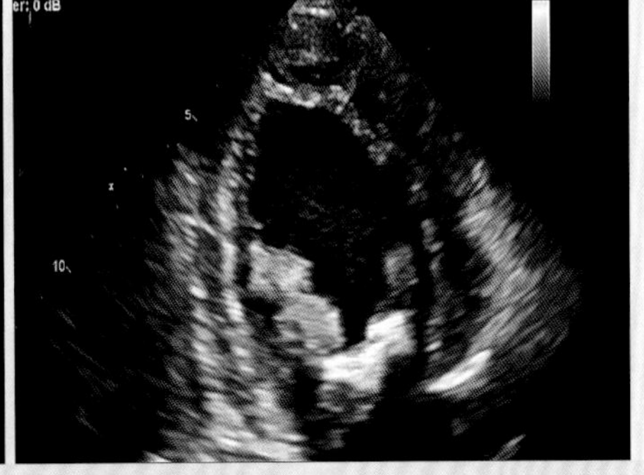

图4-2-25　左心室内可见多处偏强回声团

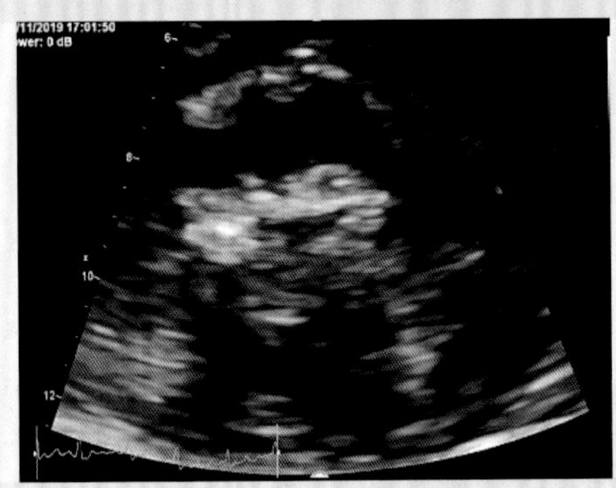

图4-2-26　二尖瓣明显钙化

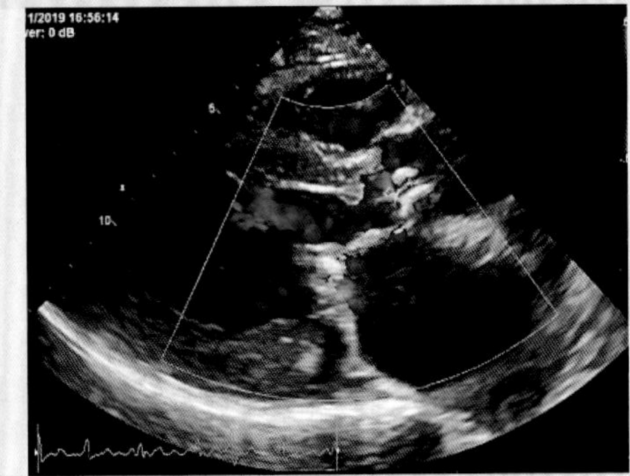

图4-2-27　主动脉瓣明显钙化

左心室腔内声学造影：左心室内及二尖瓣前叶可探及多处中等偏强回声附着，团块内造影剂充盈不明显；左心室心肌造影增强，心肌各节段灌注稍延迟（图4-2-28）。

超声提示心脏瓣膜病：主动脉瓣重度狭窄伴重度关闭不全，升主动脉增宽。二尖瓣重度狭窄伴轻度关闭不全，左心室肥大，左心房增大。三尖瓣重度关闭不全，肺动脉压增高，右心房增大。左心室内异常占位，考虑赘生物？多发黏液瘤？

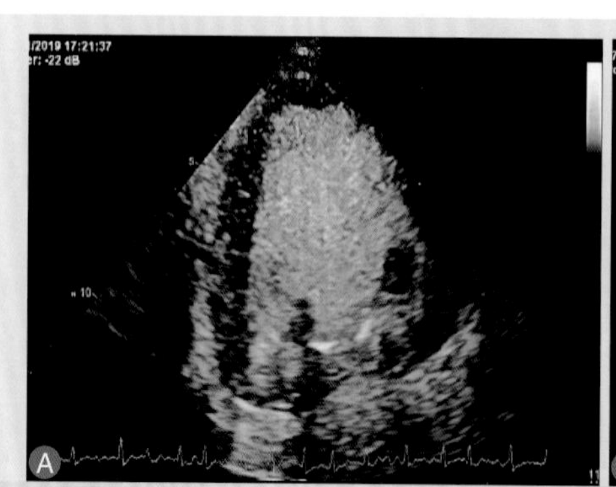

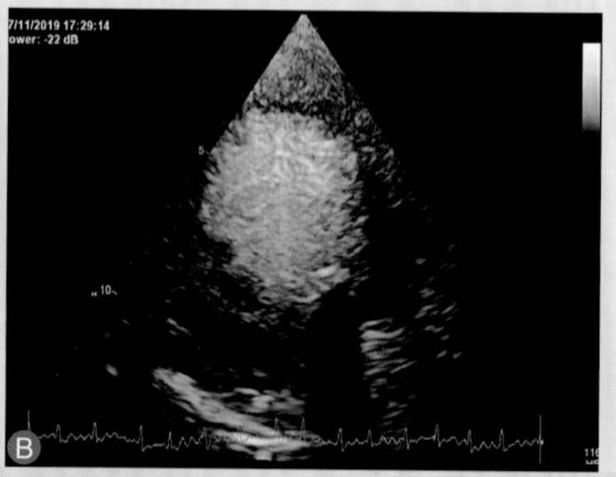

A.长轴观；B.短轴观。

图4-2-28 团块内造影剂充盈不明显

术中所见

全麻体外循环下行主动脉瓣机械瓣置换+二尖瓣机械瓣置换+三尖瓣成形+左心室占位切除术。心内探查所见，二尖瓣发育正常，瓣环扩大，瓣叶增厚伴点状钙化，瓣缘卷曲，瓣叶交界处粘连明显，瓣下腱索增粗、挛缩明显，二尖瓣呈重度狭窄伴轻度关闭不全。主动脉瓣呈三叶式，瓣叶增厚伴钙化，钙化延伸至主动脉瓣瓣环处，交界粘连融合明显，主动脉瓣呈重度狭窄伴重度关闭不全。左心室内散落多个透明团块，借蒂附着于左心室内，分布于左心室室间隔膈面、乳头肌及下壁，最大者大小约25 mm × 20 mm，透明、质软、活动度大，易脱落（图4-2-29）。

术中病理检查结果提示黏液瘤（图4-2-30），彻底切除左心室内占位组织。

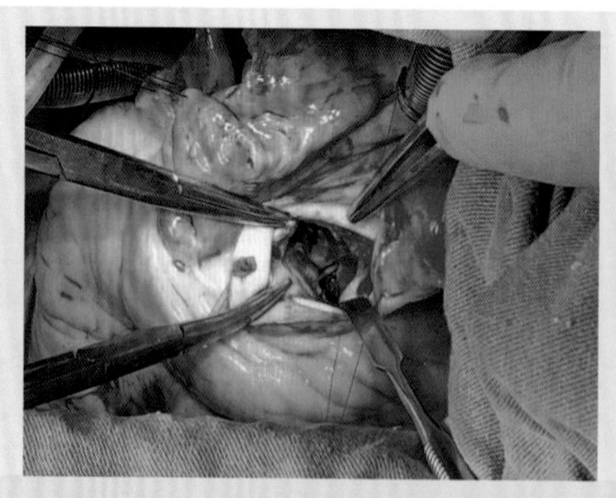

图4-2-29 术中可见透明样占位组织

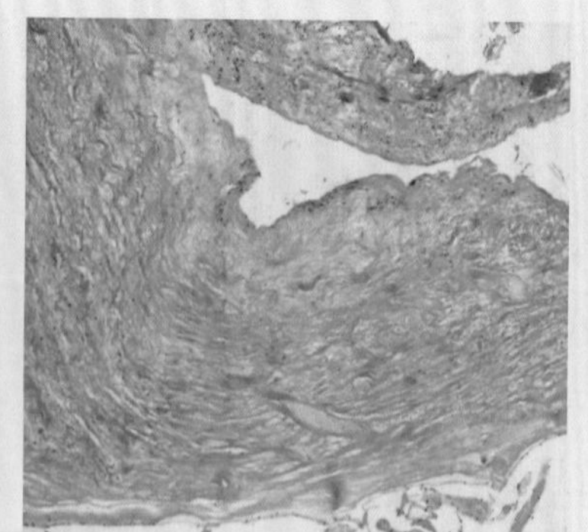

图4-2-30 病理结果呈黏液瘤样改变

鉴别诊断

黏液瘤主要发生在左心房（75%），其次是右心房（15%~20%），左心室或右心室黏液瘤较少见（≤5%），左心室内多发黏液瘤就更为少见。黏液瘤通常呈息肉状，由一短蒂附着于房间隔或其他壁上，且内部回声不均匀，偶见钙化，血供不丰富。

心腔内血栓：左心房血栓通常发生于二尖瓣狭窄、心房颤动患者；左心室心室血栓常合并冠心病、扩张型心肌病史，出现节段性或弥漫性室壁运动异常。

赘生物：赘生物的典型二维超声特征为形态不规则的中等强度的块状回声，大小不一，数目不等，可黏附在瓣叶、腱索或房室心内膜面，附着于瓣叶上的赘生物可与瓣叶运动一致。有些赘生物可通过一短蒂与瓣叶相连，出现较大的动度。有时超声鉴别黏液瘤和赘生物，主要通过病史、生化检查等综合判断。

最终诊断

心脏瓣膜病：主动脉瓣重度狭窄伴重度关闭不全，升主动脉增宽；二尖瓣重度狭窄伴轻度关闭不全，左心室肥大，左心房增大；三尖瓣重度关闭不全，肺动脉压增高，右心房增大；左心室内异常占位，多发黏液瘤。

分析讨论

该患者有反复发热史，同时合并主动脉瓣重度狭窄伴重度关闭不全、二尖瓣重度狭窄伴轻度关闭不全，存在成年人发生感染性心内膜炎的易感因素，但常见部位应是二尖瓣的左心房面、主动脉瓣的左心室面、室间隔缺损和动脉导管未闭的高速血流冲击处，该患者的占位主要在左心室心内膜面，不是赘生物的常见发生部位。

黏液瘤是最常见的心脏良性肿瘤，任何年龄均可发病，以30～60岁最为常见，男女发病率无明显区别。黏液瘤最常见的发生部位是房间隔的卵圆窝处，瘤体根部大都有较多的纤维组织和较短的蒂与房间隔相连，而心室黏液瘤常发生在心室游离壁、室间隔或其他部位。

经验 / 教训

左心室黏液瘤极为少见，瘤体突出左心室腔，随心动周期摆动明显，易脱落造成流出道梗阻，诊断时需要与血栓、赘生物、粗大的乳头肌或其他肿瘤相鉴别。

病例启示

黏液瘤是最常见的心内原发性良性肿瘤，文献报道以左心房最多见，左心室黏液瘤较少见，多发黏液瘤更少见。超声心动图是国内外公认的最佳诊断方法，具有无创、安全的特点，可重复进行诊断，尤其超声造影，可进一步提高诊断准确率。

（李文华）

第三节　其他心脏占位性疾病

右心室金属异物

病史

患者男性，30岁，建筑工人。因“钉子射入右侧颈部1天余”入院。患者入院前1天，自行在家中用射钉器装修时，钉子断裂自墙反弹射入右侧颈部。伤时颈部疼痛，程度较轻，尚能忍受，伴伤口少量渗血，无头晕、头痛及意识丧失，无恶心、呕吐等不适，自行处理后，疼痛感稍减轻，未就诊。今晨患者感颈部疼痛加重，自行用磁铁于颈部吸引，发现有异物，于当地医院急诊科就诊。颈椎正侧位片：颈部右下份软组织内见一条状金属密度异物影，长约1.1 cm。于局部麻醉下行右侧颈部异物取出术，未取出异物。再次行颈椎正侧位及胸部正位摄片：心影重叠区域见一条状金属影，长约1 cm，多为异物。考虑患者异物掉入心脏，建议其于上级医院进一步诊治。我院急诊科以“心内异物”收入院。

体格检查

生命体征平稳，右侧颈部伤口长约0.5 cm，部分结痂；心前区无隆起，心界正常，无心包摩擦音，各瓣膜听诊区无明显病理性杂音。

辅助检查

胸部X线片及CT检查颈椎正侧位片显示右侧下份软组织内有条状金属密度异物影（图4-3-1）及CT心脏底部有金属高密度影，有明显反射状伪像（图4-3-2）。

超声心动图

TTE显示心脏形态结构正常，无心包积液。但不能显示金属异物的确切位置。

TEE进一步评估心脏异物位置，显示一枚12 mm × 3 mm的圆柱形金属异物位于右心室心尖近膈肌处（图4-3-3），具有孤立性，无活动，与周围组织分界清楚。

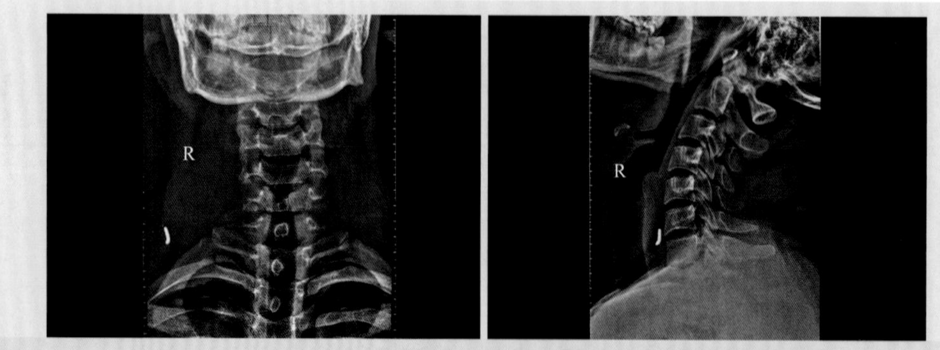

图4-3-1　胸部正侧位片显示右侧下份软组织内条状金属密度异物影

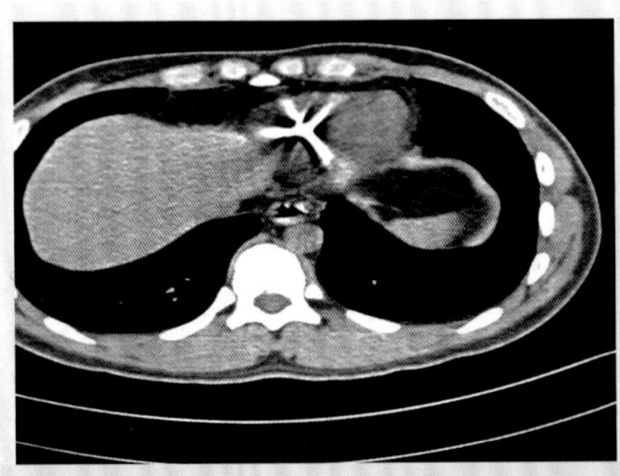
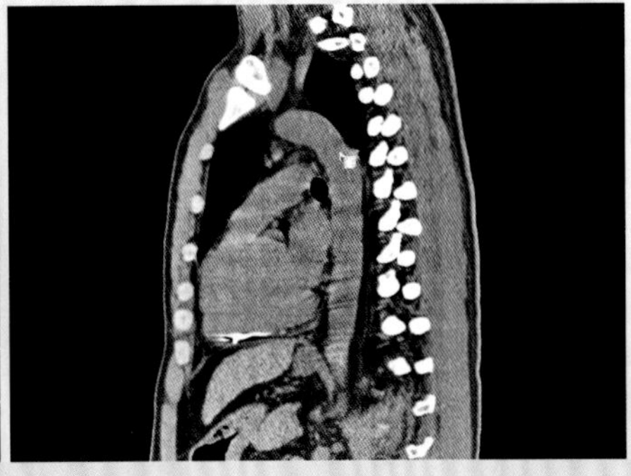

图4-3-2　心脏CT显示心脏底部金属高密度影，明显反射状伪像

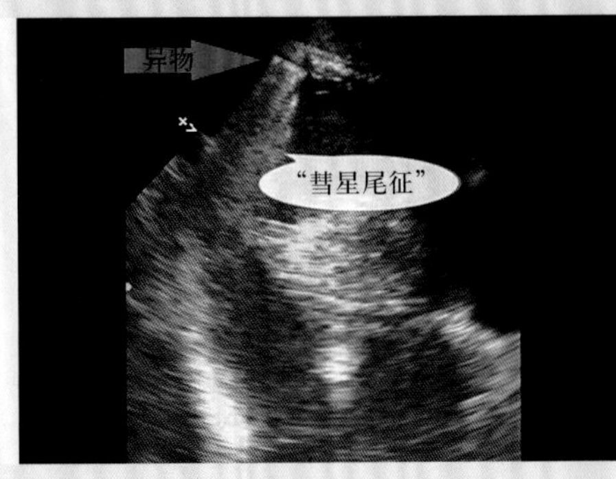

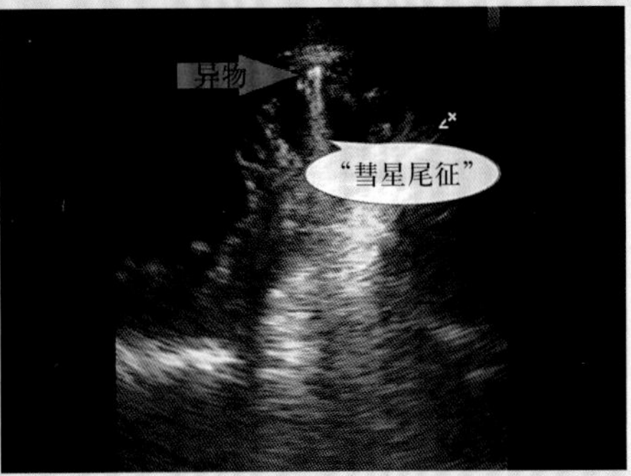

右心室心尖近膈肌处，有一枚大小约12 mm×3 mm、无活动性的圆柱形结构伴"彗星尾征"的金属异物。

图4-3-3　TEE双平面

术中所见

切开右心房通过三尖瓣探查右心室，在膈肌靠近室间隔位置的肌小梁内见一长12 mm，直径3 mm圆柱形金属异物，少许血栓形成（图4-3-4）。患者血流动力学保持稳定。

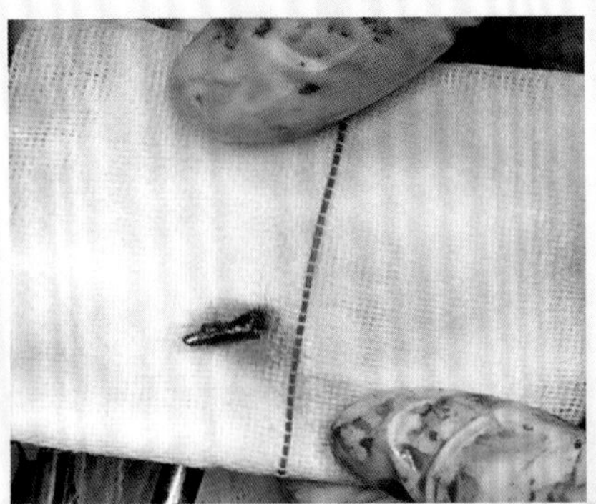

图4-3-4　带有少许血栓的大小约12 mm×3 mm的圆柱形钢钉

鉴别诊断

病史明确，无须鉴别，但需评估有无相关并发症。

最终诊断

右心室金属异物。

分析讨论

心脏金属异物临床少见，大多数为外伤时经胸壁进入心脏，也有少数经外周静脉流入心脏。既往有子弹和针头从胸部组织的枪伤伤口迅速转移到右心室的报道。本例为异物随颈外静脉血流迁移至心脏，因颈外静脉位置表浅，且管壁较薄。心脏金属异物应及时诊断，否则会引起心脏穿孔破裂、血管、脏器损伤，以及感染、血栓形成，并危及生命。

准确评估异物在心脏内的确切位置是确保成功取出异物的关键。既往认为超声优于放射学检查，不仅能直观地显示心腔结构，评估心脏功能，且无射线；而评估心腔内异物的大小、位置及有无运动的敏感度达到100%。因此，术中超声成为目前最常采用的检查手段之一。本病例利用术中超声，结合特殊的“彗星尾征”伪影，双平面显示出金属异物的确切位置，通过心脏直视手术和体外循环成功取出钉子。

经验 / 教训

既往报道超声可直观显示心腔结构，评估心脏功能，且无射线；而评估心腔内异物的大小、位置及有无运动的敏感度达到100%，优于X线片及CT检查。但由于本例异物较小，且位置靠近膈肌，TTE并不能显示该异物；术中TEE双平面显示金属异物特殊的彗星尾伪影，准确判断出心脏异物的确切位置，顺利快速地取出心腔金属异物。因此，建议多切面，尤其是剑突下多角度扫查。

病例启示

由于心脏异物具有游走性，可能会有穿透心脏、心脏压塞、肺动脉栓塞等风险，应尽可能早诊断，发现异物大致位置，进行探查和取出术。术中借助TEE寻找异物，指导手术方式及选择心脏切口。

（陈秋佚　左明良）

左心耳血栓？

病史

患者男性，78岁，因“突发恶心、呕吐6小时余，言语不清、口角歪斜5小时余”入院。既往有糖尿病史2年余，口服格列美脲和注射甘精胰岛素治疗；扩张型心肌病20年余，口服美托洛尔和辅酶Q_{10}胶囊。临床诊断为脑梗死、房颤。

体格检查

T 36.5 ℃，P 74次/分，R 20次/分，BP 142/86 mmHg。神志清，高级神经功能正常，双眼

视力正常，双侧眼球向右侧凝视，无复视，瞳孔等大，左上肢肌力不足Ⅴ级，余四肢肌力Ⅴ级，四肢肌张力正常，四肢腱反射对称（++），双侧病理征（-）。

超声心动图

TTE左心室长轴切面：左心房增大明显（图4-3-5）；短轴切面：左心耳开口处似探及中等稍强回声附着（图4-3-6）。

超声提示：左心耳开口处可疑附壁血栓，左心房明显增大。

TEE+造影检查：TEE 0°、40°和90°均可见左心耳开口处后壁中等稍强回声附着（图4-3-7）。经静脉推注超声造影剂观察，左心耳开口处可疑血栓回声为造影剂完全充填（图4-3-8）；130°可见左心耳内梳状肌，排列较为规律，凸向左心耳腔（图4-3-9）。

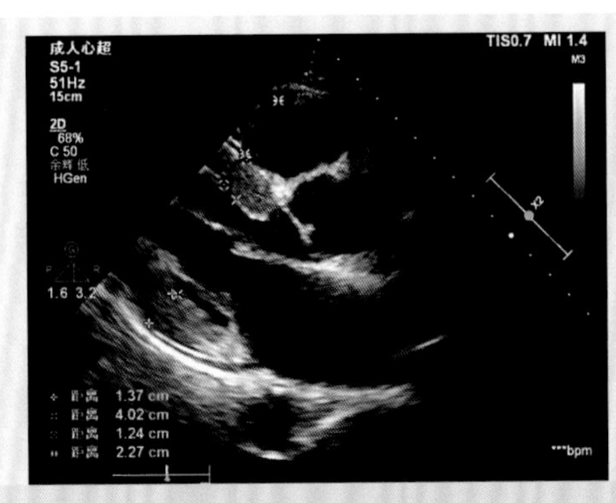

左心房明显增大。

图4-3-5　左心室长轴切面

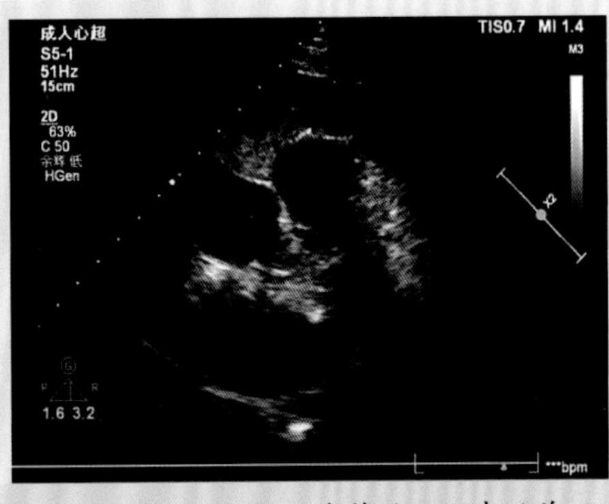

左心耳开口处似探及中等稍强回声附着。

图4-3-6　心底短轴切面

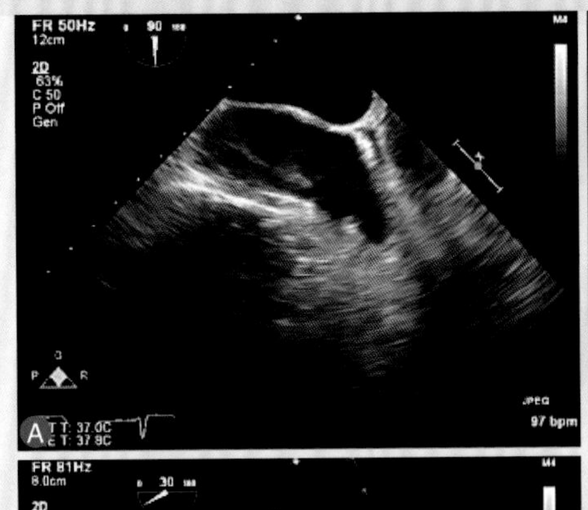

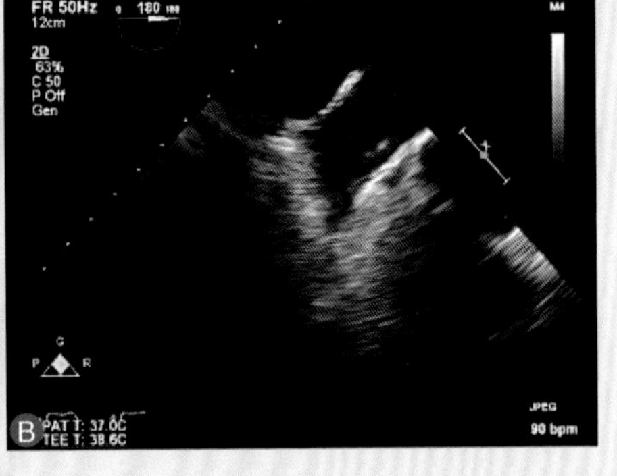

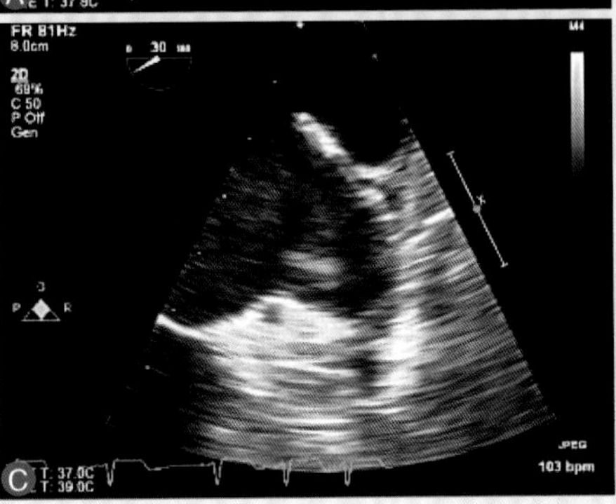

0°（图A）、40°（图B）和90°（图C）均可见左心耳开口处后壁中等稍强回声附着。

图4-3-7　TEE检查

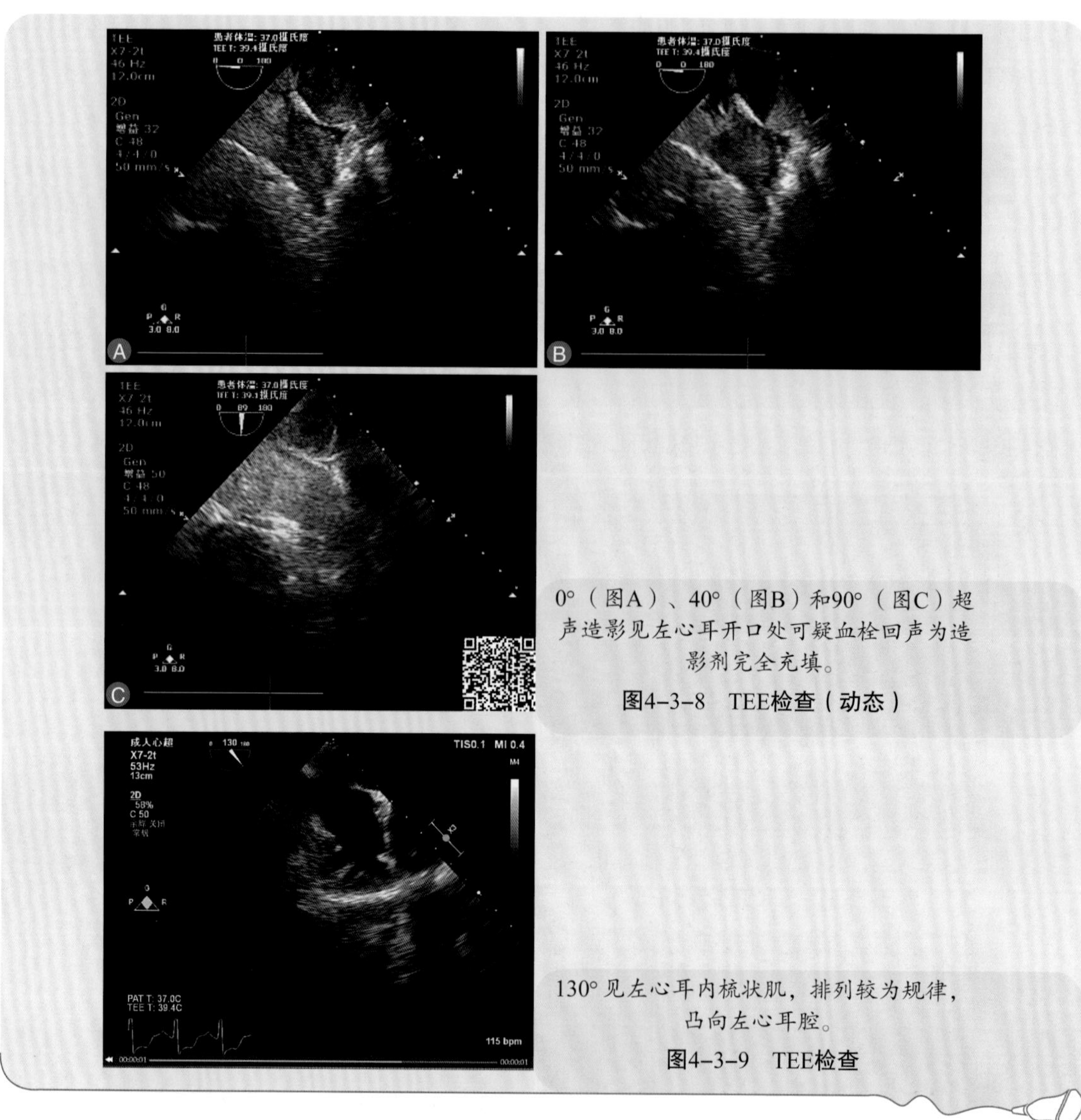

0°（图A）、40°（图B）和90°（图C）超声造影见左心耳开口处可疑血栓回声为造影剂完全充填。

图4-3-8　TEE检查（动态）

130°见左心耳内梳状肌，排列较为规律，凸向左心耳腔。

图4-3-9　TEE检查

鉴别诊断

血栓与左心耳内梳状肌、超声伪像相鉴别。

左心耳内梳状肌：排列较规律，凸向左心耳腔，多切面追踪可以与血栓相鉴别。

超声伪像：不容易与血栓相鉴别，需要借助超声造影或其他影像学手段。

最终诊断

左心耳梳状肌结构，无血栓。

分析讨论

心房颤动（房颤）是临床常见的心律失常，具有潜在血栓栓塞的风险。据报道，非瓣膜性房颤患者中高达90%的栓子源于左心耳。心房颤动患者卒中的发病率为1.9%～18.2%，国内资料显示为24.1%，卒中后1年病死率高达30%以上。以Framingham心脏研究为代表的流行病学研究表明，非瓣膜性心房颤动卒中风险较正常人高5倍，瓣膜性心房颤动缺血性脑卒中发生率约是无心房颤动患者的17倍，随着年龄增长，这种风险进一步增高。随着多层螺旋CTA发展，时间和空间分辨率显著提高，其评价左心耳的能力大幅提升，特别是其特异度和阴性预测值较高，但对血栓形成前期的血流动力学改变显示不佳，且心房颤动患者左心耳功能多明显减低，对比剂不能完全充盈到左心耳远端，故心肌重构后的肥大左心耳梳状肌易被误诊为血栓。TEE被公认为是诊断左心耳内血栓的金标准。对于那些耐受性极差的患者，CMRI可以作为TEE的替代品，但因其高昂的费用不能在临床推广。

经验 / 教训

本例患者因肺静脉脊粗大，极易在其后方形成伪像，此为超声伪像之断层伪像。借助超声造影剂可以很容易与血栓相鉴别。

病例启示

随着老龄化的进一步加剧，房颤及左心耳血栓形成患者增多，需要超声医师在日常诊疗过程中有意识地培养对左心耳的关注，尽管普通TTE受患者体型、肺气等条件干扰。

（孟庆国）

参考文献

[1] WANG H，LI Q，XUE M，et al.Cardiac myxoma：a rare case series of 3 patients and literature review.J Ultrasound Med，2017，36（11）：2361-2366.

[2] RUDZIŃSKI P N，LUBISZEWSKA B，RÓŻAŃSKI J，et al.Giant intrapericardial myxoma adjacent to the left main coronary artery.Front Onclo，2018，8：540.

[3] DIAO W J，SHI C，LIU G，et al.The diagnosis and treatment of cardiac lymphangioma：A case report and literature review.Medicine，2019，98（2）：e14000.https://doi.org/10.1097/md.0000000000014000.

[4] 朱园园，郭立琳，田庄，等.原发性心脏血管肉瘤临床及影像学特征分析.中华心血管病杂志，2021，49（4）：374-379.

[5] KUYAMA N，HAMATANI Y，FUKUSHIMA S，et al.Left ventricular myxoma with carney complex.ESC Heart Fail，2018，5（4）：713-715.

[6] AZAD S，DUTTA N，ROY CHOWDHURI K，et al.Atypical left ventricular myxoma：unusual echocardiographic and histopathological features.World J Pediatr Congenit Heart Surg，2020，11（4）：NP129-NP131.https://doi.org/10.1177/2150135117742626.

[7] CIANCIULLI T F，MC LOUGHLIN D E，MORITA L A，et al.Bone cement cardiac and pulmonary embolism.Echocardiography，2017，34（8）：1239-1241.

[8] SUPOMO，DARMAWAN H.An unusual foreign body in the heart：a case report.Ann Thorac Cardiovasc Surg，2018，24（4）：205-207.

第五章 心包疾病

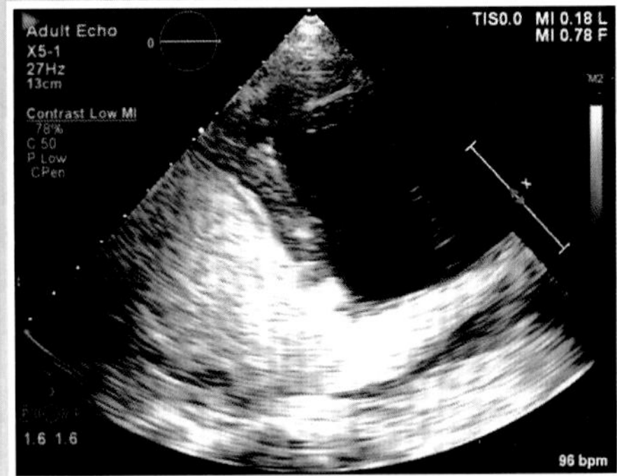
Adult Echo
X5-1
27Hz
13cm
Contrast Low MI
TIS0.0 MI 0.18 L
MI 0.78 F
96 bpm

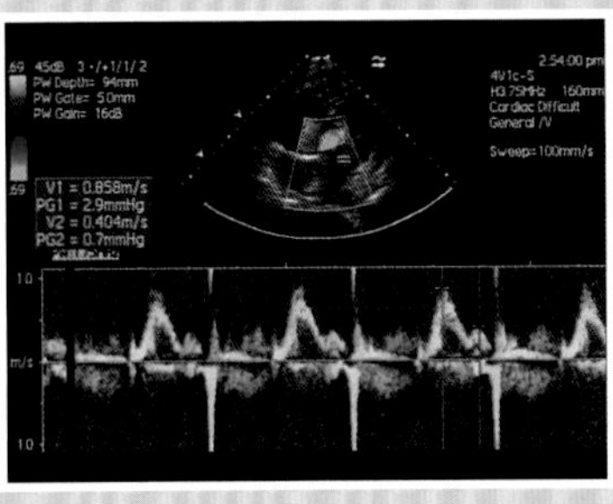
V1 = 0.858m/s
PG1 = 2.9mmHg
V2 = 0.404m/s
PG2 = 0.7mmHg
Sweep=100mm/s

第一节　心包占位

心包上皮样型恶性间皮瘤

病史

患者男性，48岁，入院前8月余，无明显诱因出现胸闷、气促等不适，劳累时症状加重，伴双侧下肢水肿，无发热、畏寒、恶心、呕吐、腹胀、腹痛、咳嗽、头昏、乏力等症状，遂至当地医院就诊，诊断为缩窄性心包炎，治疗后好转。3个月前在某市级医院诊断为结核性心包炎，予以24天FDC乙胺丁醇、吡嗪酰胺、利福平、异烟肼以进行诊断性抗结核，后因肝功异常停药8天，然后继续抗结核治疗至今。8个月期间，症状反复发作，反复诊疗后好转复发。10余天前患者上述症状加重，为求进一步治疗，来我院就诊。

既往体质较好；8个月前诊断为2型糖尿病，服用格列齐特，控制可，否认高血压及心、脑、血管、肺、肾、肝等重要器官疾病史；否认肝炎、伤寒等传染病史；否认重大手术外伤史；否认输血史；否认药物过敏史；否认中毒史；按当地卫生防疫部门要求进行预防接种。

体格检查

视诊：双侧胸廓对称无畸形，胸廓扩张度一致，心尖搏动正常，心前区无异常隆起或凹陷；触诊：双侧语音震颤正常，无胸膜摩擦感，无皮下捻发感，心前区未触及抬举样搏动，无心包摩擦感，未扪及震颤；叩诊：双肺正常清音，心界扩大；听诊：双肺呼吸音稍粗，未闻及胸膜摩擦音，未闻及心包摩擦音，心律齐，各瓣膜听诊区未闻及病理性杂音。双下肢重度水肿。

辅助检查

生化检查：凝血酶原时间12.4秒，纤维蛋白原4.55 g/L。红细胞沉降率27 mm/h，脑钠肽982.2 pg/mL，中性粒细胞79.9%，红细胞平均体积100.6 fL，红细胞分布宽度61.8 fL，全血超敏C-反应蛋白27.35 mg/L，肌酐36.1 μmol/L，葡萄糖9.9 mmol/L，尿酸435 μmol/L，总蛋白57.0 g/L，白蛋白34.3 g/L，总胆红素67.6 μmo/L，直接胆红素46.1 μmo/L，间接胆红素21.5 μmo/L，促甲状腺激素6.09 mIU/L，总三碘甲状腺原氨酸0.75 nmol/L。

心电图：窦性心动过速，T波改变，V4～V6 QRS低电压。

胸部CT平扫：心包大量积液，心包显著增厚，最厚处约29 mm，左右冠状动脉壁可见少许钙化。左侧胸腔大量积液，右侧胸腔少量积液，左肺多叶段外压性肺不张；右肺下叶散在硬结灶及钙化灶。双肺未见异常实变影、结节影；双肺门不大，气管、支气管通畅，纵隔无偏移。

腹部CT平扫：肝脏轮廓欠光整，未见局灶性异常密度灶，门静脉未见明显增粗，腹腔系膜、网膜肿胀，脂肪间隙模糊，可见絮状物渗出灶；脾脏不大，胆囊、胃肠道壁稍水肿，腹腔少量积液；胰腺、双肾、双肾上腺未见明显异常；腹腔、腹膜后间隙未见肿大淋巴结。

超声心动图

TTE及TEE：左心室前后径约37 mm，左心房前后径约28 mm，右心房大小约45 mm × 37 mm，右心室前后径约15 mm，左心室射血分数值约54%。

脏层心包表面回声粗糙、增强；脏壁层心包间可探及不流动低回声充填、增厚，心包不同程度增厚，范围12 ~ 24 mm（图5–1–1，图5–1–2）；下腔静脉内径约19 mm，随呼吸运动变化幅度＜50%；舒张期二尖瓣前向血流2＞E/A＞1.5，二尖瓣前向血流呼吸比＞25%（图5–1–3，图5–1–4）；舒张期室间隔无弹跳征，左心室侧壁瓣环运动幅度降低；组织多普勒二尖瓣侧壁瓣环运动E峰约0.08 m/s、A峰约0.05 m/s，室间隔侧瓣环运动E峰约0.12 m/s、A峰约0.08 m/s；二尖瓣瓣环运动最大位移约6 mm；三尖瓣瓣环运动最大位移约8 mm；左侧胸腔大量液性暗区（图5–1–5，图5–1–6）。

TEE显示心包内偏低回声充填（长轴、短轴）（图5–1–7）。

TEE显示心包内广泛偏低回声充填（图5–1–8，图5–1–9）。

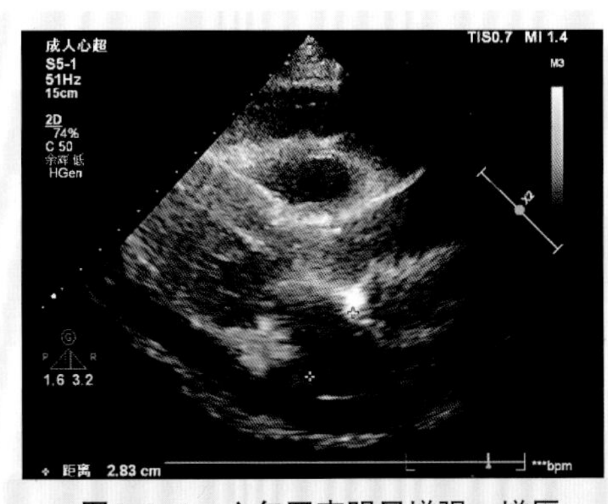

图5–1–1　心包回声明显增强、增厚

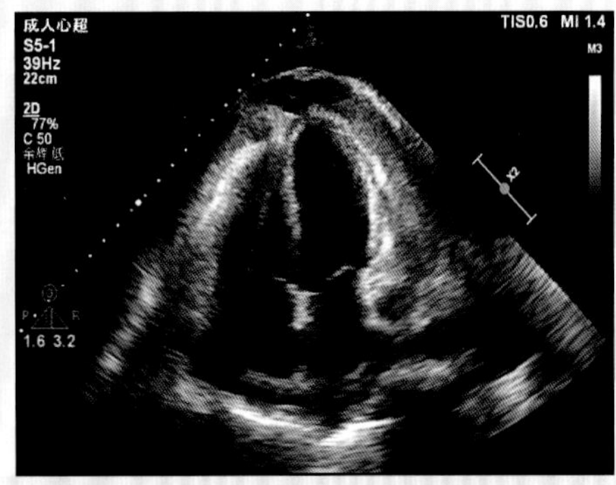

图5–1–2　心包脏壁层见不流动低回声充填

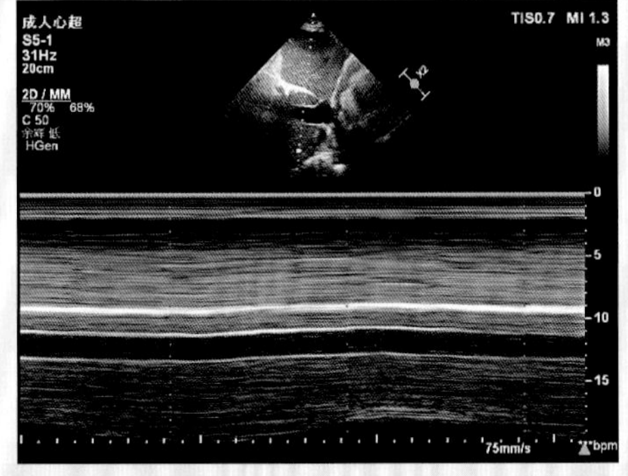

图5–1–3　下腔静脉内径随呼吸变化幅度＜50%

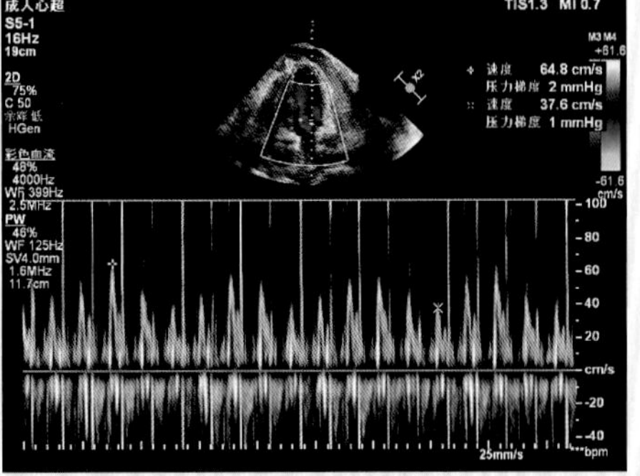

图5–1–4　二尖瓣前向血流E峰呼吸变化比＞25%

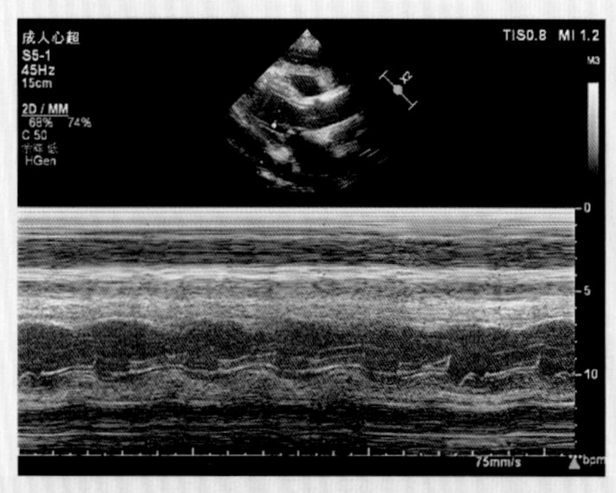

图5-1-5　舒张期室间隔无“弹跳征”

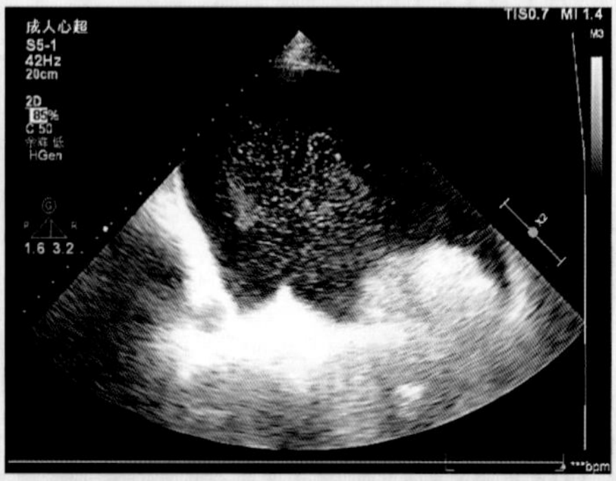

内部探及点片状强回声。

图5-1-6　胸腔大量积液

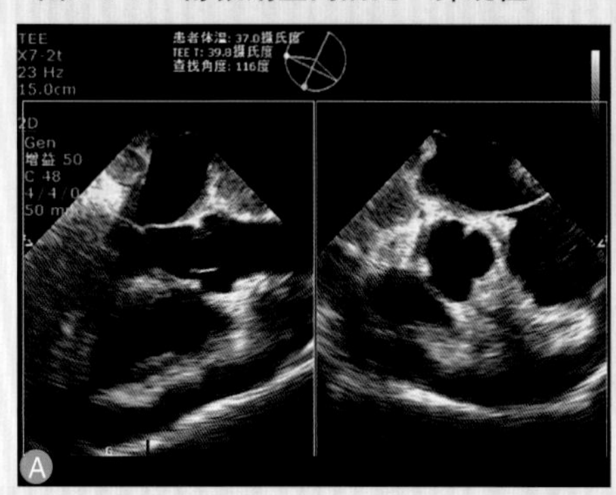

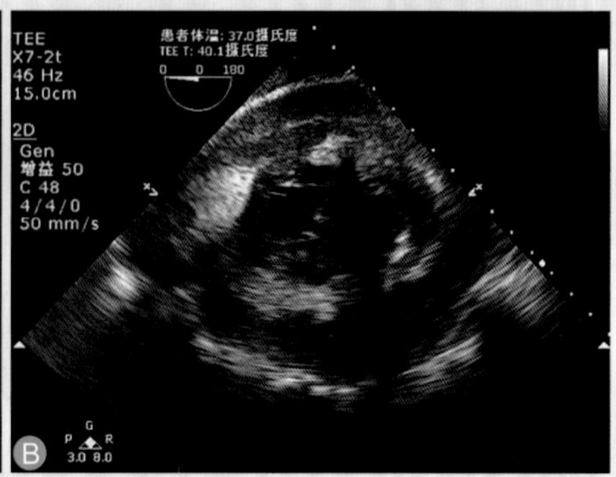

A.长轴；B.短轴。

图5-1-7　TEE显示心包内偏低回声充填

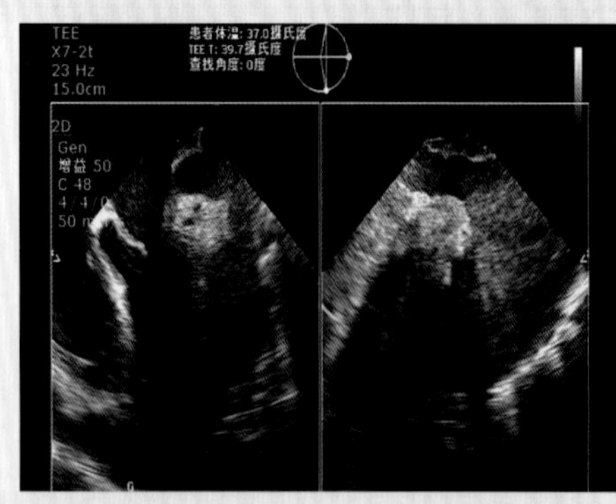

图5-1-8　TEE显示心包内广泛偏低回声充填

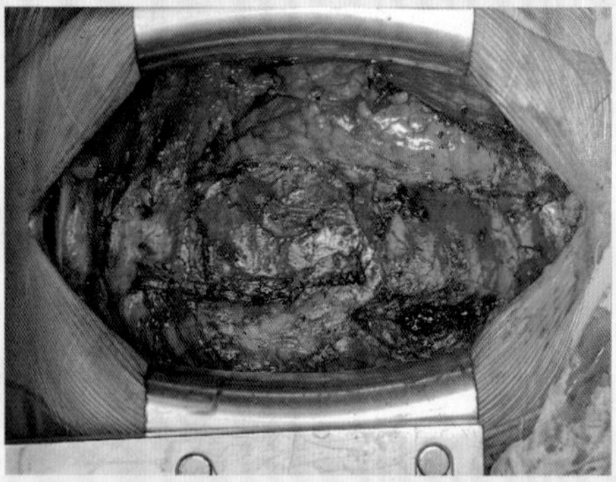

心包表面呈鱼肉状组织，血供丰富，易出血。

图5-1-9　手术视野观

超声提示：心包不均匀性增厚，提示缩窄性心包炎，结合临床；左心室收缩功能低限，右心室收缩功能降低；左心胸腔积液。

术中所见

全麻下行剖胸探查+心包组织活检术。心包明显增厚，表面血供丰富，广泛粘连伴硬化。打开壁层心包可见鱼肉状组织，血供丰富，易出血。清除胸腔积液，游离胸腺并切除，沿肺动脉前壁打开切除部分壁层心包。

术中急查冰冻结果：心包上皮样型恶性间皮瘤。

心包组织免疫组化结果：心包上皮样型恶性间皮瘤；MC（+），TTF-1（–），D2-40（+），NapsinA（–），Ki-67（约20%，+），Calretinin（+），CK（+），WT-1（+）。

鉴别诊断

缩窄性心包炎：超声心动图主要表现为心包回声增强、增厚，心房轻–中度增大，心室正常或稍小，左心房与左心室后壁连接处心包表面形成的夹角＜150°，四腔心切面显示心脏形态为葫芦形，室间隔运动舒张早期可探及切迹，二尖瓣E峰呼吸相变化＞25%，下腔静脉、肝静脉增宽，随呼吸内径变化减小或消失。

心包积液：是最常见的心包疾病，心包脏层和壁层分离，期间出现液性暗区，暗区均匀分布于心包腔内。根据液性暗区的回声特点初步判断积液的性质：浆液性、纤维渗出性、化脓性或血性积液。心包积液一般容易诊断，不需要声学造影，但如果解剖结构不易分清，对心包积液的诊断不确切时，可通过声学造影进一步明确诊断。

最终诊断

心包上皮样型恶性间皮瘤。

分析讨论

心包间皮瘤是一种极为罕见、发病率低、进展缓慢的起源于心包浆膜层的原发性恶性肿瘤，分为局限型和弥漫型，后者居多，各年龄均可发病，多见于30～50岁男性，预后极差，其影像学表现缺乏特异度，发病率约0.002%，占所有间皮瘤的0.8%，占所有心包肿瘤的2%～3%。心包间皮瘤组织学上分为上皮型（最常见）、混合型和肉瘤型，危险因素可能与暴露于石棉环境、辐射和病毒感染等有关。临床症状包括呼吸困难、胸闷、胸痛等非典型性表现，弥漫性心包受累患者可能出现类似缩窄性心包炎或心脏压塞的症状和体征，晚期肿瘤患者可能存在广泛转移。该疾病的诊断需结合多种影像诊断手段和临床症状，应该提高对此病的认识，避免误诊。

经验 / 教训

超声心动图认为是缩窄性心包炎的可能性大，该患者未通过FDG-PET功能显像，从心包上皮心包葡萄糖代谢的角度判断心包肿瘤的良恶性。对不明原因的反复大量心包积液的患者，临床和实验室检查提示有肿瘤存在可能，而CT、MRI、超声心动图对病因诊断又有困难时，进行PET显像十分必要。

病例启示

心包恶性间皮瘤较为罕见，影像学表现缺乏特异度，易误诊为缩窄性心包炎、心包积液，该疾病的诊断需结合多种影像诊断手段和临床症状，应该提高对此病的认识，准确的分期可有效地指导制定治疗方案以及预测预后。

（李文华）

心包梭形细胞滑膜肉瘤

病史

患者男性，49岁，入院前2月余，无明显诱因出现上腹胀，无腹痛，无呼吸困难、晕厥、胸闷、胸痛等症状。患者于县级医院检查，心脏CDFI提示心包积液，予以呋塞米利尿等治疗，效果不佳，转院至市级人民医院，予以心包穿刺引流，完善相关检查后考虑结核性可能，予以抗结核等对症支持治疗，好转后出院。1个月前患者再次就诊于某市级医院，心脏CDFI提示心包腔内实性占位，良性可能性大，心包腔大量积液伴心包膜增厚。行开胸探查及心包开窗引流术，术中发现心包占位，考虑心脏肿瘤，未予切除，建议转上级医院治疗。现患者为求进一步治疗来我院就诊，以“心包占位”收入院。

体格检查

患者一般情况尚可，精神、食欲、睡眠差，大小便正常，体重减轻6斤。生命体征：T 37 ℃，P 76次/分，R 20次/分，BP 105/68 mmHg。神志清楚，慢性病容，查体合作，口唇无发绀，颈静脉无充盈或怒张，双肺呼吸音稍粗，干湿啰音不明显，胸部正中有一长25 cm的手术伤口，敷料固定在位，见少许渗血、渗液，左胸上部可见3处直径为1 cm的手术伤口，未见渗血、渗液。腹平软，无压痛及反跳痛，肝肋下未触及，双下肢无水肿。四肢肌力正常，肌张力可，病理反射未引出。

辅助检查

实验室检查：脑钠肽141.3 pg/mL，红细胞数3.61×10^{12}/L，血红蛋白113 g/L，血小板计数307×10^{9}/L，钙2.03 mmol/L，红细胞沉降率69 mm/h。

胸部CT：心包左侧可见不规则软组织密度增厚及团块影，考虑肿瘤病变可能；心包少-中量积液；双侧胸腔少-中量积液，邻近肺组织部分不张；纵隔多发淋巴结显示，双侧肺门小淋巴结显示；左肺上叶舌段及双肺下叶见条片影，局部胸膜增厚、粘连，有炎性病变可能；右肺下叶见微小实性结节，有炎性病变可能。

心脏MRI：心包左侧见不规则软组织密度增厚及团块影，边界欠清，上达肺动脉干分叉水平，下至左心室中下份水平，与邻近心包、左心室壁分界不清，并与邻近左冠对角支、回旋支、左上肺静脉、肺动脉干紧贴、关系密切，增强扫描呈轻度持续强化；心包少-中量心包积液；心脏各房室大小未见明显异常；心肌未见明显增厚、变薄，首过灌注、延迟强化、增强扫描未见明显异常。

超声心动图

TTE及TEE：心脏以左侧壁为主可探及偏低回声区，似可见包膜，边缘规整，内可探及少量血流信号（图5–1–10，图5–1–11），涉及范围从大动脉水平、右心室前壁到左心室中下段，大小约100 mm × 40 mm，部分节段侵及心包（图5–1–12）；心包内少量心包积液，内可探及条索样回声飘动。收缩期三尖瓣可探及反流Ⅰ ~ Ⅱ级。

二维及三维TEE显示心包占位（图5–1–13）。

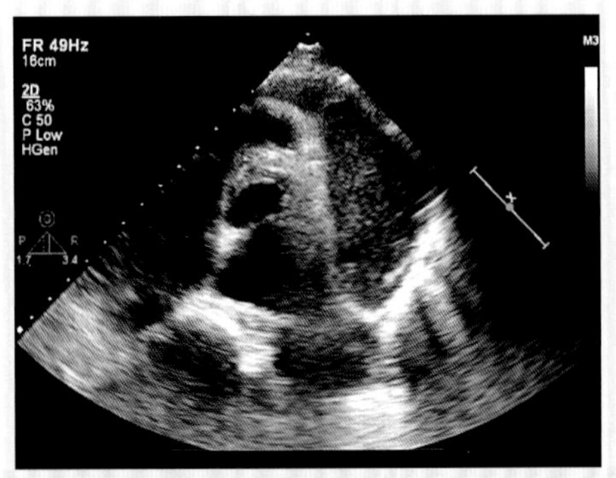

图5–1–10　左心室壁外心包占位

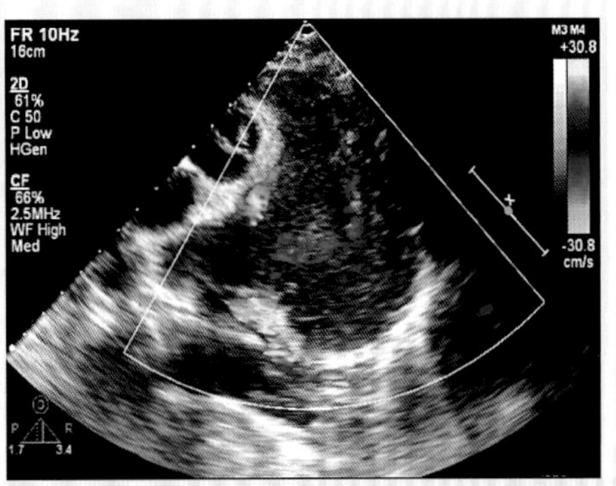

图5–1–11　左心室壁外心包占位少量血流信号

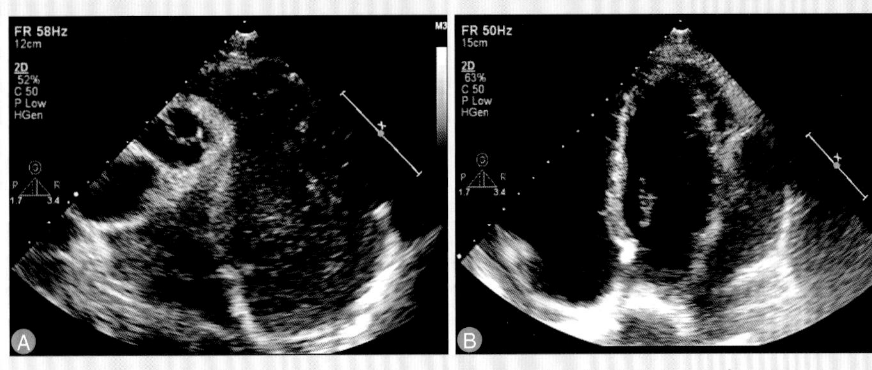

A.心包占位侵及范围上至动脉水平；B.心包占位侵及范围下至心室中下段水平。

图5–1–12　心包占位侵及范围

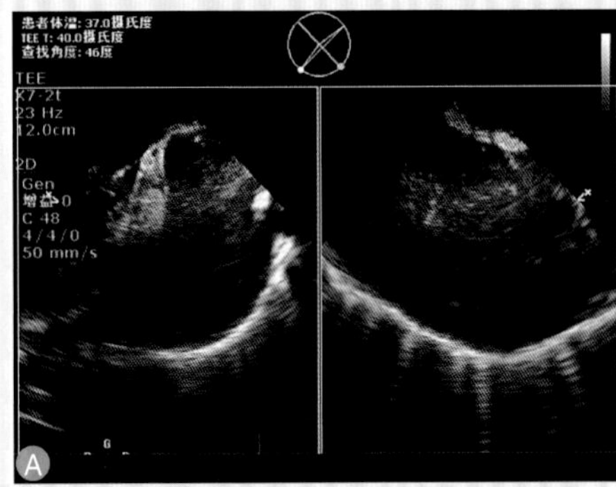

A.二维TEE；B.三维TEE。

图5–1–13　心包占位

超声提示：心包内占位，性质？少量心包积液；三尖瓣轻–中度关闭不全。

术中所见

心包粘连严重，肺动脉前壁至左心室侧壁可见占位组织，呈鱼肉状，质脆，可见出血，与心脏连接紧密（图5–1–14，图5–1–15）。术中冰冻结果：梭形心包肿瘤，肿瘤密度大，可见核分裂，初步考虑低度恶性肿瘤。与患者家属沟通后止血关胸。

心包占位免疫组化病理诊断为梭形细胞型滑膜肉瘤：Vim（+）、TLE-1（+）、SOX-10（–）、SMA（–）、CK（–）、STAT6（–）、Caldesmon（–）、Desmin（–）、S-100（–）、CD117（–）、CD34（–）、EMA（–）、DOG-1（–）、FLI-1（–）、Ki-67（约40%，+）。

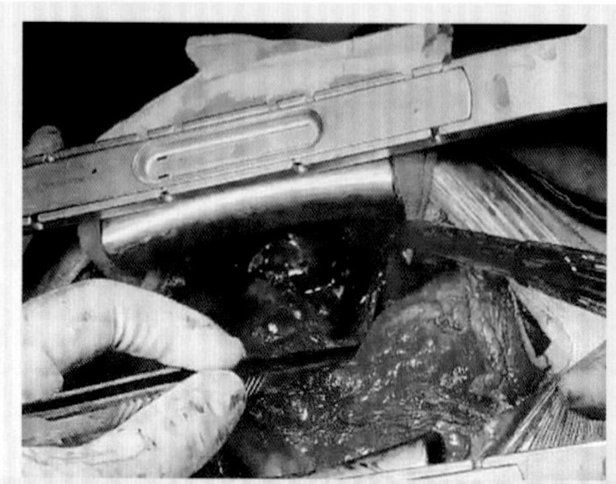

图5–1–14　心包肿瘤表面出血明显

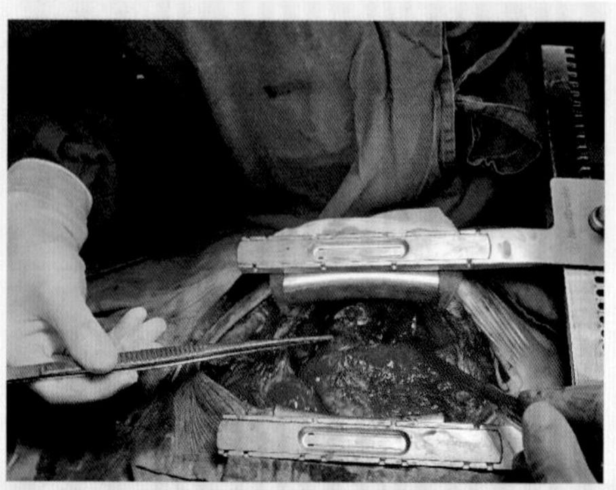

图5–1–15　心包肿瘤表面呈鱼肉样改变

鉴别诊断

心包囊肿：是在紧邻心包的位置上发现的含有液体或半固体物质的囊性结构，但极少与心包存在交通，可位于心包内或心包外，最常见的位置位于右侧心角70%，左侧心隔角22%，远离心包8%。心包囊肿通常无症状，但也有可能对心脏造成压迫、发生慢性炎症或侵及心脏。

心包积液：心包脏层和壁层间伴或不伴有浆液性、渗出性、血性、乳糜性等液性暗区，均匀分布于心包腔内，包裹性积液可以仅在某一部位出现，可发生心包增厚、纤维化、融合、钙化等表现。

心包脂肪垫：心脏表面脂肪垫呈低回声，附着于壁层心包之外，多出现于心尖部、心室侧壁前外侧，其回声无完整规则的边缘。

最终诊断

心包梭形细胞滑膜肉瘤。

分析讨论

心包疾病是脏层或壁层心包的结构或功能异常性疾病，可能会对心脏功能造成显著影响，常见的心包疾病包括心包积液、心脏压塞、先天性缺损、心包囊肿、心包肿瘤等。心包肿瘤分为原发性肿瘤和继发性肿瘤，原发性心包肿瘤非常罕见，发病率为0.001%～0.28%。本病例以心脏左侧壁为主，可探及偏低回声区，似可见包膜，边缘规整，内可探及少量血流信号，涉及范围从大动脉水平、右心室前壁到左心室膈面，患者出现上腹胀等非特殊性表现，依赖临床症状确诊较为困难，所以影像学诊断尤为重要，可显示肿瘤的大小、部位、形态、与周围组织的关系及是否出现压迫现象，结合CT、MRI等多种影像学检查可进一步明确，最终通过病理学检查确诊。

经验教训

心包恶性肿瘤包括淋巴瘤、白血病、横纹肌肉瘤或转移性病变，最常见的原发性心包恶性肿瘤是间皮瘤，但大多数心包恶性肿瘤是转移性肿瘤。早期无明显症状，通常诊断较为困难。随着疾病的发展，患者通常在出现心包压迫症状和体征来就诊时发现。诊断学检查包括胸部CT、心脏MRI、超声心动图、心包穿刺行细胞学检查，一般必须通过心包活检来确定诊断。原发心包肿瘤首选手术切除，心包恶性肿瘤比较少见，因临床经验欠丰富，本病例术前没有做声学造影来判断血供是否丰富，未能提供更多的影像学信息。

病例启示

应用超声心动图时多切面观察心包回声、与周围组织的关系、是否累及心肌、肿瘤是否随心脏活动。通过多种影像学手段综合诊断，可帮助更好地判断占位与心脏的关系及其毗邻结构特征，为临床治疗手段提供更为完善、准确的信息。超声心动图可作为心包肿瘤占位性病变的辅助诊断方法，但最终诊断依靠病理学检查。

（李文华）

心包炎性肌纤维母细胞瘤

病史

患者男性，19岁，因“反复咳嗽，胸痛1年余，加重伴心累、气促半个月”入院，1年前患者因受凉后出现咳嗽，呈阵发性咳嗽、胸痛，咯少许白色泡沫痰，半个月前上述症状加重，出现呼吸困难，胸痛明显加重。

体格检查

双肺呼吸音粗糙，可闻及干鸣音，未闻及湿啰音，双肺叩诊呈浊音，心界向两侧扩大，心音低钝，未闻及心包摩擦音。

辅助检查

腹部B超：肝大伴肝静脉扩张，胆囊结石，下腹腔及双侧胸腔少量积液。胆管、胰腺、脾脏、肾脏、输尿管、前列腺未见明显异常。

CT表现及意见：①左肺散在分布斑片影、磨玻璃影、结节影、条索状影、钙化灶，相邻胸膜明显增厚，病灶密度较高，不均匀，左肺门见增大淋巴结，上述改变考虑感染性病灶，结核待排；②左侧胸腔少量积液；③心包大量积液，心包内见一结节，大小约62 mm × 31 mm × 58 mm，增强扫描稍有强化，性质待定。

SPECT诊断意见：左枕部、右顶枕部放射性浓聚稍高灶。余全身各骨未见异常。

多次心包积液涂片：未查见肿瘤细胞。

超声心动图

胸骨旁左心室短轴非标准切面：心包内探及液性暗区最深处约37 mm，其内可见弥漫性光点飘动，左心室外侧壁壁层心包内可探及一个不均质中等回声团，大小约79 mm × 44 mm，呈分叶状，基底部与心包及肺组织分界不清（图5–1–16）。

CDFI：异常回声团内未探及明显血流信号（图5–1–17）。

超声提示：心包内肿块（性质待定），大量心包积液（血性）。

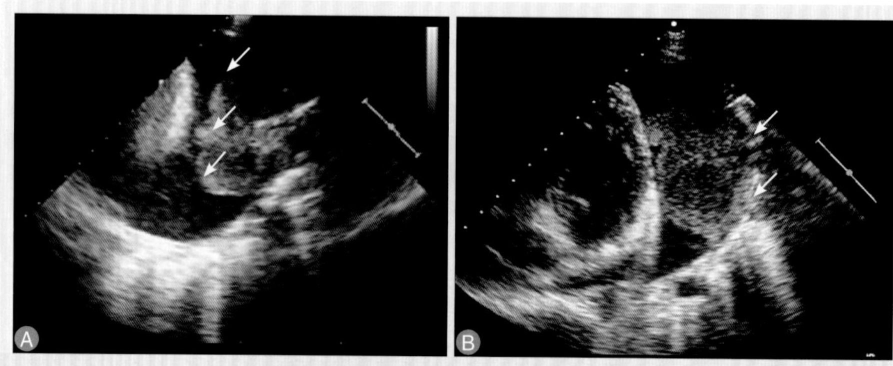

A.左心室侧壁外心包内可探及一个分叶状肿块（箭头），大小约79 mm × 44 mm，以及大量心包积液；B.肿块基底部与相邻组织分界不清（箭头）。

图5–1–16　胸骨旁左心室短轴非标准切面

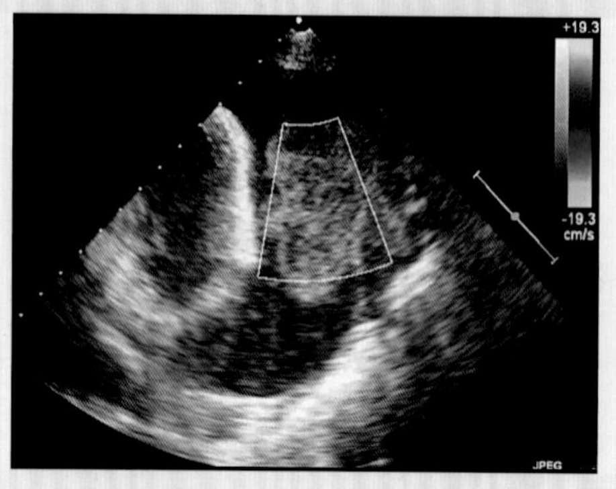

肿块内未探及明显血流信号。

图5–1–17　胸骨旁左心室短轴非标准切面（CDFI）

术中所见

心包内可探及大量血性心包积液。心包壁上可探及一分叶状暗红色包块，大小约80 mm×50 mm，与周围肺组织粘连。术后心包积液明显减少。

病理学诊断

梭形细胞增生伴大量胶原生成及玻璃样变，部分区域黏液样变，血管增生，淋巴细胞、浆细胞组织细胞浸润，梭形细胞无异型，偶见核分裂象。病变累及心包脂肪组织。未见肉芽肿结构。送检受浸肺组织示病变与心包肿瘤一致。肺组织中个别血管壁钙化。送检胸膜组织纤维组织显示增生、胶原化伴少许炎细胞浸润。

免疫酶标记结果（石蜡切片、LDP法）：Kp-1（+），β-Catenin（+），CD34血管（+），α-SMA（+），CD31血管（+），Calponin（+），EMA（–），CK（–），Ki-67（约5%），S-100部分（–），MC（–），CD117（–），ALK-1（–），DOG-1（–），Myogenin（–），Desmin（–），CK5/6（–），提示血管肿瘤起源。

病理切片结合免疫组化检测结果，考虑为炎性假瘤或炎性肌纤维母细胞瘤。

鉴别诊断

结核性心包积液：CT提示存在结核可能，且结核性心包积液较为常见，但结核性心包积液患者的心包表面大多可探及“飘带样”回声，本例心包积液可探及弥漫性点状回声，抽出的心包积液证实为血性，较大的不规则肿块在结核性心包积液中也较为罕见。

转移性心包肿瘤：相鉴别，转移性肿瘤可寻找到原发肿瘤。

最终诊断

炎性假瘤或炎性肌纤维母细胞瘤。

分析讨论

超声心动图对心腔内及心包内异常回声团块诊断的敏感度较高，对判断肿块的良恶性有时仍然较为困难，结合肿块特点，CDFI及超声造影对肿块良恶性、血栓、原发或转移性肿瘤的判断均有较大的帮助。炎性肌纤维母细胞瘤是一种少见独特的间叶性肿瘤，2002年被WHO定义为“由分化的肌纤维母细胞性梭形细胞组成，常伴大量浆细胞和（或）淋巴细胞的一种间叶性肿瘤”。发病人群多为儿童和青少年，发生于软组织和内脏器官，可位于全身各处，最常见的部位为肺，乳腺、肝脏、膀胱、骨、肾脏等部位亦均有报道。其发病机制并不是十分明确，可能与天疱疮或自身免疫疾病相关。本病例炎性肌纤维母细胞瘤发生于心包部位并引起大量心包积液，较为少见，从其他影像检查基本可排除转移性肿瘤。本病例还应与结核性心包积液相鉴别。另外关于肌纤维母细胞瘤的良恶性一直存在争论，从本病例病理结果中可以看出，肌纤维母细胞瘤可向肺组织及胸膜浸润，但梭形细胞无异型，偶见核分裂象，因此，本例肌纤维母细胞瘤倾向低度恶性肿瘤，免疫组化CD34血管阳性及α-SMA阳性为该肿瘤与其他软组织肿瘤鉴别的重要依据。虽然超声检查对炎性肌纤维母细胞瘤的诊断无特异度，仍需通过病理及实验室检查进行定性诊断，但超声心动图可观察肿物的部位、大小、形状、血流状况及评估心包积液的性质，可为临床诊治提供有价值的信息。炎性肌纤维母细胞瘤的预后主要与发生部位及相关并发症有关，术后一年的复发率较低。

经验教训

虽然超声心动图对判断心包肿块的良恶性具有一定的难度，但可观察肿物的部位、大小、形状、血流状况及评估心包积液的性质，超声造影对肿瘤良恶性的判断也具有一定的价值。本例患者心包肿块内虽然未探及明显的血流信号，边界清楚似呈良性，但具有分叶状及血性心包积液及基底部分界不清又是恶性的特点，结合患者病史不长提示可能具有低度恶性。

病例启示

超声心动图是诊断心脏肿块的重要方法，首先判断心脏肿块是原发性还是继发性，然后还需要对肿块的良恶性进行初步判断，超声造影、病理检查及免疫组化可提供重要依据。

（刘学兵）

第二节　心包缺如

心包缺如伴外伤性腱索断裂

病史

患者女性，53岁，因“外伤后心慌不适3月余”入院，3个月前乘坐摩托车时摔伤，致左股骨、双侧桡骨、盆骨、肋骨骨折及左侧眶骨内陷，后患者逐渐出现心慌不适，无心累、心悸，无头晕、心前区疼痛等。2个月前外院行左股骨骨折切开复位内固定术，分别于10天，20天前行左侧、右侧桡骨骨折切开复位内固定术。当地行心脏CDFI提示三尖瓣前腱索断裂伴脱垂，右心增大，主肺动脉稍增宽，室间隔运动异常，三尖瓣重度反流，二尖瓣中度反流。期间未予特殊处理，自觉症状未缓解，为进一步治疗来我院，门诊以“外伤性三尖瓣关闭不全”收入院。

体格检查

血压、心率正常。左侧额骨、眼眶内陷，左下肢、双上肢分别可见长约25 cm、10 cm、10 cm陈旧性手术瘢痕。心前区无隆起，无抬举样搏动，心界扩大，HR 71次/分，三尖瓣及二尖瓣区可闻及收缩期杂音。

辅助检查

血常规、肝肾功基本正常。

腹部超声：肾、输尿管、膀胱、子宫、子宫附件、盆腔未见明显异常；胆囊壁毛糙。

心电图：电轴右偏。

胸部X线片：双肺纹理增多，左肺中下野见斑片影及模糊影，炎变？心影饱满，主动脉稍迂曲（图5–2–1）。

四肢DR：双侧桡骨远端骨折术后，目前右侧桡骨断端对位可，骨折线可见，左侧桡骨断端对位欠佳，内固定在位。左侧尺骨茎突陈旧性撕脱骨折。左股骨中下段骨折术后，目前断端对位良好，骨折线可见，内固定在位。双侧尺桡骨、双腕、双手及股骨等骨质疏松改变。

冠状动脉造影：未见明显狭窄。

未行胸部CT检查。

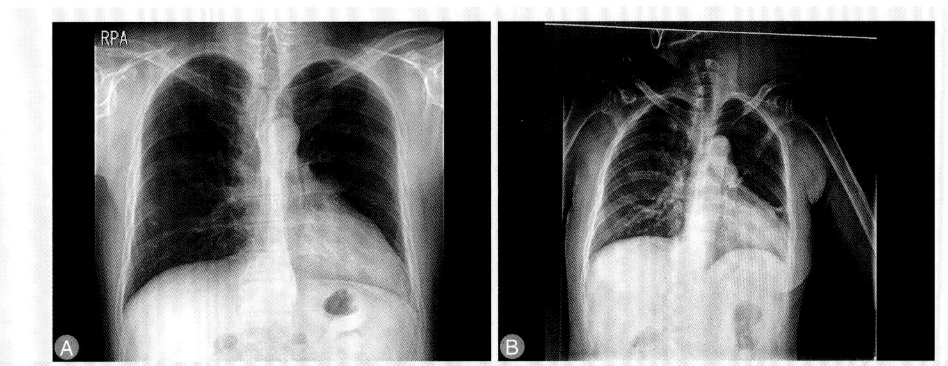

图5–2–1 心脏轻微向左侧旋转，向左移位，失去椎体和右心边界重叠

（注意：较小缺如胸部X线片通常无明显变化）

超声心动图

TTE及TEE：三尖瓣前叶可见连枷样运动，收缩期可探及关闭裂隙，宽约16 mm，彩色血流显示收缩期大量反流，反流颈宽约17 mm；二尖瓣前叶冗长，回声稍增厚，收缩期二尖瓣前叶中份（A2区）脱向左心房面，收缩期中量偏心性反流，反流颈宽约5 mm，反流束偏向左心房后外侧壁（图5–2–2）；右心房、右心室内径增大（右心房55 mm × 51 mm，右心室34 mm）。

超声提示：三尖瓣前瓣腱索断裂伴重度反流，右心增大；二尖瓣前叶脱垂伴中度反流。

术中所见

左侧心包大片缺失，与左侧胸腔相通；二尖瓣前瓣叶呈锯齿样改变，瓣下腱索冗长，前瓣叶呈脱垂状态，瓣环未见明显扩大，呈中–重度关闭不全；三尖瓣前叶乳头肌断裂，脱垂明显，瓣叶呈黏液样改变，瓣缘菲薄、呈筛空状，关闭时对合差，呈重度关闭不全（图5–2–3，图5–2–4）。全麻体外循环下行二尖瓣、三尖瓣生物瓣置换+心包修补+临时起搏导线置入。

术后半个月痊愈出院。病理学诊断：二尖瓣纤维组织增生，黏液样变性。

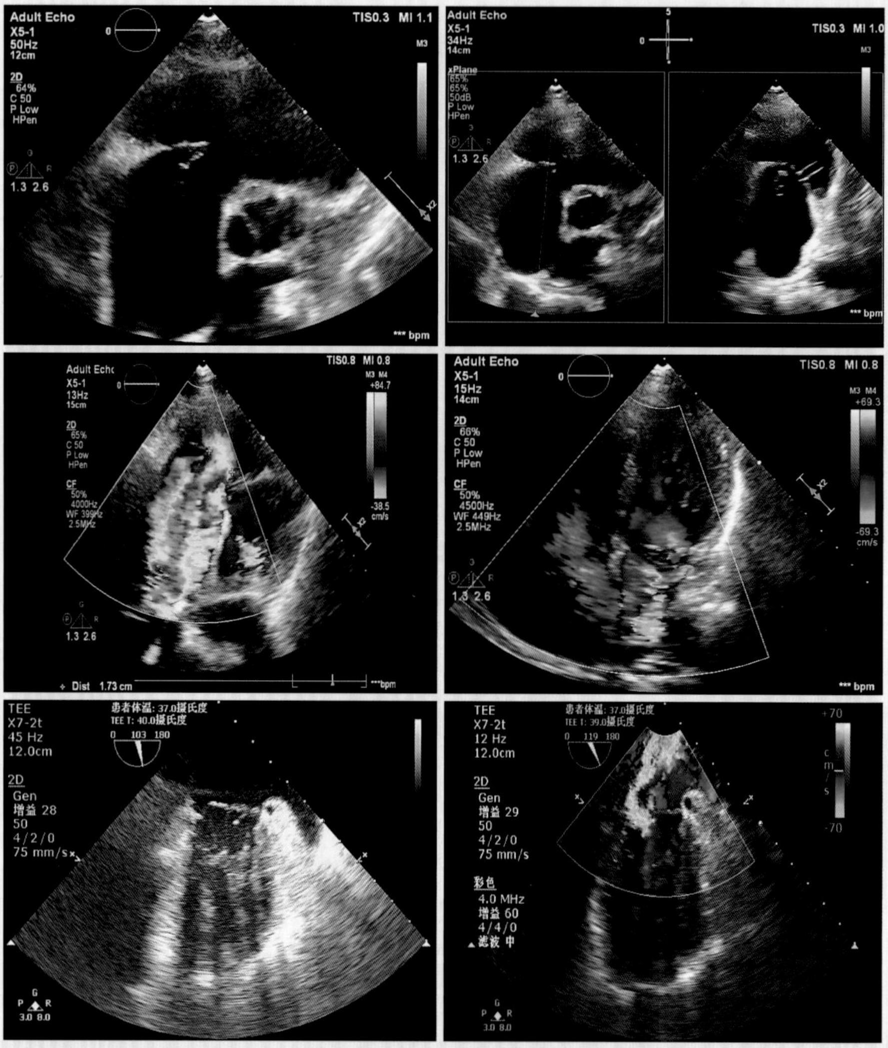

三尖瓣腱索断裂、瓣叶脱向右心房，大量反流；右心明显增大；二尖瓣前瓣脱垂，中–大量偏心性反流。

图5–2–2　三尖瓣腱索断裂，二尖瓣脱垂

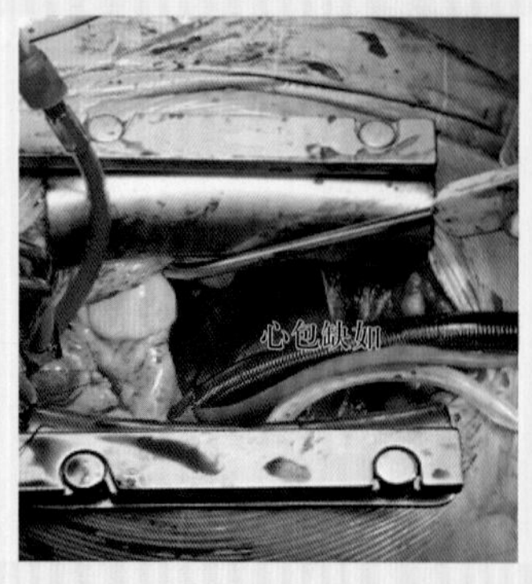

图5–2–3　左侧心包大片缺如

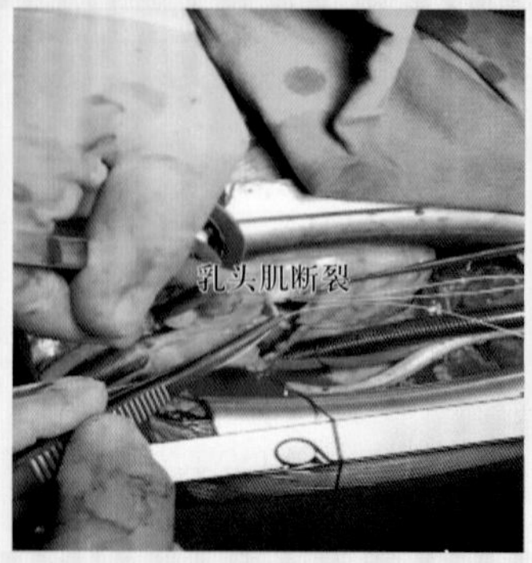

图5–2–4　三尖瓣乳头肌断裂

鉴别诊断

大多数心包缺损患者无症状，少数可出现非特异度症状，如胸部不适等，个别可出现呼吸困难、头晕。胸部不适者需要与心绞痛鉴别。胸部X线片显示左心缘上部突出时，需要与肺动脉扩张、左心耳动脉瘤、二尖瓣疾病、房间隔缺损及左肺门淋巴结增大等鉴别。

最终诊断

三尖瓣乳头肌断裂伴重度关闭不全；二尖瓣前叶脱垂伴中-重度关闭不全；部分心包缺如；右心房、右心室增大。

分析讨论

先天性心包缺如：罕见，是由心总静脉（common cardiac vein）发育不良所致。40年前Mayo临床中心统计34 000例心血管病手术，发现15例部分或全部心包缺如（发生率约0.044%），而术前无1例被诊断，心包缺如通常在手术或尸检时无意当中发现。1977年，Van pragh等在心脏病患者尸检统计中发现心包缺如率为0.2%～0.3%，男性多于女性，为3∶1。左侧心包缺损在国外已有150例以上的报道，右侧心包缺损也有10例以上的报道，国内偶见个案报道。本病分为完全性和部分性两类。一般来说，部分性缺损多于完全性缺损，通常发生于左侧（70%）、右侧（17%），少部分位于心包下份，可孤立或合并其他结构畸形存在，临床常无特异度表现。

先天性心包缺如在胸部X线片、CT、MRI及超声心动图检查中具有特殊表现，如胸部X线片显示心脏轻微向左侧旋转，向左移位，失去椎体和右心边界重叠。CT显示心脏位置异常，肺组织嵌入在主肺动脉和升主动脉之间。CMRI显示心包缺失，舒张期左心室下侧壁内陷，心尖痂；右心增大，心脏左旋，贴近背部。超声心动图主要征象包括直接征象和间接征象。直接征象：左心室轮廓有局限性膨出和心包回声衰落。间接征象：①右心室大：可能原因是心包缺如患者平卧位时由于缺少正常心包结构的支持，心脏处于左旋位（向左后方移位），且呈游离状态，使得右心室位于左心室正前方，造成右心室大的假象；②室间隔运动异常但增厚率正常：心包缺如患者仰卧位心脏位置靠后，心脏运动向前，在收缩期心尖向前扭转，这种反常方向的扭转运动使室间隔收缩期向前运动，导致超声心动图上的室间隔运动异常；③心脏向左移位：由于心脏失去正常心包的限制，因而向左侧移位，导致不正常的超声窗；④心脏高变动性和心脏摇摆运动。但超声诊断能力有限，往往需要CT和MRI才能显示心包缺如和主动脉和肺动脉之间的异常肺组织楔入。

三尖瓣腱索断裂：临床上三尖瓣腱索断裂极为少见，多由胸部闭合性外伤引起，其他常见病因包括瓣膜黏液样变性、感染性心内膜炎、退行性改变、右心室心肌缺血及心内膜活检并发症等，多见于前瓣。心包缺如与腱索断裂存在一定关联。Sugimoto等报道有无明显外伤史者三尖瓣脱垂并发大量反流。本例考虑原因：左侧心包缺如导致心脏移位，进入左侧胸腔，右心室变扁，前壁拉长，前瓣应变和应力异常，致腱索断裂，尤其是在外力作用下。

经验 / 教训

如前所述，临床上三尖瓣腱索断裂极为少见，多由胸部闭合性外伤引起，此病例有明确外伤史，考虑外伤导致瓣膜脱垂、腱索断裂是合理的，但漏诊心包缺如，没有注意到胸部X线片及超声心动图上先天性心包缺如的特殊表现，同时也需要考虑三尖瓣腱索断裂与心包缺如的内在联系。

病例启示

心包缺如虽然少有症状，但也有报道因左心耳和左心室心尖疝入缺失心包导致室壁节段性运动异常，姿势变化时出现胸痛，最严重时可由心脏进入左侧缺失心包而绞窄致死。症状与缺如多少相关，所以需要根据缺如大小、症状，评估并发症风险，并进行相应处理。心腔变形及活动度增大时，注意鉴别诊断心包缺如。

（向　波　伍　丹）

第三节　其他心包疾病

心包剥脱术后纵隔囊肿形成

病史

患者男性，28岁，因“心包剥脱术后5年”于门诊就诊。患者5年前因大量心包积液就诊于外院，行心包穿刺时突发剧烈胸痛，遂转诊于我院。行心脏超声检查发现左心室侧壁、后壁外心包内团块，行心包剥脱术。出院诊断为“缩窄性心包炎：考虑结核性”，并进行了一年的诊断性抗结核治疗，后未再复查。

体格检查

心界扩大，HR 80次/分，心律齐，心音低钝，各瓣膜听诊区未闻及病理性杂音。

辅助检查

CT平扫：中纵隔内见团状液性密度影，大小约71 mm × 67 mm × 104 mm，病灶边界较清，密度较均匀，与心包关系较密切，邻近心脏及血管受压、推挤改变，考虑心包积液？心包囊肿？请结合临床其他检查。

超声心动图

术前TTE（2013年）：心尖四腔心非标准切面显示左心室侧壁及后壁心外膜回声增强、增厚；左心室侧壁及后壁外心包腔内可探及液区11 ~ 19 mm，其内可见一团块及条索状结构，团块大小约55 mm × 24 mm × 53 mm，回声中等、均质，似见包膜强回声，内未见明显血流显示（图5–3–1）。

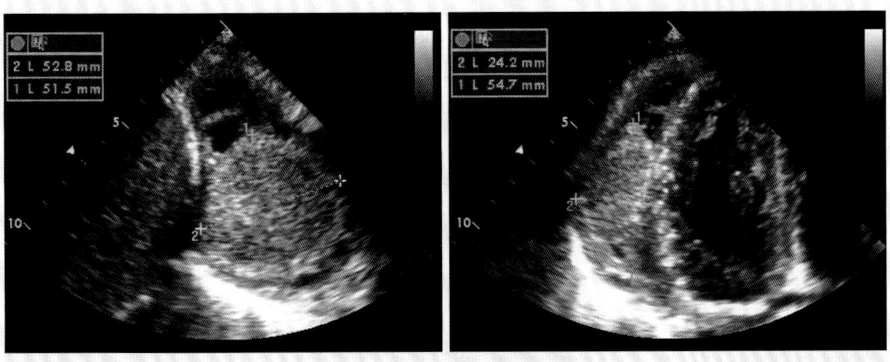

心尖四腔心非标准切面见左心室侧壁及后壁心外膜回声增强、增厚；左心室侧壁及后壁外心包腔内可探及一团块及条索状结构，团块大小约55 mm × 24 mm × 53 mm，回声中等、均质，似见包膜强回声。

图5–3–1　术前TTE（2013年）

术后5年复查超声心动图（2018年）：心尖四腔心非标准切面显示肺动脉分叉至左肺静脉之间心脏外探及囊性回声，大小约78 mm × 60 mm，腔内可探及泥沙样回声及分隔（图5–3–2）；左心房向外膨出呈囊状，大小约48 mm × 37 mm（图5–3–3），膨出部分壁上似可探及回声中断约3 mm，与上述囊性回声相通，两者之间探及双向分流信号（图5–3–4），血流进出囊性回声的最大速度分别约1.2 m/s、1.1 m/s。

心脏超声：缩窄性心包炎心包剥脱术后5年，左心房壁破裂可能性大，囊腔形成。

心脏超声造影：肺动脉分叉至左肺静脉之间心脏外探及囊性回声，大小约90 mm × 87 mm，囊腔内可探及多个分隔，将其分隔成数个小囊腔，各囊腔间相互交通。

CDFI：各囊腔内探及液性往返。经肘静脉注入造影剂，囊内未探及造影剂充填，心腔内造影剂与囊腔不相通（图5–3–5）。

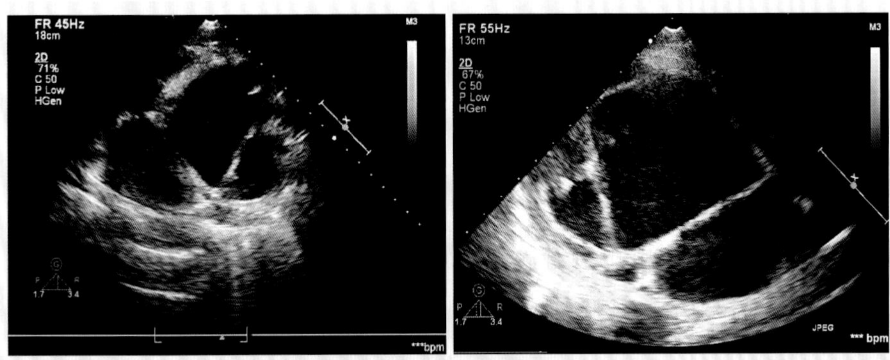

心尖四腔心非标准切面见肺动脉分叉至左肺静脉之间心脏外探及囊性回声，大小约78 mm × 60 mm，腔内可探及泥沙样回声及分隔。

图5–3–2　术后5年复查超声心动图（1）

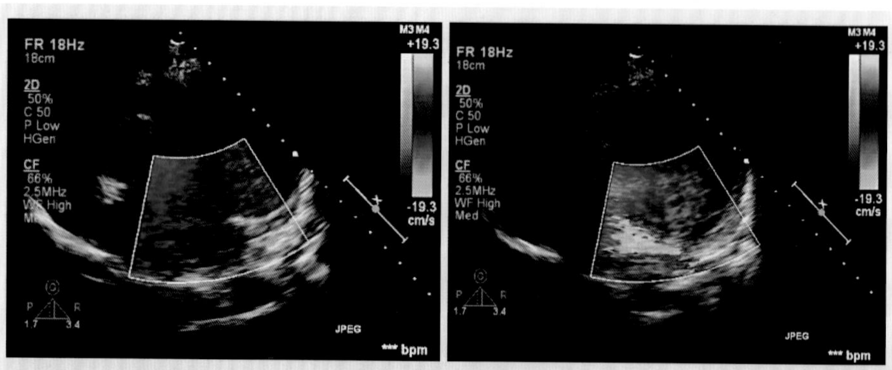

跟踪左肺静脉走行见左肺静脉似乎汇入其中一个囊腔样结构，提示其中一个囊腔可能为左心房向外膨出的部分，大小约48 mm × 37 mm。

图5-3-3　术后5年复查超声心动图（2）

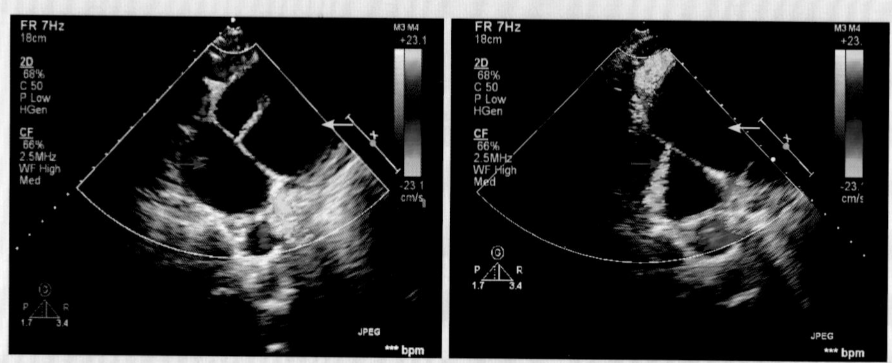

左心房前外侧壁局部向外膨出部分（红箭头）探及回声中断约3 mm，与囊样结构（黄箭头）相通，两者之间探及双向分流信号。

图5-3-4　术后5年复查超声心动图（3）

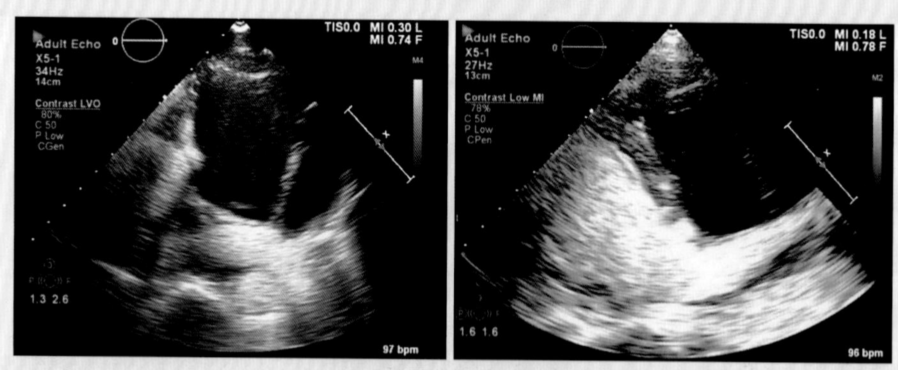

肺动脉分叉至左肺静脉之间心脏外探及囊性回声，大小约90 mm × 87 mm，囊内可探及分隔，且未探及造影剂充填，心腔内造影剂与囊腔不相通。

图5-3-5　心脏超声造影

综合以上超声心动图检查，患者的主要异常表现为肺动脉分叉至左肺静脉之间心脏外囊腔形成，囊腔内可探及多个分隔，最开始将其中一个囊腔误以为是左心房的膨出部分，因此认为是左心房壁破裂形成囊腔，最终经心脏超声造影证实囊腔与心脏各腔室不相通。

心脏超声：缩窄性心包炎心包剥脱术后5年：纵隔囊肿形成。

术中所见

5年前行心包剥脱术时术中所见：术中见心包与心脏广泛粘连，心包近升主动脉处有一疏松黄色组织形成，突入心包腔内，大小约21 mm × 5 mm，术中切除快速冰冻活检提示炎症性病变伴纤维素样坏死。左心室侧壁及左心房与心包之间粘连紧密，粘连处左心室壁有大块腐朽组织形成，似侵入左心室壁内，未进行游离操作，只切取部分组织送检。术后病理学诊断：①送检心包纤维组织增生，伴小血管扩张、充血及慢性炎细胞浸润；②送检左心室壁组织镜下可见出血坏死物。

鉴别诊断

左心房壁破裂：缩窄性心包炎患者，心包与左心房常常紧密粘连，且心房壁很薄，行心包剥脱术时最易发生破裂，部分左心房破裂患者，液体集聚在心房外，形成包裹性积液。

心包囊肿：此患者心脏外的囊肿紧邻心脏，若是不了解患者手术史，很容易认为该囊肿位于心包内。

最终诊断

缩窄性心包炎心包剥脱术后5年：纵隔囊肿形成。

分析讨论

回顾患者5年前的病例资料，患者因大量心包积液就诊，11天后心包积液中出现等回声团块及条索样分隔，团块边缘光滑，漂浮在心包腔内，5天后再次复查超声心动图提示团块边缘粗糙，与心包粘连紧密，心包积液减少，行心包剥脱术时术中见心包与心脏广泛粘连。病程进展迅速，半个月内由大量心包积液进展为心包脓肿，进而进展为缩窄性心包炎。心包穿刺液行细菌培养、分枝杆菌检测及手术切除标本病理学检查均未发现致病菌。但根据使用多种抗生素后，患者心包积液未见缓解，反而加剧，推测可能的致病菌是结核杆菌。

缩窄性心包炎患者行心包剥脱术后远期并发症中最常见的是再缩窄，形成纵隔囊肿者罕见，囊肿形成的原因目前无法明确，可能是术后脏层心包的炎症尚未得到有效控制，液体渗出集聚而成，也可能是近期结核性心包炎复发所致。心脏外科医师认为患者目前尚无明显胸闷、气短等心脏为囊肿压迫所致的临床症状，可以定期复查，若是囊肿体积快速增加则需要手术治疗。

经验 / 教训

缩窄性心包炎患者，心包与心脏常常紧密粘连，行心包剥脱术时最容易发生心脏破裂，尤其是心房壁的破裂，因此当超声心动图医师看到心包剥脱术后患者有巨大囊腔形成时首先会考虑囊腔内的液体是否来源于心脏，即是否存在心脏破裂。最直接的证据是破裂口的存在。本例患者的心脏外囊肿伴有众多分隔，其中一个分隔上探及明确的液体往返信号，易被误认为是破口所在，而扰乱诊断思路。

病例启示

在判断心脏各腔室及心脏与心脏外的结构是否存在病理性的血液交通方面，心脏超声造影发挥着极其重要的作用。因此当我们不能明确诊断时，应进一步行心脏超声造影检查。

（林燕青）

心包切开术后综合征

病史

患者男性，36岁，心脏术后2月余，发热、胸闷、气促3天，活动后加重。无心前区疼痛、肩背部放射痛。当地诊断为“肺部感染”，给予口服阿莫西林等治疗后效果不佳。2个月前因房间隔缺损、三尖瓣反流行全腔镜下房间隔缺损修补术、三尖瓣成形术。临床初步诊断为“肺炎、房间隔缺损修补术后”。

体格检查

T 36.3 ℃，P 113次/分，R 20次/分，BP 124/80 mmHg。颈静脉无怒张，双肺呼吸音清，右下肺呼吸音减低，无明显湿啰音，心前区无隆起，心尖搏动正常，HR 113次/分，心律齐，未闻及明显杂音，无心包摩擦音，双下肢无水肿。

辅助检查

炎症筛查：白细胞计数（8.07 ~ 12.8）$\times 10^9$/L，中性粒细胞11.3 $\times 10^9$/L，红细胞沉降率26 mm/h，降钙素0.09 ~ 0.15 ng/mL，C-反应蛋白86.1 mg/L，补体C_3 1.18 g/L，补体C_4 0.342 g/L，抗链球菌溶血素70.6 IU/mL，类风湿因子＜11.5 gIU/mL。九联检：Q热立克次体、肺炎衣原体、肺炎支原体、副流感病毒、呼吸道合胞病毒、甲型流感病毒、嗜肺军团菌、腺病毒、乙型流感病毒阴性。

胸腔积液生化，细菌、真菌、结核涂片及细菌培养未见明显异常。

心电图：窦性心律，电轴右偏（+101°），不完全性右束支传导阻滞。

胸部X线片：①双肺纹理增多，双肺下叶条索影，考虑炎变可能；②心脏增大，心影区见人工瓣环影；③右侧肋膈角变钝，考虑右侧胸腔少量积液。

胸部CT：术后2月余可见双肺散在少许纤维灶；右肺上叶前段见小淡薄结节影，直径约0.4 cm；双肺下叶见斑片状及片状磨玻璃影，以右下肺为著，考虑感染；双侧胸腔少量积液；心包少量积液，三尖瓣区环状高密度影，多系术后改变。术后3月余可见双肺下叶见斑片状及片状磨玻璃影，以右下肺为著，考虑感染，较上次吸收减少；双侧胸腔少量积液，较上次减少；心包少量积液，较上次未见确切变化，其余同上次。

超声心动图

全腔镜下房间隔缺损修补术+三尖瓣成形术后2个月：左心室收缩及舒张功能正常；心包增厚伴微量心包积液；右侧胸腔积液（图5-3-6～图5-3-11）。

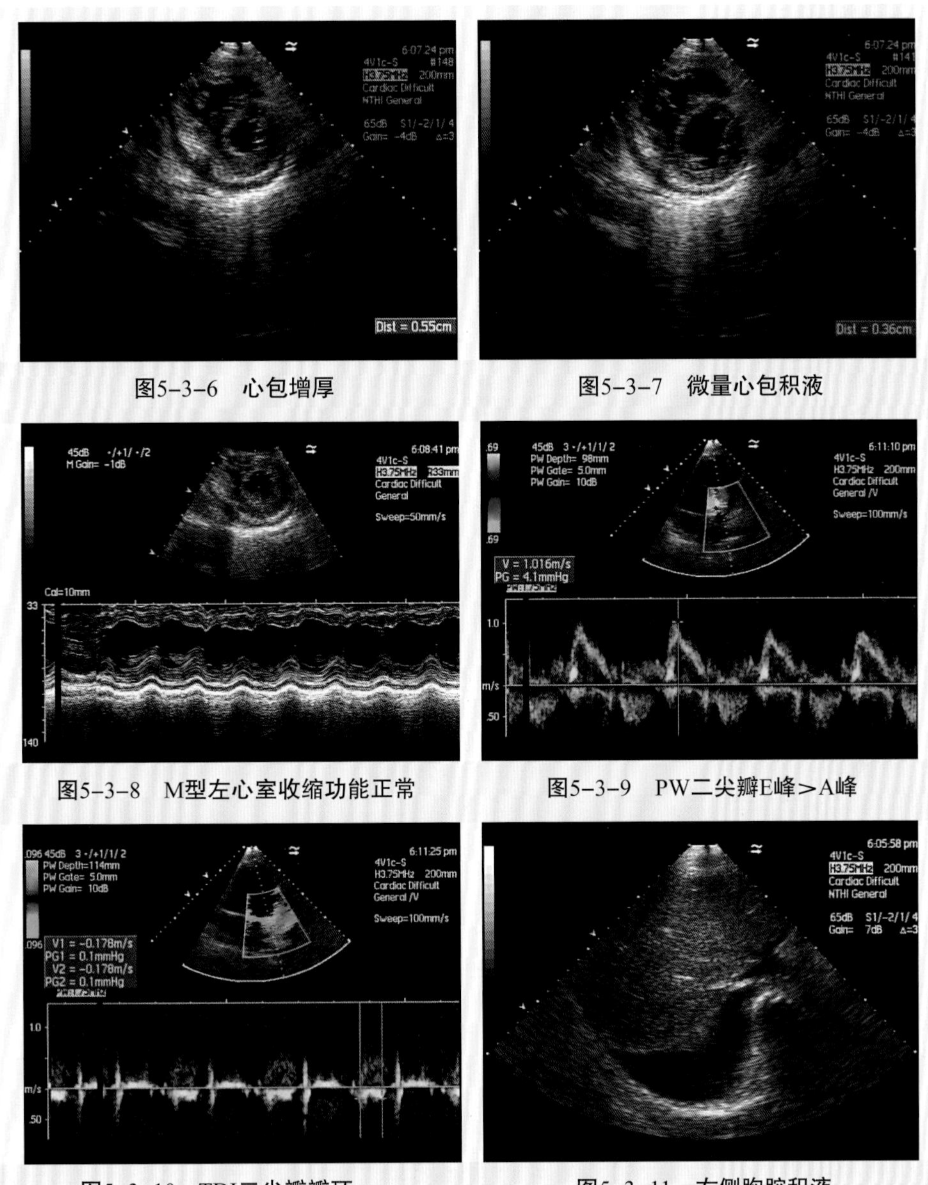

图5-3-6　心包增厚

图5-3-7　微量心包积液

图5-3-8　M型左心室收缩功能正常

图5-3-9　PW二尖瓣E峰＞A峰

图5-3-10　TDI二尖瓣瓣环e＞a

图5-3-11　右侧胸腔积液

术后3个月复查：左心室收缩及舒张功能正常；心包增厚；双侧胸腔积液，以左侧为著（图5-3-12～图5-3-19）。

术后3.5个月复查：左心室收缩及舒张功能正常；心包未见确切异常回声及液性暗区；双

侧胸腔未见确切液性暗区（图5-3-20～图5-3-25）。

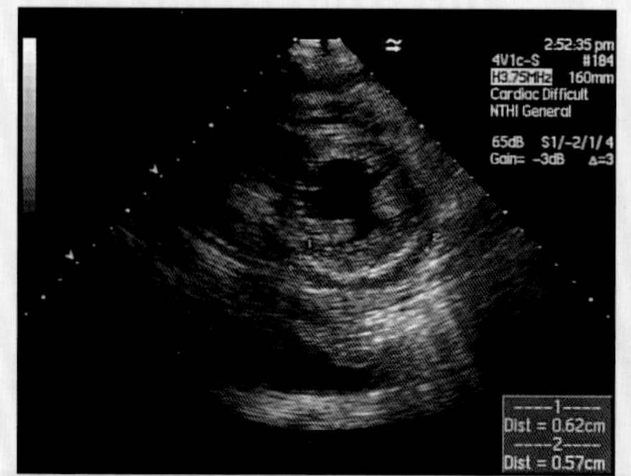

图5-3-12　心包增厚

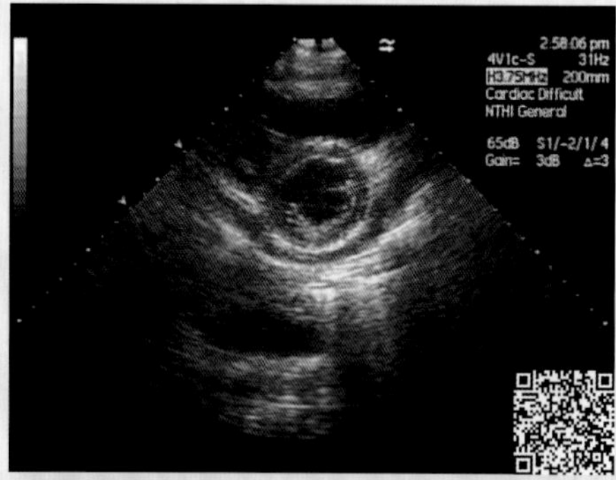

图5-3-13　心包增厚（动态）

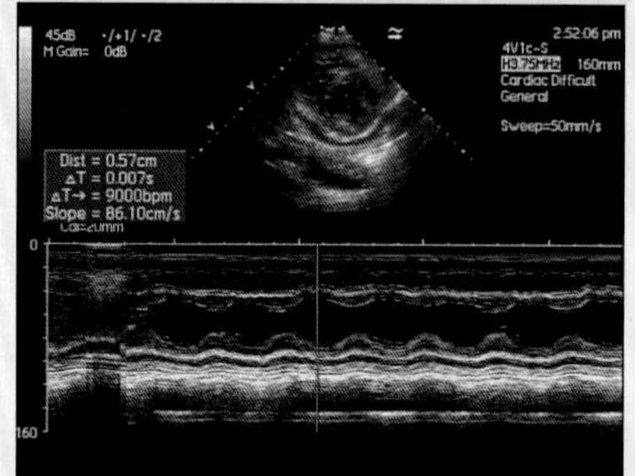

图5-3-14　M型左心室收缩功能正常

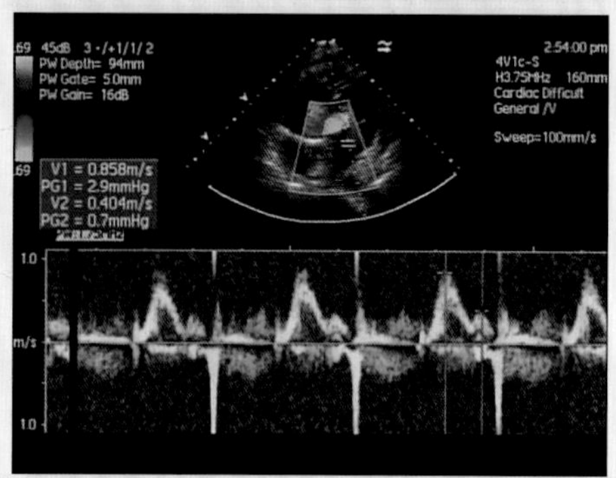

图5-3-15　PW二尖瓣E峰＞A峰

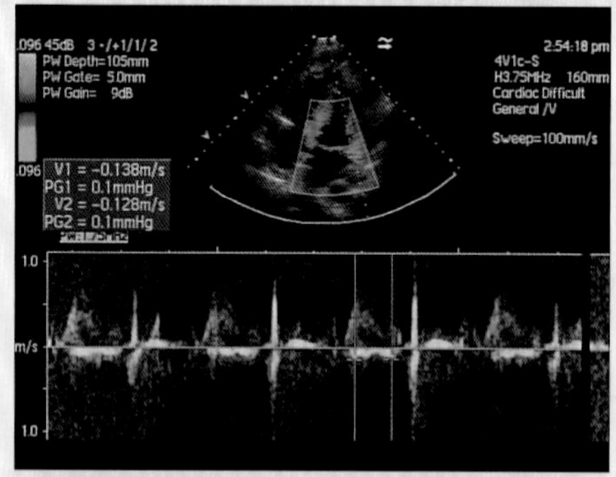

图5-3-16　TDI二尖瓣瓣环e＞a

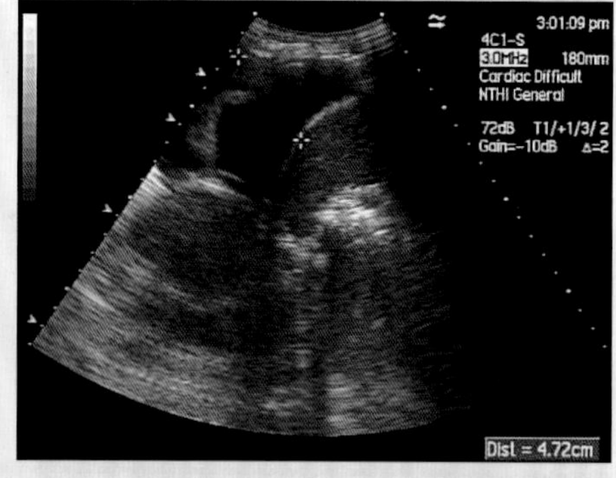

图5-3-17　左侧胸腔积液

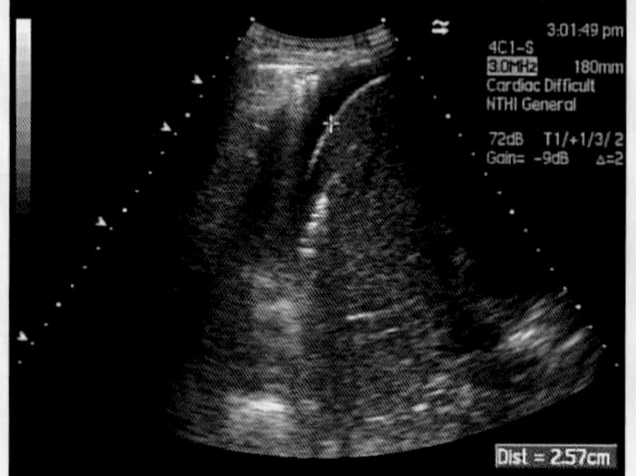

图5-3-18　右侧胸腔积液

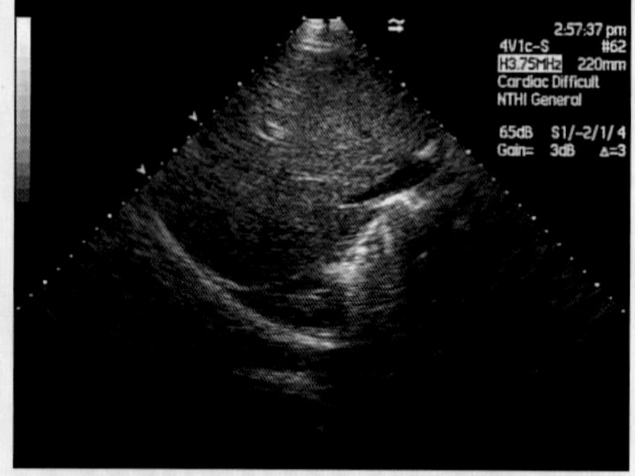

图5-3-19　右侧腹腔未见积液

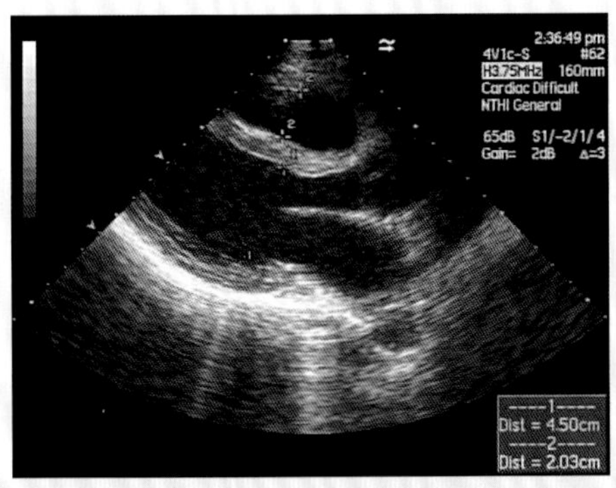

图5-3-20 心脏结构正常

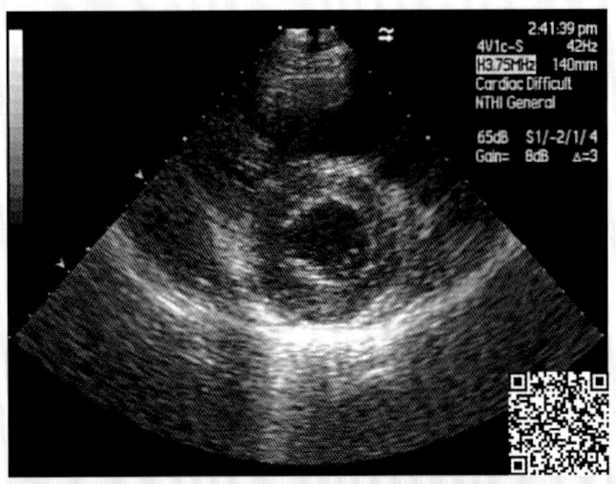

图5-3-21 心包未见增厚（动态）

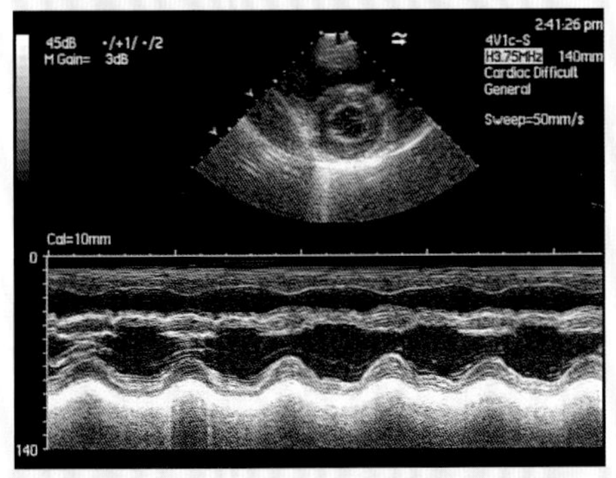

图5-3-22 M型左心室收缩功能正常

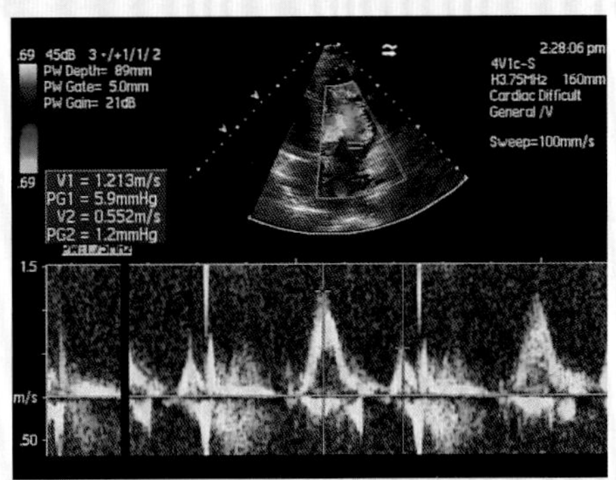

图5-3-23 PW显示二尖瓣E峰>A峰

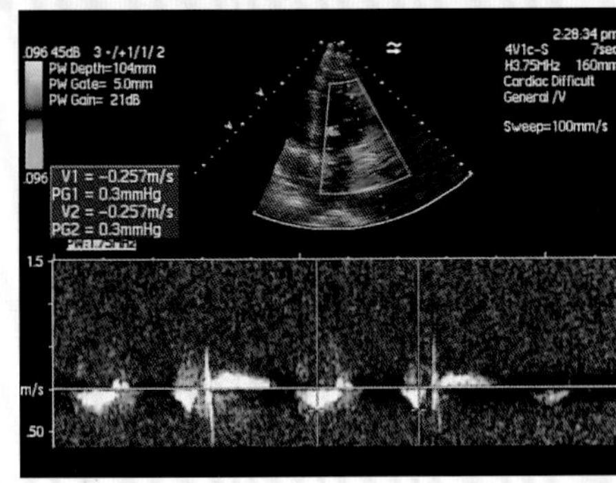

图5-3-24 TDI二尖瓣瓣环e>a

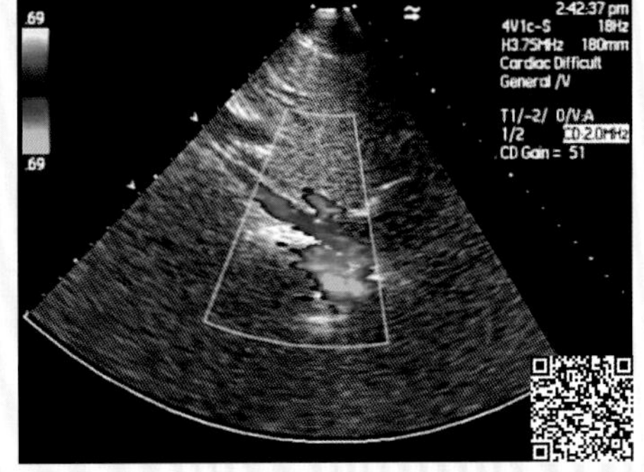

图5-3-25 右侧胸腹腔未见积液（动态）

综合以上超声心动图结果，患者全腔镜下房间隔缺损修补术+三尖瓣成形术后2个月出现心包广泛增厚伴少许液性暗区，胸腔液性暗区；3个月后双侧胸腔液性暗区进一步增加，心包增厚仍较明显，提示术后心包炎，胸腔积液。经激素治疗后，患者心包恢复正常，胸腔未见积液。

超声提示全腔镜下房间隔缺损修补术+三尖瓣成形术后：心包炎；胸腔积液。

鉴别诊断

心包切开术后综合征（postpericardiotomy syndrome，PPS）的诊断是排除性诊断，在诊断前应充分考虑并排除引起发热、不适和胸痛的其他原因，还需要与以下疾病相鉴别，如急性冠状动脉综合征、心力衰竭、肺动脉栓塞及肺炎等。

急性冠状动脉综合征：患者有冠心病的基础病史，多有胸前区疼痛；常见于老年、男性及绝经后女性，以及有吸烟、高血压、糖尿病、高脂血症、腹型肥胖和早发冠心病家族史者；心电图或超声心动图有相应心肌缺血或节段性运动异常的表现；冠状动脉造影可明确诊断。

心力衰竭：有基础心脏疾病病史，劳累或活动后加重，可表现为晕厥、休克、肺水肿及心脏骤停等。

肺动脉栓塞：突然出现呼吸困难，剧烈胸痛，咯血；呼吸和心率增快，肺部啰音；堵塞肺动脉主干或左、右分支时，超声心动图有一定诊断价值，当栓塞至肺内细小分支时，CTA更有价值。

肺炎：可由病原微生物、理化因素、免疫损伤、过敏及药物所致；细菌或病毒感染多见，常表现为寒战、高热、咳嗽、咳痰、胸痛及呼吸困难等症状。

最终诊断

心包切开术后综合征。

分析讨论

心脏术后并发以心包炎、心包积液和胸腔积液为特征的急性发热综合征称为心包切开术后综合征，严重者可产生延迟性心包填塞，易与心力衰竭混淆。常发生于心胸外科手术后1～3个月，尤其是术后第2～4周，常见病因有自身免疫或特殊病毒，或潜伏病毒感染再发作等，发病率为10%～40%（平均15%～20%），儿童发病率略高于成年人；女性（风险比为2.3）及胸膜切开（风险比为4.3）是心包切开术后综合征的独立危险因素，女性患者多发可能是由于其对多种自身免疫性疾病的易感性；最初的损伤可能累及心包或胸膜或二者同时受累，从而导致胸膜心包抗原释放，刺激炎性免疫反应及它们的主动反应；此外，有研究报道抗心肌抗体（AHAs）在心包切开术后综合征患者中表现为高效价。渗出液为淡黄透明液，也可呈血性，术后心包引流时间与此症无明显关系。

心包切开术后综合征临床症状隐匿，多为非特异性，轻者仅出现发热、胸闷和胸痛；重者出现心慌、气促、晕厥、腹胀、少尿、下肢水肿、不能平卧、胸腹腔积液等症状，并可出现房颤、血流动力学不稳定等。诊断标准为心胸手术后，至少满足以下条件中的2条：①不明原因的发热；②心包或胸痛；③心包或胸膜摩擦音；④心包积液，极少数患者可出现危及生命的迟发性心包填塞（发病率为0.8%～8.5%），胸腔积液伴C-反应蛋白和（或）红细胞沉降率增高。心包切开术后综合征所致的延迟性心包填塞临床少见，一旦发生，由于已过术后监护期，诊断不及时而延误处理者后果严重。术后心包渗液者常会出现心房颤动，在临床上心脏术后出现充血性心力衰竭者较多，如伴心脏扩大，有时胸部X线片难以区别。诊断上主要依据为术后症状改善后，又有低热、胸闷、心悸、心房颤动等症状且进行性加重，出现血流动力学不稳定，经抗心力衰竭治疗而无效时，结合胸部X线片显示心影增大等应考虑有心包切开术后综合征致压塞可能，必须积极检查处理。采用二维超声心动图协助诊断有十分重要的意义，既能确诊又能确定理想的穿刺部位。治疗上首选超声定位下穿刺抽液，也可在X线透视下进行穿刺。同时给予泼尼松、布洛芬和抗生素抗炎、止痛及预防感染，多能达到满意的治疗效果。如遇心脏包裹性积液心包穿刺失败，应行心包切开引流术。由于该综合征的主要临床表现与心脏直视术后表现相关，并且在手术1周后发病，很容易被忽视，从而增加患者痛苦，延长住院时间，甚至引起其他严重的术后并发症；因此，在心脏直视术后，要密切关注此综合征的发生，尽量做到早期诊断，早期规范治疗，从而达到满意疗效。

经验 / 教训

本例患者主要有肺部感染、心包炎的临床表现，超声心动图诊断时应注意寻找导致心包增厚的原因并予以鉴别。该患者术后经普通抗生素治疗效果不佳，第二次住院期间，给予口服醋酸泼尼松、注射用磺苄西林钠抗感染等治疗后，症状明显改善。复查超声心动图：心包未见确切增厚，心包积液及胸腔积液消失；最终诊断为心包切开术后综合征。有些病例超声心动图改变不明显时，可借助MRI进行诊断及鉴别诊断。

病例启示

心包切开术后综合征是心胸外科术后并发症，主要表现为心包炎及胸膜炎，既往研究较少，临床认知度不足。超声心动图是诊断心包及胸腔积液的重要方法，患者术后未见明显心包改变，术后2个月心包增厚伴微量心包积液，双侧胸腔积液，给予抗生素效果不佳，术后3个月再次因胸闷、气紧入院，给予激素治疗好转，最终排他性诊断为心包切开术后综合征。超声心动图检查价廉、方便、可无创随访心包改变。

（陈 佳 左明良）

参考文献

[1] 王世伟，李涛，邹颖，等.心包恶性间皮瘤的影像学表现.分子影像学杂志，2019，42（4）：473-475.

[2] MARTÍNEZ-GIRÓNA R，PANTANOWITZ L，MARTÍNEZ-TORRE S，et al.Sudden cardiac death due to primary malignant pericardial mesothelionma：brief report and literature review.Respirat Med Case Rep，2019，26（3）：185-188.

[3] MENSI C，ROMANO A，BERTI A，et al.A second case of pericardial mesothelioma mimicking systemic lupus erythematosus in the literture in over 30 years：a case report.J Med Case Rep，2017，11（1）：85.

[4] HOIT B D.Pathophysiology of the pericardium.Prog Cardiovasc Dis，2017，59（4）：341-348.

[5] 谭雪莹，任卫东，李颖，等.心脏CEUS诊断肝癌右心室转移1例.中国医学影像技术，2020，36（1）：154–155.

[6] SHAHIDI-DADRAS M，ABDOLLAHIMAJD F，BARZKAR N，et al.Paraneoplastic pemphigus with underlying retroperitoneal inflammatory myofibroblastic tumor：a case report and review of the literature. Indian Dermatol Online J，2017，8（6）：478–481.

[7] ANDRADE N N，MATHAI P C，KAMIL R，et al.Inflammatory myofibroblastic tumour：A case report and a clinical update.J Oral Biol Craniofac Res，2017，7（3）：219–222.

第六章 大血管疾病

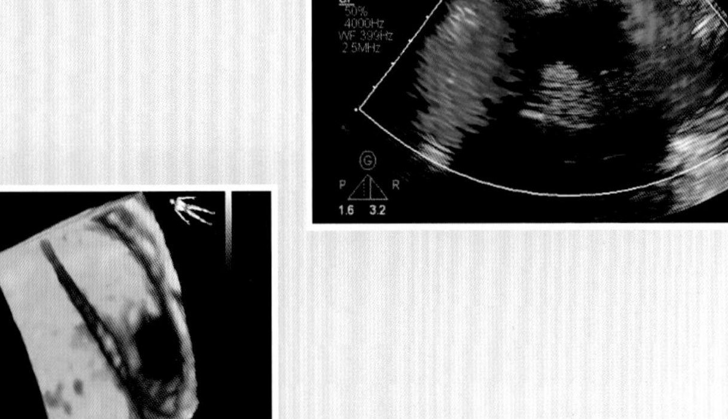
Adult Echo
X5-1
11Hz
13cm
2D
65%
C 50
P Low
HGen
CF
50%
4000Hz
WF 399Hz
2.5MHz
TIS1.1 MI 1.1
M3 M4
+61.6
-61.6
cm/s
1.6 3.2

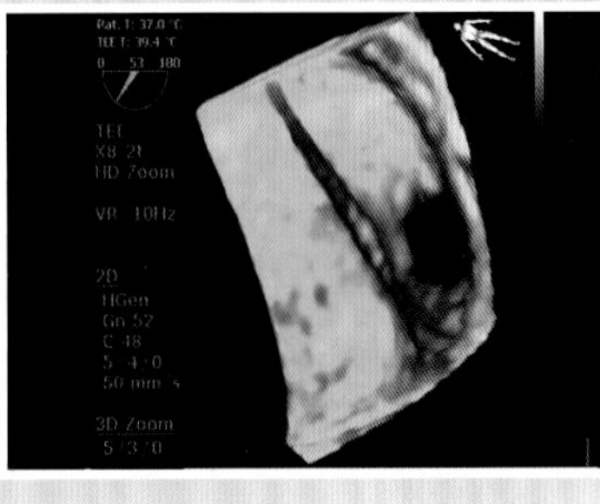

第一节　主动脉瘤

以主动脉瓣关闭不全为表现的亚急性主动脉夹层

病史

患者男性，49岁，反复活动后胸闷、气紧，咳嗽1月余，加重3天。既往无胸痛病史；高血压病史20年余，血压控制较差。2个月前诊断为“慢性肾功能不全，CKD 5期”。

体格检查

BP 122/56 mmHg，心界向左下扩大，双肺呼吸音稍粗，HR 101次/分，心律齐，主动脉瓣听诊区可闻及舒张期杂音。

辅助检查

胸部CT：心影增大，双肺斑片影。

实验室检查：脑钠肽830.4 pg/ml，肾功能异常，D-二聚体偏高。

超声心动图

常规TTE：左心房、左心室内径增大；升主动脉内径增宽，肺动脉内径正常；主动脉瓣回声增强、增厚，瓣环径约26 mm，闭合欠佳；其余瓣膜形态未见明显异常。

多普勒超声及CDFI：舒张期主动脉瓣可探及反流Ⅳ级。

胸骨旁左心室长轴切面：左心增大，升主动脉偏宽，瓣环扩大约26 mm，主动脉瓣重度反流；胸骨旁主动脉瓣短轴切面：主动脉瓣回声偏厚、偏强，舒张期见关闭裂隙（图6–1–1～图6–1–4）。

心脏超声：升主动脉增宽，主动脉瓣退行性变伴重度关闭不全。

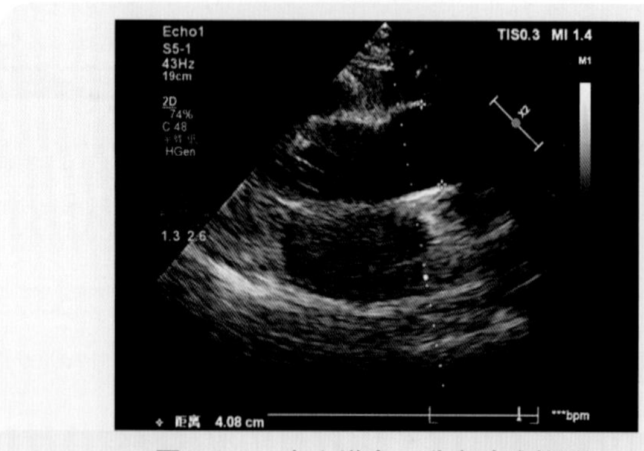

图6–1–1　左心增大，升主动脉偏宽

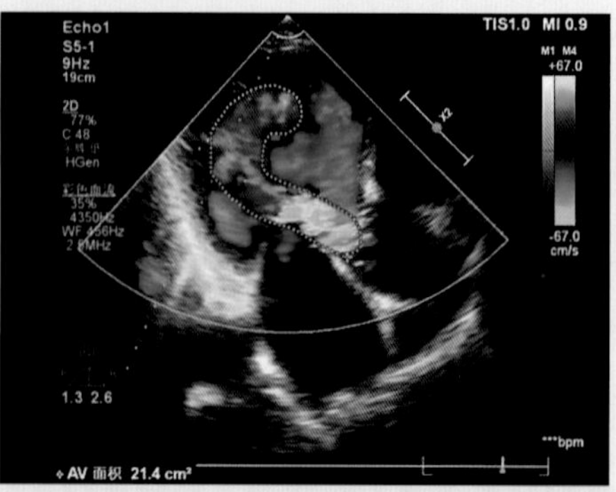

图6–1–2　主动脉瓣重度反流

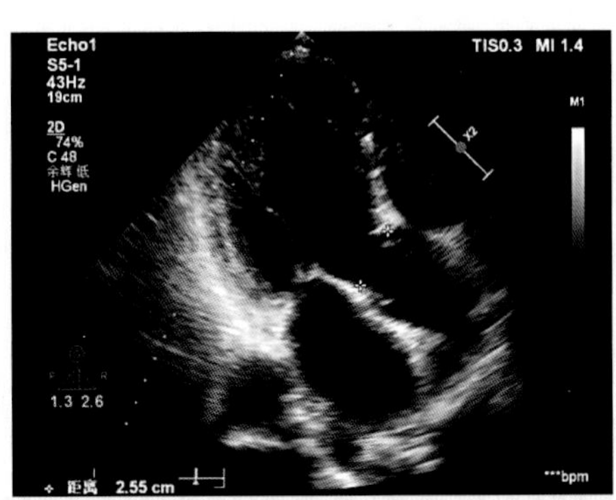

图6-1-3 主动脉瓣瓣环扩大约26 mm

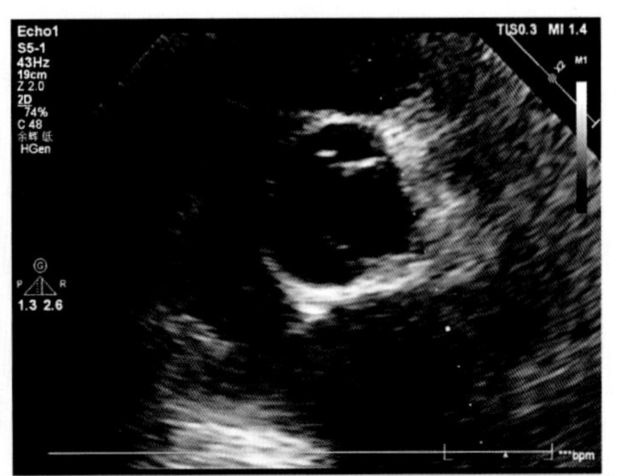

图6-1-4 主动脉瓣回声偏厚、偏强

患者经内科治疗控制心力衰竭症状后，拟行体外循环下主动脉瓣置换。

术中TEE：主动脉窦部增宽约41 mm，右冠瓣开口高度约28 mm（图6-1-5），左冠瓣开口高度约14 mm，舒张期右冠瓣稍脱向左心室流出道，呈重度反流偏向二尖瓣前瓣，充满左心室流出道。

术中所见

主动脉瓣为三叶，稍增厚，右冠瓣及无冠瓣交界上方主动脉内膜中层可见环形撕裂（图6-1-6），长度约5 cm，导致主动脉瓣右冠瓣、无冠瓣脱垂，重度偏心性反流。

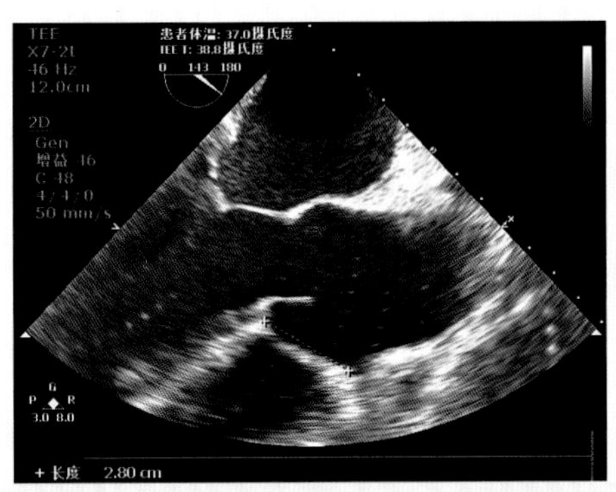

右冠状动脉开口高度约28 mm。

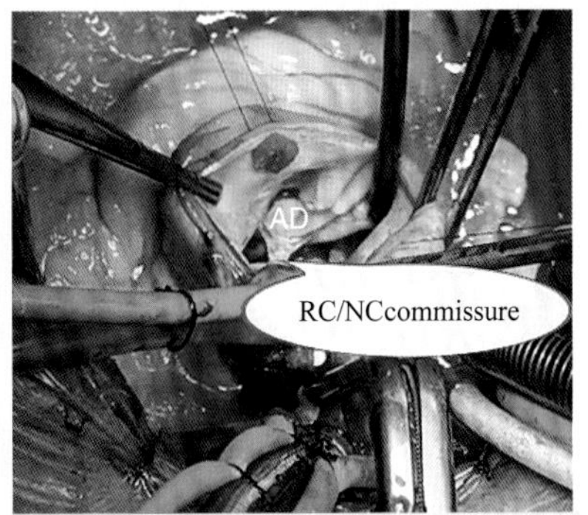

RC/NCcommissure为右冠瓣-无冠瓣交界上方，其上方显示为主动脉夹层（AD）。

图6-1-5 TEE检查

图6-1-6 术中所见

全麻体外循环下行主动脉根部成形及主动脉瓣机械瓣置换术。半个月后患者痊愈出院。

鉴别诊断

主动脉根部瘤合并主动脉瓣关闭不全：主动脉根部病变为原发性疾病，如马方综合征，由于根部扩张导致主动脉瓣中心性反流。

主动脉瓣疾病合并根部瘤：由于主动脉瓣病变导致根部瘤形成，如二叶主动脉瓣由血流动力学方向改变导致主动脉扩张。

最终诊断

主动脉夹层（DebakeyⅡ型）；主动脉瓣重度关闭不全。

分析讨论

主动脉夹层是最常见的主动脉急症，以发病急、胸/腹部撕裂样疼痛、病死率高为特征。

典型的主动脉夹层伴主动脉瓣关闭不全者并不少见，发病率为40%～75%，但单纯表现为主动脉瓣关闭不全而被误诊为瓣膜病的患者则非常少见。

畅怡等报道8年中有5例术前诊断为主动脉瓣关闭不全的患者，在术中被诊断为主动脉夹层。Luo等研究发现2%的A型夹层患者是在手术中确诊，表现为主动脉瓣反流（中心性/偏心性）而术前并未怀疑主动脉夹层。上述研究显示窦部夹层容易漏诊，夹层症状亦不明显。

经验 / 教训

通过典型症状及撕裂内膜回声，以及扩张的主动脉，伴或不伴主动脉瓣反流均被认为是TTE及TEE诊断主动脉夹层的可靠依据。但本病例无论TTE或TEE均未显示夹层直接征象，且CT未提示主动脉夹层。

研究显示，主动脉夹层合并主动脉瓣反流发生机制可分为3类。本例患者由于症状不典型，无明显撕裂内膜回声，且仅表现为主动脉夹层并发症，故发病机制为Ⅰ类。但该患者有高血压和慢性肾功能不全病史，二者均为主动脉夹层危险因素，且局部解剖出现异常，应警惕A型主动脉夹层可能。

病例启示

单纯主动脉瓣大量偏心性反流，如局部出现解剖异常，可作为A型主动脉夹层的重要线索。

（左明良　于　涛）

升主动脉瘤样扩张夹层合并垂直静脉

病史

患者男性，48岁，半个月前无明显诱因出现胸部针刺样疼痛，伴心慌、咳嗽，无咳痰，可自行缓解，不伴双眼黑曚、晕厥、夜间阵发性呼吸困难、恶心、呕吐等不适，于当地医院就诊。心脏CDFI：主动脉瘤样扩张。予药物治疗后症状缓解，建议上级医院进一步手术治疗。

体格检查

T 36.1 ℃，P 85次/分，R 20次/分，BP 124/68 mmHg，双侧胸廓对称无畸形，胸廓扩张度一致。心尖搏动正常，心前区无异常隆起或凹陷；双侧语音震颤正常，无胸膜摩擦感，无皮下捻发感，心前区未触及抬举样搏动，无心包摩擦感，未扪及震颤；双肺呼吸音清，心界不大，未闻及明显干湿啰音，未闻及胸膜摩擦音，未闻及心包摩擦音，各瓣膜未闻及明显杂音。双下肢无明显水肿。

辅助检查

胸部CTA：升主动脉局部明显增粗，最大截面积约88 mm × 72 mm，左右心房明显受压，考虑升主动脉瘤可能性大；左上肺静脉引流汇入左侧头静脉，考虑肺静脉异位引流（心上型）；心脏明显增大。

胸部DR：双肺纹理增多、模糊，未见确切斑片影；心影稍大；双侧肋膈角锐利。

颅脑CT：右侧枕部可见一小片状低密度影，最大截面积约16 mm × 24 mm，边界清，与脑沟相连；脑室、脑池系统形态及密度未见异常；中线结构居中，幕下小脑未见异常密度影，颅骨骨质未见明显异常；左侧上颌窦囊肿；双侧筛窦炎。

全腹CT：腹腔、盆腔未见积液征象。

心电图：窦性心律，电轴正常，房性期前收缩，可见成对。

实验室检查：D-二聚体4.17 mg/L，纤维蛋白6.9 mg/L，尿素/肌酐86.03，肾小球滤过率104.68 mL/min，总蛋白60.2 g/L，白蛋白38.3 g/L，C-反应蛋白3.73 mg/L。

超声心动图

TTE及TEE：主动脉瓣环径约27 mm，窦部内径约72 mm，窦管结合部内径约51 mm，升主动脉内径约36 mm；主动脉瓣回声纤细，呈右前、左后排列，启闭受限，左右冠状动脉开口未见明显异常；主动脉窦部可探及膜片样回声，随心动周期波动；降主动脉旁可探及管样结构汇入左侧头肱静脉，管腔内血流信号为离心静脉样血流频谱，上腔静脉入口处血流速度明显增快（图6-1-7 ~ 图6-1-18）。

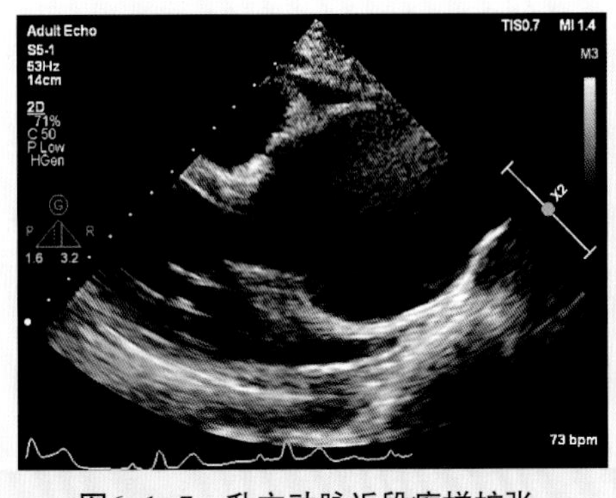

图6-1-7 升主动脉近段瘤样扩张

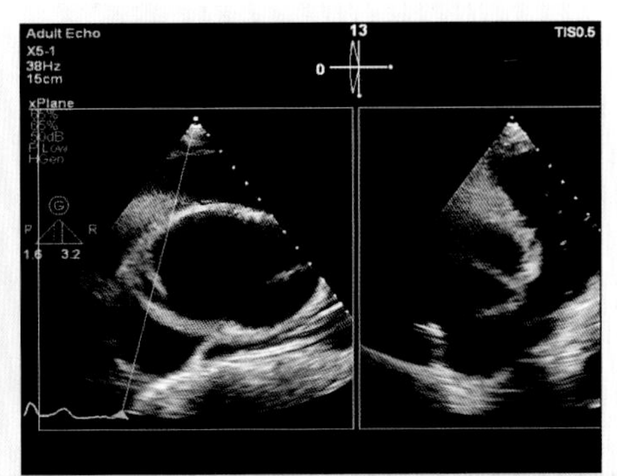

图6-1-8 升主动脉窦部局部膜片样回声

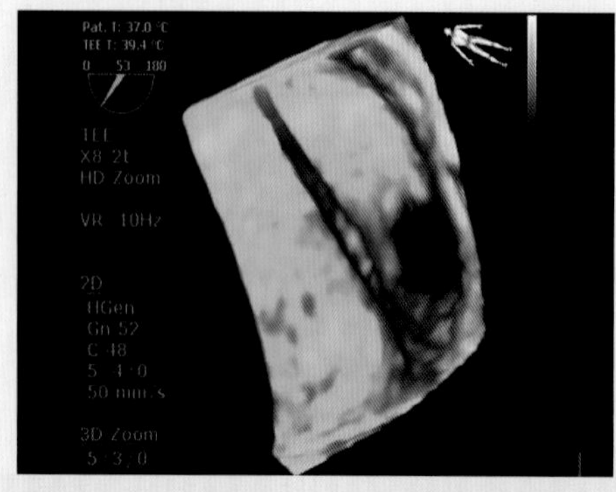

图6-1-9　TEE显示窦部夹层膜片样回声

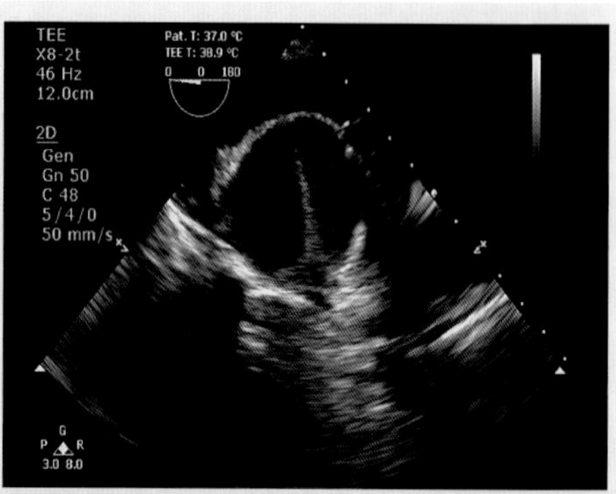

图6-1-10　TEE显示窦部夹层与壁间局部血栓形成

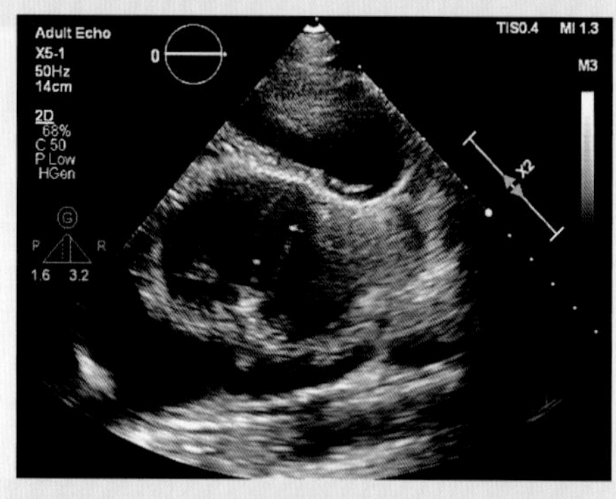

图6-1-11　二叶式主动脉瓣畸形（Type 0型）

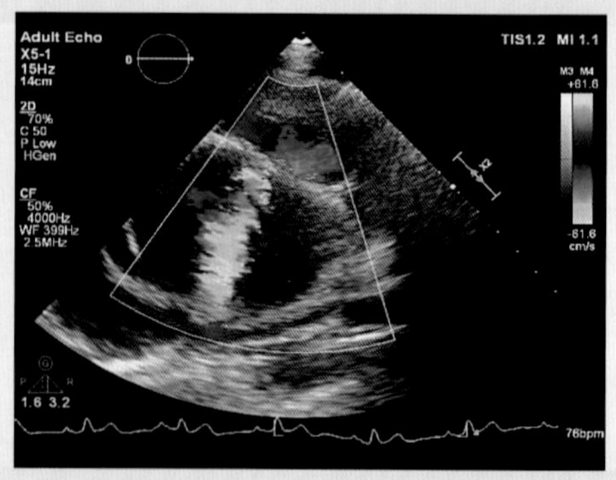

图6-1-12　二叶式主动脉瓣畸形反流血流信号

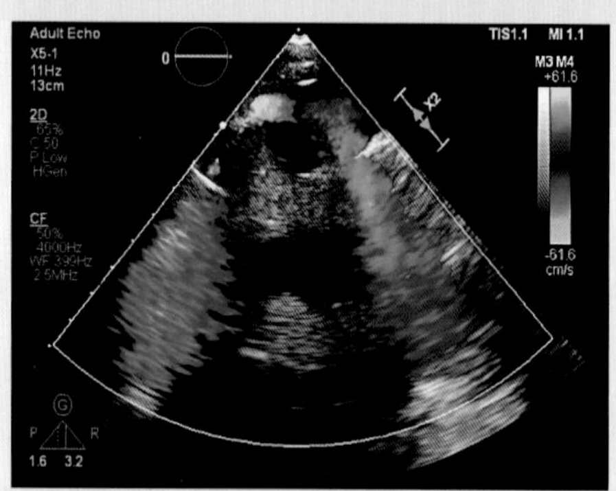

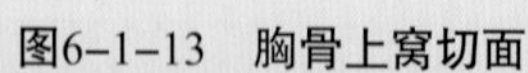

垂直静脉→左头臂静脉→右上腔静脉。

图6-1-13　胸骨上窝切面

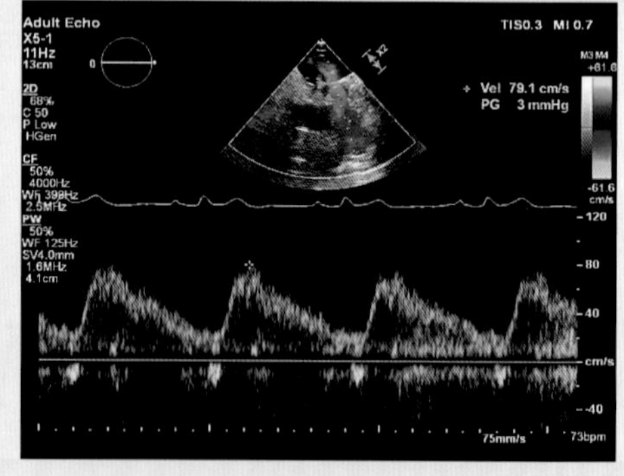

垂直静脉内呈静脉样血流频谱。

图6-1-14　胸骨上窝切面

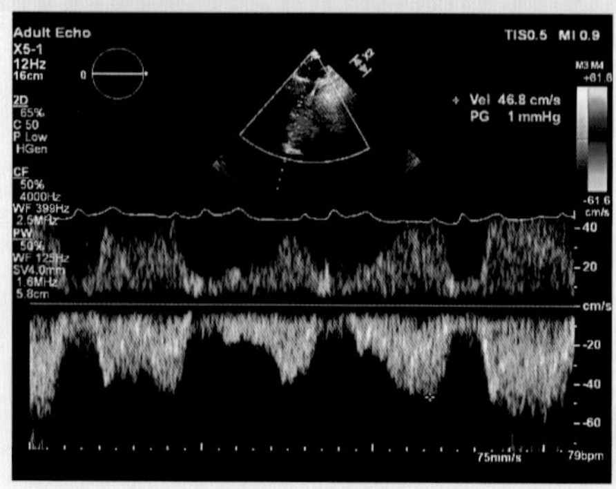

上腔静脉远端血流V_{max}约46.8 cm/s。

图6-1-15　胸骨上窝切面

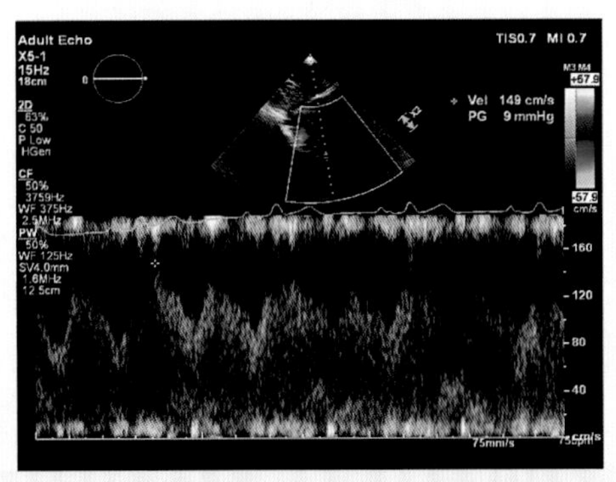

上腔静脉近右心房入口处血流V_{max}约149 cm/s，说明升主动脉对该位置造成挤压，血流加速。

图6-1-16　剑突下切面

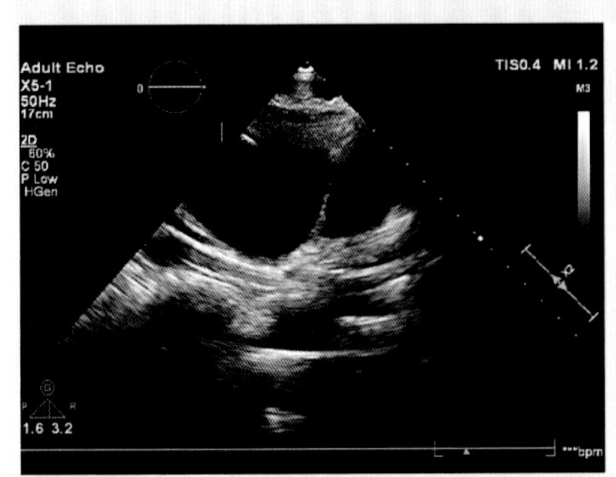

图6-1-17　TTE可探及左肺静脉

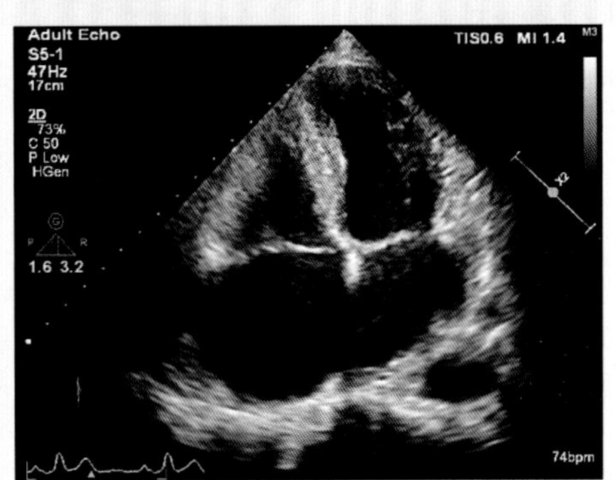

图6-1-18　心尖四腔心切面显示右心房增大

超声提示：主动脉窦部瘤样扩张；主动脉窦部夹层；二叶式主动脉瓣畸形；主动脉瓣轻度狭窄伴轻度关闭不全；降主动脉旁垂直静脉提示肺静脉异位引流（心上型）。

术中所见

全麻体外循环下行Bentall+肺静脉异位引流矫治+内引流+临时起搏器导线植入术。术中所见：心包无粘连增厚，心包腔内可见少量淡黄色清亮液体；心脏正位，心脏增大，以左心房、左心室增大为主，左心室收缩功能尚可。升主动脉及主动脉窦显著扩张，外径约80 mm，外表有纤维素样纤维瘢痕形成，局部呈青紫色。升主动脉向下推挤心脏。肺动脉主干及左右肺动脉形态与走行正常。上、下腔静脉未见明显扩张。未见动脉导管未闭、永存左上腔静脉。左侧主动脉旁可见一垂直静脉向上汇入头肱静脉，血管直径约12 mm。心内探查：主动脉瓣为二叶式，右冠瓣脱垂，瓣叶轻度增厚，瓣缘卷曲，关闭时瓣叶对合差，主动脉瓣呈轻度关闭不全伴轻度狭窄。主动脉管壁变薄，内壁可见散在钙化斑块，升主动脉前壁可见陈旧性内膜剥离，主动脉无冠窦位置假腔内可见陈旧性血栓形成，夹层仅累及窦部及窦管交界（图6-1-19～图6-1-22）。

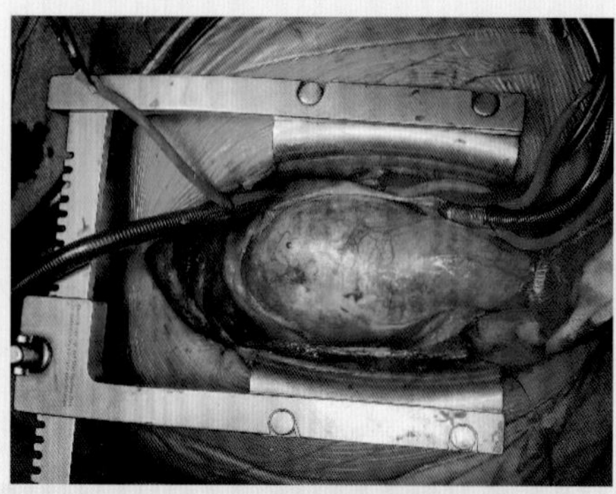
图6-1-19 升主动脉瘤样扩张

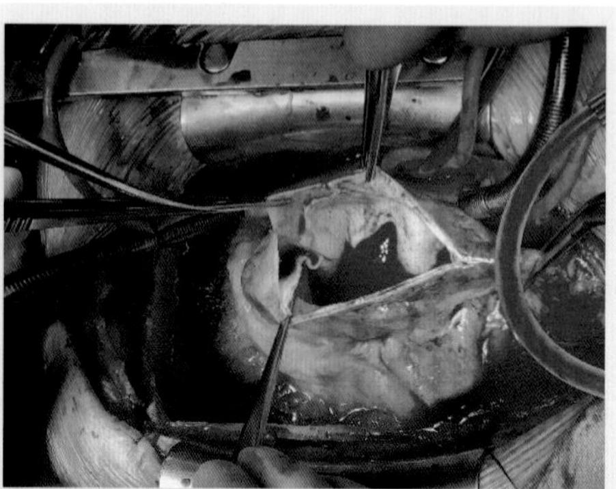
图6-1-20 切开升主动脉可见内膜撕裂

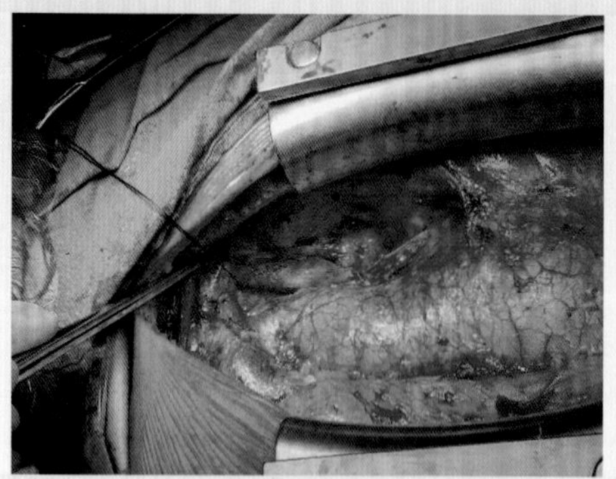
图6-1-21 游离出左侧垂直静脉

Measured (37.0C)

pH	7.48	
pCO_2	34	mmHg
pO_2	201	mmHg
Na^+	138	mmol/L
K^+	4.2	mmol/L
Ca^{2+}	1.08	mmol/L
Glu	6.3	mmol/L
Lac	1.4	mmol/L
Hct	38	%

图6-1-22 血气分析证实垂直静脉内为动脉血

鉴别诊断

主动脉壁间血肿：壁间血肿的诱发因素和临床表现与典型的急性动脉夹层相似。超声心动图诊断壁间血肿的标准为血管壁新月形或环形增厚>7 mm并有内膜移位，无回声提示存在动态出血可能，多普勒探查无血流。壁间血肿CT平扫显像可见区域性低密度增厚影，增强扫描无变化。壁间血肿MRI表现为T_1WI为单一密度增强信号，而在T_2WI为高强度信号。

假性动脉瘤：二维超声表现为主动脉侧出现类圆形或不规则形无回声或不均质回声团，主动脉壁呈连续性中断。多普勒表现：收缩期可见五彩镶嵌血流经破口进入瘤体，舒张期反流回动脉，形成红蓝相间的涡流，频谱在瘤颈处探及收缩期、高速舒张期低速双向血流频谱。

左上腔静脉：左上腔静脉起始与左锁骨下静脉与左颈内静脉的交汇处，在主动脉前外侧向下并接受左上肋间静脉血流，于左侧肺门前下行，且常接受半奇静脉的回流血流，穿入心包，最后可与冠状静脉窦、左心房、右心房或左肺静脉连接。患者多同时有双侧上腔静脉。

部分型肺静脉异位引流：①心上型：右肺静脉（右上肺静脉多见）经上腔静脉引流到右心房，约95%合并有上腔型房间隔缺损，左肺静脉经垂直静脉-左头肱静脉与右上腔静脉相连，再汇入右心房；②心内型：右肺静脉多直接引流入右心房，可单独存在或合并房间隔缺损，或左肺静脉经冠状静脉窦引流入右心房；③心下型：右肺静脉向下在横膈上或下引流至下腔静脉，再回流入右心房。

最终诊断

二叶式主动脉瓣畸形；主动脉窦部夹层；升主动脉瘤样扩张；先天性部分型肺静脉异位引流（心上型）。

分析讨论

主动脉夹层是一种发病率低但危及生命的内外科急症，需要及时识别、迅速分诊和紧急治疗。超声心动图具有快速、无创、安全以及便捷等优点，是目前主动脉夹层病变的首选检查方法之一。

部分肺静脉与左心房不连接，直接或间接回流入右心房，形成左向右分流，血流动力学改变视分流量的多少和合并畸形的严重程度而定。单支肺静脉异位引流不伴有房间隔缺损，可无明显改变；多支肺静脉异位引流或伴有较大房间隔缺损，可有右心扩大、肺动脉内径增粗等。

经验 / 教训

以往主动脉夹层的诊断主要依赖主动脉造影，但此方法费时，且需注入造影剂，危险性大。而超声心动图特别是TEE、三维超声心动图的应用为诊断主动脉夹层提供了更好的方法。

病例启示

常规检查主动脉弓切面，可获得意想不到的收获。

（李文华）

进展性主动脉夹层

病史

患者男性，51岁，6小时前无明显诱因突发持续性背部疼痛，持续约30分钟，后转移至剑突下、中上腹，呈撕裂样，伴呕吐，量不详，无畏寒、发热、头痛、胸闷、心悸、心累等不适，由路人拨打120到我院急诊科治疗，胸腹主动脉CTA提示Debakey Ⅰ型，Standford A型主动脉夹层。急诊以“主动脉夹层”收入我科，患者自患病以来精神、睡眠、食欲欠佳，大小便可，体重无明显变化。

既往史：既往体质较好，否认糖尿病以及心、脑、血管、肺、肾、肝等重要器官疾病史，否认肝炎、结核、伤寒等传染病史，否认重大手术外伤史，否认输血史，否认药物、食物过敏史，否认中毒史。

体格检查

T 36.3 ℃，P 82次/分，R 20次/分，BP 113/57 mmHg。双侧胸廓对称无畸形，胸廓扩张度一致，心尖搏动正常，心前区无异常隆起或凹陷；双侧语音震颤正常，无胸膜摩擦感、皮下捻发感，心前区未触及抬举样搏动，无心包摩擦感，未扪及震颤；双肺正常清音，心界无明显扩大；各瓣膜听诊区未闻及明显病理性杂音；双侧桡动脉、股动脉及足背动脉搏动正常。双侧下肢无明显水肿。

辅助检查

心电图：一度房室传导阻滞。

胸腹部CTA：DebakeyⅠ型，Stanford A型主动脉夹层，范围自升主动脉至左侧髂外动脉，假腔呈螺旋状走行包绕真腔；升主动脉、主动脉弓、头臂干、右颈总动脉见条状等密度影，壁间血肿；左锁骨下动脉、左颈总动脉未见明确受累表现；腹腔干、肠系膜上动脉、左肾动脉起始部受累。

超声心动图

TTE及TEE：升主动脉内径约40 mm，升主动脉、降主动脉管腔内可探及膜片样回声，随心动周期波动，将管腔分为真假两腔，血流分层；主动脉瓣回声尚可，舒张期可探及反流Ⅰ级；收缩期二尖瓣、三尖瓣可探及反流Ⅰ级。

超声提示：主动脉夹层（Stanford A型）；升主动脉增宽，主动脉瓣轻度关闭不全；二尖瓣轻度关闭不全；三尖瓣轻度关闭不全。

术中所见

术前拟行孙氏手术。开胸前，TEE提示夹层累及右冠附近，冠状动脉未剥离，舒张期主动脉瓣反流Ⅱ级；开胸游离主动脉弓上分支时，血压下降，心脏冲动减慢，TEE提示左冠状动脉夹层受累，较前发生进展，随即紧急建立体外循环；心包腔中量心包积液，左右冠走行区可见大面积血肿，组织水肿明显，夹层累及范围自主动脉根部开始，头肱干可视段全部受累，左颈总动脉、左锁骨下动脉根部受累，远端尚好；切开升主动脉、主动脉弓后发现二者均呈急性夹层表现，可见假腔内大量血栓，未见确切破口；主动脉瓣瓣叶柔软，对合尚可，呈中度关闭不全，左右冠状动脉开口均受累，Neri B型；最后实施Cabrol+主动脉弓置换+降主动脉术中支架置入手术（图6-1-23～图6-1-32）。

鉴别诊断

主动脉夹层与升主动脉内的伪像相鉴别：升主动脉扩张不合并夹层的患者，有时腔内可见一横置的带状强回声反射，此回声并非真正的撕裂的内膜反射，是多重反射等伪像引起。

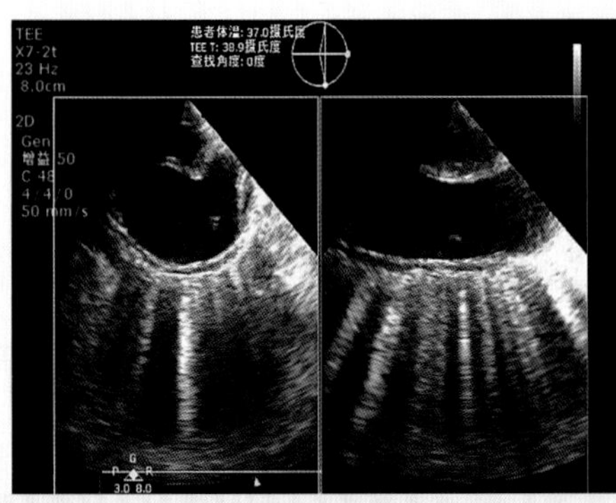

图6-1-23　降主动脉可探及膜片样回声，分为真假腔

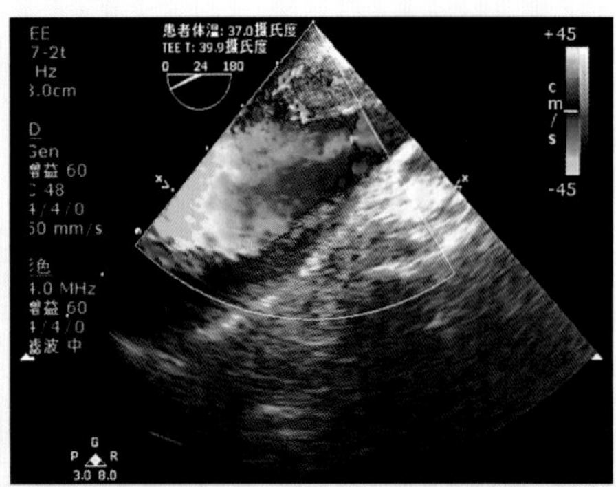

图6-1-24　降主动脉起始部可探及破口

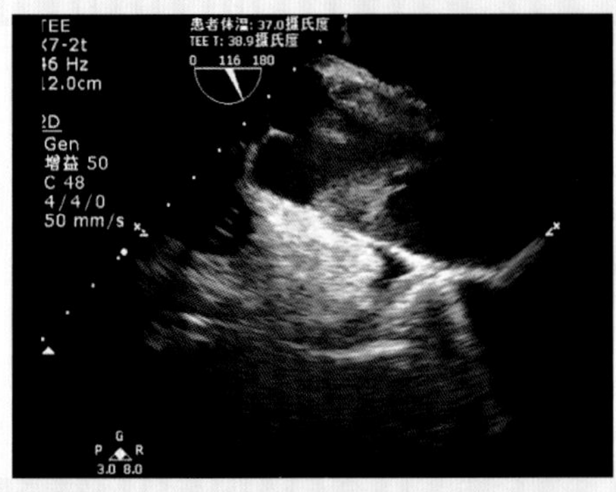

图6-1-25　20：24夹层累及近冠状动脉口

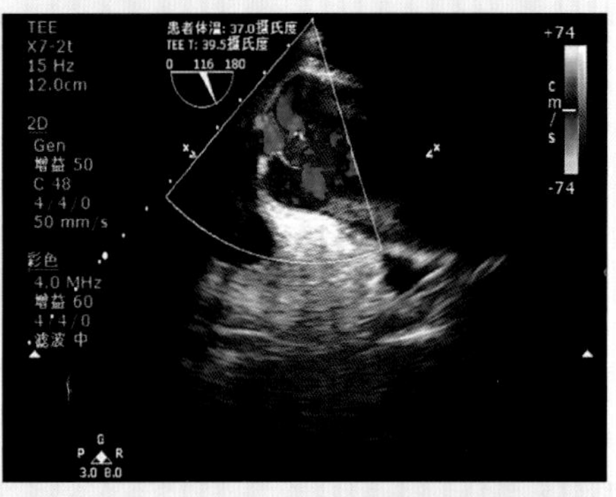

图6-1-26　20：25主动脉瓣轻度关闭不全

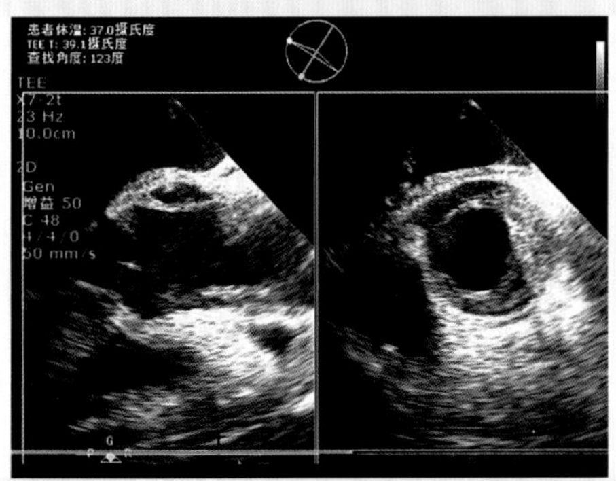

图6-1-27　20：37夹层累及左右冠状动脉口

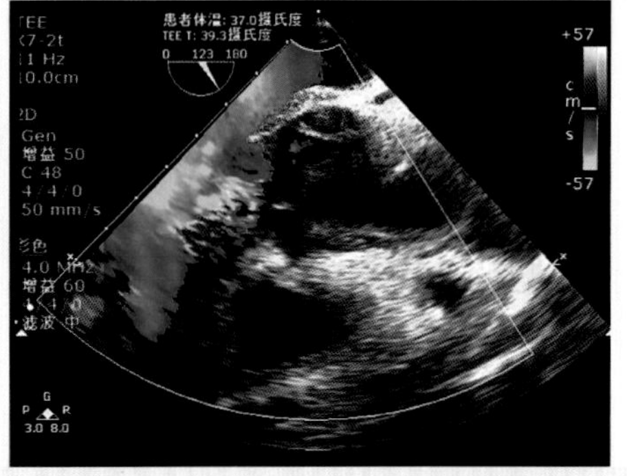

图6-1-28　主动脉瓣反流加重

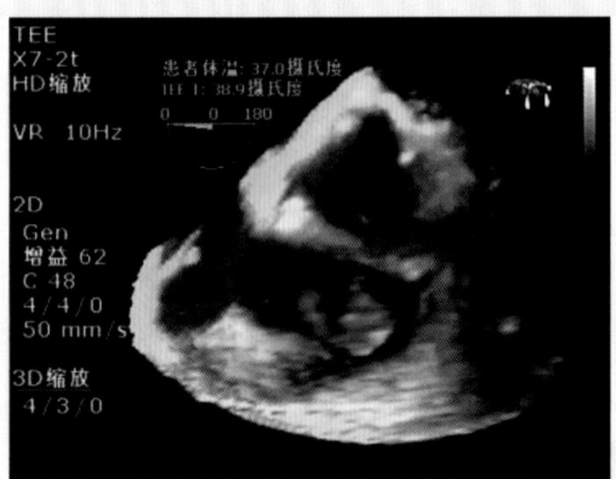

图6-1-29　三维超声显示降主动脉真假腔

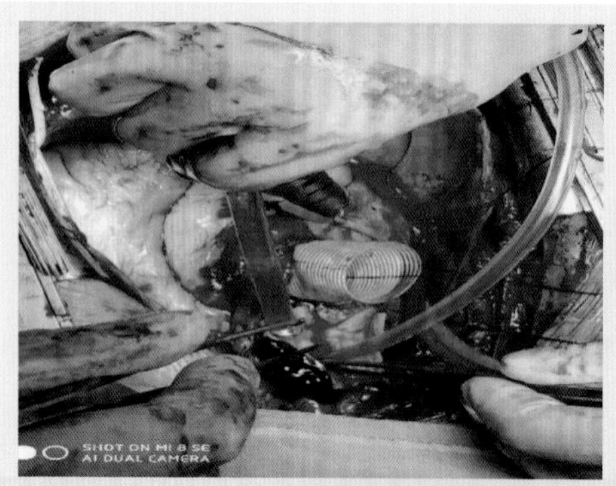

图6-1-30　术中可见真假腔间血栓形成

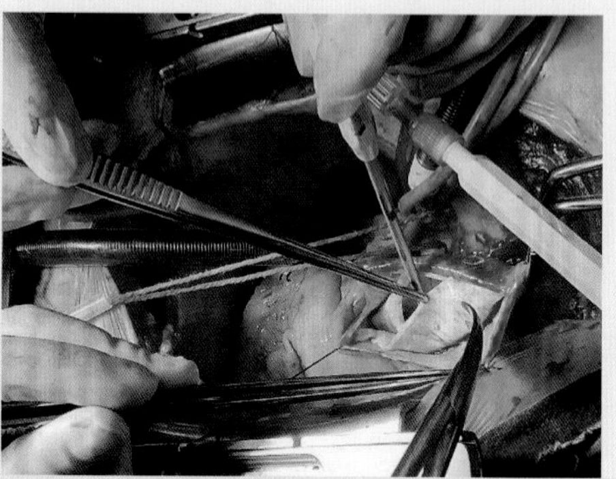

图6-1-31　术中可见升主动脉真假腔

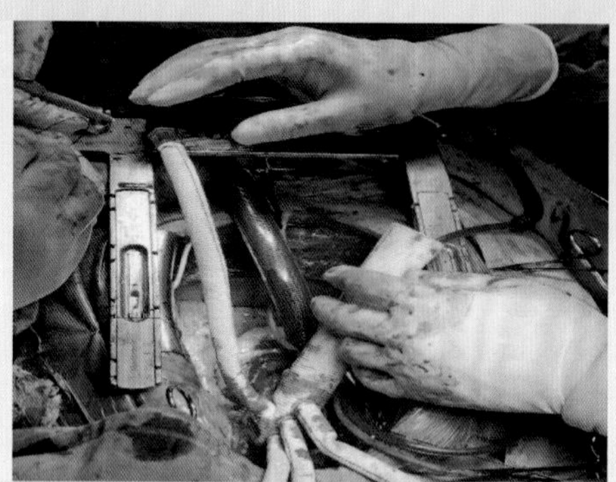

图6-1-32　术中人工血管置入

主动脉夹层与增宽的邻近血管相鉴别：经胸骨上窝探查主动脉弓时，有时会将左头臂静脉与主动脉弓重叠的图像误认为扩张的升主动脉夹层，注射声学造影剂有助于鉴别诊断。

主动脉夹层与主动脉瘤附壁血栓相鉴别：主动脉夹层假腔中充满血栓，并与撕裂的内膜融为一体，撕裂的内膜向管腔中心移动，位于血栓表面，而主动脉瘤附壁血栓形成时，内膜无中心移动，位于血栓的基底部。

主动脉夹层与主动脉壁内血肿相鉴别：主动脉壁内血肿为位于主动脉中层偏外部的局部性血肿，壁呈新月形或环形增厚，内膜面较光滑，无撕裂的内膜回声及破口，大多数可自愈。

主动脉夹层与穿透性动脉粥样硬化性溃疡相鉴别：穿透性动脉粥样硬化性溃疡表面不光滑，局部破裂，出现火山口样溃疡面，无撕裂样内膜反射，多位于胸降主动脉起始部。

最终诊断

主动脉夹层（Stanford A型）并累及冠状动脉口。

分析讨论

对于不稳定的主动脉夹层患者，超声心动图尤其是TEE可在床旁或手术室进行，方便、安全、迅速、准确，为主动脉夹层提供了无创的诊断手段，可以实时观察疾病的进展程度，其诊断具有较高的敏感度和特异度，对治疗方式的选择具有重大意义。

经验 / 教训

主动脉夹层是发生于主动脉壁中层的夹层血肿，这种剥离性血肿可沿主动脉壁及其分支延伸一定的距离，属心血管危急重症，起病急，变化快，死亡率高，早期准确及时诊断对治疗和预后非常重要。三维超声心动图为主动脉夹层的诊断提供了更为直观、快捷的方法，能够从不同的方向和角度观察内膜撕裂的部位、方向和程度，对于主动脉夹层空间立体形态的判断具有重要的临床意义。

病例启示

TEE不受肺内气体、肥胖及胸壁组织的影响，能够清晰地显示主动脉根部、主动脉弓、胸降主动脉的细微动态变化，以及腔内和瓣膜的血流情况，尤其适用于术中的动态观察，对主动脉夹层的诊断、分型和外科治疗措施的选择起到重要作用。

（李文华）

B型主动脉夹层支架置入术后逆向剥离

病史

患者女性，45岁，因“突发背部、腹部疼痛10小时余”入院。入院10小时前，患者进餐时突发背部及腹部疼痛，呈撕裂感。于外院行输液治疗（具体不详），稍缓解。后上述症状持续加重，遂至我院急诊科，行腹部超声及胸腹部CTA检查，均提示主动脉夹层Stanford B型，急诊以“主动脉夹层”收入心脏外科。

体格检查

T 36.9 ℃，P 73次/分，R 18次/分，BP 127/65 mmHg。心肺未见明显异常。

辅助检查

实验室检查：血红蛋白95 g/L。脑钠肽102.9 pg/mL，凝血全套未见异常。

心电图：窦性心律，电轴左偏（–34°），房性期前收缩，左前分支阻滞。

腹部及泌尿系CDFI：腹主动脉内可见线状稍高回声，不能排除主动脉夹层可能。

胸腹部CTA：Stanford B型主动脉夹层，范围自主动脉弓至双侧髂总动脉近心段（图6–1–33）。

超声心动图

主动脉夹层Stanford B型（降主动脉内径增宽，约30 mm，胸主动脉内径稍增宽，约

26 mm，腹主动脉内径稍增宽，约27 mm，管腔内可探及膜片样回声，随心动周期波动，见图6–1–34，图6–1–35），升主动脉及主动脉瓣未见明显异常。

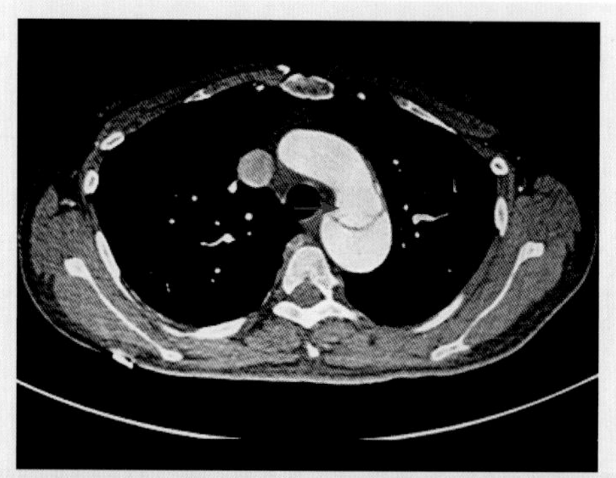

图6–1–33　主动脉弓夹层（箭头）

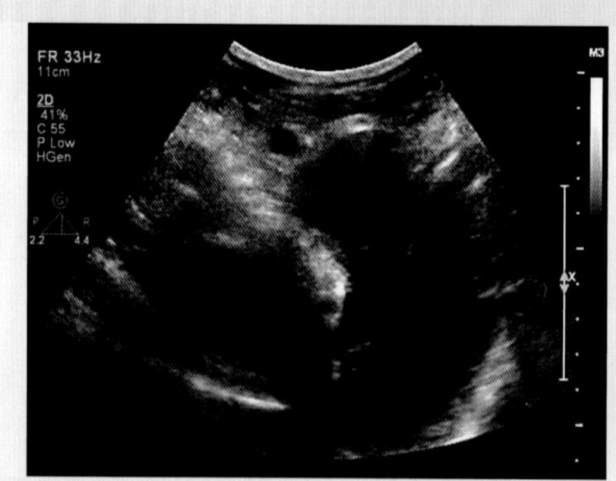

图6–1–34　降主动脉内径增宽

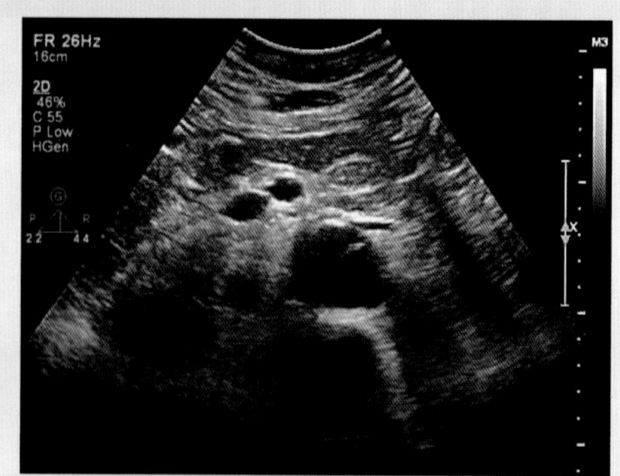

管腔内可探及膜片样回声。

图6–1–35　腹主动脉内径稍增宽

治疗过程

因为系Stanford B型夹层，予控制血压、镇痛、通便等非手术治疗。

入院后第二天，因非手术治疗后胸、腹部疼痛症状无缓解，血压控制不佳，遂急诊行TEVAR（胸主动脉腔内修复术）。术前CT所见左锁骨下动脉破口不明显，腹腔分支右肾动脉源于假腔，其余均为真腔显影，右侧髂总动脉处有一破口。术中所见：右股动脉直径约7 mm，首次造影见左锁骨下动脉大弯侧为第一破口，假腔内可见造影剂流速缓慢。术毕造影支架位置良好，覆盖左锁骨下动脉约80%，左桡动脉测得压力为60 mmHg，同时股动脉测得压力为105 mmHg，第一破口完全封闭，未见内漏。

术后第1日患者发热，T_{max} 39 ℃，C-反应蛋白40.94 mg/L，降钙素＜0.05 ng/mL。术后第3日，血压波动大，需用多巴胺维持。急诊复查胸腹大血管CTA：Standford A型主动脉夹层，范围自升主动脉（主动脉瓣）至双侧髂总动脉近心段，升主动脉处可见破口及撕裂内膜片，较前为新出现（图6–1–36）。主动脉弓–降主动脉（T_{11}椎体水平）血管腔内见金属支架影，未见确切造影剂外漏征象。夹层累及头臂干、左颈总动脉及双侧锁骨下动脉，其中左侧颈总动脉受累范围稍长，其上方层面未累及。头臂干、左颈总动脉受累较前为新出现。腹主动脉（腹腔干起始至双侧髂总动脉）可见撕裂内膜片及真假腔，假腔呈螺旋状走行包绕真腔，腹腔干、肠系膜上动脉、左肾动脉起自真腔，右侧肾动脉起自假腔。右侧髂总动脉长约6.2 cm，夹层范围长约2.6 cm，左侧髂总动脉长约6.2 cm，双侧髂总动脉远端正常血管直径约1.0 cm。双侧髂内外动脉未见异常。

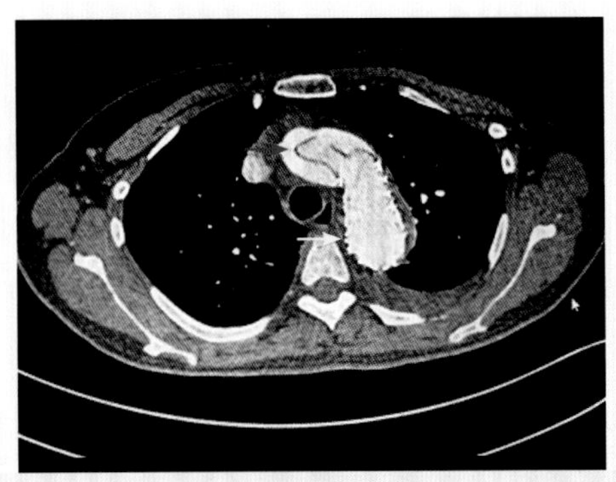

红箭头：升主动脉处可见破口及撕裂内膜片，较前为新出现；黄箭头：支架影。

图6-1-36 胸腹大血管CTA

拟急诊行升主动脉、主动脉弓、降主动脉人工血管置换术+弓分支动脉重建+冠状动脉重建+主动脉瓣置换术（Cabrol+全弓置换+象鼻支架植入术）。

再次超声心动图

TEE：主动脉根部探及膜片状结构随心动周期往返于左心室流出道，左冠状动脉开口处探及膜片状结构，右冠状动脉假腔供血（图6-1-37）。主动脉瓣回声尚可，但因舒张期撕裂的内膜脱入左心室流出道，致使瓣膜呈中度反流。降主动脉内探及支架强回声；腹主动脉、肾动脉水平探及膜片状回声，左肾动脉真腔供血，右肾动脉假腔供血。

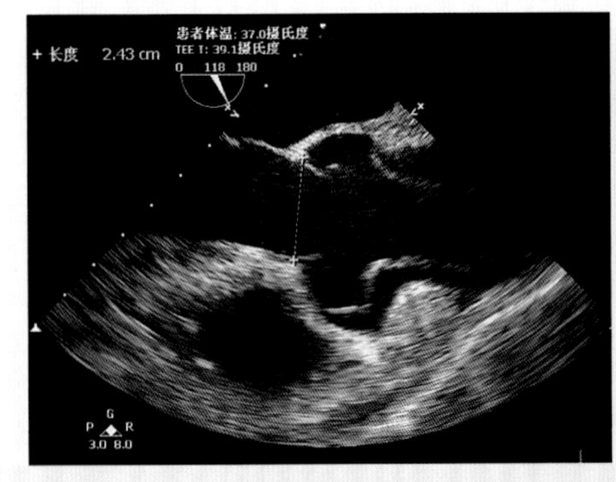

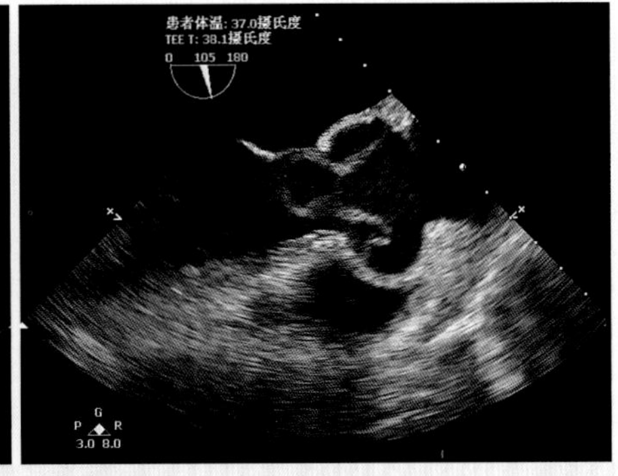

主动脉根部膜片状结构随心动周期往返于左心室流出道。

图6-1-37 TEE检查

再次术中所见

右侧腋动脉未见异常，插管灌注时压力高，考虑和近端夹层有关，放弃经此处进行选择性脑灌注，改用左侧股总动脉途径，插管顺利，泵压正常，对称足背动脉血压和术中尿量均满意；开胸见弓上三大分支全部夹层受累、血栓形成；打开心包见少–中量淡血性心包积液，主动脉直径约4 cm，颜色青紫，呈典型急性夹层表现，窦管交界处可以透过外膜看到主动脉腔内血流，右心室表面脂肪无血肿；停跳，切口探查见升弓交界处内膜360° 环形撕裂，窦管交界处前壁、右冠窦对应位置内膜撕脱，右冠开口掀起并横断，弓部可见头臂干开口处内膜有破口（图6–1–38）；主动脉瓣三叶，瓣环稍扩张，轻度脱垂伴中度关闭不全。

手术：行Cabrol+全弓置换+象鼻支架植入+内引流术。术毕心肌收缩力可，但心肌水肿十分严重，无法一期关胸，予以抗菌敷贴覆盖。术后第二日血压进行性下降，临床宣布死亡。

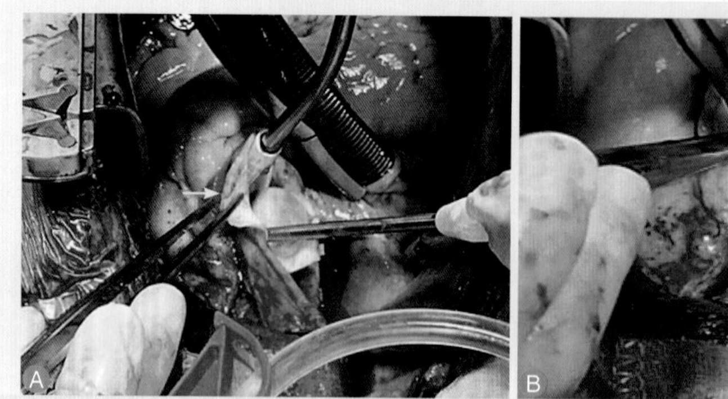

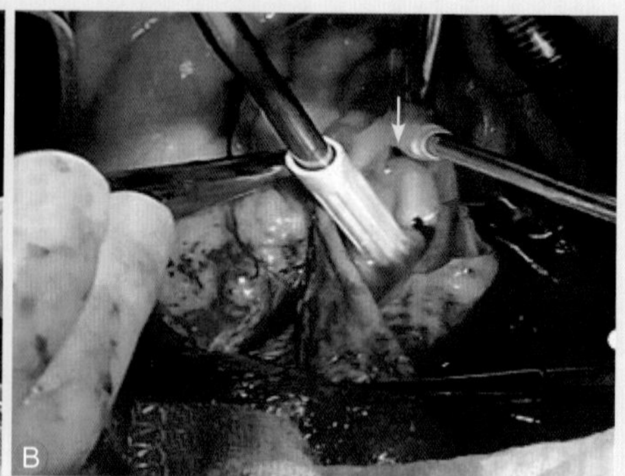

A.升主动脉内膜横断撕裂（箭头）；B.撕裂的内膜（蓝箭头）及其下方的右冠状动脉开口（黄箭头）。

图6–1–38　术中所见

最终诊断

主动脉夹层Stanford B型；主动脉瓣中度关闭不全；胸主动脉腔内修复术后近端血管逆撕。

分析讨论

急性主动脉瓣反流是升主动脉夹层并发症之一，其发生机制可能为：①夹层导致主动脉根部和瓣环进一步扩张，瓣叶中心对合不佳；②夹层导致主动脉根部几何构型改变，对称性遭到破坏，随后某瓣叶脱垂；③舒张期内膜结构撕裂脱入左心室，影响主动脉瓣闭合。本例患者升弓交界处内膜360° 环形撕裂，窦管交界处前壁、右冠窦对应位置内膜撕脱，主动脉瓣明显反流是由于内膜结构脱入左心室流出道，且无右冠瓣联合处脱垂。

内膜结构脱垂可导致心肌缺血，舒张期堵塞冠状动脉开口可能导致心源性猝死，但此例患者静息状态下未见室壁节段性运动异常。

经验 / 教训

随着胸主动脉腔内修复术治疗主动脉夹层的逐步推广，由支架引起的主动脉近端逆撕逐渐增多，发病率达1% ~ 3%。支架置入术后一旦发生近端逆撕，致死率高达25% ~ 60%。因此，B型主动脉夹层介入治疗的时机仍存在争议。部分学者认为急性期主动脉壁及内膜片处于炎性水肿的病理状态，夹层外膜和内膜片非常脆弱，此时介入治疗操作的过程和覆膜支架本身可引发新的内膜撕裂，产生新的夹层或内漏。也有人认为，在急性发病24小时以内完成手术的30天死亡率约3.3%，而在急性期治疗的患者术后主动脉重构优于在慢性期治疗的患者。

在笔者所在中心，急性B型主动脉夹层手术的时机一般把握在发病1周左右。但该例患者发病住院后疼痛持续无法缓解，血压控制不佳遂决定在发病第2天急诊行主动脉腔内覆膜支架置入术。术中根据患者测量的血管直径（约26.5 mm）选用Gore 31 mm × 31 mm × 150 mm的覆膜支架（支架放大比例约14.5%）。术中释放后造影未见明显异常。术后第3日，患者血压波动大，需要用多巴胺维持。急诊行胸部CTA检查，提示夹层逆撕。

回顾性分析该病例，造成术后逆撕的原因可能是使用覆膜支架时选择的放大倍率不当。有学者提出，目前现行的主动脉夹层支架选择中存在的15% ~ 20%的放大倍率是处理动脉瘤的放大倍率。而实际上治疗主动脉夹层的放大倍率应该下降至10%，原因是，在放大倍率为9%基础上，放大倍率每过度扩张1%，就会增加14%的术后近端逆撕的风险。根据上述单中心回顾性数据分析结果，在选择支架时，放大倍率下降0 ~ 5%后，术后近端逆撕的发生率显著降低，且并不会增加内漏率和导致支架的移位。因此，支架的放大倍率选择不当可能是这例患者术后出现逆撕的主要原因。

病例启示

对于存在严重并发症（如夹层破裂、脏器缺血、逆行撕裂、持续疼痛、血压难以控制等）的急性B型主动脉夹层患者，发病后即使在急性期内进行腔内隔绝术，术中的安全性也是可以接受的。手术医师在术前和术中应该更加注重锚定区主动脉的质量与形态，精准进行术前血管的测量与评估，选择合适直径的支架移植物，制定相应策略，并注意术中操作细节和围手术期的管理，尽可能地减少主动脉夹层TEVAR术后近端逆撕的发生。

（左明良　向　波）

主动脉夹层误诊急性心梗

病史

患者男性，51岁，因“反复胸闷、气紧、心累1年，胸痛6小时”入院。6小时前患者自感胸痛，当地医院心电图提示窦性心律，急性前壁心肌梗死。予以告病危，吸氧，扩冠，溶栓，阿司匹林300 mg+替格瑞洛嚼服抗血小板，阿托伐他汀40 mg调脂，对症支持治疗，入院后发生3次室性心动过速，每次经电复律后转律成功，然后予以利多卡因0.1 g静脉注射，维持，再给予尿激酶150万单位静脉滴注溶栓，半小时后溶栓完成，溶栓后心电图ST段无明显回落，为进一步治疗，遂到我院急诊，急诊CT提示主动脉夹层。

既往史：高血压病史8年，平时最高血压150/110 mmHg，用药及控制情况不详。

体格检查

T 36.2 ℃，P 115次/分，BP 130/89 mmHg。口唇无发绀，心尖搏动正常，HR 92次/分，心律齐，$A_2>P_2$，无病理杂音。双侧足背动脉搏动微弱。

辅助检查

心肌酶谱及肌酐增高。D-二聚体未见明显变化。

心电图：当地医院心电图提示窦性心动过速，前间壁心外膜下损伤（可能为急性心肌梗死）。

本院心电图提示患者为窦性心律，电轴不偏，ST-T改变，avR，V1 ~ V3 ST段抬高0.05 ~ 0.2 mV，需结合临床表现进行诊断。

冠状动脉造影：主动脉根部可见造影剂滞留，高度怀疑主动脉夹层。

CTA：主动脉自根部至双侧髂外动脉管腔内可见内膜片影。假腔呈螺旋状走行包绕真腔，初始破口位于升主动脉，头臂干、右侧颈总动脉、左侧颈总动脉、左锁骨下动脉受累，左侧冠状动脉显示起于假腔，右侧冠状动脉未见显影，腹腔干及肠系膜上动脉起于真假腔，右肾动脉受累，右肾未见确切强化，双层髂总动脉及髂外动脉受累，右侧髂内动脉受累，左侧髂内动脉起于假腔（图 6 –1–39）。

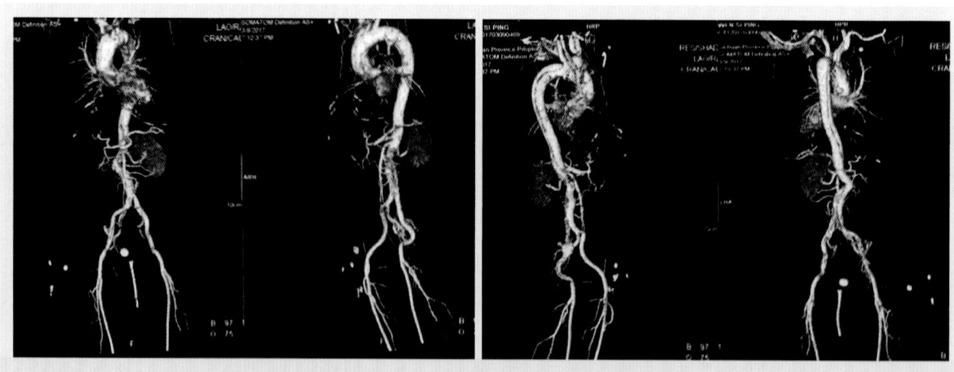

图6–1–39　主动脉夹层（A型）

超声心动图

术中TEE：主动脉内径增宽，最宽处约50 mm，其内探及膜片状回声，延续至右冠状动脉起始部，其内血流信号显示不满意；主动脉瓣闭合不良，呈中度偏心性反流，偏向二尖瓣前瓣；右心室增大，收缩功能明显降低（图6–1–40）。

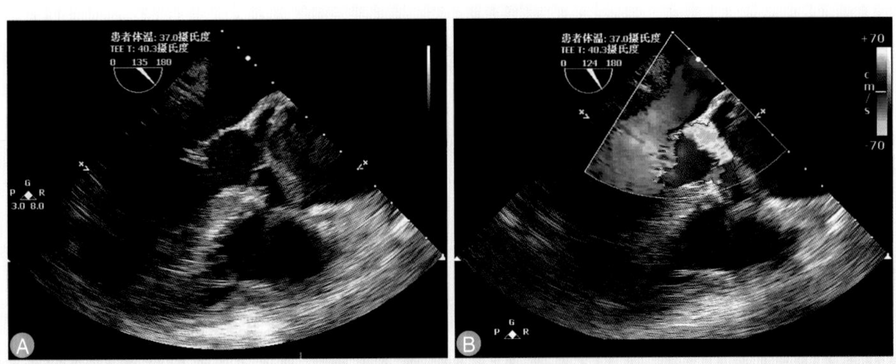

A.主动脉根部夹层累及到右冠状动脉起始；B.主动脉瓣中度偏心性反流（缩流颈约4 mm），偏向二尖瓣前瓣。

图6-1-40 术中TEE

超声提示：主动脉夹层，内膜撕裂至右冠状动脉开口，血流信号不明显，不能除外闭塞；主动脉瓣中度反流。

术中所见

心包腔中量血性液体，心脏增大，以左心室为主，左心室收缩功能尚可，右心房、右心室表面可见血肿形成，以右冠冠状动脉走行范围为甚，右心室收缩功能差、显著充盈。升主动脉显著扩张，外径约5.5 cm，外表呈青紫色，累及升主动脉、主动脉弓及弓上三分支血管。主动脉窦可见扩张，主肺动脉未见明显扩张。心内探查，切开升主动脉，可见主动脉夹层破口位于升主动脉前壁，大小约7 mm × 10 mm，夹层向下累及右冠窦、无冠窦，夹层撕裂至右冠状动脉开口前壁，将右冠状动脉开口撕裂，可见血栓形成致右冠状动脉堵塞，两冠状动脉窦内可见血栓形成，夹层向上累及头肱干、左颈总动脉及左锁骨下动脉（图6-1-41）。主动脉瓣未见明显增厚，交界无明显粘连，闭合时右冠瓣及无冠瓣脱垂，瓣叶闭合差，呈中度反流。给予Bentall+全弓置换+降主动脉支架植入+冠状动脉旁路移植+临时起搏导线植入。

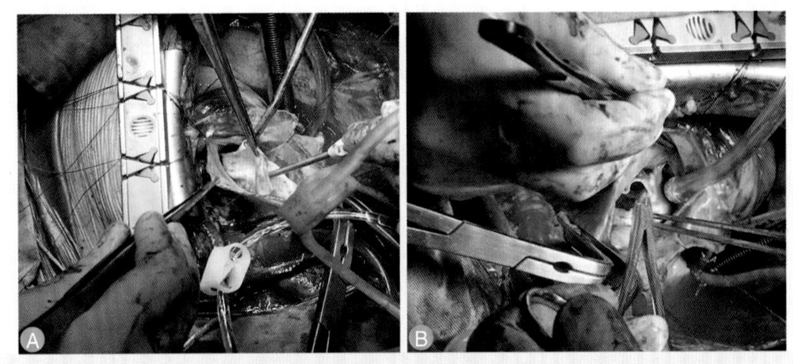

A.夹层撕裂至右冠状动脉开口前壁，将右冠状动脉开口撕裂；B.主动脉根部夹层破口。

图6-1-41 术中所见

鉴别诊断

急性心肌梗死：主动脉夹层患者的疼痛具有典型性和特异度，而且一般没有心电图变化。一些心脏标志物（如肌钙蛋白等），主动脉夹层患者一般也测不出明显升高。相反，急性心肌梗死患者有比较典型的心电图变化，且心脏标志物很快就可测出显著升高。

急性肺动脉栓塞：急性肺动脉栓塞患者血压一般降低。要注意询问患者是否有手术后、产后长期卧床史或骨折病史，完善D-二聚体、肺动脉造影、肺部核素通气灌注扫描检查等以明确诊断。

最终诊断

急性主动脉夹层（Stanford A型）；急性心肌梗死；主动脉瓣中度关闭不全；急性肾功能不全；高钾血症；高血压Ⅱ级极高危。

分析讨论

主动脉夹层是一种相对少见但极为严重的疾病，通常表现为严重胸痛与急性血流动力学损伤。初始事件是主动脉内膜的撕裂，血液经撕裂处进入主动脉中膜，将内膜与其外环绕的中膜和（或）外膜分离开，形成一假腔。夹层可从最初撕裂点的近端和远端扩展，累及分支血管和主动脉瓣并进入心包腔，这种扩展会引起很多相关的临床表现，包括缺血（冠状动脉、脑、脊髓或内脏）、主动脉瓣反流和心包填塞。

危险因素包括高血压、动脉粥样硬化等。一项针对40岁以下患者的研究显示，在年轻患者中，仅34%有高血压病史，仅1%有动脉粥样硬化病史，其他易感因素包括：患有动脉瘤、血管炎、胶原病（如马方综合征）、二叶式主动脉瓣畸形、主动脉缩窄等疾病。夹层起始部位在升主动脉比在主动脉弓或降主动脉更常见。

经验 / 教训

升主动脉夹层会出现前胸疼痛，或当夹层向远端扩展到左锁骨下动脉时会出现重度、尖锐或撕裂样的后胸部或背部疼痛。

动脉夹层的疼痛，可以是一种孤立的症状，也可伴晕厥、脑卒中、心肌梗死、心力衰竭或终末器官缺血（如内脏缺血、肾功能不全、四肢缺血和脊髓缺血）等其他临床体征。主动脉夹层属于心血管疾病的急重症，死亡率高。因此可疑急性主动脉夹层超声检查过程中应高度注意患者病情与血流动力学变化。

病例启示

典型的主动脉夹层表现为突发剧烈、撕裂样胸痛，双上肢血压差值＞15 mmHg，而不典型的主动脉夹层表现多种多样，如突发昏迷、急性心肌梗死、呼吸困难、消化道出血、急性肾功能衰竭、偏瘫、血压偏低、发热伴呼吸时胸痛等，此外，还有无痛型主动脉夹层的报道。所以仅靠表现来诊断是不可靠的，还需要一些检查手段来排除，因此超声检查应注意结合多个声窗，尽可能连续地观察主动脉的不同节段。需将二维超声、M型超声、血流频谱及CDFI、TEE等技术相结合，才能做出正确诊断。

（左明良 徐 芸）

妊娠合并主动脉夹层

病史

患者女性，23岁，因“孕检发现主动脉夹层1天”入院。入院前1天，患者常规孕检发现血压升高，收缩压在130～170 mmHg的范围内波动，外院行心脏超声提示主动脉增宽。遂于我院复查心脏超声，提示主动脉夹层DebakeyⅡ型：升主动脉瘤。

体格检查

T 36.2 ℃，P 100次/分，R 12次/分，BP 135/66 mmHg。神志清楚，精神可，近视，身材瘦长，四肢、手指、脚趾纤细，双肺呼吸音稍粗，未闻及明显干湿啰音。心律齐，胸骨左缘第三、第四肋间可闻及舒张期隆隆样杂音。腹部膨隆，宫底脐上一横指，腹软，无肌紧张，无明显压痛、反跳痛。肝脏未触及，脾肋下未触及，肠鸣音正常，双下肢不肿。

辅助检查

胸部+腹部CTA：DebakeyⅠ型，Stanford A型主动脉夹层，范围自升主动脉起始部至降主动脉（约平T_{11}～T_{12}椎间隙水平）区域。假腔于真腔左侧走行。升主动脉瘤样扩张，最宽处约9.4 cm，主动脉夹层假腔最大径约6.8 cm，初始破口位于升主动脉起始部，可见多个继发小破口沟通真假腔，血流基本通畅，右侧头臂干起自真腔，右侧头臂干及右锁骨下动脉未见明显受累，左锁骨下动脉、左颈总动脉及双侧冠状动脉起自假腔，假腔内密度尚均匀。肠系膜上动脉主干增宽，直径约1.0 cm。腹腔干旁见一细小分支起自腹主动脉，上行至胃贲门区域，考虑发育变异可能（图6–1–42）。

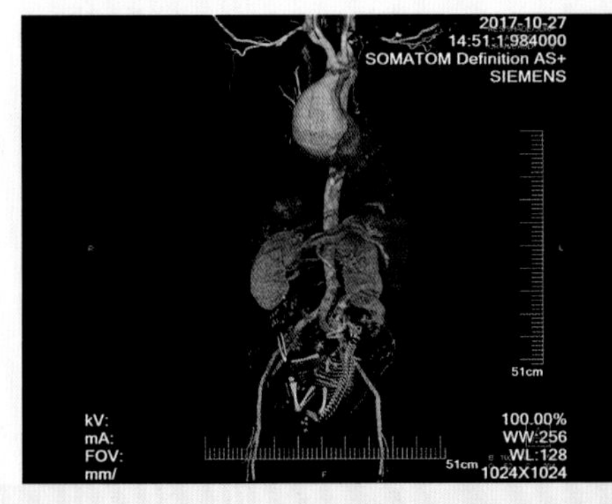

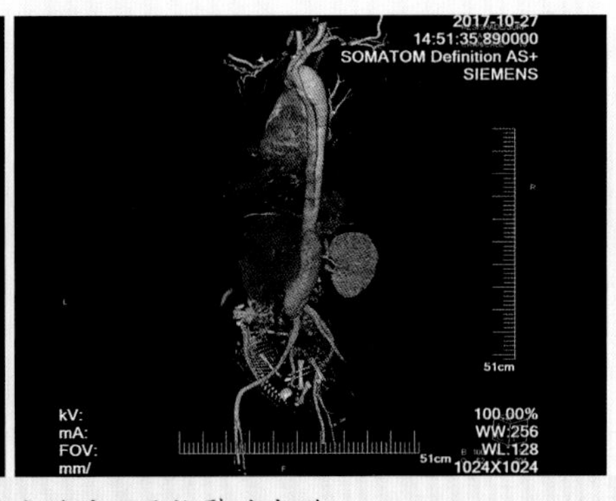

升主动脉、主动脉弓及降主动脉可见撕裂的内膜。

图6–1–42 升主动脉瘤

超声心动图

胸骨旁左心室长轴切面：左心室扩大；CDFI显示舒张期主动脉瓣左心室流出道侧见大量反流信号（图6–1–43）。

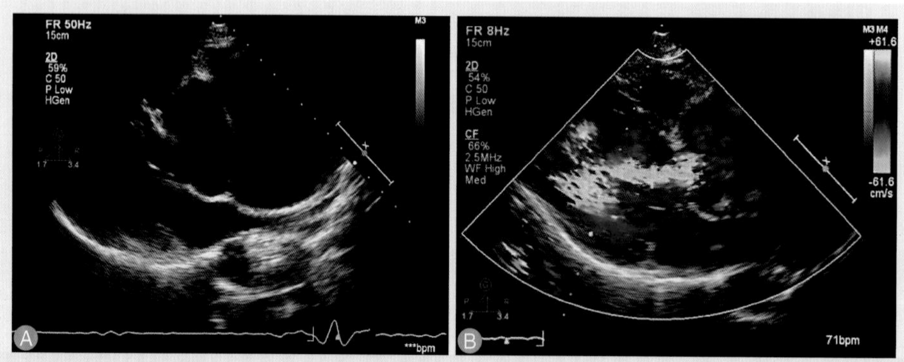

A.胸骨旁左心室长轴切面主动脉根部可见膜片样结构；B.胸骨旁左心室长轴切面舒张期主动脉瓣见大量反流信号。

图6–1–43　胸骨旁左心室长轴切面

主动脉根部及升主动脉长轴切面：主动脉根部及升主动脉扩张，最宽处内径为79 mm，从根部起其内见膜片样回声（图6–1–44）。

大动脉短轴切面：距主动脉瓣瓣环约30 mm处可探及一破口，破口最宽处约25 mm；膜片样回声将主动脉管腔分为真、假两腔，真腔约30 mm，假腔约50 mm。

心尖三心腔切面：主动脉根部管腔内可见膜片样回声；CDFI显示舒张期主动脉瓣左心室流出道侧见大量反流信号（图6–1–45）。

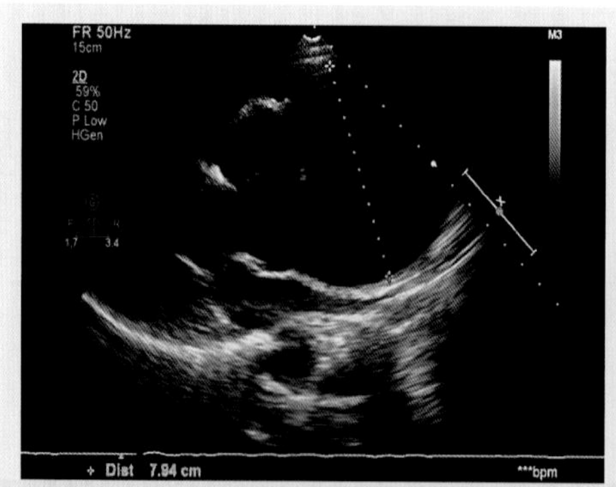

主动脉根部及升主动脉扩张，最宽处内径约79 mm，其内见膜片样回声。

图6–1–44　主动脉根部及升主动脉长轴切面

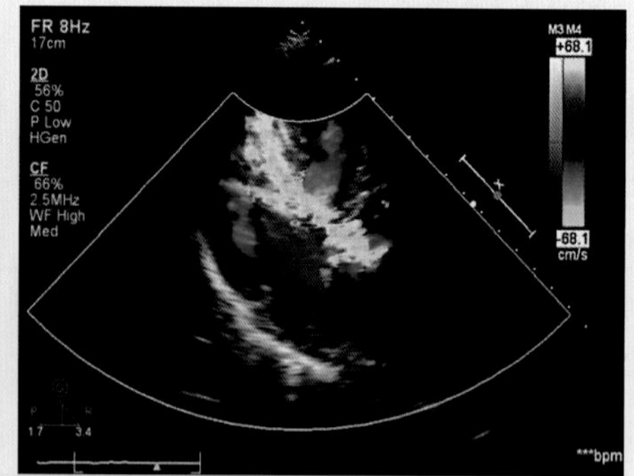

舒张期主动脉瓣见大量反流信号。

图6–1–45　心尖三腔心切面

胸骨上窝主动脉弓长轴切面：主动脉弓–左侧颈总动脉开口管腔内可探及膜片样回声。

胸降主动脉可视段及腹主动脉可视段长轴切面：管腔内未探及确切膜片样回声（图6–1–46，

图6-1-47）。

综合以上超声心动图检查结果，患者升主动脉瘤样扩张，其内见异常膜样回声，左心室增大。提示主动脉夹层（DeBakey Ⅱ型），升主动脉瘤伴主动脉瓣重度关闭不全。

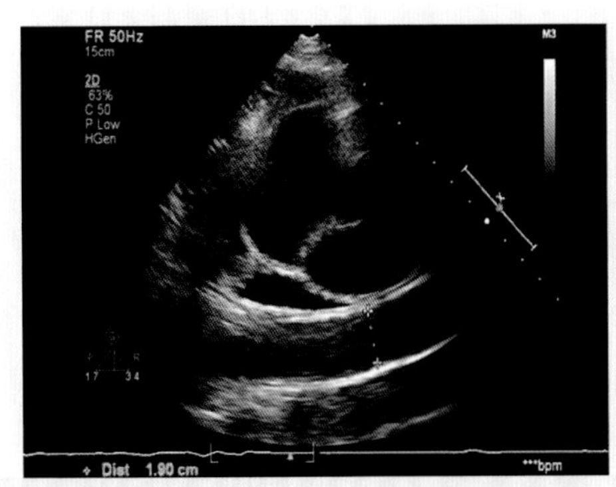

管腔内未探及确切膜片样回声。

图6-1-46 胸降主动脉可视段长轴切面

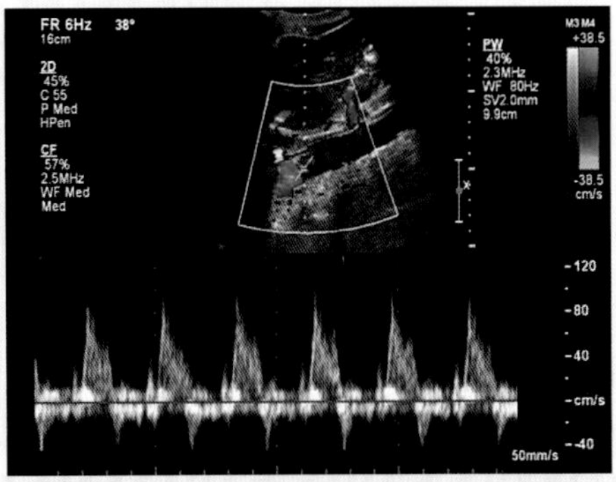

管腔内未探及确切膜片样回声，血流频谱未见明显异常。

图6-1-47 腹主动脉可视段长轴切面

术中所见

升主动脉显著扩张，外径约8 cm，外表呈青黄色，累及升主动脉、主动脉弓及弓上三分支血管。主动脉窦可见明显扩张。主肺动脉未见明显扩张；上下腔静脉未见明显扩张。未见动脉导管未闭、永存左上腔静脉、肺静脉异位引流等。心内探查：切开升主动脉可见，主动脉夹层破口位于升主动脉后壁，大小约30 mm × 40 mm，夹层未累及窦壁，夹层向上累及头肱干、左颈总动脉及左锁骨下动脉。主动脉窦部明显扩张，左右冠状动脉开口未见明显夹层累及。主动脉瓣未见明显增厚，瓣叶交界未见明显粘连，闭合时右冠瓣脱垂，瓣叶对合差，瓣叶呈重度反流。对患者行Bentall+全弓置换+降主动脉支架置入术，术后恢复可。

鉴别诊断

马方综合征需与风湿性主动脉瓣关闭不全、家族性主动脉瓣瓣环扩张相鉴别。

风湿性主动脉瓣关闭不全：该患者虽有主动脉瓣重度反流，但超声可见瓣膜本身未受损，而是升主动脉瘤样扩张、瓣环扩张致瓣膜关闭不全，可排除。

家族性主动脉瓣瓣环扩张：对患者近亲进行心脏超声检查，可基本排除。

最终诊断

主动脉夹层Debakey Ⅰ型；Stanford A型；马方综合征。

分析讨论

马方综合征，是一种遗传性结缔组织疾病，常染色体显性遗传，该病特征为患者四肢、手指、脚趾细长不匀称，身高明显超出常人，伴有心血管系统异常，特别是合并有心脏瓣膜异常和主动脉瘤。该病可能同时影响其他器官，如肺、眼、硬脊膜、硬腭等。该病发展速度个体差异很大，但总体来看预后险恶。据Mardoch等调查，有1/3的马方综合征患者于32岁之前死亡，2/3于50岁左右死亡。死亡的主要原因是心血管病变。

本例患者仅常规孕检时发现血压升高，临床症状不典型，无明显的胸背痛症状，常规行超声心动图发现夹层动脉瘤，累计范围从主动脉根部至降主动脉，同时伴有主动脉瓣的重度反流；结合患者的身高以及视力受损等情况，诊断为主动脉夹层及马方综合征。

经验 / 教训

本例患者，TTE于主动脉根部–左颈总动脉起始部探及膜片样回声，因此超声诊断为主动脉夹层DebakeyⅡ型，由于主动脉内膜撕裂的不规则以及超声检查的相对限制，而未观察到降主动脉内膜片样回声；因此，在诊断时，如患者病情允许，还应结合其他检查明确诊断。

病例启示

超声心动图是诊断主动脉夹层的重要方法，患者升主动脉瘤样扩张，舒张期主动脉瓣见大量反流信号，超声心动图检查时应仔细探查追踪主动脉全程结构有无异常改变。

主动脉夹层发病因素有很多，包括高血压、遗传因素、妊娠、创伤等。主动脉夹层的临床表现视夹层的部位、进展速度和病理变化而异，比较复杂。临床症状可不典型，疼痛强度除与夹层撕裂速度、强度有关外，还与个体敏感度有关。建议女性备孕前进行全方位的评估。

（白　芳）

主动脉夹层合并根部假性动脉瘤

病史

患者男性，64岁，因“剧烈胸痛1天”入院。1天无明显诱因出现剧烈胸痛，呈持续性，无放射性疼痛，无牵扯痛。当地医院CTA诊断为主动脉夹层（DeBakeyⅠ型），建议转上级医院进一步诊治。

既往史：既往体健，高血压病史5年，未规律用药。否认糖尿病及脑、血管、肺、肾、肝等重要器官疾病史。

体格检查

T 36.5 ℃，P 110次/分，R 19次/分，BP 93/56 mmHg。唇甲无发绀，颈静脉无充盈、无怒张，双肺呼吸音清，干湿啰音不明显，HR 110次/分，心律齐，未闻及病理性杂音。腹平软，无压痛及反跳痛，肝肋下未触及，双下肢无水肿。四肢肌力正常，肌张力可，病理反射未引出。

辅助检查

实验室检查：D-二聚体6.03 mg/L，纤维蛋白降解产物11.5 mg/dL。肝脏、肾脏功能轻度下降。

CTA：主动脉夹层（DeBakey Ⅰ型），心包中量积液（积血）。

超声心动图

心脏大小、比例及收缩功能正常。大动脉短轴非标准切面显示在主动脉与主肺动脉之间可探及无回声、低回声团块，大小约15 mm×20 mm，其内未见确切异常血流信号（图6–1–48）。

左心室长轴切面显示主动脉内探及膜片状回声，将管腔分为真腔及假腔，假腔内血流暗淡。心包内探及中量积液，主要位于心脏前方，舒张期右心室向内凹陷。左心室短轴切面显示，左心室腔明显变小，约16 mm，收缩幅度偏强（图6–1–49）。

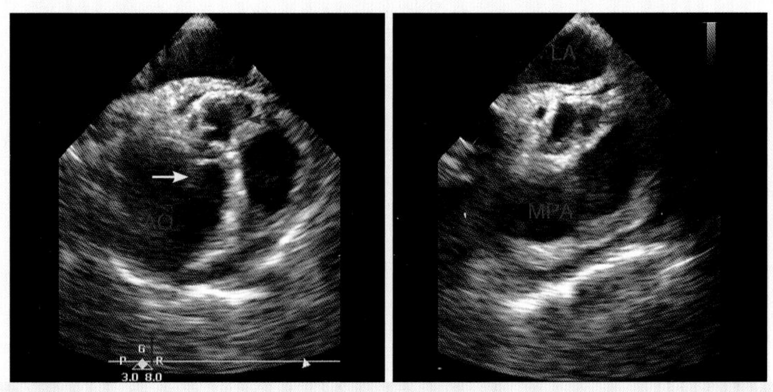

低回声及无回声团块（红箭头）位于主动脉与主肺动脉之间，黄箭头为主动脉内膜片状结构。

图6–1–48　TEE双平面

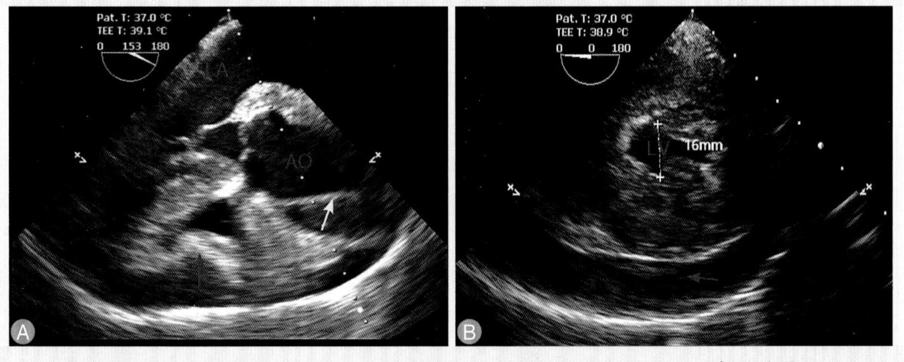

A.舒张期右心室向内凹陷（红箭头），主动脉撕裂的内、中膜可探及膜片状回声（黄箭头）；B.左心室短轴切面显示左心室腔变小，可探及中量心包积液（箭头），主要位于心脏前方。

图6–1–49　左心室长轴及短轴切面

超声提示：主动脉夹层（DeBakey Ⅰ型），中量心包积液伴心包填塞；左心室腔变小。主动脉、肺动脉之间可见异常团块，不能排除假性动脉瘤。

术中所见

在手术室手术过程中，从心脏表面去除凝块后，患者出现了低血压（76/56 mmHg）等血流动力学不稳定的情况，并再次出现心包积液。因此，迅速建立体外循环，并在深低温停循环和全麻下进行紧急手术联合象鼻植入术。术中检查显示升主动脉破裂伴MPA附近的假动脉瘤形成（图6-1-50）。行孙氏手术和降主动脉支架植入。

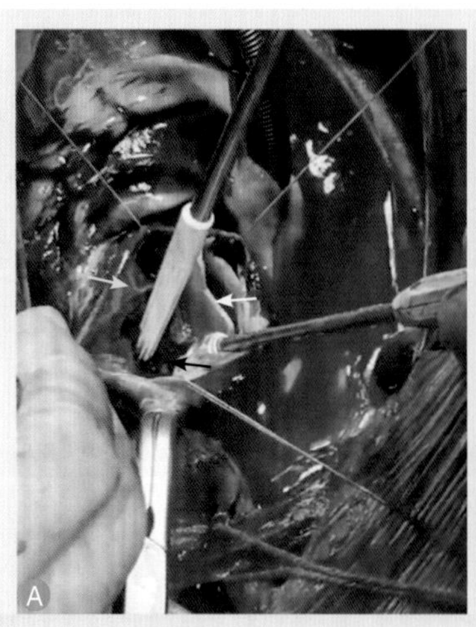

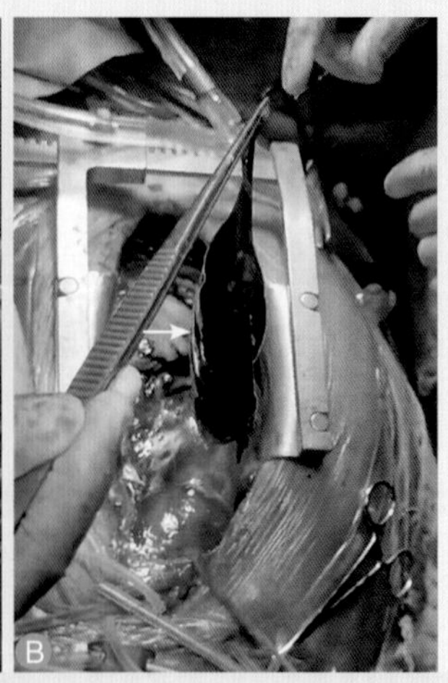

A.黑箭头为假性动脉瘤，黄色箭头为主动脉外膜，白色箭头为撕裂的内、中膜结构；B.箭头为心脏表面清除的血凝块。

图6-1-50　术中所见主动脉与肺动脉之间假性动脉瘤形成

鉴别诊断

真性动脉瘤：在高速、高压血流作用下，动脉内膜损伤，动脉中、外膜不断膨胀而形成，动脉壁多数存在先天性缺陷，但其动脉管壁完整。而假性动脉瘤管壁部分破裂，在动脉周围形成血肿并包裹周围组织，血肿与动脉相通，无血管壁结构。

最终诊断

主动脉夹层（DeBakey Ⅰ型）伴假性动脉瘤形成；心包填塞。

分析讨论

主动脉假性动脉瘤是一种非常危险的大血管疾病，如果发生破裂，患者会很快因失血性休克而死亡，所以其早期诊断非常重要。假性动脉瘤往往见于心脏或主动脉手术后，心脏手术后升主动脉假性动脉瘤的手术死亡率约41%，而创伤、炎症或感染亦可形成假性动脉瘤。本例患者为主动脉夹层合并假性动脉瘤。

目前，增强CT和MRI是确诊假性动脉瘤的主要方法。典型假性动脉瘤的CTA表现：存在突出载瘤动脉腔之外的类圆形或不规则形瘤体，并可见一较小破口与载瘤动脉相通，瘤体内可见薄厚不一的低密度血栓，部分患者瘤壁可见钙化；部分患者邻近载瘤动脉可有受压变细、扩张等表现；部分患者因瘤体较大，可造成破口显示不清。超声表现：二维超声显示动脉壁回声中断，周围有低回声组织呈瘤样包绕，瘤内可有附壁血栓，CDFI超声见往返于瘤体与主动脉的缓慢血流。

经验 / 教训

本例无典型主动脉壁连续性中断，无进出血流信号。仅见主动脉与肺动脉之间低回声组织包绕。如不与心包积液、心包填塞相联系，很可能会忽略假性动脉瘤的存在。

尽管假性动脉瘤的主要诊断方法是增强CT或MRI，但本例CTA未提示假性动脉瘤，考虑原因可能是破裂的血管壁被纤维化组织包裹，包裹的管腔被血栓完全封闭，导致动脉瘤的典型表现消失。

病例启示

主动脉夹层合并主动脉假性动脉瘤是一种危险性极大的大血管疾病，如果能早期诊断、尽早治疗，可挽救患者生命。本例病情凶险，术中即出现假性动脉瘤破裂，心包填塞发生。而术中超声心动图发现异常结构，应从一元论的角度思考主动脉夹层、心包填塞的关联性，否则容易漏诊。

升主动脉假性动脉瘤

病史

患者男性，19岁，因“胸痛3周余”入院。3周前活动时出现胸痛，为隐痛，伴有黑矇，无放射痛，无濒死感，无大汗淋漓，无烦躁不安，无面色苍白、四肢湿冷，无恶心、呕吐，无心悸、气促，无意识改变、头晕、晕厥，无腹胀，无黑便、血便，无尿量减少、血尿，无肢体乏力、疼痛、感觉减退，无发热，无咳嗽、咯痰、咯血等。遂至某医院就诊，考虑“动脉瘤”，今为进一步治疗转入我院，以“升主动脉瘤”收入我科。

既往史：既往体质较好，否认高血压、糖尿病及心、脑、血管、肺、肾、肝等重要器官疾病史，否认肝炎、结核、伤寒等传染病史，无手术史，否认输血史，否认药物、食物过敏史，否认中毒史。按当地卫生防疫部门要求进行了预防接种，具体不详。

体格检查

T 36.6 ℃，P 92次/分，R 20次/分，BP 108/66 mmHg。神志清楚，急性病容，体格检查合作，口唇无发绀，颈静脉无充盈、无怒张，胸廓对称，叩诊呈清音，双肺呼吸音清，未闻及干湿啰音。心界增大，HR 92次/分，心律齐。腹平软，无压痛及反跳痛，肝肋下未触及，双下肢无水肿。四肢肌力正常，肌张力可，病理反射未引出。

辅助检查

全血超敏C-反应蛋白73.19 mg/L；凝血酶原时间国际标准化比值1.06；纤维蛋白原5.42 g/L（升高）；D-二聚体4.81 mg/L；纤维蛋白降解产物14.5 mg/L（升高）；肝肾功能基本正常。

主动脉CTA：升主动脉左侧可见一大小约68 mm×44 mm×54 mm的团状稍高密度影，边界较清楚，紧贴升主动脉左侧壁，有一细小破口与之相连，造影剂呈细线样射入其内，右肺动脉主干受压变窄，考虑升主动脉左侧壁破裂伴慢性血肿形成。

超声心动图

TEE：术前于主动脉瓣上方约3 cm处的主动脉前壁可探及一破口，破口的大小约8 mm×10 mm，破口与升主动脉旁一无回声区相通，无回声区大小约73 mm×44 mm其内可探及红细胞自发显影，周边探及低回声；房间隔稍膨向左心房侧，肺动脉主干受无回声区影响，中份管腔偏窄、流速偏快；心包腔有厚约4 mm的无回声区；各瓣膜区未见确切反流信号（图6–1–51）。

心脏超声：升主动脉假性动脉瘤，肺动脉受压变形。

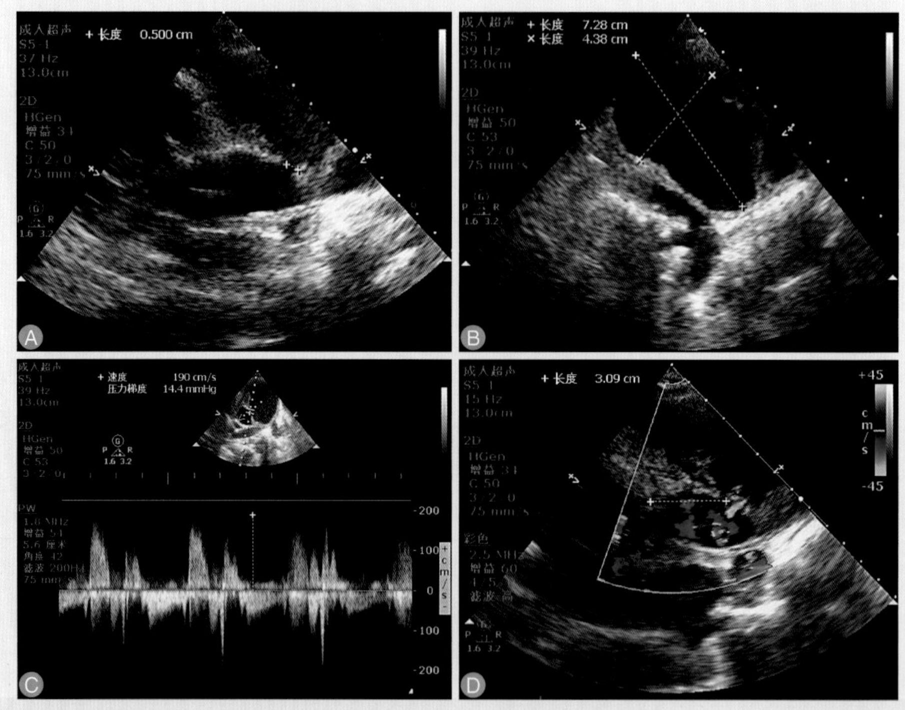

A.主动脉瓣上方约3 cm处主动脉前壁探及一破口；B.升主动脉旁探及一无回声区；C.破口处血流呈双向血流频谱；D.破口距离主动脉瓣约3 cm。

图6–1–51 TEE检查

术中所见

心包腔内广泛粘连，局部可见血栓形成；升主动脉明显增粗，直径约53 mm，范围自主动脉窦部延伸至接近主动脉弓处。切开主动脉可见主动脉瓣呈三叶式，瓣叶柔软，未见明显反流。升主动脉前壁可见大小约5 mm × 7 mm的破口，升主动脉外膜下可见血肿形成。升主动脉内膜光滑，未见明显粥样斑块，主动脉壁未见明显变薄。术中在全麻体外循环下行升主动脉置换+心包血栓清除+心包粘连松解术。术后痊愈出院。

鉴别诊断

急性心包炎：特别是急性非特异度心包炎亦可有严重而持久的胸痛及ST段抬高。但是胸痛会与发热同时出现，并在呼吸和咳嗽时加重。早期可听到心包摩擦音。心电图改变常为普遍导联ST段弓背向上抬高，无急性心肌梗死心电图的演变过程，亦无血清酶学改变。

主动脉夹层：主动脉夹层所致的疼痛呈锐痛、劈裂样、撕裂样或烧灼样，往往起自胸部或颈部，然后逐渐转移至背部和腹部，疼痛程度通常剧烈。心电图表现各异，既可能完全正常，也可能出现ST段抬高（若夹层累及冠状动脉起始部）。CTA可帮助确诊。

肺动脉栓塞：可引起胸痛、咯血、呼吸困难、休克等症状，还可有右心负荷急剧增加的表现，如发绀、P_2亢进、颈静脉充盈、肝大、下肢水肿等。心电图示电轴右偏，出现Ⅰ导联S波加深，Ⅲ导联Q波和T波倒置，胸导联过渡区左移，右胸导联T波倒置等改变。与AMI心电图的演变迥然不同，可资鉴别。

最终诊断

升主动脉假性动脉瘤。

分析讨论

主动脉假性动脉瘤是由动脉壁局灶性完全或部分破裂，其外积聚的血液和结缔组织包裹形成，形成的血肿瘤壁由纤维组织或残存的主动脉外膜组成，易破裂。发生于升主动脉者少见，主动脉手术或创伤后并发症多见。其他病因包括粥样硬化、炎症性疾病/血管炎（如巨细胞动脉炎和多发性大动脉炎）、主动脉感染（如感染性动脉瘤）、二叶式主动脉瓣畸形及遗传性结缔组织病（如马方综合征、血管性埃勒斯–当洛斯综合征、勒斯–迪茨综合征、性腺发育不全或其他结缔组织病），存在这些疾病的患者可能有胸主动脉易感的基因突变，包括*FBN1*、*TGFBR1*、*TGFBR2*、*ACTA2*和*MYH11*，还可能有主动脉夹层或胸主动脉瘤的家族史。

增强CT和MRI是确诊本病的主要方法，手术是唯一有效的治疗方法。超声心动图是绝大多数患者的首要检查。熟练掌握获取图像的方法及本病的超声表现，可有效减少漏诊、误诊和不良事件的发生。二维超声显示升主动脉壁回声中断，周围有低回声组织呈瘤样包绕，瘤内可有附壁血栓；CDFI超声可见往返于瘤体和升主动脉的缓慢血流。

经验 / 教训

本病例为青年男性，疼痛性质为隐痛，疼痛持续3周后入院，说明患者容易忽略病情的严重性，且大多数青年男性患病时容易与肋软骨炎相混淆。常规超声不需要任何造影剂也能给临床提供更快速更早期的提示。

术前超声准确评估假性动脉瘤的大小、破口直径、累及的范围以及假性动脉瘤与周边组织的关系、心腔及心包情况对手术过程至关重要。

病例启示

对于因突发重度胸痛、背痛和（或）腹痛而就诊的患者（特别是年轻患者），应询问是否有以下疾病病史并检查是否有相应身体特征：马方综合征、勒斯-迪茨综合征、血管性埃勒斯-当洛斯综合征、性腺发育不全、二叶式主动脉瓣畸形或其他与胸主动脉疾病相关的结缔组织病及炎症性疾病。临床工作者应该提高警惕，加深对此类疾病的认识，做到早期准确诊断、及时手术，降低病死率。

（李　华）

第二节　白塞综合征及大动脉炎

白塞综合征患者主动脉瓣成形术后右冠瓣撕脱伴穿孔

病史

患者男性，48岁，半年前活动后心累、胸闷10天余，无头昏、咳嗽，因“出现头痛、恶心、呕吐等不适”入院，休息数分钟后缓解。当地医院行心脏CDFI检查提示主动脉瓣狭窄伴反流，未予特殊治疗。既往无高血压、糖尿病病史，主诉反复发作的口腔溃疡及外阴溃疡病史4+年。临床初步诊断为“瓣膜性心脏病：主动脉瓣中度狭窄伴重度反流”。

体格检查

BP 117/50 mmHg，舌右侧可见1个1 mm × 1 mm及1个1 mm × 3 mm大小的溃疡，形态不规则，底部颜色为黄色，周围未见红晕，无关节炎、虹膜炎，腹部皮肤可见皮疹，背部可见陈旧性皮疹。心前区无隆起，心尖搏动正常。心界增大，HR 83次/分，心律齐，主动脉瓣听诊区均可闻及收缩期吹风样杂音。

辅助检查

查红细胞沉降率、C-反应蛋白均偏高，抗链球菌溶血素、类风湿因子、抗核抗体、抗可溶性抗原抗体、抗中性粒细胞胞质抗体均未见异常，脑钠肽偏高。

胸部正位：双肺纹理增多、增粗；主动脉增宽、迂曲；心影增大。

心电图：窦性心律。

胸部CTA：升主动脉最大直径约4.5 cm，主动脉弓最大直径约2.9 cm，降主动脉最大直径约2.9 cm，未见血管变异，未见局部狭窄及膨隆改变，未见主动脉夹层征象。

超声心动图

胸骨旁左心室长轴切面：左心房增大，左心室增大（舒张末期内径约56 mm），升主动脉增宽（约42 mm）（图6–2–1）。

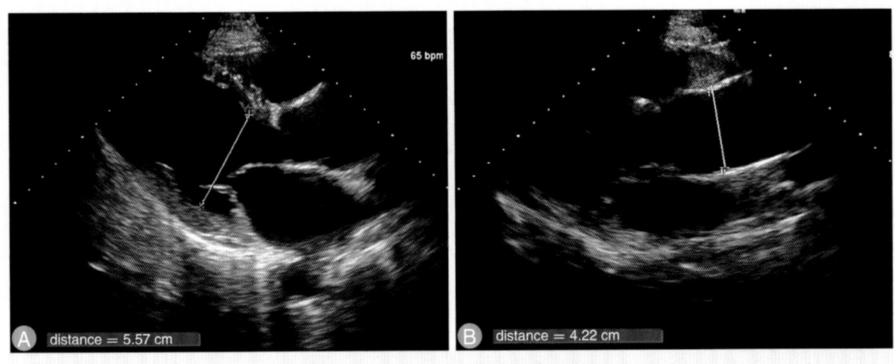

A.左心室增大；B.升主动脉增宽。

图6–2–1 胸骨旁左心室长轴切面

主动脉瓣回声稍强，以无冠瓣明显，其上探及膜片状回声，舒张期明显脱入左心室流出道内，收缩期该膜片状回声随主动脉瓣进入主动脉，动度明显，受主动脉瓣反流束影响舒张期可探及明显震颤，主动脉瓣环径约24 mm（图6–2–2，图6–2–3）。

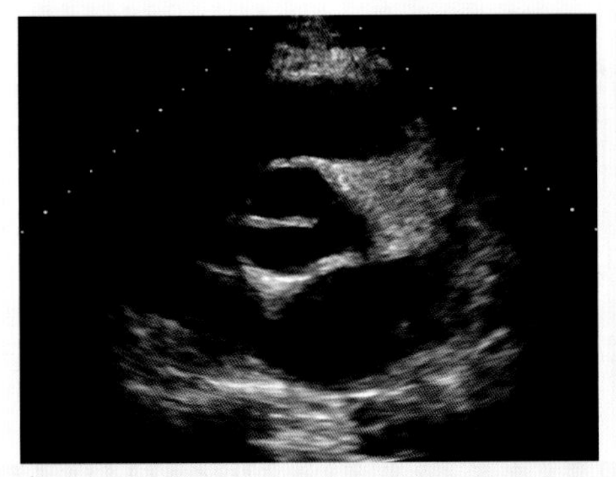

无冠瓣回声明显增强。

图6–2–2 大动脉短轴切面

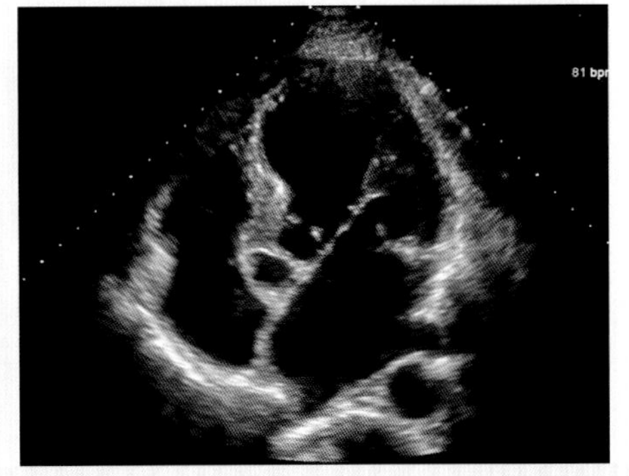

可见膜片样结构。

图6–2–3 舒张期左心室流出道

心尖四腔心切面：收缩期主动脉瓣前向血流速度增快，平均压差为14.1 mmHg，舒张期探及明显偏心性反流朝向二尖瓣前瓣，反流束分散。

胸骨上窝切面：降主动脉血流速度正常。

心脏超声：主动脉瓣重度偏心性反流伴轻度狭窄，可见膜片状回声；考虑主动脉瓣夹层，升主动脉增宽。

入院后完善检查诊断为瓣膜性心脏病，主动脉瓣轻度狭窄伴重度偏向性反流，白塞综合征。

因手术风险大，未行手术治疗。患者出院1个月后于外院行主动脉瓣右冠瓣穿孔缝合术+主动脉瓣成形术。

术中所见

经主动脉切口暴露主动脉瓣，见右冠瓣穿孔，穿孔处瓣下可见囊性病变，直径约2 cm，囊性病变见2处穿孔，剪除囊性病变，以5-0 prolence线将自体心包连续缝置于右冠瓣穿孔处，并行主动脉瓣成形术。

复查超声心动图

患者于术后半年复查超声心动图。

胸骨旁左心室长轴切面：主动脉瓣右冠瓣回声增强、增厚，右冠瓣附着点撕脱，舒张期游离于左心室流出道，可探及回声中段约7 mm；舒张期二尖瓣可探及震颤运动；左心房增大，左心室进一步增大（舒张末期内径约64 mm），升主动脉进一步增宽（约46 mm）（图6–2–4）。

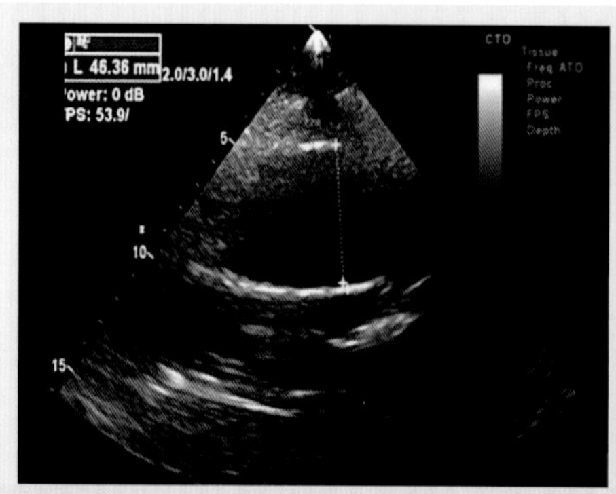

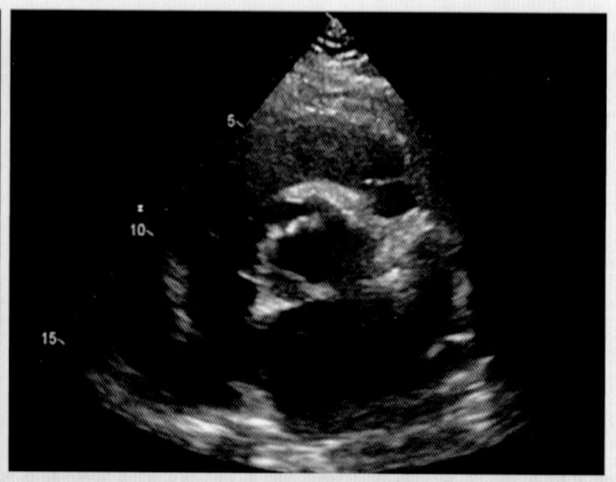

右冠瓣附着点撕脱，舒张期游离于左心室流出道，舒张末期左心室内径进一步增大，约64 mm；升主动脉进一步增宽，胸骨旁高位左心室长轴切面见升主动脉内径约46 mm。

图6–2–4　胸骨旁左心室长轴切面

CDFI：舒张期主动脉瓣可探及多束反流信号，反流束偏向二尖瓣前叶侧，达乳头肌水平，占左心室流出道面积约70%（图6–2–5）。

超声提示主动脉瓣右冠瓣穿孔缝合术+主动脉瓣成形术后：右冠瓣撕脱伴穿孔，主动脉瓣重度关闭不全。左心增大，升主动脉增宽。

半年后，患者再次因主动脉瓣重度反流入院，期间因口角左偏1天，右手麻木20小时入住神经内科。当地心脏外科再次手术。

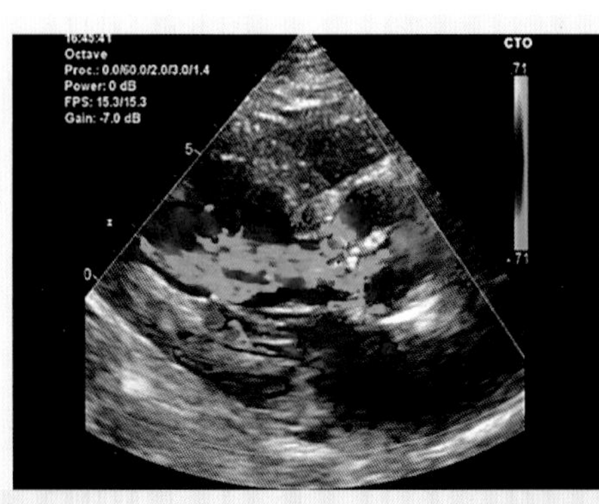
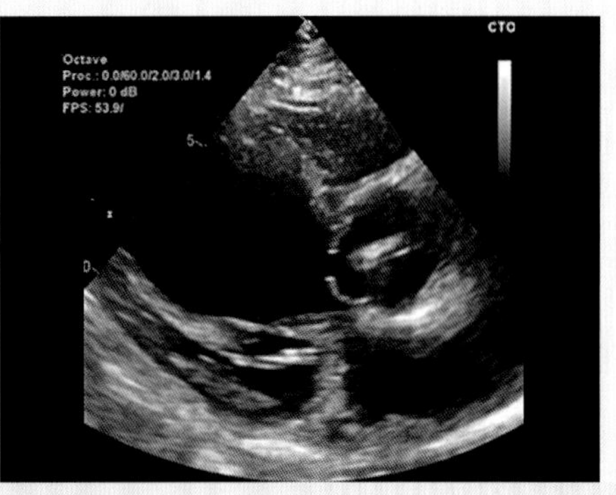

胸骨旁左心室长轴切面可见舒张期主动脉瓣探及多束反流信号，反流束偏向二尖瓣前叶侧，达乳头肌水平，占左心室流出道面积约70%。

图6-2-5 主动脉瓣重度反流

术中所见

术中见升主动脉增厚呈分层样改变，右冠瓣原心包缝合处再次出现穿孔，大小约3 mm，瓣膜最低处也存在一穿孔，大小约4 mm，左冠瓣、无冠瓣组织易脱落。剪除主动脉瓣瓣叶，在主动脉瓣瓣环一周缝置带垫片针（由根部外膜穿入，瓣环穿出），行Bentall术。

鉴别诊断

主动脉夹层：在超声心动图上表现为增宽的主动脉腔内可见撕裂的主动脉壁内膜回声，呈膜片状，随心动周期摆动；本例患者术前行超声心动图检查可见膜片状结构，易被误诊为主动脉夹层。

在临床表现上本病最易发现的是反复的口腔溃疡，需与其他导致口腔溃疡的疾病相鉴别；本例患者大动脉受累为主要表现，需与其他能导致大动脉炎的疾病相鉴别，如巨细胞性动脉炎、梅毒性主动脉炎等。

最终诊断

白塞综合征；主动脉瓣轻度狭窄伴重度反流。

分析讨论

白塞综合征又称贝赫切特综合征、眼–口–生殖器综合征等，是一种慢性全身性血管炎症性疾病，主要表现为复发性口腔溃疡、生殖器溃疡、眼炎及皮肤损害，也可累及血管、神经系统、消化道、关节、肺、肾、附睾等部位，大部分患者预后良好，眼、中枢神经系统及大血管受累者预后不佳。目前的诊断标准为反复口腔溃疡+以下任意两项：①反复外阴溃疡；②眼病变；③皮肤病变；④针刺试验阳性。其他与本病密切相关并有利于诊断的指标有：关节痛、关节炎、皮下栓塞性静脉炎、深部静脉栓塞、动脉栓塞、动脉瘤、中枢神经病变、消化道溃疡、附睾炎和家族史等。

本例患者表现为反复出现的口腔溃疡、外阴溃疡及皮疹，可明确诊断，并且可进一步推断主动脉瓣的损害为白塞综合征所致。本病的基本病变为血管炎，全身大小血管均可累及，10%～20%的患者合并大中血管炎，这是致死致残的主要原因。动脉壁的弹力纤维被破坏以及动脉管壁内膜纤维增生，造成动脉狭窄、扩张或产生动脉瘤，临床会出现相应表现。静脉系统受累较动脉系统多见。25%左右的患者发生浅表或深部的血栓性静脉炎及形成静脉血栓，造成狭窄与栓塞。本例患者表现为升主动脉扩张，主动脉瓣损害。

经验 / 教训

在做超声心动图检查时需关注患者病史及临床表现，结合临床可进一步明确病因，也可使得超声诊断有理有据，更加精确。

病例启示

白塞综合征基本的病变为血管炎，大动脉受累多见，本例患者表现为瓣膜受累，较为少见，因此在病因诊断时还需拓展思维，从一元论的角度推断病因。

（林燕青　左明良）

大动脉炎合并主动脉瓣重度关闭不全

病史

患者女性，40岁，因“心前区疼痛伴气促10月余，加重1周”入院。自述低血压5年余，无头晕、头痛、咳嗽、呕吐、反酸及双下肢水肿。否认眼干、口干、皮疹及反复发热、口腔溃疡、光敏、脱发等不适。当地医院治疗后症状未见明显缓解，之后在某三甲医院行心脏CDFI检查发现主动脉瓣重度关闭不全。

体格检查

四肢血压：左上肢83/51 mmHg，左下肢142/46 mmHg，右上肢81/51 mmHg，右下肢159/48 mmHg。心尖搏动位置左下移位，HR 65次/分，心律齐。胸骨左缘第三肋间闻及叹气样舒张期杂音。T 37 ℃，R 18次/分。神智清楚，精神尚可。皮肤黏膜无黄染，浅表淋巴结无肿大。咽部无充血，扁桃体无肿大。无龋齿。双肺呼吸音清，未闻及干湿啰音。腹软，无压痛、反跳痛。

辅助检查

实验室检查：白细胞及分类正常。红细胞沉降率61 mm/h（偏高），C-反应蛋白11.2 mg/L（偏高），补体C3 0.999 g/L，补体C4 0.197 g/L，抗链球菌溶血素73 IU/mL；脑钠肽1921.8 pg/mL（偏高）；免疫球蛋白A 4.32 g/L（偏高），免疫球蛋白G 14.4 g/L，免疫球蛋白

M 1.7 g/L；抗CENP抗体等阴性，ADA谱未见明显异常，抗核抗体、抗可溶性抗原抗体、抗中性粒细胞胞质抗体阴性，抗组蛋白抗体AHA阴性。

术前颈部动脉超声：左侧颈总动脉及双侧锁骨下动脉管壁可见节段性、不均匀性增厚，回声降低（图6–2–6）。管腔不同程度狭窄，以左侧锁骨下动脉起始部为著，该处狭窄度约80%。超声提示大动脉炎。

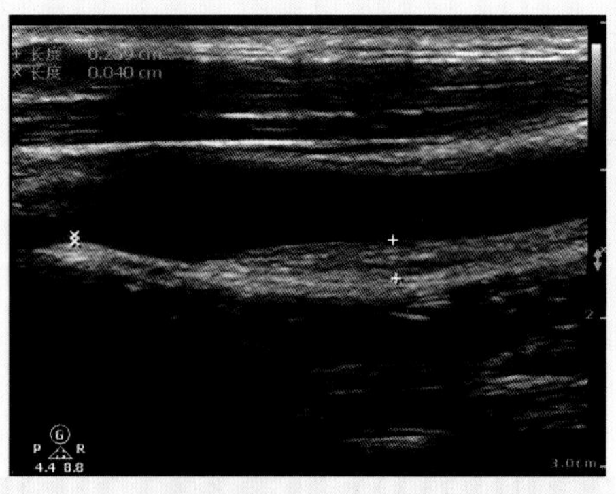

图6–2–6 左侧颈总动脉管壁增厚，回声降低

超声心动图

术中TTE：升主动脉内径约37 mm，管壁增厚，运动幅度明显降低（图6–2–7）。主动脉瓣瓣环扩大，其前后径约28 mm。主动脉瓣为三叶等大，瓣叶稍增厚，舒张期对合不拢（图6–2–8）。主动脉根部短轴切面显示舒张期主动脉瓣闭锁缘可见大量反流信号（图6–2–9）。左心室肥大，舒张末期内径约56 mm，室间隔及左心室游离壁均厚约12 mm，可见少量心包积液。

术中TEE：头臂动脉型大动脉炎伴主动脉瓣重度关闭不全。

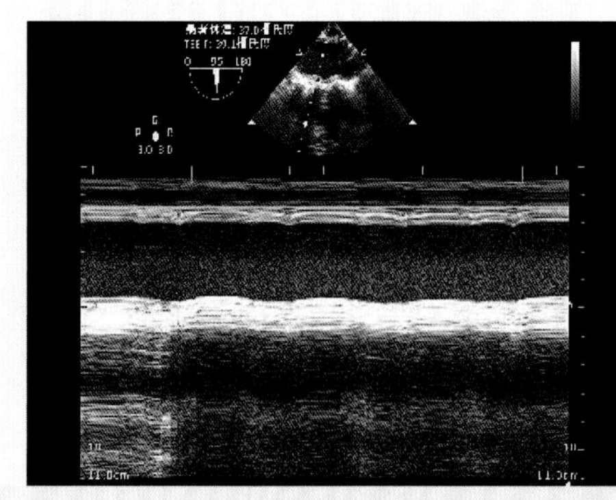

运动幅度明显降低。

图6–2–7 升主动脉管壁增厚

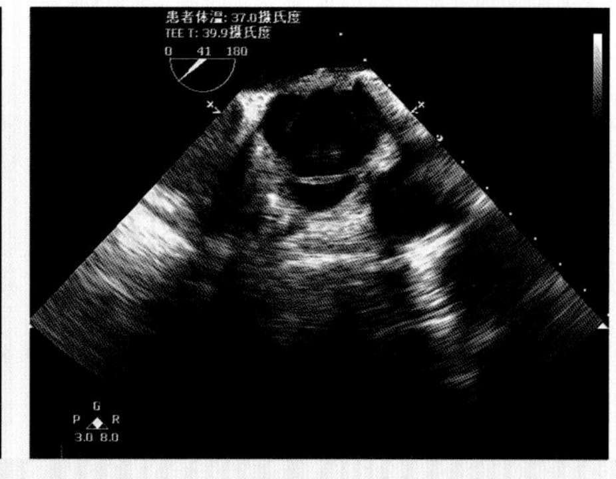

图6–2–8 主动脉瓣瓣叶稍增厚

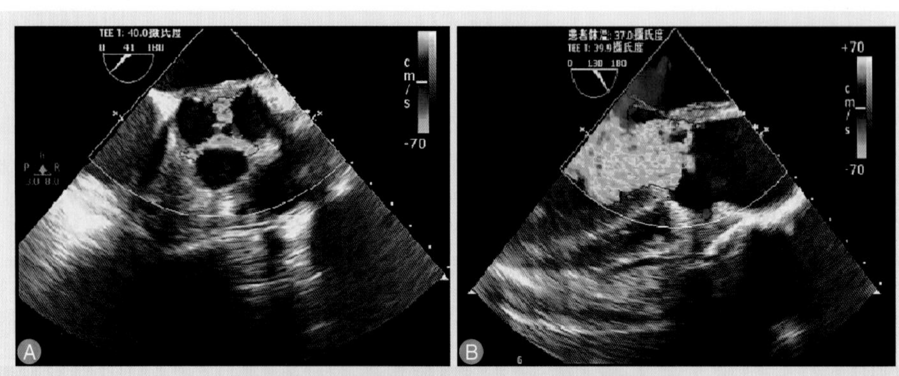

A.主动脉根部短轴观；B.左心室长轴观。

图6-2-9 舒张期主动脉瓣闭锁缘可见大量反流信号

术中所见

麻醉后左侧桡动脉血压低，仅50/30 mmHg。开胸后经主动脉测压，中心动脉平均压比外周高30～40 mmHg。心包腔内少许积液，主要位于主动脉根部。心脏表面未扪及震颤，心肌收缩有力。肺动脉主干直径约32 mm，肺动脉压力不高。升主动脉直径约38 mm，均匀性增粗。主动脉壁外膜和中层粘连，质地韧，呈慢性炎性改变。主肺动脉后壁与升主动脉前壁紧密粘连。切开升主动脉探查动脉内膜面未见硬化斑块，升主动脉管壁增厚，厚约3 mm，呈大动脉炎改变。主动脉瓣为三叶，瓣叶增厚，瓣缘卷褶，交界无明显粘连。主动脉瓣瓣环扩大，主动脉瓣瓣叶对合不拢，可见宽约6 mm的关闭裂隙。二尖瓣瓣环稍扩大，二尖瓣轻度关闭不全，主要位于A1、P1区。行主动脉瓣机械瓣置换和二尖瓣修复术。

术后病理学诊断：送检主动脉瓣组织呈黏液样变性。送检主动脉壁组织显示血管壁呈黏液样变性，有少许炎细胞浸润，外膜可见小灶性淋巴细胞聚集。

鉴别诊断

主动脉瓣反流需与先天性主动脉瓣发育异常、风湿性心脏瓣膜疾病、感染性心内膜炎等区分。其他非瓣膜性疾病主要有马方综合征或病因不明者。

大动脉炎需要与其他类型血管炎相鉴别。①纤维肌发育不良：受累区域通常更加局限，且无大动脉炎的全身症状；②巨细胞动脉炎（颞动脉炎）：二者均累及大动脉，组织学检查均为肉芽肿性血管炎。皮质类固醇对这两种疾病均有效，通常可根据患者年龄和病变分布来对这两种疾病进行鉴别。巨细胞动脉炎患者年龄常大于40岁，约15%的巨细胞动脉炎患者会出现上肢血管功能不全，但其程度较大动脉炎患者轻。

最终诊断

头臂动脉型大动脉炎伴主动脉瓣重度关闭不全。

分析讨论

大动脉炎是一种病因不明的慢性血管炎，80%～90%的患者为女性，发病年龄通常为10～40岁，该病主要累及主动脉及其一级分支。炎症可局限于胸主动脉或腹主动脉及其一部分分支，也可累及整条血管。通常最初的血管病变发生在左锁骨下动脉中段或近端，随着疾病进展，左颈总动脉、左侧椎动脉、头臂干、右侧锁骨下动脉中段或近端、右侧颈动脉、右侧椎动脉和主动脉也可能受累。约5%的患者存在腹主动脉和肺动脉受累。

研究发现大动脉炎合并主动脉瓣关闭不全的概率是20.0%～44.8%。严重主动脉瓣关闭不全是导致此类患者慢性心力衰竭和死亡的主要原因之一。大动脉炎患者主动脉瓣关闭不全的发生机制目前尚不十分清楚，但多数学者认为主要原因是主动脉根部扩张。炎症从大动脉外膜逐渐向内膜发展，破坏动脉中层弹性蛋白，相对脆弱的主动脉根部在血流应力的作用下扩张。现有研究提示主动脉瓣瓣叶病理学切片上缺乏炎细胞浸润的客观证据。但是，超声心动图发现28.3%的患者主动脉瓣瓣叶增厚，关闭或开放受限；显微病理学发现87.5%的病理学切片显示瓣膜黏液样变。

控制炎症是治疗大动脉炎的基本方案。炎症活动阶段应用免疫抑制治疗。术前控制炎症也很关键。据报道，对于中国患者，复合移植物修复主动脉根部术后并发瓣周漏的概率较主动脉瓣置换术后低。

经验／教训

超声心动图诊断主动脉瓣关闭不全时应注意寻找导致主动脉瓣关闭不全可能的原因并加以鉴别。确定瓣环是否扩大，瓣叶回声及启闭是否异常至关重要。同时仔细观察主动脉根部及升主动脉内径及管壁情况也显得十分必要。

病例启示

主动脉瓣关闭不全既可见于主动脉瓣膜疾病，也可继发于大动脉炎或主动脉缩窄等疾病。我国学者在研究大动脉炎合并心脏瓣病变方面处于世界领先水平。本病例及目前已有的研究均提示中国的大动脉炎患者应常规行超声心动图检查协助诊断。当超声心动图检查发现较为年轻的主动脉瓣关闭不全患者时，尤其患者为育龄期女性，应常规筛查是否合并大动脉炎。

（左明良　陆　景）

主动脉瓣置换术后瓣周漏

病史

患者男性，26岁，因“劳累后心累、气紧1周，加重1天”入院。伴干咳，咯白色泡沫痰，伴胸闷、气喘、头昏、出汗，腹胀，食欲缺乏，鼻塞流涕，伴反酸、嗳气。患者主诉既往体健，否认有高血压、糖尿病、结核、肝炎等病史，无外伤手术史，无药物及食物过敏史。

体格检查

T 36.3 ℃，P 109次/分，R 20次/分，BP 80/50 mmHg。慢性病容，颈静脉无怒张，肝颈静脉回流征阳性，双肺呼吸音粗，未闻及干湿啰音。心界向左下扩大，未扪及震颤及心包摩擦感。听诊节律不齐，二尖瓣、主动脉瓣区可闻及高调响亮的全收缩期杂音，无传导。双下肢踝关节轻度水肿。

辅助检查

实验室检查：血常规、肝肾功能无阳性发现。

心电图：窦性心动过速，频发室性期前收缩，ST段改变。

胸部CT：双肺内条状影，提示炎性病变；双侧胸膜增厚粘连，右侧胸腔少量积液，右侧叶间裂少量积液；心影增大，心包少量积液。

超声心动图

主动脉瓣无冠瓣脱垂伴穿孔，主动脉瓣重度关闭不全；主动脉无冠窦窦瘤；左心室、左心房增大；右心房增大，三尖瓣轻度关闭不全。

心脏超声：瓣膜性心脏病，全心增大，频发室性期前收缩，心功能Ⅲ级。

治疗：予以体外循环下行主动脉瓣机械瓣置换+三尖瓣成形术+二尖瓣成形术+无冠窦窦瘤修补术。

术后病理所见：主动脉血管壁呈动脉炎表现，血管壁增厚、质韧，内膜粗糙不光滑，培养未见细菌生长。

术后6个月超声心动图：左心室长轴切面可见主动脉瓣瓣位人工机械瓣瓣架随心动周期摆动，瓣周可见半月形裂缝，宽约6 mm，范围为120° ~150° （图6–2–10）。左心室长轴切面主动脉瓣瓣位人工机械瓣瓣周可见大量血流信号。

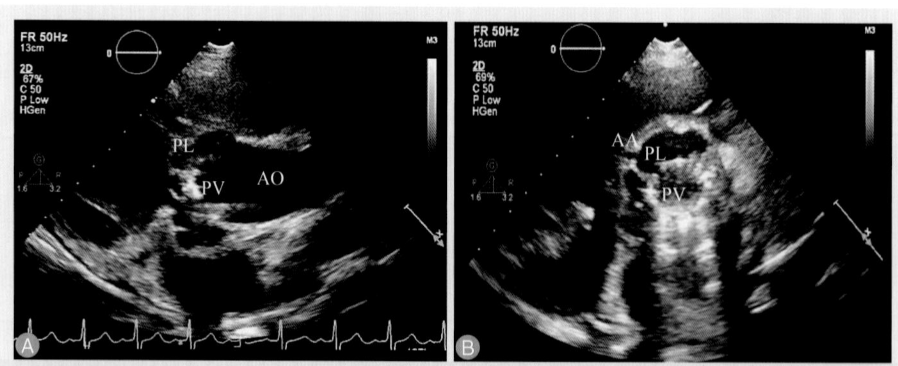

A.左心室长轴切面，可见主动脉瓣瓣位人工机械瓣瓣架随心动周期摆动；B.大动脉短轴切面主动脉瓣瓣位人工机械瓣瓣周可见半月形裂缝，宽约6 mm，范围为120° ~150° 。AA：主动脉瓣瓣环；PL：瓣周漏；PV：人工瓣。

图6–2–10　术后6个月超声心动图

心脏超声：主动脉瓣置换术后瓣周漏。

追问病史，患者既往有口腔溃疡及阴部溃疡反复发作史，故可明确诊断为白塞综合征并发主动脉瓣疾病。

鉴别诊断

白塞综合征导致心脏瓣膜病主要累及主动脉瓣，而风湿性心脏病以二尖瓣狭窄为主；白塞综合征好发于年轻男性，而退行性瓣膜病以老年患者为主；白塞综合征血培养多为阴性，而感染性心内膜炎大多有高热史及血培养阳性。

最终诊断

白塞综合征并发主动脉瓣置换术后瓣周漏。

分析讨论

白塞综合征为一种反复发作、累及多器官系统的慢性炎症性疾病，可侵及多个系统。白塞综合征是一种全身性免疫系统疾病，在我国发病率约0.14%，多发生于20～40岁男性，主要表现为反复口腔和会阴部溃疡、皮疹、下肢结节性红斑、眼部虹膜炎、食管溃疡及关节肿痛等。白塞综合征各系统损害的共同病理学改变是血管炎，急性期以中性粒细胞浸润为主，后期主要为淋巴细胞浸润，病理特征为血管周围淋巴细胞、单核细胞浸润，内皮细胞肿胀和增生导致局部小血管消失和纤维样变性。白塞综合征表现包括所有的心脏损害，其中瓣膜病变是最常见的并发症，可局限于瓣膜，如纤维化、黏液样变性、溃疡甚至穿孔，也可累及室壁心内膜，浸润至主动脉壁周围。白塞综合征病变可累及瓣膜周围的组织，可导致心脏瓣膜周围组织炎症反应明显，组织脆性增加，加之主动脉瓣部位压力冲击较大，患者易在术后5～10个月出现人工瓣膜与自体瓣环整体脱离和撕裂，从而导致瓣周漏。

经验 / 教训

由白塞综合征导致的心脏主动脉瓣病变者十分罕见，同时又由于白塞综合征本身缺乏特异度的血清学检验指标，其诊断主要还是依据临床表现。本例患者以心脏主动脉瓣关闭不全为首发症状，继而追问病史，既往有口腔溃疡及阴部溃疡反复发作史，才明确诊断白塞综合征并发主动脉瓣疾病，即首诊发生漏诊。白塞综合征的外科治疗关键在于术前明确诊断，对于年轻男性患者，瓣膜病变以主动脉瓣关闭不全为主，超声未见瓣膜明显钙化、挛缩的患者，需认真询问相关病史，应高度怀疑白塞综合征。首次主动脉瓣置换术后瓣膜发生严重瓣周漏者，排除瓣环组织瓣膜钙化、感染性心内膜炎、缝合技术不当等因素，应考虑白塞综合征。

病例启示

对于不明原因的心脏瓣膜病变的患者，首先需要根据白塞综合征国际标准，明确是否为白塞综合征。此类患者若在手术治疗同时未行糖皮质激素等治疗，术后瓣周漏风险极高。

（王　珊）

以主动脉窦瘤破裂就诊的白塞综合征

病史

患者男性，32岁，因“胸闷10月余，胸痛、背痛2月余，加重3天”入院。患者入院前10个月无明显诱因出现胸闷，到当地医院就诊，行心电图、动态心电图检查无明显异常。2个月前，出现胸痛、背痛，到当地医院就诊，具体过程不详。1个月前，到当地医院就诊，行心脏CDFI检查提示心脏瓣膜反流，胸部CT未见明显异常。3天前，患者胸闷、胸痛、背痛加重。到我院门诊就诊，以“心脏瓣膜病”收入住院。

既往可疑口腔溃疡3～4年，每年口腔溃疡大于3次，见于唇部及双侧颊部，双下肢多发脓点样皮疹，无破溃，无外阴溃疡，无眼红、眼痛，无结节性红斑。2021年7月患者出现左下肢红肿，无压痛，后出现左足发红，到我院皮肤科诊断为“变应性血管炎”，予以“中药，地奈德乳膏，多磺酸粘多糖乳膏，沙利度胺”治疗，1个月后好转。否认高血压、糖尿病、高脂血症、传染病等病史；否认重大手术外伤史；否认输血史；否认药物、食物过敏史；否认冠心病、高血压等家族史。

体格检查

T 36.3 ℃，P 108次/分，R 20次/分，BP 129/80 mmHg。左上肢BP 109/39 mmHg，右上肢BP 111/48 mmHg。左侧口腔颊部黏膜可见多个白点，无压痛，口唇部可见一大小约2 mm×2 mm的口腔溃疡，无压痛。未见外阴溃疡，无眼红、视物模糊、视力下降，无结节性红斑。生殖器无溃疡，无皮疹。颈肩部无压痛，脊柱未见明显侧弯畸形。左下肢胫前1/3可见一大小约50 mm×50 mm的色素沉着。

颈静脉不充盈，心前区无异常隆起或凹陷，心尖搏动正常，心前区未触及抬举样搏动，无心包摩擦感，未扪及震颤。双肺正常清音，双肺呼吸音稍粗，心律齐，主动脉瓣第二听诊区闻及连续性病理性杂音。双下肢不肿。

辅助检查

血常规及感染性指标：白细胞计数11.850×10^9/L，中性粒细胞8.757×10^9/L，血红蛋白110 g/L，血小板计数276×10^9/L，网织红细胞百分比1.02%，网织红细胞绝对值0.040×10^{12}/L。

全血超敏C-反应蛋白25.11 mg/L。红细胞沉降率85 mm/h。抗中性粒细胞胞浆抗体阴性。脑钠肽540.1 pg/mL。

免疫球蛋白G：19.90 g/L。

弥散性血管内凝血筛查：纤维蛋白原4.90 g/L，D-二聚体2.53 mg/L。f.糖化血红蛋白、甲状腺功能未见明显异常。

体液免疫：免疫球蛋白轻链κ 4.55 g/L，免疫球蛋白轻链λ 2.62 g/L，免疫球蛋白轻链κ / 免疫球蛋白轻链λ 比值为1.74。

类风湿因子：＜9.380 IU/mL。

人细胞因子检测：白介素64.98 pg/mL。

T淋巴细胞亚群百分比及绝对值计数：T淋巴细胞计数986/μL，$CD4^+$T淋巴细胞计数671/μL，$CD8^+$T淋巴细胞计数293/μL。抗β2-糖蛋白1抗体、抗磷脂抗体、抗环瓜氨酸抗体、抗线粒体抗体、抗双链DNA、抗肾小球基底膜抗体定量，抗中性粒细胞抗体、抗核抗体谱未见明显异常。

心电图：窦性心动过速，电轴正常，QTC延长。

冠状动脉CTA：①右冠状动脉远端管壁可见非钙化斑块，管腔轻度狭窄；②左冠状动脉前降支、回旋支起始段管壁欠规整；③左冠窦瘤破裂可能。

腹部增强CT：①肝左外叶上段类圆形稍低密度影，炎性肉芽结节？其他？请结合临床；②盆腔少量积液。

头MRI平扫+头MRA：①MRI平扫颅内未见确切异常；②头部MRA未见确切异常。

胸部CTA：左冠窦右后份、主动脉根部与左心房之间可见不规则囊袋影，与主动脉窦相通，范围约15 mm × 25 mm × 35 mm，考虑主动脉窦瘤形成？瓣叶畸形？右侧冠状动脉起自右冠窦，左侧冠状动脉起自左冠窦（图6-2-11）。

主动脉稍显增厚，主动脉瓣显示欠清，左冠窦右后份，主动脉根部与左心房之间可见一不规则囊袋影，与主动脉窦部相通，范围约15 mm × 25 mm × 35 mm，周围脂肪间隙清楚，心包腔未见积液或积血。右侧冠状动脉起自右冠窦，左侧冠状动脉起自左冠窦。胸主动脉主干及分支显示清楚，未见主动脉夹层征象。

诊断意见：左冠窦右后份、主动脉根部与左心房之间不规则囊袋影，与主动脉窦部相通，范围约15 mm × 25 mm × 35 mm，考虑主动脉窦瘤形成？

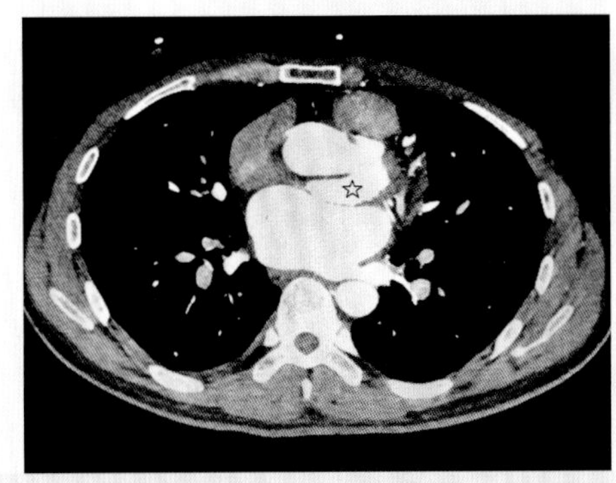

图6-2-11 胸部CTA

超声心动图

左心室轻度增大，其余房室内径正常；主动脉、肺动脉内径正常；主动脉回声尚可，主动脉瓣瓣环径约22 mm，无冠瓣与左冠瓣周可探及囊袋样结构，随心动周期变化，大小约25 mm × 35 mm，与左心室流出道相通，出口径约11 mm；左冠窦壁探及破口与囊袋状结构及左心室流出道相通，该处宽约11 mm；其余瓣膜形态未见明显异常（图6–2–12）。

房间隔、室间隔回声未探及确切中断；主动脉瓣瓣周囊袋样结构破口处舒张期探及大量反向血流信号至左心室流出道，收缩期主动脉瓣前向血流速度增快；收缩期二尖瓣可探及反流Ⅰ级（图6–2–13）。

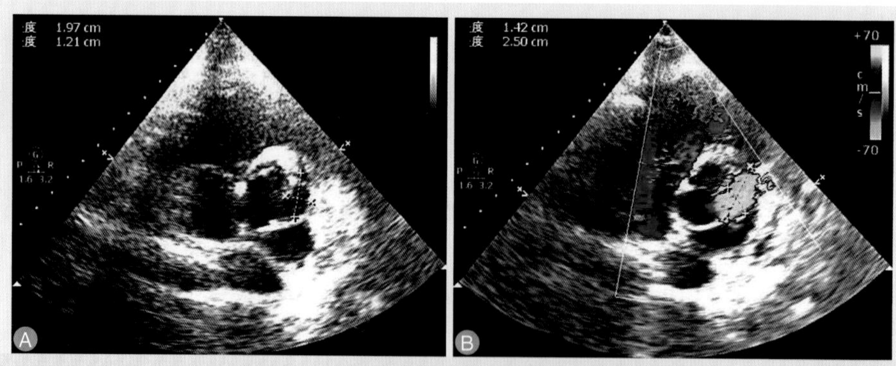

A.无冠瓣与左冠瓣瓣周囊袋样结构；B.无冠瓣与左冠瓣瓣周囊袋样结构彩色血流信号。

图6–2–12　无冠瓣与左冠瓣瓣周囊袋样结构

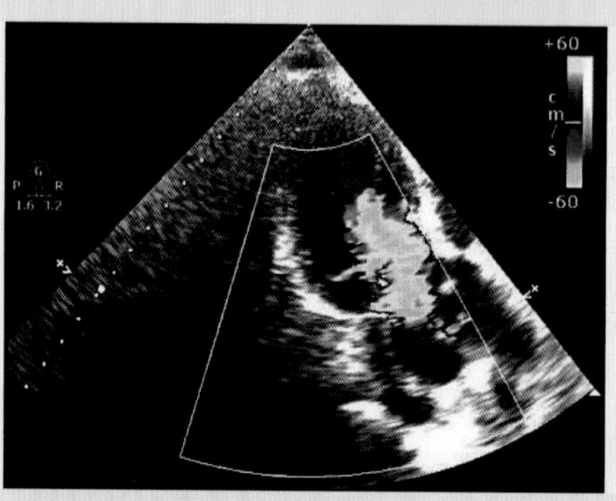

无冠瓣与左冠瓣瓣周囊袋样结构异常血流与左心室流出道相通。

图6–2–13　心尖三腔心切面

心脏CDFI：主动脉瓣瓣周囊袋样结构伴大量反向血流；左冠窦破裂可能。

治疗过程

经风湿免疫科会诊，确诊白塞综合征，经激素联合免疫抑制剂积极治疗，患者病情得到改善。

术中所见

心包内少量淡黄色清亮积液，心脏左心室显著增大，其余房室大小基本正常，左心室收缩力减弱，主动脉无扩张，外观上无夹层等改变，肺动脉压力不高；停跳切开见主动脉瓣三叶，瓣叶无特殊，左冠瓣瓣环外窦壁呈囊袋样，囊袋与主动脉壁完全撕脱，囊袋左心室面1.5 cm破口，形成巨大主动脉-左心室通道，极重度血液反流入囊袋左心室面靠近二尖瓣前外交界，导致局部二尖瓣轻度反流。

鉴别诊断

先天性主动脉窦瘤破裂又称乏氏窦瘤破裂，是由于主动脉窦壁中层先天性缺乏正常的弹力组织和肌肉组织，在主动脉压力影响下窦壁日渐变薄并向外扩张而形成囊袋状突起，即主动脉窦瘤，突向邻近的心腔，偶有左冠窦或无冠窦瘤向心脏外突出。本病占先天性心脏病的0.31%～3.56%，多发生在10～50岁，一般在20～30岁。

最终诊断

白塞综合征；左冠状窦瘤破裂。

分析讨论

白塞综合征是共同临床特征为疼痛性的复发性皮肤黏膜溃疡。该病的其他临床表现在不同人群之间差异较大。

男性患者的病情通常更为严重。最高的并发症发生率和死亡率来源于眼部病变（累及多达2/3的患者）、血管病变（累及多达1/3的患者）及中枢神经系统病变（10%～20%的患者）。皮肤和关节表现常见。与其他血管炎相比，肾脏病变和周围神经系统受累较为罕见。

该病大多数临床表现都被认为是由血管炎所致，其显著特点是能累及循环系统中所有大中小血管，无论动脉还是静脉。血管受累是白塞综合征患者发生并发症和死亡的主要原因之一。

该疾病诊断尚无具有诊断意义的实验室指标，主要基于临床表现。存在复发性口腔溃疡（一年至少3次）且合并以下任意两个临床特征的患者，即可诊断该病。其他临床特征如复发性生殖器溃疡，眼部病变（包括前葡萄膜炎，玻璃体混浊，或眼科医师观察到视网膜血管炎），皮肤病变（结节性红斑，假性毛囊炎，丘疱疹、脓疱疹或痤疮样结节），变态反应性试验阳性等。

经验 / 教训

由于白塞综合征临床表现复杂，累及全身多个系统，且目前诊断主要依靠临床表现，缺乏特异度实验室指标，而其早期临床表现（如口腔溃疡等）多不典型，易被忽略，患者往往在出现重要系统损害时直接就诊于专科科室，导致漏诊误诊。故提高临床医师对白塞综合征的认识，对于减少误诊漏诊，避免出现重要系统损害，显著改善患者预后具有非常重要的意义。

病例启示

白塞综合征是病因不明的多系统免疫性疾病，心血管受累通常表现为主动脉炎和瓣膜炎。当临床遇到原因不明的心血管病变时，需要考虑到白塞综合征可能，以利于早期诊断及治疗。同时需要全面评估病情，指导治疗，以便改善预后。本例患者发现心脏病变后首诊为心脏外科，然后经风湿免疫科确诊，经激素联合免疫抑制剂积极治疗，病情得到改善。患者反复口腔溃疡多年，但都被忽视。

既往个案报道白塞综合征患者右冠窦瘤破裂入右心房行封堵器封堵，一例报道右冠窦瘤破裂形成囊袋样结构并破入室间隔。本例为左冠窦瘤破入左心室流出道。其中，瓣周囊袋样肿块被广泛认为是白塞综合征的特征性改变，如发现诸如此类异常结构应提高警觉性，对于疾病早期诊断和改善预后至关重要。

（石　岚　左明良）

第三节　其他大血管疾病

奇静脉瘤误诊上腔静脉瘤

病史

患者女性，55岁，因“体检发现上腔静脉瘤样扩张7天余”入院。入院7天前，患者于石棉县某医院体检行心脏CDFI及胸部CT检查时发现上腔静脉瘤样扩张，当地医院建议于上级医院进一步治疗，遂至我院门诊，行心脏CDFI提示上腔静脉局部瘤样扩张，门诊以“上腔静脉瘤”收入心脏外科。

既往史：10年前因子宫肌瘤于外院行手术治疗，4年前因痔疮于外院行手术治疗。

体格检查

T 36 ℃，P 67次/分，R 20次/分，BP 140/89 mmHg。视诊：双侧胸廓对称无畸形，胸廓扩张度一致，乳房正常对称，心尖搏动正常，心前区无异常隆起或凹陷。触诊：双侧语音震颤正常，无胸膜摩擦感，无皮下捻发感，心前区未触及抬举样搏动，无心包摩擦感，未扪及震颤。叩诊：双肺正常清音，未闻及干湿啰音及胸膜摩擦音，未闻及心包摩擦音，HR 67次/分，心律齐，各瓣膜听诊未闻及明显病理性杂音。双下肢无水肿。

辅助检查

胸部CT（2018.11.30拍于石棉县某医院）：①考虑血管源性病变（上腔静脉瘤样扩张）可能，巨大淋巴结增生症或其他待排；②双肺纹理改变，左侧舌叶下段、右肺中叶内侧段少许条索病灶；③主动脉壁少许钙化。

胸部X线片：上腔静脉局部膨隆样改变。

肺动脉CTA（2018.12.11）：上腔静脉局部呈瘤样扩张，最大层面大小约54 mm × 77 mm × 60 mm，向上约平T_3平面，向下达主动脉弓平面，头臂静脉未受累。

超声心动图

心脏CDFI（2018年12月3日于我院门诊）：上腔静脉局部瘤样扩张（上腔静脉入口处内径约12 mm，V_{max}=1.01 m/s，局部管腔增宽，最宽约68 mm）（图6–3–1）。

心脏CDFI（2018年12月11日于我院住院）：上腔静脉后外侧可探及一囊性瘤样结构，大小约60 mm × 46 mm × 58 mm，其深面探及内径约9 mm静脉结构进入该瘤体结构，可探及流出静脉内径约10 mm，提示上腔静脉旁静脉局部瘤样扩张，源自奇静脉（图6–3–2）？

术中TEE：上腔静脉深面可探及一囊性瘤样结构，大小约60 mm × 46 mm，其深面探及内径约9 mm静脉结构进入该瘤体结构，可探及流出静脉内径约10 mm；行奇静脉瘤部分结扎、成形术后，静脉瘤变小为36 mm × 32 mm（图6–3–3）。

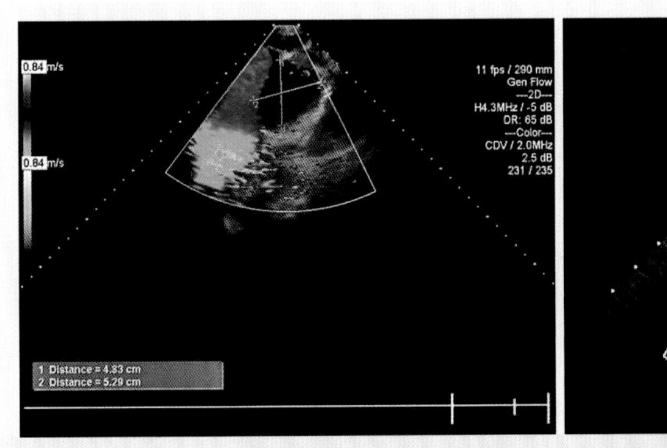

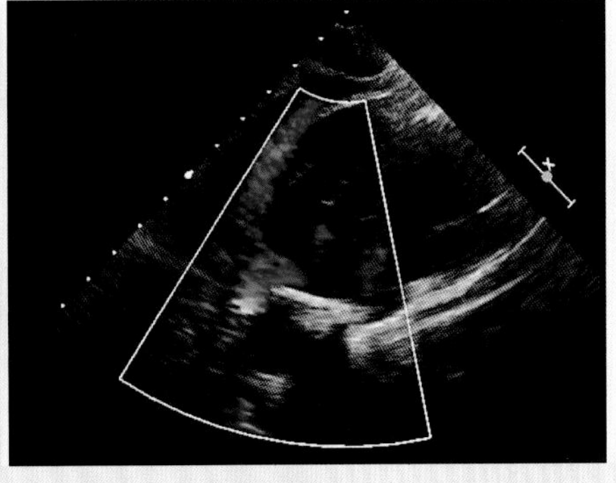

图6–3–1 左、右图显示上腔静脉后份奇静脉瘤

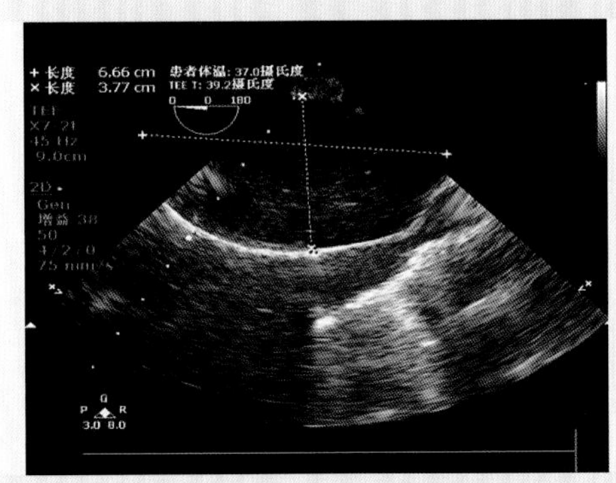

图6–3–2 术前奇静脉瘤

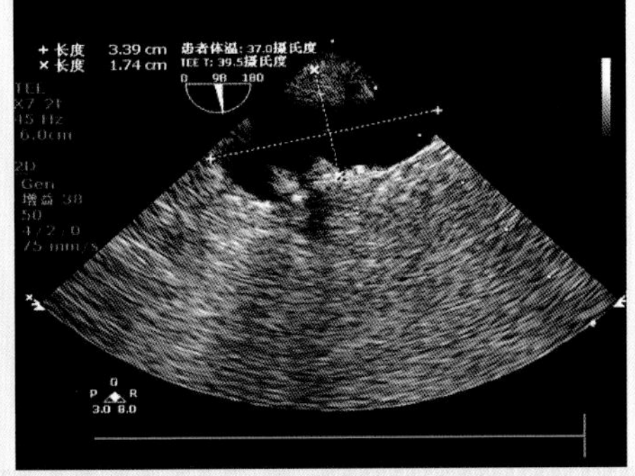

图6–3–3 术后静脉瘤明显缩小

第六章 大血管疾病

术中所见

肿块质软，呈紫色，类圆形，包膜完整，大小约54 mm × 77 mm × 60 mm，源于汇入上腔静脉之前的奇静脉，上腔静脉未见异常（图6-3-4）。予以奇静脉瘤部分结扎、奇静脉成形术，术后5日痊愈出院。

术后复查肺动脉CTA：较前，原奇静脉瘤明显缩小；肺动脉主干及分支显示清楚，未见确切充盈缺损征象；未见确切血管变异，未见局部狭窄及膨隆改变。

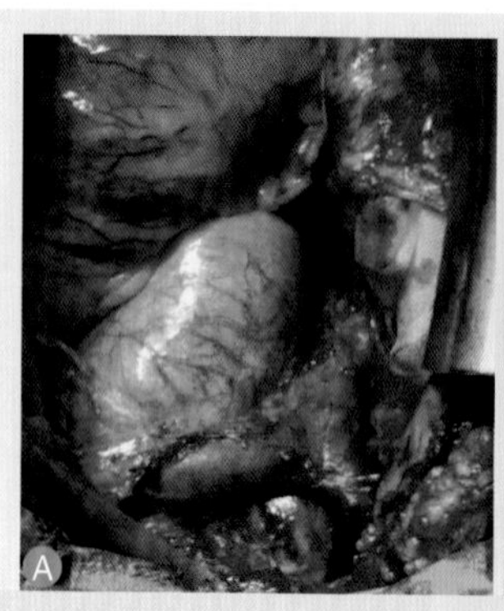

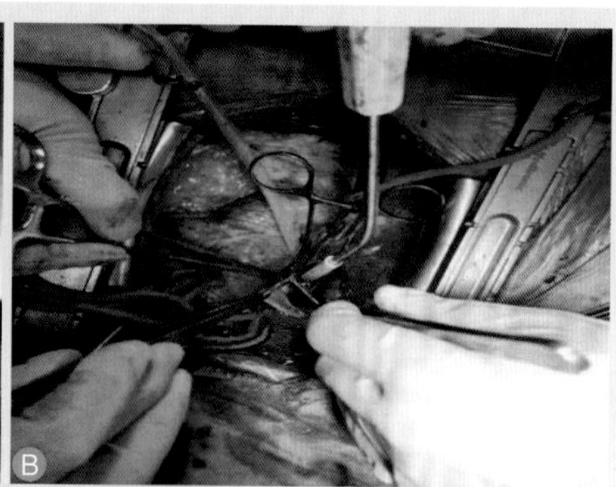

A.左右头肱静脉下方膨大静脉瘤；B.剪开上腔静脉显示后方奇静脉瘤回流入上腔静脉。

图6-3-4 术中所见

鉴别诊断

纵隔肿瘤：奇静脉瘤在CT上显示为纵隔的占位样改变，在确定其与上下游血管的连接关系前，易误诊为纵隔肿瘤。

上腔静脉瘤：CT显示上纵隔增宽，考虑上腔静脉瘤。鉴别的关键在于肿瘤与奇静脉的关系，此外，亦可通过增强对比剂分层显像、延迟期瘤体与奇静脉密度/信号一致等特征来进行鉴别。本病例CDFI显示上腔静脉后侧份探及一静脉呈瘤样扩张，与上腔静脉无直接相连。

最终诊断

奇静脉瘤。

分析讨论

静脉瘤是指局部静脉扩张超过正常静脉的2倍，奇静脉瘤在纵隔肿瘤样病变中极为罕见，可分为先天性和后天性两种。先天性奇静脉瘤发病机制不清，后天性奇静脉瘤常见病因有创伤、感染、静脉瓣功能不全及动静脉瘘引起的血流量增加等。奇静脉起自右腰升静脉，沿食管右后方和胸主动脉右侧上行，至L_4高度向前勾绕右肺根，注入上腔静脉，收集右侧肋间静脉、食管静脉、支气管静脉和半奇静脉的血液。奇静脉瘤患者往往无明显症状，常由体检时偶然发现。曾有报道一例巨大奇静脉合并血栓阻塞上腔静脉、一例因奇静脉瘤内血栓移位到肺动脉导致栓塞的病例。

动态增强CT可精确显示肿物与纵隔的解剖关系，评估瘤内血栓情况，是诊断本病最佳手段。当肿物无明显强化时，MRI检查能有效区分奇静脉瘤与神经源性肿瘤或淋巴瘤。增强CT上表现为右上纵隔奇静脉弓处为局限性瘤样扩张，静脉期呈均匀明显强化，动脉期呈轻度强化，若奇静脉内部分血栓形成并与上腔静脉沟通时，CT扫描动脉期血栓边缘可显示强化。MRI上T_1WI表现为低信号，T_2WI则表现为混杂信号。TEE在本病的诊断上也有重要意义，可以动态、实时观察瘤体内血流情况及瘤体与上、下游静脉关系。奇静脉位于后纵隔，经胸超声心动图诊断较困难，但TTE作为首诊检查，可以发现异常并提示进一步检查以明确诊断。

在本病例中，TTE CDFI发现，该类圆形无回声区血流与上腔静脉不直接相通，TEE进一步明确该静脉瘤来自于上腔静脉深面的奇静脉。

经验 / 教训

本例患者最初误诊为上腔静脉瘤，是因为对上腔静脉、奇静脉解剖结构的认识不足。奇静脉位于上腔静脉深面，往上走行，在上腔静脉汇入右心房前汇入上腔静脉。本例患者在静脉瘤浅面另可探及静脉样结构，为上腔静脉，与静脉瘤不直接相通，而静脉瘤可探及出入血管，因此应为奇静脉瘤。

病例启示

在诊断血管来源的占位性病变时，应追踪其来源及去向血管，有助于定性诊断。

（左明良　林燕青）

肺动脉栓塞

病史

患者女性，63岁，因“双下肢水肿1个月，加重伴心累、气促、腹痛10天余”入院。1个月前，患者无明显诱因出现双下肢水肿。10天前因受凉出现明显心累、气促伴乏力，喜高枕卧位，无夜间阵发性呼吸困难。于外院就诊，诊断“肺部感染；肺心病失代偿期；左侧下肢静脉血栓形成；肺动脉栓塞？”，心脏CDFI显示右心增大，右心室前壁增厚，肺动脉增宽；三尖瓣重度关闭不全，肺动脉轻度关闭不全；肺动脉高压（重度）；心包腔积液；左心室舒张功能下降。下肢静脉CDFI显示左侧股浅静脉、股深静脉显示段、腘静脉血栓形成，管腔完全栓塞；左侧股总静脉远心段、胫后静脉及腓静脉近心端血栓形成，管腔完全栓塞。胸部CT显示心脏增大，右心房、右心室增大，肺动脉高压；双肺多叶段多发大片絮状渗出实变阴影：肺炎？肺炎合并肺动脉栓塞？心力衰竭？肺水肿？双肺陈旧性肺结核；双侧胸腔少量积液。

体格检查

T 36.5 ℃，P 115次/分，R 28次/分，BP 88/64 mmHg。神志清，慢性病容，精神欠佳，皮

肤巩膜无黄染。浅表淋巴结未扪及肿大。双肺呼吸音粗，双下肺可闻及散在湿啰音。HR 115次/分，心律齐，三尖瓣区可闻及舒张期杂音，余瓣膜未闻及病理性杂音。全腹软，轻度压痛，无反跳痛、肌紧张。左下肢、左足背重度水肿，右下肢、右足背轻度水肿。

辅助检查

CT检查：右侧肺动脉见不规则充盈缺损及其主要分支几乎全部被软组织密度影填充，相邻肺动脉主干右侧份也被软组织密度影填充；左肺下叶动脉背段、基底干支气管及其分支被软组织密度影填充，仅左肺下叶后基底段动脉可见，综上，考虑肺动脉栓塞征象（图6–3–5）。

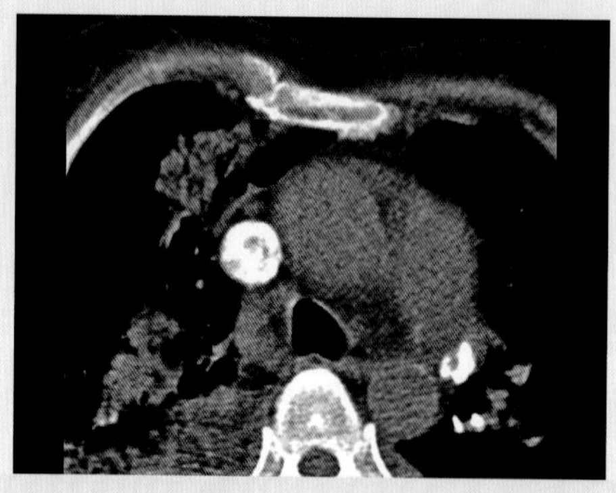

右侧肺动脉见不规则充盈缺损及其主要分支几乎全部被软组织密度影填充；左肺动脉部分充盈缺损，考虑肺动脉栓塞。

图6–3–5　肺动脉CTA

超声心动图

胸骨旁左心室长轴切面：右心室扩大（图6–3–6）。

左心室短轴切面：舒张期左心室呈“D”字形改变，右心室增大（图6–3–7）。

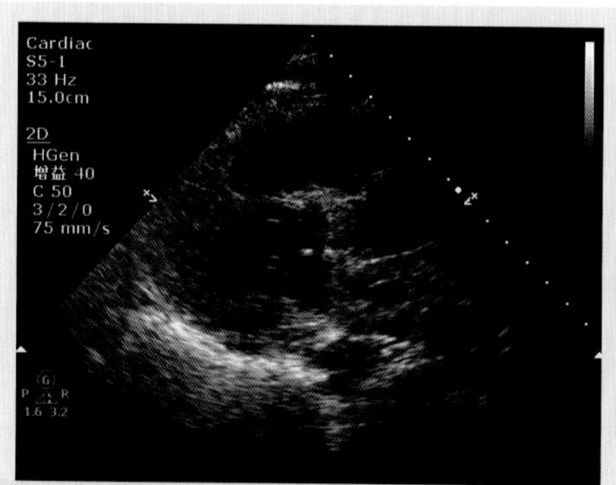

可见右心室增大。

图6–3–6　胸骨旁左心室长轴切面

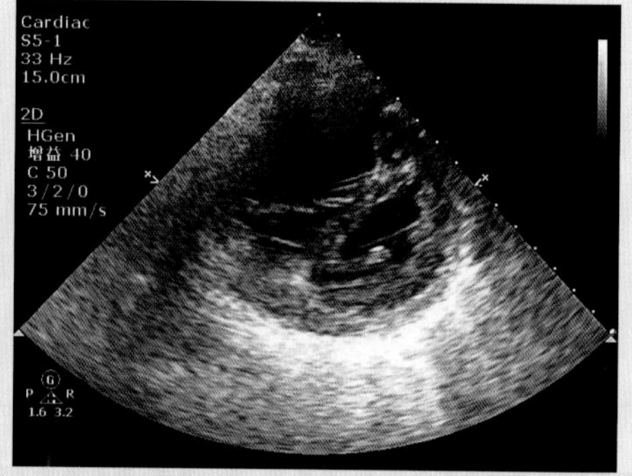

可见舒张期左心室呈“D”字形改变，右心室增大。

图6–3–7　左心室短轴切面

心尖四腔心切面：右心房、右心室增大（图6-3-8）。

大动脉短轴切面：CDFI提示三尖瓣反流Ⅰ级，肺动脉高压。

大动脉短轴切面：肺动脉分叉处至右肺动脉可见低弱回声充填，考虑血栓形成（图6-3-9）。

左下肢静脉CDFI：左下肢深静脉血栓形成。

综合以上超声心动图检查结果，肺动脉分叉处至右肺动脉血栓形成；肺动脉压增高。

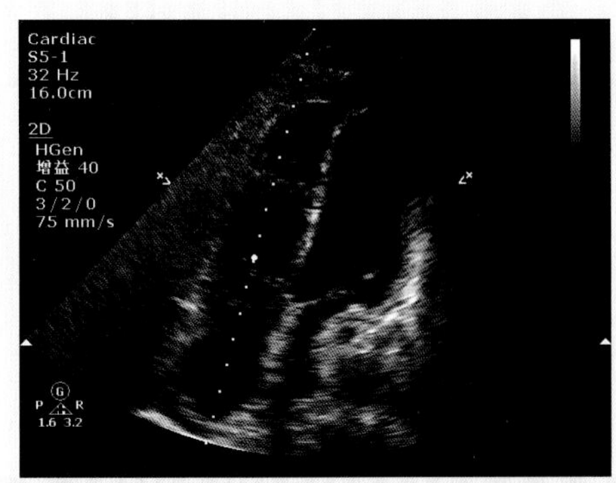

右心房、右心室增大。

图6-3-8 心尖四腔心切面

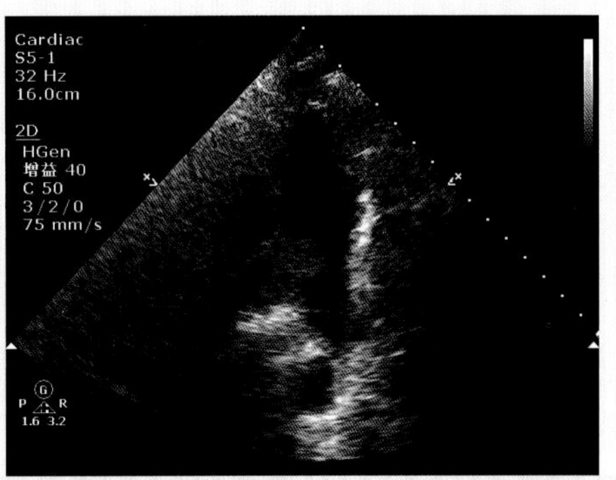

肺动脉分叉处至右肺动脉可见低弱回声充填，考虑血栓形成。

图6-3-9 大动脉短轴切面

术中所见

给予患者安置下腔静脉滤网，予以低分子肝素100 U/Kg皮下注射q12 h抗凝治疗；尿激酶20万U静脉滴注q12 h溶栓治疗。同时在心脏体外循环下行肺动脉内膜剥脱术（图6-3-10，图6-3-11）。

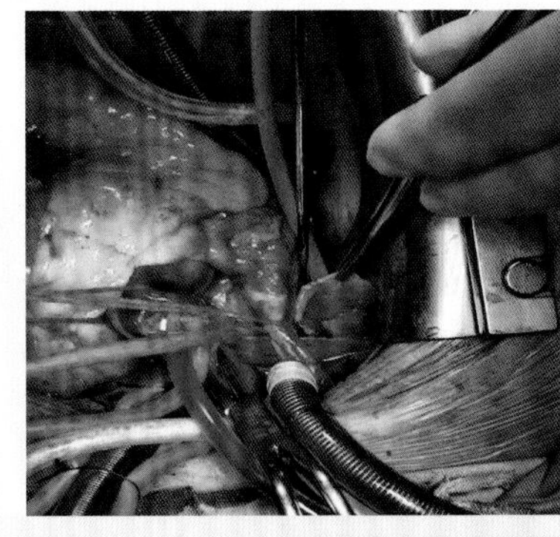

图6-3-10 术中行肺动脉内膜剥脱

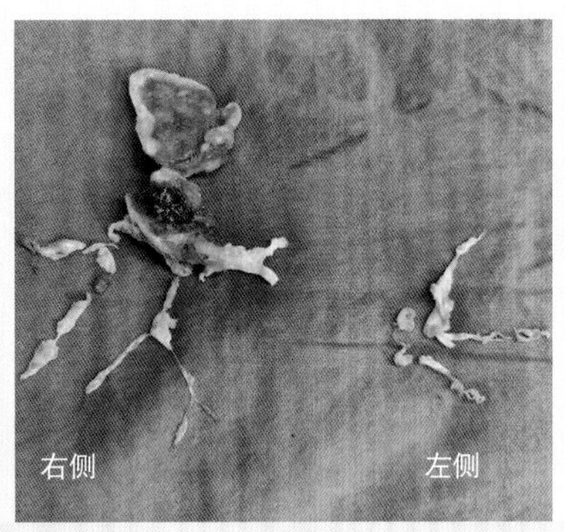

图6-3-11 左右肺动脉内膜剥脱后标本

鉴别诊断

肺动脉栓塞需与急性心肌梗死、主动脉夹层等相鉴别。

急性心肌梗死：临床可表现为胸痛、呼吸困难等，超声心动图表现为节段性室壁运动异常，运动幅度降低或者消失，严重者可局部形成室壁瘤。肺动脉栓塞时，由于右心负荷加重，压迫室间隔，使右心室和前间隔产生缺血性改变，但心脏超声不表现为节段性运动异常，而出现右心扩大、肺动脉高压等征象。

主动脉夹层：临床可表现为剧烈胸痛，与肺动脉栓塞相似，心脏超声多表现为主动脉瘤样扩张，其内可见撕脱的内膜。

最终诊断

肺动脉栓塞：右肺动脉主干完全栓塞、分支部分栓塞，左肺下叶动脉背段及基底干部分栓塞；左下肢深静脉血栓形成。

分析讨论

肺动脉栓塞指内源性或外源性的栓子堵塞肺动脉主干或分支，引起肺循环障碍和右心功能障碍的临床和病理生理综合征，包括肺血栓栓塞症、脂肪栓塞综合征、羊水栓塞、空气栓塞、肿瘤栓塞等。其中，肺血栓栓塞症是最常见的肺动脉栓塞类型。急性肺动脉栓塞是我国常见的心血管系统疾病，在美国等西方国家也是三大致死性心血管疾病之一。肺动脉栓塞的临床表现多种多样，无论是症状还是体征，对于急慢性肺动脉栓塞的诊断而言都是非特异和不敏感的。临床所见的症状或体征，主要取决于血管堵塞的多少、发生速度和心肺功能的基础状态，轻者仅累及2～3个肺段，可无任何症状；重者累及15～16个肺段，可发生休克或猝死。

本病例中，患者以“双下肢水肿、心累、气紧”为主要临床表现，外院诊断考虑肺源性心脏病，超声心动图提示右心增大、肺动脉高压等，且下肢深静脉血栓诊断明确，需警惕肺动脉栓塞可能；我院行超声心动图检查提示肺动脉分叉处至右肺动脉可见低弱回声充填，考虑血栓形成，结合肺动脉CTA检查，肺动脉栓塞诊断明确。

经验 / 教训

针对肺动脉栓塞，超声心动图在提示诊断、预后评估及除外其他心血管疾病方面有重要价值。超声心动图可发现右心室壁局部运动幅度降低、右心室和（或）右心房扩大、室间隔左移和运动异常、近端肺动脉扩张、三尖瓣反流速度增快等征象。这些征象仅说明右心室负荷过重，不能作为肺动脉栓塞的确诊指标，只有在肺动脉近端发现栓子才能确诊。肺动脉栓塞病情危重，因此，尽早明确诊断，可为患者治疗争取宝贵的时间。

病例启示

超声心动图对中央型肺动脉栓塞（肺动脉主干及左右分支主干、右心）具有较高的诊断价值，它可以提示栓塞发生的部位；超声心动图对周围型肺动脉栓塞虽然不能做出直接诊断，但依据右心增大、三尖瓣反流、肺动脉高压等间接征象，也可为肺动脉栓塞的诊断提供佐证。

超声心动图可动态观察肺动脉栓塞患者的右心大小变化、三尖瓣反流程度及肺动脉压力的改变等，判断治疗效果，有助于临床治疗方案的选择及追踪观测疗效。

超声心动图结合下肢深静脉检查，可迅速得到结果，并可在床旁进行，对肺动脉栓塞在提示诊断和排除其他疾病方面具有重要临床价值。

（白 芳）

无症状颈动脉支架术后闭塞

病史

患者女性，60岁，主诉：双手、手臂皮下多结节2年余，伴双下肢多结节1年余。1天前，上述症状再次加重，伴发热，无畏寒、寒战，无恶心、呕吐，无腹泻、腹痛等，门诊以“皮下结节”收入院。4年前因右颈动脉瘤行支架植入术，1年前诊断“腰椎间盘突出”，否认高血压、糖尿病等慢性病史，否认肝炎、结核等传染病史。

体格检查

T 36.2 ℃，P 70次/分，R 20次/分，BP 108/75 mmHg。双下肢胫前及大腿内侧散在皮下结节，高出皮面，无压痛，局部无皮温升高。双手掌面淡红色丘疹，上见结痂，双手背及手臂散在皮下小结节，黄豆大小，质硬，可移动。双腕、双膝、双踝关节无压痛，无关节变形，双膝关节骨擦音阳性，“4”字试验阴性。双下肢对称性轻度凹陷性水肿。HR 70次/分，心律不齐，各瓣膜区未闻及杂音。

辅助检查

C-反应蛋白：118 mg/L。免疫球蛋白E：187 IU/mL。余（–）。

超声心动图

常规TTE：各腔室大小正常，升主动脉内径正常范围，未见瓣膜反流及异常分流。

颈动脉超声：右侧颈总动脉支架术后，支架内血栓形成，管腔闭塞（图6–3–12，图6–3–13）。左侧颈动脉未见明显异常。

腹主动脉超声：腹主动脉下段假性动脉瘤形成（图6–3–14，图6–3–15）。

髂动脉超声：左侧髂内动脉假性动脉瘤伴附壁血栓形成（图6–3–16）。

鉴别诊断

该病例需与多发性大动脉炎、动脉粥样硬化等鉴别诊断。

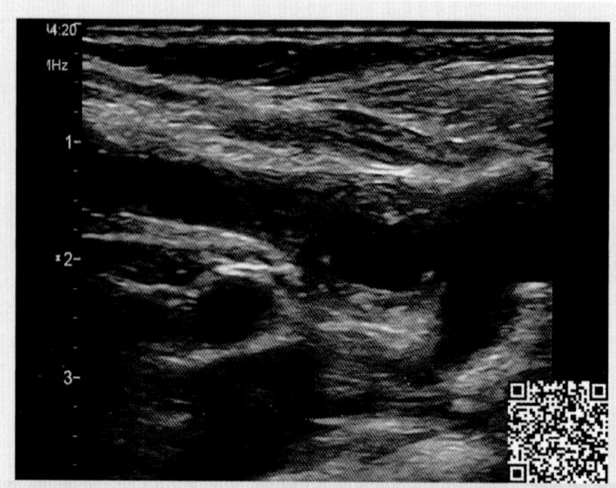

管腔闭塞。

图6-3-12　右侧颈总动脉血栓形成（动态）

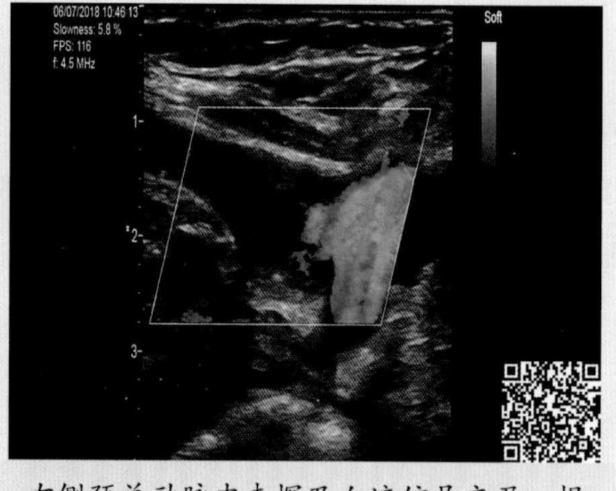

右侧颈总动脉内未探及血流信号充盈，提示管腔闭塞。

图6-3-13　能量多普勒（动态）

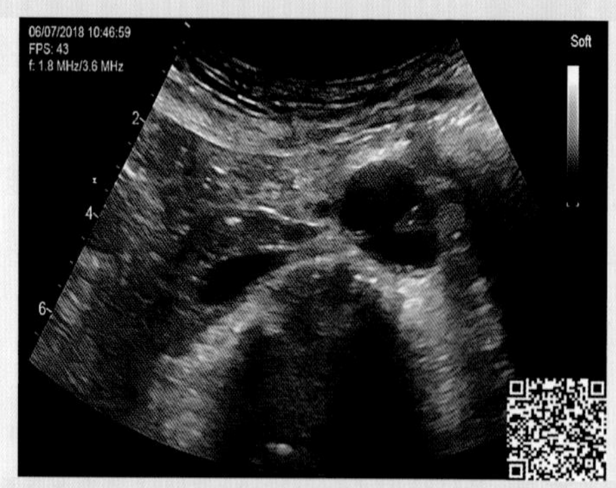

假性动脉瘤形成，后壁回声中断，局部向外膨出。

图6-3-14　腹主动脉下段短轴切面（动态）

后壁回声中断并向外膨出，膨出处可见血流信号充盈，提示假性动脉瘤形成。

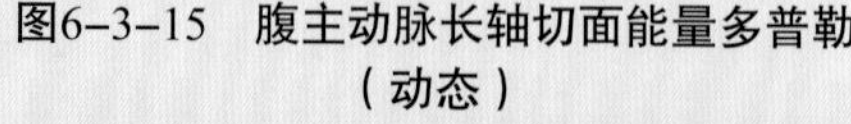

图6-3-15　腹主动脉长轴切面能量多普勒（动态）

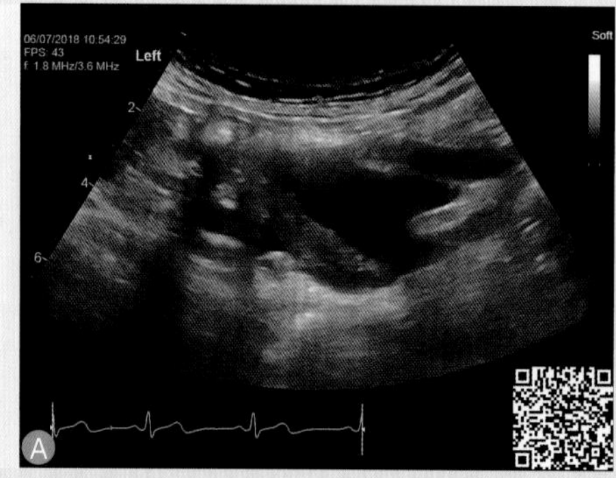

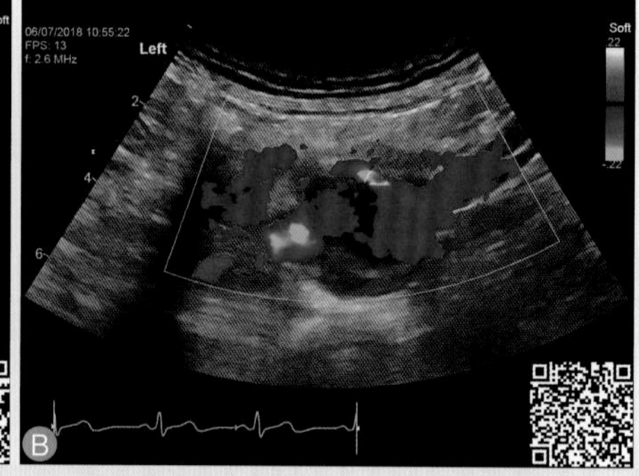

A.左侧髂内动脉假性动脉瘤伴附壁血栓形成；B.左侧髂内动脉假性动脉瘤内可探及血流信号，并可见破口。

图6-3-16　髂动脉超声（动态）

多发性大动脉炎是指主动脉及其主要分支和肺动脉的慢性非特异度炎症性疾病，青年女性多见，以头臂干、肾动脉、胸腹主动脉及肠系膜上动脉为好发部位，常呈多发性，因病变部位不同而临床表现各异。基本病变为弥漫性纤维组织增生伴有圆形细胞浸润，以增生性病变为主。常累及动脉全层，内膜和外膜显著增厚，中层弹力纤维变性和纤维化，管腔有不同程度的狭窄，常合并血栓形成。动脉壁中层破坏严重者可形成局限性动脉瘤和狭窄后扩张。而本例患者以假性动脉瘤为主要表现，可排除。

动脉粥样硬化的患者多有广泛而弥漫的动脉粥样硬化基础病变，粥样硬化斑块破裂后可导致假性动脉瘤或夹层动脉瘤。但该例患者除了病变处血管外其余各处均无明显动脉粥样硬化改变，故可排除。

最终诊断

白塞综合征。

分析讨论

白塞综合征最早于1937年由土耳其人Hulusi Behcet描述，又叫“Silk Road Disease”，发病率为（13.5～35）/10万，土耳其最高。白塞综合征是一种慢性全身性血管炎症性疾病，主要表现为复发性口腔溃疡、生殖器溃疡、眼炎及皮肤损害，也可累及血管、神经系统、消化系统、关节、肺、心脏、肾、附睾等多个部位。发病机制不明，可能与遗传（HLA-B51）、免疫、感染（IL-10产生降低）有关。好发年龄16～40岁，男性明显多于女性（在中国，这个比例约4：1）。

白塞综合征的血管病变可累及全身大小血管。主动脉根部扩张是本病侵犯大动脉的早期征象。动脉受累时，管壁中膜弹力纤维被破坏、内膜纤维增生，造成动脉狭窄、扩张或形成动脉瘤（多呈囊状）。静脉系统受累较动脉系统更多见，其特点是除管壁炎症外，有明显的血栓形成。白塞综合征肺部损害的发生率较低，但却是此病致死的主要原因。常见肺部病变包括肺动脉瘤、肺血栓形成、肺血管闭塞等。肺动脉高压可能由肺血管炎或肺血栓形成或肺动脉栓塞所致。故心脏超声检查发现肺动脉高压、肺动脉狭窄或闭塞时应注意有无系统性疾病导致的肺血管病变。心脏血栓，以右侧心腔多见，常合并肺血管病变和肺动脉栓塞，其超声表现无特征性，容易误诊。当年轻男性患者出现反复发作的心脏血栓时，应该考虑到有白塞综合征的可能。

已明确白塞综合征心血管系统受累的患者，应首先针对病因治疗，使用糖皮质激素和免疫抑制剂抑制血管炎。选择手术治疗宜慎重，手术应尽量避免在疾病的急性活动期进行，术后继续应用免疫抑制剂以预防瓣周漏，这对降低病死率及提高患者的生活质量具有非常重要的意义。患者出现动脉狭窄时，由于其病因不同于动脉粥样硬化，支架置入需慎重考虑。

经验 / 教训

对于临床上不明原因的瓣膜病变、心腔内血栓、肺动脉高压或血管病变的患者，应注意排除白塞综合征等系统性疾病。确诊白塞综合征的患者，应行心脏超声检查，了解有无心血管系统受累及病变程度。白塞综合征心血管系统受累的治疗，应首先针对病因治疗。

病例启示

该患者因颈动脉闭塞入院，同时合并多关节及皮肤病变，此时应注意系统性疾病，特别是白塞综合征的可能，应仔细排查心脏及其他血管有无异常，同时如果合并主动脉及其瓣膜病变，应提示临床医师慎重选择外科手术。

（王　腆）

胎儿主动脉瘤

病史

患者女性，29岁，孕25周初产妇，因“在外院检查时主动脉弓显示不清”来我院就诊。无特殊家族遗传史。

辅助检查

唐氏筛查21-三体高风险；羊水穿刺未见明显异常。

基因检测：*TGFBR*2点位检出基因变异。

超声心动图

心房正位，心室右袢，静脉与心房连接正常，心房与心室连接正常，心室与大动脉连接正常。三血管气管切面肺动脉左侧可见一粗大动脉血管，追踪其走行，该动脉呈囊袋状扩张，走行迂曲（图6-3-17）。将该动脉沿长轴拉长，显示为主动脉弓冗长，走行极迂曲，未见确切分流。四维重建主动脉弓，图像更为直观（图6-3-18，图6-3-19）。

超声提示：主动脉瘤（弓降部）。

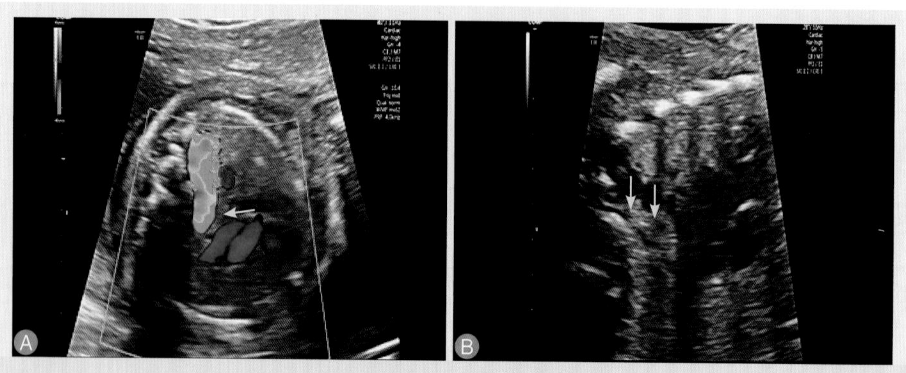

A.肺动脉左侧见一粗大动脉（箭头）；B.肺动脉左侧动脉内径增宽，呈囊袋状，走行迂曲（箭头）。

图6-3-17　三血管气管切面

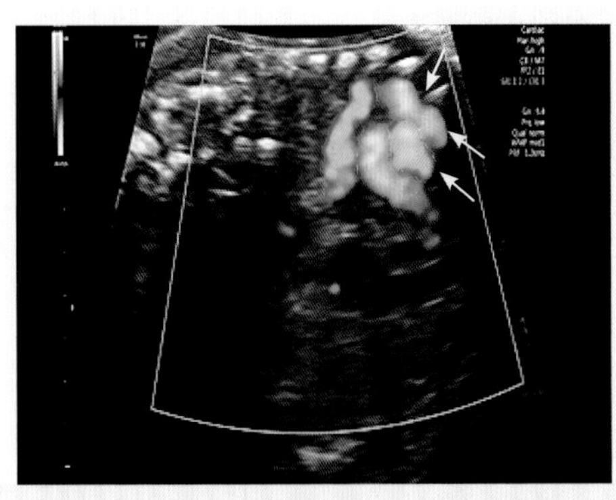

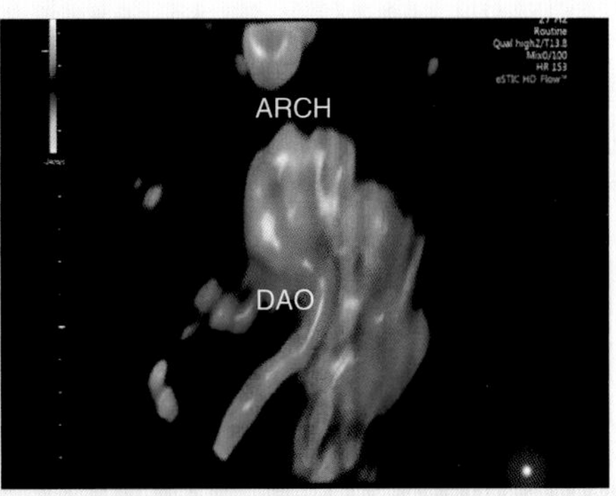

图6-3-18　主动脉弓冗长、走行迂曲（箭头）

图6-3-19　四维重建迂曲主动脉弓

解剖所见

征得家属同意后进行解剖。解剖所见与超声检查相符合：主动脉弓冗长，呈瘤样扩长，走行迂曲（图6-3-20）。

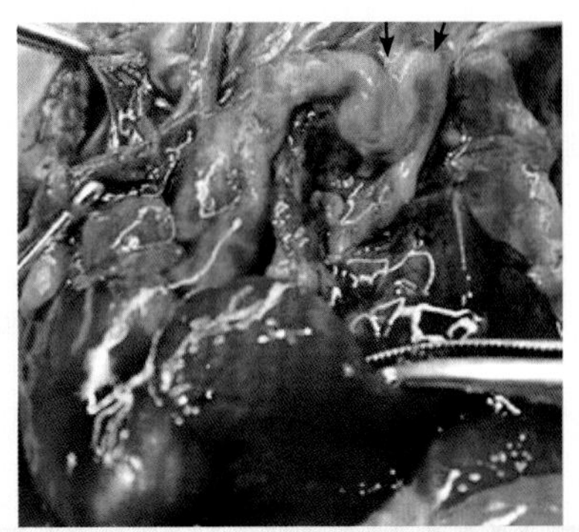

图6-3-20　主动脉弓冗长，走行迂曲（箭头）

鉴别诊断

马方综合征：主动脉瘤是马方综合征的临床表现，由*FBN1*基因突变导致主动脉内膜中层变性，主要表现为主动脉根部的扩张。

主动脉迂曲综合征：本病极其罕见，为常染色体隐性遗传，由*SLC2A10*基因突变导致，临床特点为动脉的延长和扭曲。

最终诊断

胎儿主动脉瘤；勒斯-迪茨综合征。

分析讨论

勒斯-迪茨综合征是一种累及全身动脉瘤样扩张的疾病，为常染色体显性遗传，引起

TGFBR2/*TGFBR1*突变。这种基因突变导致TGF-β在血管中的信号增加，胶原蛋白过剩，弹性蛋白减少，弹性纤维紊乱。组织病理显示弹性蛋白沉积和血管平滑肌细胞之间的密切空间联系消失。可累及全身动脉，但最常累及的是头颈部动脉。2/3的患者可能发展为主动脉根部动脉瘤，1/3可能发展为主动脉弓动脉瘤，本病例属于后者。

除了累及血管，患者还可能伴有眼距过宽、斜视、脊柱侧弯、关节松弛、半透明皮肤等多种表现。

经验 / 教训

产前超声检查中，最容易发现的特征就是受累主动脉瘤样扩张、冗长、迂曲。典型的超声表现为主动脉呈囊袋样增宽，走行极度迂曲。当发现主动脉瘤时，应进行基因检测，排查染色体遗传疾病，同时还应进行父母的染色体检查。

病例启示

勒斯-迪茨综合征预后不良，平均死亡年龄为26岁，与马方综合征相比，夹层可发生在更小的动脉瘤和更小的年龄，应考虑早期进行手术干预。

（舒庆兰）

参考文献

[1] MALIK Z M，LAU C，SKUBAS N J.Aortic dissection：true or false？A A Pract，2018，11（5）：140–143.

[2] CHEN Y，ZHANG S，LIU L，et al.Retrograde type A aortic dissection after thoracic endovascular aortic repair：a systematic review and meta-analysis.J Am Heart Assoc，2017，6（9）：e004649.https://doi.org/10.1161/jaha.116.004649.

[3] MOHAMED-YASSIN M S，BAHARUDIN N，RAMLI A S，et al.Pleuritic chest pain and fever：an unusual presentation of aortic dissection.Malays Fam Physician，2019，14（1）：47–52.

[4] YU S，FABBRO M.Transesophageal echocardiogram to the rescue in diagnosing ascending aortic pseudoaneurysm.Anesthesiology，2020，132（1）：158.

[5] ZHANG Y，YANG K，MENG X，et al.Cardiac valve involvement in Takayasu arteritis is common：a retrospective study of 1069 patients over 25 years.Am J Med Sci，2018，356（4）：357–364.

[6] REN Y，DU J，GUO X，et al.Cardiac valvular involvement of Takayasu arteritis.Clin Rheumatol，2021，40（2）：653–660.

[7] ZHANG Y，FAN P，ZHANG H，et al.Surgical treatment in patients with aortic regurgitation due to Takayasu arteritis.Ann Thorac Surg，2020，110（1）：165–171.

[8] 史倧，张浩，孙伟，等.介入封堵救治白塞综合征（贝赫切特综合征）引起急性主动脉窦瘤破裂致多器官功能障碍1例.中国介入心脏病学杂志，2022，30（4）：311–312.

[9] CHEN J，LIANG H N，WU L，et al.Right sinus of Valsalva aneurysm spontaneously dissecting into the interventricular septum in a rare case of Behcet’s disease.Eur Heart J Cardiovasc Imaging，2019，20（5）：601.

[10] 孙泽文，刘敢伟，王少东，等.胸腔镜切除奇静脉瘤1例.中华胸心血管外科杂志，2017，33（1）：55.